护理健康教育实践指导

郭玉妍　陈艳霜　李　艳　主编

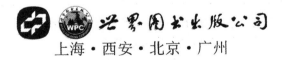

上海·西安·北京·广州

图书在版编目(CIP)数据

护理健康教育实践指导 / 郭玉妍,陈艳霜,李艳主编. —上海:上海世界图书出版公司,2020.1
ISBN 978-7-5192-6771-1

Ⅰ.①护… Ⅱ.①郭… ②陈… ③李… Ⅲ.①护理学—健康教育学 Ⅳ.①R47②R193

中国版本图书馆 CIP 数据核字(2019)第 205990 号

书　　名	护理健康教育实践指导	
	Huli Jiankang Jiaoyu Shijian Zhidao	
主　　编	郭玉妍　陈艳霜　李　艳	
责任编辑	马　坤	
出版发行	上海世界图书出版公司	
地　　址	上海市广中路 88 号 9-10 楼	
邮　　编	200083	
网　　址	http://www.wpcsh.com	
经　　销	新华书店	
印　　刷	上海颛辉印刷厂	
开　　本	787 mm×1092 mm　1/16	
印　　张	28.75	
字　　数	663 千字	
版　　次	2020 年 1 月第 1 版　2020 年 1 月第 1 次印刷	
书　　号	ISBN 978-7-5192-6771-1/ R·519	
定　　价	120.00 元	

编 者 名 单

主　编　郭玉妍　陈艳霜　李　艳
副主编　王　鹏　刘思明　孙建美　燕　虹
编　委　（以姓氏拼音为序）

白　岩　蔡蕴敏　陈艳霜　褚敬敬
崔博坤　代永静　党　惠　付红英
高　茹　郭玉妍　郝喜芝　侯　毅
李　兵　李　辉　李　丽　李　鑫
李　艳　廖灯彬　刘　烁　刘思明
刘　颖　吕素君　罗　蔓　荣　艺
宋红娜　宋少华　孙建美　孙丽雪
孙蒙蒙　王宝艳　王丽霞　王　娜
王　鹏　魏　力　燕　虹　尹贺欣
张朝晖　张嘉熙　张　龙　张　欣
朱松梅

前　言

随着社会经济的发展和人民群众对医疗保健需求的不断增长,医院的结构和服务功能不断变化,护理工作的内涵不断丰富和延伸。目前我国临床护理工作正转化为集治疗、预防、康复和促进健康为一体的多元化护理模式,新的护理理念、护理模式对临床护理工作提出了更高的标准和要求。护理人员作为健康教育的主要实施者,应不断学习新知识,掌握新技能,才能满足患者不断提高的护理需求。

本书根据住院患者入院教育、住院教育、出院教育 3 个阶段所涉及宣教内容进行归纳整理,分为出入院、疾病、围术期、康复指导、辅助器具、检验、检查、药物、饮食、心理、皮肤管理,共 11 章。全书以整体护理观念为指导,适应社会经济发展和人群健康需求的变化,适应医学模式的变化与发展,为护理人员开展健康教育提供指引,从而确保健康教育的效果,有效实现健康教育的目标。将患者作为一个整体的人,根据不同患者的健康状态和疾病特点,可以有针对性地为患者提供个体化健康教育,从而实现对疾病的控制,促进身心康复,提高生活质量。

本书从临床实际出发,所有章节以问答形式,通过开放性的问题带领护士进行思考,抓住疾病重点,培养护理人员的临床思维。本书既可以作为广大护理人员从事临床护理工作的学习参考,也可为护理管理者提供质控检查中的专业知识依据,在临床护理质量管理中作为考核、检查标准使用。

此书在编写过程中得到了广大护理同仁和临床医师、技师的大力支持和帮助,在此表示由衷的感谢。由于学识、水平有限,内容中难免有纰漏,不足之处还请护理同仁批评指正,使其逐步完善。

郭玉妍

2019 年 8 月

目　录

第一章

出　入　院

一、办理住院手续须知

1. 办理住院手续需持有门诊、急诊医师开具的住院通知单，备好住院通知单所标注的押金。住院处 24 h 办理住院手续。

2. 患者需携带本人身份证、社会保障卡、门急诊相关医疗记录本，以及住院前已检查完毕的各项化验检查结果、影像学检查结果等。

3. 患者办理入院手续时需提供详细住址、联系人及联系电话。

4. 住院手续办完后，患者须认真核对"住院患者预交金收据"并妥善保管，出院时交回住院处办理出院手续。

5. 将"住院证"交至病区护士工作站。

6. 患者及家属自觉维护医院公共场所环境，爱护公共财产设施，保护好个人安全和贵重物品，谨防丢失或盗窃。

7. 患者住院需自备洗漱用具，住院期间，请勿擅自外出。

二、护理人员如何对住院患者进行住院环境介绍？

为使患者熟悉医院环境，更好地配合医护人员的诊治，早日恢复健康，护理人员应做如下介绍。

1. 介绍科室主任、病区护士长、主管医师、责任护士等人员情况。

2. 介绍患者居住环境：

（1）病床　床尾摇手可使床头、床尾抬高，使用完后将摇手归位以免使人受伤；床脚轮平时处于制动状态，保持床的稳定；床旁护栏不可随意放下，防止坠床；拖鞋用后放于床下，保持病室整洁。演示床栏、床刹的使用。

（2）陪床椅　便于陪护休息使用，每次使用后需放于固定位置。

（3）床头设备带　床头设备带装有吸引器、氧气插孔、床头灯、传呼系统，不可随意动用各插孔；设备带上电源为设备专用插座，禁止充电，禁止烟火，以免影响应急使用，保障设备安全。如有事情可按住呼叫器按钮，护理人员会及时赶到解决问题。

（4）床头柜　水杯可放于上面，食品、饮品放于柜内，暖瓶放置在安全位置，防止烫伤。

（5）壁橱　衣物请叠整齐放于壁橱内。

（6）卫生间　每个卫生间配有坐便器，方便后将杂物丢入垃圾桶，勿置于坐便器内，以免引起下水道堵塞影响使用。如厕时注意防滑，防止跌倒等意外的发生。若如厕期间感觉不适，启动"SOS"紧急呼叫系统，医务人员会及时赶到。

（7）洗手池　每个病室配有洗手池，方便洗漱，不可将杂物丢入洗手池内以免影响使用。洗漱用品用后归位于台下橱柜内，避免放置杂物，保持台面整洁。

（8）病室内温控由中央空调控制,医院会根据时节调好温度。

（9）灯控开关　不需要时及时关闭,避免资源浪费。

护理人员帮助患者尽快熟悉病房环境,患者及家属要保持病房整洁,爱护公共设施,节约水电,不要随意挪动室内物品。如有疑问,可咨询值班护理人员,也可将建议或意见及时反馈。

三、住院患者需要遵守的相关制度有哪些?

1. 患者办理住院手续后需 24 h 在院,积极配合治疗及护理;参保患者自住院之日起在规定时间内,携带医师开具《医疗保险人员住院网上审批表》到指定窗口办理审批备案表,并将备案表连同社会保障卡一同交到医保处指定办理窗口。

2. 住院期间患者需遵守医院规定,穿病员服、戴腕带。

3. 住院期间患者需遵照医师的医嘱,听从护理人员安排,不得随意更改。

4. 母婴 24 h 同室,新生儿的任何治疗均需家属陪同。

5. 患者及家属不得私自翻阅病历,如有疑问请告知责任护士或主管医师。

6. 住院期间妥善保管好贵重物品,如有丢失自行负责。

7. 床头的设备带不可用于任何自带电器,手机充电请使用病房墙壁电源插口。

8. 住院期间患者不得自行调换床位,以免发生差错,影响治疗。

9. 住院期间需保持病区环境整洁、安静,禁止吸烟及大声喧哗,以免影响他人休息。

10. 患者办理入院手续后请携带生活必需品,其他个人辅助治疗用物不得带入病房。

11. 请按医院规定时间和要求探视。为避免交叉感染,病房会限制陪床人数,如病情需要

确需陪护,由病区护士长审批后办理陪护手续。

12. 为了患者和他人的安全,不得在病房内使用电热杯、电水壶、酒精炉及易燃、易爆等物品;如有违规,医务人员有权收缴,违规使用发生损害的后果需患者自行负责。

13. 所在病房的物品和医院设施均为有价公物,患者需妥善使用和保护,如有损坏,照价赔偿。

14. 患者住院期间未经医师许可不得私自离开医院,如擅自外出,医院将按自动出院处理,外出期间发生病情变化或其他意外由患者本人负责。

四、患者出院须知

1. 患者出院时由主管医师开具出院医嘱,并提前通知患者做好准备。

2. 如果患者要求出院,需提前一天向主管医师提出要求。

3. 参保患者在出院当天即可办理出院结算手续。办理出院结算时携带患者身份证等到指定窗口审核,审核无误后到指定结算窗口办理结算手续。

4. 办理出院结账时,患者需携带全部预交金凭据到住院处办理出院结算,住院处会提供费用清单及收据。

5. 一般正常工作日均可办理出院结算手续。

6. 办理出院结算手续后,需及时返回病区,整理个人物品出院;期间护理人员会为患者及家属进行出院后相关指导,患者需按医嘱要求定期到医院门诊复诊。

7. 患者出院 30 天内,工作人员会进行电话回访,患者可就住院期间感受进行意见反馈。

五、了解民族、宗教等内容在护理工作中的重要作用有哪些?

护理人员在护理不同民族和有宗教信仰的

患者时应尊重他人的民族风俗和宗教信仰，并加强对民族风俗及宗教禁忌等内容的了解，为患者提供个体化的健康教育内容。

医务人员在初诊接待中应及时收集患者的民族及宗教信仰等身份信息，如果有特殊民族风俗或宗教信仰要详细询问生活习惯以及忌讳等，以便做好病室及特殊膳食安排等工作，评估患者宗教人文关怀的需求，避免一些宗教禁忌的语言和行为，实施有针对性的人性化服务。

六、四大宗教的饮食禁忌有哪些？

1. 伊斯兰教　伊斯兰教的饮食禁忌较多，主要是不食不洁之物，这包括猪肉、狗肉、驴肉、马肉、兔肉、无鳞鱼及动物的血和非阿訇宰杀的动物和自死的动物，同时还禁止饮酒。

2. 基督教　基督教在饮食上没有太多禁忌，只在节日时有些饮食习俗。圣诞节：为了纪念耶稣的复活，信徒们要举行斋戒，不吃肉食，不用刀叉进食，减少娱乐。

3. 天主教　天主教有守斋的规则，即大斋与小斋。小斋，即素食，就是在星期五这一天，禁忌吃猪、牛、羊、飞禽的肉，即热血动物的肉。但水族（如鱼、虾等）的肉可以食用。

4. 佛教　佛教不吃荤，不饮酒。南传佛教和西传佛教饮食禁忌较少。

七、护理有宗教信仰患者的注意事项有哪些？

住院期间，患者的宗教仪式和活动原则上不能有安全隐患，尽量避免影响病室秩序，不能影响患者或他人的治疗、护理和休息，更不能在病房内大肆宣扬和传播。与患者沟通过程中，护理人员应注意在语言和非语言中不能因个人的喜好而对患者妄加评论，甚至歧视信仰者。同时，要了解宗教禁忌，对有服饰禁忌的，视情况处理。

出院时，应做好登记，在回访时注意尊重患者的民族风俗及宗教信仰，避开礼拜等特殊时段。

八、常见少数民族的禁忌有哪些？

1. 满族　最突出的食物禁忌为禁吃狗肉。
2. 回族　以面、米为主外，禁食猪肉、动物血及禁止饮酒等。

九、护理外籍人士的注意事项有哪些？

外籍患者具有不同的语言、信仰、风俗和习惯。护理一般患者时，护理人员常把重点放在语言沟通上，而由于与外籍患者的语言沟通障碍，非语言沟通的方式尤为重要。注重面部表情、身体语言，根据患者年龄、性别、国籍、宗教信仰及风俗习惯，有意识地调控与患者间的距离。护理人员端庄稳重的仪表，和蔼可亲的态度，不卑不亢、高雅大方的举止在一定程度上可以给患者以美好的印象，进行良好的沟通。非语言沟通除了能辅助有声语言外，由于其具有较强的表现力，又可以跨越语言不通的障碍，所以往往比语言性信息更具有感染力。

第二章

疾 病

第一节 呼 吸 内 科

一、怎样预防流行性感冒？

流行性感冒（简称流感）是由流感病毒引起的急性呼吸道传染病，也是一种传染性强、传播速度快的疾病。其临床表现为头痛、畏寒、发热、乏力、周身酸痛、干咳、鼻塞、流涕、咽痛等（单纯型），有的患者出现恶心、呕吐、腹痛、腹泻等（胃肠型），也有的患者出现高热不退、气急、发绀、阵咳、咯血和烦躁不安等（肺炎型），个别患者出现高热不退、头痛、惊厥、神志昏迷或伴有心律失常，甚至休克等（中毒型）。

预防：患者及隐性感染者为主要传染源，其主要通过空气中的飞沫、人与人之间的接触或与被污染物品的接触传播，人群对本病普遍易感，由于各型病毒不断变异，故人经常被感染。在此病流行期间外出提倡戴口罩，室内要通风。在流行期间也可进行流感减毒活疫苗接种。

二、怎样预防支原体肺炎？

支原体肺炎是由肺炎支原体引起的急性呼吸道感染伴肺炎。主要临床表现：发热、咳嗽并逐渐加重，咳黏痰或血丝、阵咳伴胸骨后疼痛、发冷、咽痛、头痛等症状。

传染源是患者和病源携带者，通过空气以气溶胶粒的形式散播给患者周围的密切接触者，引起呼吸道感染的散发和流行。

预防：患者需隔离治疗，对患者鼻咽部的分泌物要进行消毒，注射支原体灭活疫苗有一定保护作用。

三、怎样预防人禽流感？

人禽流感是由禽流感病毒引起的人类疾病。禽流感病毒，属于甲型流感病毒。至今发现能直接感染人的禽流感病毒亚型有：H5N1、H7N1、H7N2、H7N3、H7N7、H9N2 和 H7N9 亚型。其中，高致病性 H5N1 亚型和 2013 年 3 月在人体首次发现的新禽流感 H7N9 亚型尤为引人关注。

患者发病初期表现为流感样症状，包括发热、咳嗽，可伴有疼痛、肌肉酸痛和全身不适，部分患者肺部较重或病情发展迅速出现胸闷和呼吸困难等症状。

传染源主要为患禽流感或携带禽流感病毒的鸡、鸭、鹅等禽类。主要通过呼吸道传播，也可通过密切接触感染家禽的分泌物、排泄物接触传播。

预防：减少和控制禽类，做好动物和人的流感监测。及时发现动物感染或发病疫情，以及环境中病毒循环的状态，尽早地采取动物免疫等消灭传染源。早发现、早诊断禽流感患者，及时、有效、合理地实施病例隔离和诊治。

四、怎样预防肺结核？

结核病是由结核分枝杆菌引起的慢性传染病，可侵及许多脏器，以肺部结核感染最为常见。其主要临床表现为低热（午后显著）、盗汗、乏力、食欲缺乏、消瘦、女性有月经失调等；呼吸道症状有咳嗽、咳痰、咯血、胸痛等。

传染源为排菌者，主要通过呼吸道传播。

预防：及时发现并治疗，注意开窗通风，注意消毒。接种卡介苗，注意锻炼身体，提高自身抵抗力。

五、肺炎患者体温持续不退怎么办？

1. 高热时可进行物理降温，如酒精擦浴，冰袋（冰帽）冰敷，在降温过程中注意观察体温和出汗情况。儿童注意防止惊厥，过度出汗应及时补充水分以防脱水。

2. 发热时机体分解代谢增加，糖、脂肪、蛋白质大量消耗，患者消化吸收功能降低，应进食高热量、易消化的流质或半流质食物，多饮水。

3. 高热时唾液分泌减少，口腔黏膜干燥，同时机体抵抗力下降，易引起口腔干裂、口唇疱疹、口腔溃疡等，应在餐后、睡前进行口腔清洁，保持口腔湿润、舒适。

4. 大量出汗的患者进行温水擦浴，及时更换衣服和被褥，并注意保持皮肤清洁、干燥。

六、当肺炎痰多不易咳出时应该怎么处理？

采取有效的咳嗽、翻身、拍背、雾化吸入，遵医嘱给予祛痰剂等方法促进排痰。

七、重症肺炎出现中毒性休克时应该怎样处理？

1. 卧床休息，注意保暖可减少组织对氧的需求，帮助机体的修复，减轻症状。

2. 密切监测血压、脉搏、呼吸、体温、意识、尿量、皮肤、黏膜的变化，有低氧血症的患者给予氧气吸入，以提高血氧饱和度，纠正缺氧，改善呼吸困难。

3. 迅速给予高流量吸氧，改善组织缺氧状态，注意保暖和安全。

八、怎样预防肺炎的复发？

1. 积极预防上呼吸道感染，如避免着凉、过度劳累，天气变化时及时增减衣服，感冒流行时少去公共场所。

2. 减少异物对呼吸道的刺激，戒烟。

3. 摄入足够的营养物质，情绪稳定，生活规律，充分休息，劳逸结合，适当锻炼，增强机体抵抗力。

4. 遵医嘱按时服药，不得自行停药或减量，定期随访。

九、肺炎患者如何休息与活动？

发热时最好卧床休息，保证充足的睡眠时间，注意保暖，避免受凉。卧床时多翻身、叩背，促进排痰。缓解期要加强呼吸功能锻炼，逐渐由胸式呼吸转为腹式呼吸，即呼吸时鼓肚子以使腹肌下降，动作缓慢，以增强呼吸深度。鼓励患者进行深呼吸和有效咳嗽。恢复期适当活动，避免劳累，坚持深呼吸锻炼至少 4～6 周，这样可以减少肺不张的发生；还要避免刺激呼吸道，如吸烟、灰尘、化学飞沫等；尽可能避免去人群拥挤的地方或接触已有呼吸道感染的患者。

十、肺炎患者出院指导包括哪些内容？

1. 注意休息，劳逸结合，定期到门诊随诊。

2. 继续做呼吸锻炼 6～8 周，并进行适当的体育锻炼。

3. 加强营养，给予高蛋白质、高热量、低脂肪的饮食。

4. 戒烟、酒。

5. 预防再次感染。

(1) 锻炼身体,增强机体抵抗力。

(2) 注意气候变化和保暖,避免淋雨和着凉。

(3) 注意休息,避免过度疲劳、吸烟、酗酒。

(4) 指导患者尽早防治上呼吸道感染,出现感染征象时及时就医。

十一、肺源性心脏病的病因有哪些?

1. 支气管、肺疾病,以慢支并发阻塞性肺气肿最为多见,其次为支气管哮喘、支气管扩张、重症肺结核、尘肺、慢性弥漫性肺间质纤维化等。

2. 胸廓运动障碍性疾病,较少见,严重的有脊椎后/侧凸、脊椎结核、类风湿关节炎、胸膜广泛粘连及胸廓形成术后的严重胸廓或脊椎畸形。

3. 肺血管疾病,罕见。

十二、肺源性心脏病的注意事项有哪些?

1. 二氧化碳滞留严重、呼吸道分泌物多的患者应慎用镇静药、麻醉药,如必须使用时,应注意观察是否有抑制呼吸和咳嗽反射的情况。

2. 利尿药应用后可出现低钾、低氯性碱中毒,痰液黏稠不易排出和血液浓缩,应注意预防。使用排钾利尿药时应遵医嘱补钾。利尿药尽可能安排在白天给药,避免因频繁排尿影响睡眠。

3. 对肺性脑病患者可遵医嘱使用呼吸兴奋药,应注意保持气道通畅,适当增加吸入氧浓度。

4. 多陪伴患者,给患者以安全感和信任感,减轻患者的焦虑和烦躁。

十三、肺源性心脏病患者如何护理?

1. 患者绝对卧床休息,呼吸困难者取半卧位或坐位,有意识障碍者给予床栏进行安全保护,必要时专人护理。

2. 持续低流量、低浓度给氧,氧流量 $1\sim2$ L/min。防止高浓度吸氧抑制呼吸及加快缺氧和二氧化碳滞留。

3. 用药护理　遵医嘱应用呼吸兴奋剂,观察用药后的疗效和不良反应,是否出现心悸、呕吐、震颤、惊厥等症状。

4. 患者出现头痛、烦躁不安、表情淡漠、神志恍惚、精神错乱、嗜睡和昏迷等症状时,及时通知医师。

十四、肺源性心脏病患者出院指导包括哪些内容?

1. 改善环境卫生,避免烟雾、粉尘和刺激性气体对呼吸道的影响;劝导患者戒烟,必要时辅以有效的戒烟药。注意保暖,避免受凉,预防感冒的发生。

2. 加强营养,给予高蛋白质、富含维生素的膳食,并保持口腔卫生。

3. 缓解期根据心、肺功能状况及体力适当进行体育锻炼,如散步、气功、太极拳、耐寒锻炼等,以提高机体的免疫功能和心、肺的储备能力。

4. 避免劳累,注意休息,定期门诊随访。如患者出现呼吸困难加重,咳嗽、咳痰增多,呼吸不畅,水肿,尿少或神志淡漠,嗜睡或兴奋躁动,口唇发绀加重等,提示病情加重或变化,应立即就诊。

十五、肺脓肿的定义?

肺脓肿是由多种病原菌引起的肺组织坏死性病变,形成包含坏死物或液化坏死物的脓腔。临床以急骤起病的高热、畏寒、咳嗽、咳大量脓臭痰为特征。

十六、肺脓肿患者的寒战、高热怎样护理?

1. 观察体温、脉搏、呼吸、血压的变化

情况。

2. 寒战时可用空调、热水袋、被褥保暖,若用热水袋时避免烫伤。

3. 高热时可进行物理降温,如酒精擦浴、冰袋(冰帽)冰敷,在降温过程中注意观察体温和出汗情况,儿童注意防止惊厥,过度出汗应及时补充水分以防脱水。

4. 进食高热量、易消化的流质或半流质食物。

5. 协助大量出汗的患者进行温水擦浴,及时更换衣服和被褥,并注意保持皮肤清洁、干燥,鼓励患者多饮水。

6. 在餐后、睡前进行口腔清洁,保持口腔湿润、舒适。

十七、肺脓肿患者的饮食指导有哪些?

1. 适宜进食的食物:

(1) 宜饮食清淡,多食新鲜蔬菜、豆类、水果。

(2) 宜常食薏米粥,具有以形养形、排脓、清热作用。

(3) 适当多饮水,1 500～2 000 ml/d。

2. 不适宜进食的食物:

(1) 忌食一切辛辣刺激食物,如葱、蒜、韭菜、辣椒等。

(2) 忌烟、酒。

(3) 忌海鲜,如海鱼、虾、蟹等。

(4) 忌油腻燥热食物,以免生痰动火。

(5) 忌过咸食品。

十八、肺脓肿患者出院指导有哪些内容?

1. 注意休息,劳逸结合,生活规律,戒烟、酒。

2. 每天开窗通风,保持室内空气新鲜。避免去人多的场所,预防感冒。

3. 进行适当的体育锻炼。

4. 加强营养,进食高蛋白质、高热量、低脂肪的饮食,使用正确的咳痰方法,保持呼吸道通畅。

十九、支气管扩张患者的出院指导有哪些内容?

1. 注意休息,劳逸结合,生活规律。

2. 每天开窗通风,保持室内空气新鲜。避免去人多的场所,预防感冒。

3. 每天有计划地进行运动锻炼,如散步、慢跑等,以不感到疲劳为宜。加强耐寒训练,用冷水洗脸等,增强机体抵抗力。

4. 注意饮食调节,忌辛辣、过咸,禁食过热、过硬、油炸食品,尽量吃一些温凉、高营养的食品。

5. 使用正确的咳痰方法,保持呼吸道通畅。

6. 如出现呼吸道感染,应早期诊断、早期治疗、及时用药。

7. 协助患者戒烟,制订戒烟计划。因为吸烟可使支气管柱状纤毛上皮鳞状化改变,纤毛运动障碍,吞噬细胞功能下降,诱发痰液增多引起咳嗽。

二十、支气管扩张咯血患者出院如何做好指导?

1. 少到公共场所。注意保温,随时添加衣物,防止感冒。注意通风,保持室内的空气新鲜。

2. 防止剧烈运动,避免剧烈咳嗽。可做一些适当的体育运动,增强体质及抗病能力。

3. 如出现呼吸道感染,应早期诊断、早期治疗、及时用药。

4. 注意饮食调节,忌辛辣、过咸,禁食过热、过硬、油炸食品,尽量吃一些温凉、高营养的食品。

5. 改掉自身不良习惯,尽量不吸烟、饮酒,不去人多及有人吸烟的地方,防止引起咳嗽,吃饭时不说话防止异物进入气管。

6. 保持心情愉快,参加适量的文体活动。

二十一、患者发生咯血时应该怎样处理?

1. 注意观察咯血的先兆症状,如胸闷、心前区灼热感、心悸、头晕、喉部发痒、口有腥味或痰中带血丝,出现上述症状要通知医师及时处理,防止大咯血。

2. 给予患者精神安慰,消除恐惧与顾虑,防止情绪波动再度引起咯血。嘱患者将痰或血块尽量咳出,轻轻呼吸,不可屏气。

3. 咯血量小的患者应静卧休息,大量咯血者应绝对卧床休息,取平卧位,头应偏向一侧或取侧卧位,既保持呼吸道畅通,又可避免因不慎将咯出的血块吸入气管或肺部而引起窒息。

4. 观察意识状态、血压、脉搏、呼吸、体温。密切注意失血性休克的出现,及时通知医师,并按休克护理。

5. 大咯血患者应暂禁饮食。咯血停止后或少量咯血时,应给予温凉流质或半流质饮食;忌服浓茶、咖啡等刺激性饮料,并保持大便通畅。

6. 遵医嘱适当给予镇静剂,慎用镇咳药,禁用吗啡及可待因,以免抑制呼吸中枢和咳嗽反射,使血块不易排出,引起窒息。

7. 若咯血突然停止,并从鼻腔中喷射出少量血液,呼吸浅表,发绀或血块留置在血管中引起窒息,立即用体位引流,取头低位,倾斜 $45°\sim90°$,轻拍背部,以利血块咳出。如无效,即刻配合医师做气管插管或用气管镜吸出凝血块。

二十二、支气管哮喘的定义?

支气管哮喘是由嗜酸性粒细胞、肥大细胞、T 淋巴细胞、中性粒细胞、平滑肌细胞、气道上皮细胞等以及细胞组分参与的气道慢性炎症性疾病。这种慢性炎症可导致呼吸道对刺激物的反应性增强,当气道接触到危险因素(例如过敏物质)时,会因痉挛、黏液栓堵塞及炎症加重等原因导致气流阻塞,从而引起反复发作的喘息、气短、胸闷和咳嗽,在夜间和清晨尤为明显,多伴有哮鸣音。哮喘发作时可自行或药物治疗后缓解。

二十三、有哪些症状时应怀疑支气管哮喘?

1. 喘鸣,尤其是儿童出现高调哨鸣音。

2. 以下任何情况:慢性咳嗽、反复喘鸣、反复呼吸困难、反复胸闷。

3. 上述症状在夜间加重或发作呈季节性。

4. 症状在接触某些物质如花粉、粉尘、化学气雾剂或运动后加重。

二十四、支气管哮喘有哪些危害?

1. 下呼吸道和肺部感染　统计显示,支气管哮喘约有半数系因上呼吸道病毒感染而诱发。

2. 猝死　支气管哮喘最严重的并发症即为猝死,患者常常无明显先兆症状,而一旦突然发生往往因来不及抢救而死亡。

3. 水电解质和酸碱失衡　支气管哮喘发作时,摄入水分不足,尤其是呼吸和肾功能不全,通常会并发水电解质和酸碱失衡。

4. 多脏器功能衰竭　严重感染、严重缺氧、消化道出血、酸碱失衡和药物的毒副作用会引起重症哮喘,常并发多脏器功能不全甚至功能衰竭。

5. 呼吸骤停和呼吸衰竭。

6. 气胸和纵隔气肿。

二十五、如何远离支气管哮喘?

1. 对诱发哮喘的外界因素要敬而远之或

采取防护措施：如春秋季节的花粉、动物的皮屑、室内的尘螨、鸟的粪便、食物中的鱼虾、烟雾的刺激等；上呼吸道感染高发期应尽量不去人群聚集的地方，外出时戴口罩防护。

2. 注意保暖，防止感冒。

3. 保持乐观的情绪。强烈的情绪变化（如悲痛、兴奋、激动、恐惧、忧虑等）可诱发哮喘发作。

4. 反复发作的患者应及时去医院接受正规治疗，切忌滥用所谓"特效药"。

5. 在医师指导下，坚持吸入用药（如应用信必可、舒利迭、奥克斯都保等）。

6. 积极治疗与哮喘密切相关的疾病，如过敏性鼻炎。

二十六、如何做好支气管哮喘缓解期自我护理？

1. 居室禁放花、草、地毯，不养宠物等。

2. 避免进食能诱发哮喘的食物，如牛奶、鱼虾、蛋等。

3. 避免吸入刺激性物质，如灰尘、烟雾等。

4. 避免接触油漆、染料等化学物质。

5. 避免精神紧张和剧烈运动。

6. 充分休息、合理饮食、增强体质、预防感冒。

7. 吸烟者戒烟。

8. 一旦哮喘发作及时就医。

二十七、支气管哮喘患者出院指导有哪些？

1. 修养环境要舒适安静，空气新鲜，如室温高且干燥可使用空气加湿器。

2. 根据气候的变化随时增减衣物，避免受寒。减少上呼吸道感染。

3. 应戒烟，并减少被动吸烟。

4. 远离过敏原。

5. 饮食多样化，以谷物为主，多吃蔬果、奶类、大豆；适量吃鱼、禽、蛋、瘦肉；少盐少油，控糖限酒；吃动平衡，维持健康体重。

6. 正确使用定量吸入器。遵医嘱按时服药，勿擅自停药或减量。定期到门诊复查，在医师的指导下减药或停药，如有不适，及时到医院就诊。

7. 每天进行呼吸锻炼，学会腹式呼吸。

8. 避免剧烈活动。

二十八、自发性气胸胸腔穿刺置管术后如何护理？

1. 保证引流管路的通畅，避免打折、牵拉。

2. 肺功能锻炼，每 2 h 进行 1 次深呼吸、咳嗽和吹气球练习，以促进受压萎陷的肺扩张，加速胸腔内气体排出，促进肺尽早复张。但应避免持续剧烈的咳嗽。

3. 观察引流管拔除指征，如引流管无气体逸出 1～2 天后，夹闭 1 天患者无气急、呼吸困难，透视或 X 线胸片示肺已全部复张，可拔除引流管。

二十九、自发性气胸患者出院后注意事项有哪些？

1. 约 20% 的气胸患者可复发，一般在 2 年以内，尤其在前 6 个月内易复发。

2. 避免诱因，预防上呼吸道感染，避免剧烈咳嗽。积极防治原发病，气胸患者出院后 3～6 个月不要做牵拉动作、扩胸运动，以防诱发气胸。一旦出现胸痛、呼吸困难，应及时就医。

3. 每天做数次手臂和肩的全范围关节活动，防止肩关节粘连。

4. 注意胸痛和呼吸困难的关系，注意呼吸频率及规律，以及胸廓状态等。

5. 戒除不良嗜好，如吸烟、饮酒等，避免精神刺激，保持良好情绪。

三十、自发性气胸患者饮食上应注意哪些?

饮食以粗纤维、高营养、易消化的食物为宜。避免食用辛辣的食物,预防咳嗽。

三十一、胸腔引流管置管期间应注意什么?

1. 保持引流通畅,术后予半卧位以利引流,还可减少肺淤血。

2. 妥善固定引流管,注意管道有无滑脱,保持密闭,患者不要自行挤压、扭曲引流管,同时在床上活动时避免牵拉引流管,防止扭曲移位或脱落。

3. 观察伤口敷料、皮下有无气肿及水柱波动情况及引流物性状、颜色、量及气泡逸出情况,并做好记录,如引流管不断有大量气体排出,可能由于胸壁切口封闭不严或引流管破损漏气。

4. 搬运患者或更换水封瓶液时,用止血钳将引流管上端打折夹闭,防止逆流引起感染,更换引流瓶时严格无菌操作。引流期间将水封瓶放置在低于穿刺口的位置 60 cm,防止引流液逆流。

三十二、避免气胸诱发因素有哪些?

1. 避免抬举重物、剧烈咳嗽、屏气、用力排便等,并采取有效的措施预防便秘。

2. 注意劳逸结合,在气胸痊愈后的 1 个月内不要进行剧烈活动,如打球、跑步等。

3. 保持心情愉快,避免情绪波动。

4. 吸烟者应戒烟。

三十三、什么是胸腔积液?

是指液体不正常地积聚在胸膜腔内,压迫周围的肺组织,影响呼吸功能。临床表现为咳嗽,常为干咳;胸痛,咳嗽或深呼吸时胸痛加剧。少量积液时可有胸膜摩擦音。

三十四、怎样预防胸腔积液的复发?

1. 给予高蛋白质、高维生素、高热量、营养丰富的食物。

2. 指导患者避免剧烈活动或突然改变体位。

3. 教会患者调整自己的情绪和行为,并采取减轻疼痛的合适卧位;如有胸痛,可遵医嘱服用止痛剂,如症状仍未缓解,应及时就诊。

4. 指导患者使用放松技巧,如仰视、控制呼吸、垂肩、冷静地思考、改变说话的语音等。

5. 指导患者有意识地使用控制呼吸的技巧,如进行缓慢的腹式呼吸,每天餐前及睡前进行有效的咳嗽运动,每次 15～30 min。

6. 鼓励患者保持心情舒畅,情绪稳定,安排好生活起居,适当进行户外活动,增加肺活量,以防肺功能丧失。

三十五、支气管肺癌怎样做好心理护理?

应多与患者主动沟通,操作沉着冷静,给患者以安全感和信任感,减轻患者的焦虑紧张情绪。鼓励患者树立战胜疾病的信心,配合化疗、放疗或手术治疗,随时了解患者的思想情况,以防患者发生意外。

三十六、支气管肺癌的病因哪些?

1. 吸烟。目前认为吸烟是肺癌的最重要的高危因素。

2. 职业和环境接触。肺癌是职业癌中最重要的一种,约 10% 的肺癌患者有环境和职业接触史。

3. 电离辐射。肺脏是对放射线较为敏感的器官。

4. 既往肺部慢性感染。如肺结核、支气管扩张症等患者,支气管上皮在慢性感染过程中可能化生为鳞状上皮致使癌变,但较为少见。

5. 遗传等因素。家族聚集、遗传易感性以及免疫功能降低,代谢、内分泌功能失调等也可能在肺癌的发生中起重要作用。

6. 大气污染。

三十七、肺癌患者出院有哪些注意事项?

1. 讲解空气污染对肺部健康的危害,尽可能远离呼吸道刺激物,如烟雾、烟尘。

2. 了解吸烟的危害,自觉戒烟。注意口腔卫生,防止口腔疾患。

3. 如病情允许,出院后半个月进行放射治疗或化学药物治疗,出院 3 个月后复查 X 线片,出现咳嗽加重、体重减轻、肩背部疼痛、疲乏、咯血、头痛等情况要随时就诊。

三十八、肺癌患者饮食注意事项有哪些?

1. 宜食:

(1) 具有提高患者机体免疫的食物,如薏米、甜杏仁、海蜇、黄鱼、海龟、海参、茯苓、山药、大枣、香菇、核桃等。

(2) 咳嗽多痰患者宜吃白果、萝卜、橄榄、海带、紫菜、冬瓜、丝瓜、芝麻、无花果等。

(3) 发热患者宜吃黄瓜、冬瓜、苦瓜、茄子、发菜、百合、荠菜、菠萝、梨、柠檬、青鱼等。

(4) 咯血患者宜吃藕、甘蔗、梨、海蜇、海参、莲子、海带、黑豆、豆腐、茄子、牛奶等。

2. 忌食:

(1) 忌烟、酒。

(2) 忌辛辣刺激性食物,如葱、蒜、韭菜、姜、花椒、辣椒等。

(3) 忌油炸、烧烤等热性食物。

(4) 忌油腻、黏滞生痰食物。

三十九、肺结核患者不规律服药有哪些危害?

如果不遵从医嘱,不按时服药,不完成全疗程治疗,就会导致初次治疗失败,严重者会发展为耐多药结核病。治疗疗程明显延长,治愈率也会大大降低,甚至终生不愈。治疗费用也会大幅度增加。如果传染给其他人,被传染者一旦发病也是耐药结核病。

四十、肺结核患者外出期间如何坚持服药?

如果患者需要短时间的外出,应告知医师,并带够足量的药品继续按时服药,同时要注意将药品低温、避光保存;如果改变居住地,应及时告知医师,以便能够延续治疗。

四十一、肺结核患者平时生活中要注意什么?

患者应注意保持良好的卫生习惯。避免将疾病传染给他人,最好住在单独的光线充足的房间,经常开窗通风。不能随地吐痰,也不要下咽,应把痰吐在纸中包好后焚烧,或吐在有消毒液的痰盂中;不要对着他人大声说话、咳嗽或打喷嚏;传染期内应尽量少去公共场所,如需外出应佩戴口罩。

四十二、如何预防肺结核?

1. 控制传染源,及时发现并治疗。

2. 切断传播途径,注意开窗通风,注意消毒。

3. 保护易感人群,接种卡介苗,注意锻炼身体,提高自身抵抗力。

四十三、肺结核患者出院指导有哪些?

1. 注意休息,生活规律,戒烟、酒,少去人多的场所。

2. 进行适当的体育锻炼,避免剧烈运动。

3. 加强营养,进食高蛋白质、高热量、低脂肪的饮食。

4. 坚持呼吸锻炼,改善肺功能。

5. 定期复查肝功能。

6. 坚持遵医嘱服药,勿擅自减药、停药。

四十四、肺结核患者如何正确留取痰标本?

肺结核患者有间断且不均匀排菌的特点,故需多次查痰,应指导患者正确留取痰标本。初诊患者应留 3 份痰标本(即时痰、清晨痰和夜间痰),夜间无痰者,应在留取清晨痰后 2~3 h 再留 1 份。复诊患者应每次送检 2 份痰标本(夜间痰和清晨痰)。

四十五、得了肺间质纤维化有什么表现?

呼吸困难是肺纤维化的最常见症状。轻度肺纤维化时,呼吸困难常在剧烈活动时出现,因此常常被忽视或误诊为其他疾病。当肺纤维化进展后,静息时也会发生呼吸困难,严重的肺纤维化患者可出现进行性呼吸困难,其他症状有干咳、乏力,部分患者有杵状指和发绀。肺组织纤维化可导致正常肺组织结构改变,功能丧失,患者呼吸不畅,缺氧、酸中毒、丧失劳动力,严重者可致死亡。

四十六、肺间质纤维化居家怎样护理?

1. 居住环境要舒适安静,空气新鲜。避免吸烟及接触二手烟,避免接触刺激性气体,减少呼吸道感染等易使本病反复发作及加重的因素。

2. 家庭氧疗。患者在出院后继续进行吸氧治疗并按时按量服药,勿擅自减药、停药。

3. 合理安排生活起居,注意休息,避免过度劳累。可选择适合自己的运动,如散步、打太极拳等。

4. 多食高维生素、高蛋白质、粗纤维的食物,少食动物脂肪以及胆固醇含量高的食物。

5. 鼓励患者进行呼吸锻炼,掌握活动的方法及原则。如做呼吸操、慢跑,以不感到疲劳、喘憋为宜。告诉患者如果出现胸闷、气短、呼吸困难、咳嗽、咳脓痰或伴有发热等症状时,应及时到医院就诊。

四十七、什么是慢性阻塞性肺疾病(COPD)?

是一种常见的以持续呼吸道症状和气流受限为特征的可以预防和治疗的疾病,呼吸道症状和气流受限与有毒颗粒或气体引起的气道和/或肺泡异常有关。

四十八、COPD 的常见症状有哪些?

包括咳嗽、咳痰和活动后呼吸困难、气喘等。多数 COPD 患者并不知道他们患有此病,因为早期症状不明显,仅有肺功能的下降。当症状出现时,一些人只认为是人体衰老的自然进程,并未给予足够的重视,导致病情进一步加重。

四十九、COPD 如何分期?

COPD 患者根据病情分为急性加重期和稳定期两个阶段。急性加重期的患者咳嗽、咳痰较多,呼吸困难加剧,此时患者要及时去医院就诊或住院。医师会根据患者的具体情况做全面治疗,如使用长效支气管扩张剂、抗生素、吸氧等。当病情得到控制,患者各方面情况趋于稳定后,随即进入疾病稳定期。此时患者不能自行停止治疗,否则很有可能会再次急性发作。

五十、COPD 的危害有哪些?

COPD 严重危害公众健康,病死率高,可导致气道和肺的组织病理学破坏以及相应的病理生理学改变,10~20 年就可发展成慢性肺源性心脏病,导致严重的心、肺功能障碍,多器官功能衰竭。目前全球已有 6 亿人患有 COPD,预计患病率还会继续上升,到 2020 年将成为全球第三大致死疾病。在中国约有超过 3 800 万患者,我国每分钟有 2.5 个人死于 COPD,每年更有 100 万人死于此病,COPD 的死亡率已超过了冠心病。

五十一、如何远离 COPD?

1. 戒烟。有科学研究表明,如果能够及时戒烟,COPD 的发生率可以降低 80%～90%。

2. 提高机体抵抗力,预防感冒及其他疾病感染。

3. 注意膳食营养合理。

4. 适当运动。应改变多静少动的生活方式,积极进行体育运动,参加一些有氧运动,如游泳、打乒乓球、跑步、爬楼、骑车等,增强肺功能。

5. 45 岁以上人群应定期到医院进行肺功能检测。高危人群,如吸烟人士、有家族病史者更应"提高警觉",应从 40 岁就开始定期进行肺功能检测。

6. 遵医嘱用药(特别是吸入剂的治疗)。

五十二、COPD 患者饮食上应注意什么?

呼吸耗能的增加可使热量和蛋白质消耗增多,导致营养不良,应制订高热量、高蛋白质、高维生素的饮食计划。正餐进食量不足时,应安排少量多餐,避免在餐前和进餐时过多饮水,餐后避免平卧,有利于消化。腹胀的患者避免进食产气食物,如汽水、啤酒、豆类、马铃薯和胡萝卜等,避免进食易引起便秘的食物,如油煎食物、干果、坚果等。

五十三、COPD 患者可以做哪些运动?

对于一般性康复运动,除急性心衰者需绝对卧床外,应鼓励患者尽量多活动。病情较重者可在床上活动四肢、翻身等,其他患者可采用散步、打太极拳和骑健身车等方式进行运动。运动的方式和项目可以经常变换。积极的有氧运动训练可以改善气促、乏力等症状,增强活动能力,提高生活质量。经治疗处于康复期的患者主要可进行呼吸肌功能锻炼,包括缩唇呼吸、腹式呼吸和呼吸操等。

五十四、呼吸衰竭的定义?

呼吸衰竭是各种原因引起的肺通气和/或换气功能严重障碍,以致不能进行有效的气体交换,导致缺氧伴(或不伴)二氧化碳滞留,从而引起一系列生理功能和代谢紊乱的临床综合征。

五十五、呼吸衰竭分几期,各有什么特点?

按动脉血气分析有以下两种类型:

Ⅰ型呼吸衰竭:静息状态下单纯动脉血氧分压降低则为Ⅰ型呼吸衰竭,缺氧无二氧化碳滞留,或伴二氧化碳降低(Ⅰ型),见于换气功能障碍(通气/血流比例失调、弥散功能损害和肺动-静脉分流)的病例。氧疗有效是其指征。

Ⅱ型呼吸衰竭:静息状态吸空气时动脉血氧分压(PaO_2)＜8.0 kPa(60 mmHg)、动脉血二氧化碳分压($PaCO_2$)＜6.7 kPa(50 mmHg)为Ⅱ型呼衰,缺氧伴二氧化碳滞留(Ⅱ型)系肺泡通气不足所致。若单纯通气不足,缺氧和二氧化碳滞留的程度是平行的,若伴换气功能损害,则缺氧更为严重。

五十六、呼吸衰竭患者护理的注意事项?

1. 绝对卧床休息,并保持舒适体位,如坐位或半坐卧位,以利呼吸。

2. 给氧。Ⅰ型呼吸衰竭患者需吸入较高浓度(FiO_2＞35%)的氧气,Ⅱ型呼吸衰竭的患者应予低浓度(FiO_2＜35%)持续给氧,使 PaO_2 控制在 60 mmHg 或 SaO_2 在 90% 或略高,以防因缺氧完全纠正,使外周化学感受器失去低氧血症的刺激而导致呼吸抑制,反而会导致呼吸频率和幅度降低,加重缺氧和二氧化碳滞留。

3. 保持呼吸道通畅,促进痰液引流。呼吸衰竭患者的呼吸道净化作用减弱,炎性分泌物增加,痰液黏稠,引起肺泡通气不足。注意观察痰的色、质、量、味及痰液的实验室检查结果。

4. 遵医嘱按时服药。

5. 定时翻身拍背,改换体位,防止痰液淤积、肺不张、感染。

6. 坚持缩唇及腹式呼吸。

五十七、呼吸衰竭患者出院指导有哪些?

1. 注意休息,生活规律,戒烟、酒,少去人多的场所。

2. 进行适当的体育锻炼,避免剧烈运动。

3. 加强营养,给予高蛋白质、高热量、低脂肪饮食。

4. 坚持呼吸锻炼,改善肺功能。

五十八、肺栓塞及肺血栓栓塞症的定义?

肺栓塞(PE)是指各种栓子阻塞肺动脉系统时所引起的一组以肺循环和呼吸功能障碍为主要临床和病理生理特征的临床综合征。

肺血栓栓塞症(PTE)是肺栓塞的常见类型,当栓子为血栓时,称为 PTE。

五十九、肺栓塞高危人群有哪些?

1. 40 岁以上,肥胖或者有血脂异常的患者。

2. 长时间操作电脑者或者预期要长时间坐火车、飞机、汽车者(时间超过 6 h)。

3. 长时间卧床或需要制动人群。

4. 急性胸部或者腹部大型手术后及髋、膝关节置换术后,有髋部骨折,严重创伤或急性脊柱损伤的患者。

5. 孕产妇、肿瘤、急性心梗及心功能不全患者。

6. 口服避孕药妇女。

7. 患有肾病综合征的儿童。

六十、肺栓塞常见诱发因素有哪些?

1. 血液淤滞,瘫痪、长期卧床、肢体固定不动等可使血流滞缓,下肢肌肉泵功能作用消失,诱发血栓形成。

2. 血管损伤,如静脉穿刺、手术损伤血管等和化学性损伤如输注各种刺激性强的或高渗的溶液。

3. 血液的高凝状态,手术、外伤、心肌梗死、房颤等激活凝血机制导致血液高凝。

4. 肥胖、怀孕、口服避孕药、高龄、糖尿病、血小板增多症、结缔组织病等干扰凝血和溶血平衡的人群,易发生静脉血栓。

六十一、肺血栓栓塞症有哪些表现?

1. 不明原因的呼吸困难,多于栓塞后即刻出现,尤在活动后明显,为 PTE 最常见症状。

2. 胸痛,可以是胸膜炎性胸痛或心绞痛样胸痛。

3. 晕厥,可为 PTE 的唯一或首发症状。

4. 烦躁不安、惊恐、濒死感,由严重呼吸困难和剧烈胸痛引起。

5. 咯血,常为小量咯血,大咯血少见。急性 PTE 时,咯血主要反映局部肺泡的血性渗出,但并不意味病情严重。呼吸困难、胸痛、咯血为肺梗死三联征。

六十二、肺栓塞患者需要做哪些检查?

1. 实验室检查　血浆 D-二聚体可作为 PTE 的初步筛选指标。动脉血气分析检测是否有低氧血症。

2. 心电图　大多数患者可出现非特异性心电图异常。

3. 放射性核素肺通气/灌注扫描　是 PTE 的重要诊断方法,以肺段分布的肺血流灌注缺损,并与通气显像不匹配为典型征象。

4. 肺动脉造影　诊断肺栓塞最特异的方法,被认为是目前诊断 PTE 的金标准。

六十三、肺栓塞患者应注意哪些?

1. 饮食　宜进食高纤维素、易消化、清淡饮食,宜少食多餐,忌饱餐,忌咖啡、浓茶、油腻辛辣食物,服用华法林时,应适当减少摄入富含维生素 K 的食物。

2. 用药　严格遵医嘱服药,不得随意停用或增减,患者应知晓所用药物的作用、不良反应、服用方法、注意事项等。服用华法林的患者,应使用软毛牙刷。酗酒可增加出血发生率,应戒酒。注意观察是否出现皮肤瘀斑、牙龈出血、鼻出血及血尿等出血倾向,按照医嘱定期复查抗凝指标,监测 INR 值(国际标准化比值)。

3. 日常生活　保证生活有规律,睡眠充足,家属给予患者积极的支持,帮助患者树立战胜疾病的信心,积极调整心态,保持心情的舒畅,乐观的生活态度。养成定期排便的习惯,排便时避免用力,必要时使用开塞露或缓泻剂,避免用力排便时增加心脏负担。注意防寒保暖,防止呼吸道感染。

4. 适当运动锻炼,增强机体抵抗力。不要参加剧烈运动,以免造成损伤后出血。平时生活中注意下肢活动,避免长时间站立或坐位的姿势,平卧或坐位时可以将下肢适当抬高,帮助增加下肢静脉回流,必要时穿弹力袜,松紧度要适宜,以能将 1 根手指伸入袜内为宜。穿戴前使静脉排空,故以清晨起床前为好。

5. 掌握深静脉血栓和肺血栓栓塞症的表现。对于长时间卧床者,若出现一侧肢体疼痛、肿胀,应注意深静脉血栓发生的可能,在存在相关发病因素的情况下,突然出现胸痛、呼吸困难、咳血痰等表现时应注意肺血栓栓塞症的可能性,需及时就诊。

6. 遵医嘱定期复查。

六十四、肺栓塞患者溶栓治疗后应注意什么?

1. 患者如出现咳嗽加重,询问有无头痛、呕吐、意识障碍等以判断有无颅内出血;注意皮肤黏膜有无出血,如瘀点、瘀斑、消化道、牙龈、鼻腔等有无出血;观察大小便颜色,有无黑便、血便等;观察双下肢有无发胀、乏力,是否对称等。

2. 溶栓后患者临床上自觉症状减轻,均有不同程度的想下床活动的愿望,这时患者应了解溶栓后仍需卧床休息,以免栓子脱落,造成再次栓塞。

3. 急性肺栓塞溶栓后,下肢深静脉血栓松动,极易脱落,不能做双下肢用力的动作及双下肢按摩。对于急性肺栓塞患者,若血流动力学稳定,在充分抗凝的基础上,建议早下床活动。对于近端下肢深静脉血栓(DVT)与高危肺栓塞患者,考虑其血栓脱落及再次加重,建议在充分抗凝治疗之后尽早下床活动。对于远端 DVT 与低危肺栓塞患者,建议尽早下床活动。

4. 要避免腹压增加的因素,如上呼吸道感染,要积极治疗,以免咳嗽时腹压增大,造成血栓脱落,吸烟者应规劝其戒烟;卧床期间所有的外出检查均要平车接送。

5. 做好皮肤护理。急性肺栓塞溶栓后,卧床时间较长,平时要注意保护患者皮肤,避免局部皮肤长期受压、破损。

6. 定期复查凝血指标、D-二聚体。

7. 饮食以清淡、易消化、富含维生素为宜,服华法林期间避免食用含维生素 K 丰富的食物如菠菜,同时保证疾病恢复期的营养。

8. 保持大便通畅,除食用富含纤维素的食物外,必要时可给予缓泻剂或甘油灌肠。

六十五、什么是睡眠呼吸暂停综合征?

是指在睡眠状态下,周期性出现口鼻气流停止达 10 s 以上;如呼吸气流或胸膜腹部呼吸运动幅度较前下降 50%,并伴有基础氧饱和度下降 4% 以上,则称为低通气。在每晚 7 h 睡眠下,呼吸暂停和/或低通气反复发作超过 30 次,或睡眠呼吸紊乱指数(即平均每小时睡眠的呼吸暂停＋低通气次数)超过 5 次以上,则为睡眠呼吸暂停综合征。正常人每晚 7 h 睡眠应少于 10 次呼吸暂停。

六十六、睡眠呼吸暂停综合征分哪几型?

分为阻塞性睡眠呼吸暂停综合征、中枢性睡眠呼吸暂停综合征和混合性睡眠呼吸暂停综合征。

六十七、睡眠呼吸暂停综合征有什么表现?

打鼾、嗜睡,轻者仅有工作注意力不集中、夜间憋醒、记忆力减退、晨起头痛、头晕乏力、性欲减退、遗尿、睡眠行为异常,还会出现恐惧、惊叫、呓语、夜游、昏迷等。

六十八、睡眠呼吸暂停综合征的注意事项有哪些?

1. 观察病情变化。特别是在零点以后,尤其是凌晨 2:00～5:00 时,注意观察心率、心律、血压及血氧饱和度的变化,警惕脑血管疾病和心脏疾病的发生,防止患者夜间猝死。

2. 减少白天的睡眠时间,注意睡眠情况,出现呼吸暂停时唤醒患者。

3. 给予低流量吸氧。病情严重者给予呼吸机辅助呼吸。

4. 注意无创呼吸机面罩有无漏气,保护受压部位的皮肤。

5. 控制饮食,多食水果、蔬菜,戒烟、禁酒,侧卧睡眠等。

6. 加强安全保护,防止外伤。

六十九、睡眠呼吸暂停综合征患者出院指导有哪些?

1. 生活规律,戒烟、酒。
2. 进行适当的体育锻炼。
3. 合理膳食,坚持减肥。

4. 学会并遵医嘱使用呼吸机。

七十、什么是曲霉菌病?

曲霉菌病是由曲霉属真菌引起的一系列感染性或非感染性疾病。

七十一、侵袭性肺曲霉菌病怎样治疗?

1. 传统治疗应用两性霉素 B(或含脂制剂)。

2. 现通常选用伏立康唑、卡泊芬净、伊曲康唑。

3. 危重患者可选择联合治疗,如伏立康唑＋卡泊芬净,两性霉素 B＋伏立康唑,两性霉素 B＋卡泊芬净,遵医嘱用药。

七十二、侵袭性肺曲霉菌病患者注意事项有哪些?

1. 观察体温变化,体温波动在 38～39℃,观察面色、发热程度、出汗情况、伴随症状。

2. 注意保暖,调节室温,增加棉被和衣服。

3. 降温:物理降温如冰袋或温水擦浴。加强皮肤护理,及时擦干汗液,更换衣服、床单。

4. 应密切观察抗真菌药物应用过程中的作用及不良反应,如一过性视觉障碍、恶心、呕吐、皮疹、畏寒、发热等。遵医嘱定期检查肝肾功能。

5. 坚持早晚刷牙,饭后漱口,观察口腔黏膜。

6. 进食高热量、高维生素、高蛋白质、易消化的食物;宜定时定量,少量多餐;不能进食者应静脉营养支持或鼻饲。

7. 保持病室空气新鲜,每天开窗通风 2 次,每次 30 min,用 1:500 含氯消毒溶液拖地,擦拭门把和床栏。

七十三、肺动脉高压的临床表现有哪些?

1. 呼吸困难最早出现,也最常见。表现为活动后气短,病情严重的在休息时也可出现。

2. 疲劳、乏力、运动耐量减低。

3. 晕厥。心排量下降导致脑组织供血不足。

4. 心绞痛或胸痛。

5. 咯血。

6. 声音嘶哑，为肺动脉扩张压迫喉返神经所致。

7. 右心衰竭的症状。食欲缺乏、恶心、呕吐、上腹胀痛，双下肢、会阴、腰骶部水肿，胸腹水，口唇、指尖、耳郭发绀等。

8. 某些类型肺动脉高压还会有原发病的症状，如结缔组织病。相关性肺动脉高压可有脱发、光敏、口腔溃疡、关节炎等症状。

七十四、肺动脉高压的患者怎样护理？

1. 合理用氧。对呼吸困难伴低氧血症者，给予低流量持续吸氧。

2. 注意休息。由于患者有不同程度的肺动脉高压或伴有右心功能的改变，要劝患者减少体力活动，以免加重病情。

3. 饮食以清淡、易消化、富含维生素为宜，保证疾病恢复期的营养。

4. 戒烟酒，注意保暖，避免到人多、空气污浊的公共场所，预防感冒。

5. 按医嘱定时服药。

七十五、急性气管-支气管炎的定义？

急性气管-支气管炎是由生物、物理、化学刺激或过敏等因素引起的气管-支气管黏膜的急性炎症。

七十六、急性气管-支气管炎饮食需要注意什么？

1. 适宜饮食　宜食清热润肺、含维生素A、维生素C、富含蛋白质的食物。

2. 不适宜饮食　忌食油炸类食物；忌食辛辣刺激食物；忌食海鲜发物。

七十七、如何预防气管-支气管炎的发生？

应积极开展体育锻炼，增强体质。冬季注意保暖，避免上呼吸道感染，戒烟。改善卫生条件，要防止有害气体、酸雾和粉尘的吸入。

七十八、什么是胸膜炎？

是指由致病因素（通常为病毒或细菌）刺激胸膜所致的胸膜炎症。胸腔内可伴有液体积聚（渗出性胸膜炎）或无液体积聚（干性胸膜炎）。

七十九、胸膜炎的病因是什么？

胸膜炎可由于感染（细菌、病毒、真菌、阿米巴、肺吸虫等）和感染因素，如肿瘤、变态反应、化学性和创伤性等多种疾病所引起。细菌感染所致的胸膜炎中，结核菌性胸膜炎最为常见。

八十、胸膜炎有哪些临床表现？

主要临床表现为胸痛、咳嗽、胸闷、气急，甚则呼吸困难，感染性胸膜炎或胸腔积液继发感染时，可有恶寒、发热。病情轻者可无症状。不同病因所致的胸膜炎伴有相应疾病的临床表现。

八十一、胸膜炎患者日常生活应注意哪些事项？

1. 注意休息，生活规律，戒烟、酒，少去人多的场所。

2. 进行适当的体育锻炼，避免剧烈运动。

3. 加强营养。

4. 坚持呼吸锻炼，改善肺功能。

八十二、胸膜炎患者的饮食指导有哪些？

1. 给予患者高热量、高蛋白质、高维生素的饮食。通常要在早餐增加鸡蛋或鸭蛋1枚，午、晚餐各增加肉类100～150 g，为保证足够的热量可在正餐外加 2～3 次点心,如牛奶、蛋糕、饼干等。

2. 以易消化、富有营养的清淡食物为宜。有胸水时,应当限制食盐量,进食低盐、低脂肪、高蛋白质的食物。

3. 多进食绿色蔬菜和水果。

八十三、应用吸氧管吸氧的注意事项有哪些?

1. 不可在病房内吸烟,以防用氧发生意外。

2. 保持有效吸氧,注意清洁鼻腔,如有鼻塞症状或出现任何吸氧不畅时,请及时告知医务人员。

3. 患者不可自行调节流量表,以免氧气流量过大,冲入呼吸道而损伤肺组织。

4. 如吸氧时出现恶心、咳嗽等任何不适症状时,应立即通知医务人员。

5. 翻身活动时,注意防止吸氧管打折、脱落,避免牵拉致吸氧装置倾斜造成呛咳。进食、饮水时及时告知医务人员给予处理。

6. 如出现鼻腔干燥、出血时应及时告知医务人员。

八十四、氧气驱动雾化患者需如何配合?

1. 雾化前漱口、咳嗽,咳出气道内分泌物。

2. 正确的吸入方法:取坐位或半卧位,将口含嘴放入口中,紧闭嘴唇(或用面罩扣住口鼻),深吸气,用鼻呼气,疲劳时休息一会,接着雾化直到药液用完。

3. 一般氧流量在 4～6 L/min,15～20 min 雾化完毕。

4. 雾化结束需再次漱口,以防药液存留口腔。

5. 雾化后配合有效咳嗽、咳出痰液。

6. 雾化器用毕,用清水冲洗干净晾干后放入包装袋中保存。

7. 室内不要吸烟,氧气周围不能使用明火。

八十五、在使用无创呼吸机过程中,患者应如何配合?

1. 告知患者不要紧张,积极配合治疗,做好解释工作,使用无创呼吸机能帮助患者缓解呼吸困难的症状,是治疗呼吸衰竭既有效又安全的措施。

2. 面罩置于患者面部,用头带固定,调整好位置,松紧适宜,一般要求头带可插入 1 根或 2 根手指,使其佩戴舒适。如果头带过紧易引起面部过度受压,影响血液循环,导致鼻面部压伤;头带过松会导致大量的漏气影响治疗效果。若患者感觉局部皮肤压迫处疼痛明显或加剧须及时告知医护人员。

3. 告知患者需要咳痰、饮水或进食时,可以配合取下面罩,允许间歇休息。

4. 上无创呼吸机后,指导患者先作闭嘴鼻吸气,随后缩唇呼气。避免张口呼吸引起腹胀。

5. 呼吸机各参数由专业人员设置,患者及家属不能随意调节,避免挪动或者触摸仪器。

6. 体位:患者取坐位或半卧位,床头抬高 30°以上,使头、颈、肩在同一平面上,防止枕头过高,以保证气道的通畅。

7. 第一次使用呼吸机有些患者会感觉不适。要保持情绪的稳定,有规律的放松呼吸,尽量闭嘴,用鼻呼吸,防止腹胀。经过一段时间的自我调整,患者会逐渐适应。

8. 在患者病情稳定时可正常进食,应多进食高热量、高蛋白质、高维生素、易消化的食物,避免进食过多的糖类。进食时,医务人员取下面罩,进食完休息 30 min 后再佩戴即可。患者需要饮水、咳痰、如厕时,只需要轻轻拉下面罩即可。

9. 保持呼吸道通畅,及时清除口腔、呼吸道分泌物。嘱患者多饮水,以稀释痰液有利于分泌物的排出。每 2 h 翻身、叩背 1 次,有助于分泌物的排出。

10. 加强口鼻腔护理,保持口腔和鼻腔的清洁、舒适,预防感染。

八十六、胸腔闭式引流留置期间需要注意什么?

1. 告知患者取半坐位休息,并经常变换体位,靠重力引流。

2. 在留置期间应定时捏挤引流管,防止引流管扭曲、折叠、受压致引流不畅。

3. 告知患者翻身或活动时不要拖拉,避免引起导管滑脱。

4. 在下床活动时,将引流袋放在膝盖以下并直立,以免引流液反流入胸腔引起感染。

5. 留置期间保持置管区域的清洁干燥,如有渗液或贴膜卷边的情况及时通知护士,给予更换贴膜,杜绝脱管事件的发生。

八十七、CT引导下经皮肺穿刺怎样才能减少并发症的发生?

1. 首先术前进行患者教育,告知患者配合医师的操作,保持相同的呼吸状态。

2. 术前正确评估穿刺部位以及进针点。

3. 术后处理:穿刺活检术后需观察 24 h,如患者出现呼吸困难、咯血、皮下血肿,及时告知医师。

八十八、咯血介入治疗患者术后注意事项有哪些?

1. 术后返回病房后由医护人员严密观察患者病情。

2. 术侧肢体穿刺点手术后加压包扎,一般用盐袋压迫 6 h,平伸制动 24 h,期间大小便应在床上,防止穿刺部位形成血肿或出血。

3. 术后患者如有不适及时通知医护人员。

4. 术后在医师允许情况下,患者多饮水以利于造影剂的排除。

5. 术后进食易消化食物及蔬菜,防止便秘,患者排便费力应告知医师,切忌用力。

参考文献

[1] 张素,韩春燕.中国成人慢性呼吸疾病患者护理管理指南[M].北京:人民卫生出版社,2018.

[2] 叶任高,陆再英.内科学:6 版[M].北京:人民卫生出版社,2004.

[3] 张清玲.2018 全球哮喘防治倡议哮喘指南解读[J].中国实用内科杂志,2018,8(1):739.

[4] 刘玉莹,黄津芳.病人健康教育问答[M].北京:中国医药科技出版社,2017.

第二节 心 内 科

一、心脏的位置与结构?

心脏位于胸腔中纵隔内,心尖朝向左前下方,心底朝向右后上方,前有胸骨和肋骨保护,后邻食管和脊柱,两侧有肺,像个前后略扁的圆锥体。整个心脏大小与人的拳头相似。心脏是由肌肉围成的中空脏器,共有四个心腔,为左、右心房和左、右心室。

二、何为冠脉循环?

心脏本身的血管由动脉、毛细血管、静脉组成,三者构成的血液循环通路称为冠脉循环。冠状动脉是供应心脏血液的动脉,起于主动脉根部主动脉窦内,分左右两支,行于心脏表面。冠脉循环的正常运转保证了心脏能不停地进行泵血(图 2-2-1)。

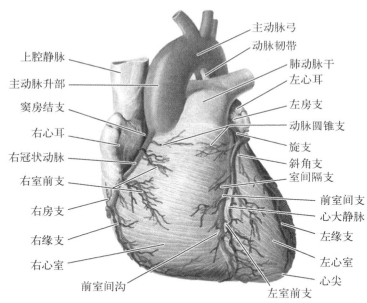

主动脉弓
动脉韧带
肺动脉干
左心耳
左房支
动脉圆锥支
旋支
斜角支
室间隔支
前室间支
心大静脉
左缘支
左心室
心尖

上腔静脉
主动脉升部
窦房结支
右心耳
右冠状动脉
右室前支
右房支
右缘支
右心室
前室间沟
左室前支

图 2 - 2 - 1　心脏解剖图

三、什么是冠心病?

冠状动脉粥样硬化性心脏病指冠状动脉粥样硬化使血管腔狭窄、阻塞和/或因冠状动脉功能性改变(痉挛)导致心肌缺血缺氧或坏死而引起的心脏病,简称冠心病。

四、冠心病的易患因素有哪些?

1. 血脂异常　脂代谢异常是动脉粥样硬化最重要的危险因素。

2. 高血压　血压增高与冠心病有着密切关系,不仅与高动脉压力对血管壁的直接作用(压力性损坏)有关,而且与高血压患者经常存在血压波动较大产生的冲击作用有关。高血压所致冠状动脉内膜的损伤,为脂质的渗入提供了条件,从而促进动脉粥样硬化的形成。

3. 吸烟　吸烟可造成动脉壁氧含量不足,促进动脉硬化形成,诱发冠状动脉痉挛及促进血脂升高等。吸烟者本病的发生率和病死率比不吸烟者增高 2~6 倍,且与吸烟的时间及每天吸烟支数成正比。被动吸烟也是冠心病的危险因素。

4. 糖尿病　与无糖尿病患者相比,糖尿病患者心血管疾病风险增加 2~5 倍,且动脉粥样硬化进展迅速。

5. 其他危险因素　与肥胖、遗传、不良生活方式等有关。

五、冠心病有哪些类型?

1. 无症状性心肌缺血(隐匿性冠心病)临床无胸痛、胸闷发作等症状,但心电图有明显心肌缺血表现。

2. 心绞痛　根据心绞痛发作的频次和严重程度可分为稳定型和不稳定型心绞痛。

3. 心肌梗死　受累冠状动脉管腔完全阻塞,心肌长时间缺血导致其供血区心肌细胞死亡。

4. 缺血性心肌病　三大特征为心脏扩大、心力衰竭和心律失常。

5. 猝死型　指患者由于严重的心肌缺血

所引起的突然死亡,其原因主要为严重心肌缺血引起严重心律失常所致。

六、心绞痛发作时有哪些表现?

心绞痛在临床上以发作性胸痛为主要表现,典型疼痛特点如下。

1. 部位　心绞痛发作时疼痛典型部位在胸骨后或心前区,界限不清,常放射至左肩、左臂内侧、左小指及无名指,甚至上腹部,偶向颈、咽或下颌部放射,引起相应部位不适或疼痛。

2. 性质　胸痛为突然发作压迫样、憋闷感或紧缩样感,可有烧灼感,发作时偶伴有面色苍白、冷汗或濒死感。发作时患者往往不自觉地停止原来的活动,直至症状缓解。

3. 发作诱因　体力劳动、情绪激动(如焦急、愤怒、过度兴奋等)、饱餐、寒冷、吸烟、心律失常等。

4. 持续时间　疼痛出现后常逐渐加重,一般心绞痛发作每次持续 3～5 min,很少超过 15 min。超过 30 min 的胸痛很少为心绞痛,应注意有无心肌梗死的可能,或根本就不是冠心病所致的胸痛。

5. 缓解方式　一般心绞痛发作时,经休息或去除诱因后即能缓解,舌下含服硝酸甘油后 3～5 min 即可缓解。胸痛缓解后常无任何不适感觉。发作可数天或数周 1 次,亦可 1 天内多次。

七、心绞痛急性发作如何自救?

(1) 发作时立即采取坐位或卧位休息,停止活动后症状即可缓解。

(2) 药物治疗,宜选择硝酸酯类药物,除可扩张冠状动脉增加冠脉血流量外,还可扩张外周血管,减轻心脏负担,从而缓解心绞痛。首选硝酸甘油 0.5 mg 舌下含服,1～2 min 起效,如无效可间隔 5 min 再次舌下含服,约 30 min 后作用消失。硝酸异山梨酯片 5～10 mg 舌下含服,但起效缓慢。

(3) 如疼痛持续不能缓解,应及时拨打"120"呼叫救护车。

八、冠心病有哪些治疗方法?

(1) 药物治疗　目的是缓解症状,减少心绞痛的发作及心肌梗死的发生;延缓冠状动脉粥样硬化病变的发展,并降低病死率。

(2) 经皮冠状动脉介入治疗(PCI)　适用于药物控制不良的稳定型心绞痛、不稳定型心绞痛和心肌梗死患者。心肌梗死急性期首选急诊介入治疗,时间非常重要,越早越好。

(3) 冠状动脉旁路移植术(简称"冠脉搭桥术",CABG)　是使用自身血管(如乳内动脉、桡动脉、大隐静脉等)在主动脉和病变冠状动脉远端间建立旁路(桥),以恢复和/或增加心肌血流的灌注,缓解症状,改善心功能提高生活质量,并延长患者的生命。适用于严重冠状动脉病变的患者,不能接受介入治疗或治疗后复发的患者,以及心肌梗死后心绞痛,或出现室壁瘤、二尖瓣关闭不全、室间隔穿孔等并发症的患者。

九、冠心病患者出院后注意什么?(冠心病二级预防)

1. 合理饮食

(1) 减少食盐摄入:世界卫生组织(WHO)建议每人每天食盐摄入量不超过 6 g。

(2) 补充钙和钾:钙和钾对心脏和动脉有一定保护作用,含钾较高的食物有豆类及其制品、畜肉类、禽类、鱼类、蔬菜、水果等,含钙较高的食物有奶类及其制品、豆类及其制品等。

(3) 低脂饮食。

(4) 保证充足蛋白质摄入:宜选择优质的蛋白质,如脱脂牛奶、蛋、瘦肉、鱼、大豆及其制品。

（5）限制糖的摄入：宜摄取多糖类食物，如五谷根茎类；限制单糖类食物，如蛋糕、巧克力、含蔗糖或果糖的饮料、各式糖果等。

（6）多食含纤维素高的食物。

（7）少食多餐：每餐以七八成饱为宜，忌暴饮暴食，以免诱发心绞痛或心肌梗死。

（8）戒烟限酒，忌饮浓茶、咖啡。

2. 戒烟

冠心病二级预防指南明确建议，所有冠心病患者应当完全戒烟并避免被动吸烟。

3. 坚持运动　运动可以降低血脂，增加胰岛素敏感性、降低血糖，有氧运动可有效预防和治疗高血压。运动和锻炼能提高心肌利用氧的能力，降低心肌耗氧量。

（1）适合运动锻炼的冠心病患者：稳定型冠心病患者，冠状动脉搭桥术后、介入治疗术后等病情稳定的患者。对于近期有急性冠脉事件发作或做血运重建治疗的高危患者，建议在合理的医学指导下进行锻炼。

（2）运动方式：以有氧运动为主，如快步行走、慢跑、游泳、骑自行车、太极拳等，禁忌一些力量运动，如举重、推拉、携重物等。

（3）运动时间：运动前可做伸展运动、体操等，运动锻炼一般持续 30 min。

（4）运动频率：每周运动 3～5 次。

（5）运动强度：适宜的运动强度为运动中感觉有点累，稍出汗，轻度呼吸加快，若觉得累则说明强度过大。

（6）自我监测：运动中出现胸、颈、臂及背疼痛，可能是心绞痛，应立即减慢并逐渐停止，若 2～3 min 未完全缓解，需立即含服硝酸甘油 0.5 mg，5 min 后仍不缓解，立即就医。运动中出现以往未曾有过的呼吸急促、脉搏节律不整等，均应立即停止运动。

（7）注意事项：运动宜在饭后 1～2 h 进行，当身体出现各种不适，需在症状消失 2 天以上才能恢复运动；寒冷或炎热的气候下，要适当减少运动时间、强度，避免参与竞技性运动。

4. 保持情绪稳定　保持良好、快乐的心境可以提高机体抵抗力，患者应善于控制和调节自己的情绪。

5. 服药　严格遵医嘱服药，不得随意停用或增减，自我监测药物的不良反应。

（1）应用预防血栓的药物，观察有无出血的表现，如牙龈出血、皮肤有出血点时，立即就医调整用药。

（2）患者外出时随身携带硝酸甘油，居家时硝酸甘油宜定点放置于易取之处，以便发病时可及时取用。硝酸甘油见光易分解，应放在棕色瓶内存放于干燥处，以防药物受潮、变质而失效，药瓶开封后每 6 个月更换 1 次，以确保药效。但脑出血、头部外伤、青光眼、低血压及休克者禁用，否则可加重病情。

（3）应用 β 受体阻滞剂，如美托洛尔、阿替洛尔等，用药期间监测心率、心律、血压等情况。

6. 定期门诊复查。

十、什么是急性心肌梗死？

急性心肌梗死是指大多在冠状动脉病变的基础上，发生冠状动脉血供急剧减少或中断，使相应的心肌发生严重而持久的急性缺血、损伤和坏死，临床表现有持久的胸骨后剧烈胸痛、血清心肌坏死标志物增高及心电图进行性改变。

十一、急性心肌梗死有哪些表现？

1. 先兆　50％～81.2％的患者在发病前数天有乏力、胸部不适，活动时心悸、气急、烦躁、心绞痛等前驱症状，以新发的心绞痛或原有心绞痛加重最为突出。

2. 疼痛　为最早出现的突出症状，疼痛的性质和部位与心绞痛相似，但程度更剧烈，多伴有大汗、烦躁不安、恐惧及濒死感，持续时间常大于 30 min,甚至可达数小时或数天,休息和含服硝酸甘油一般不能缓解。

3. 胃肠道症状　疼痛剧烈时常伴有频繁的恶心、呕吐和上腹胀痛,与迷走神经受坏死心肌刺激和心排血量降低、组织灌注不足有关。

4. 心律失常　发生在起病 1～2 周内,以24 h 内常见。各种心律失常中以室性心律失常最多,室颤是 AMI 早期且特别是入院前主要的死因。前壁心肌梗死易发生室性心律失常,下壁心肌梗死易发生心率减慢、房室传导阻滞。

5. 低血压和休克　患者因剧烈疼痛、呕吐、出汗、心律失常等可引起低血压。大面积心肌梗死时心排血量急剧下降,可出现心源性休克,收缩压低于 80 mmHg,患者烦躁不安,面色苍白,皮肤湿冷,脉细而快,大汗淋漓,尿量减少,神志迟钝,甚至晕厥。

6. 心力衰竭　主要为急性左心衰竭,患者出现呼吸困难、端坐呼吸、咳嗽、咳白色或粉色泡沫痰、出汗、发绀、烦躁等,严重可发生肺水肿,随后可发生颈静脉怒张、肝大、水肿等右心衰竭表现。

7. 全身症状　一般在疼痛发生后 24～48 h出现,表现为发热、心动过速、白细胞增高等,由于坏死物质吸收引起。体温可升高至 38℃ 左右,很少超过 39℃,持续约 1 周。

十二、急性心肌梗死患者活动有哪些注意事项?

1. 心肌梗死急性期应绝对卧床休息 3～5天,可减轻心脏负担,减少心肌耗氧量,有利于心功能的恢复,协助做好生活护理,尽量减少搬动。

2. 经治疗病情稳定,如无并发症、无新的心肌缺血改变,可指导患者进行康复运动,如床上坐起、看书、洗漱等,坐起时动作缓慢,每个体位维持 30 s 再变换体位,防止体位性低血压,逐渐于床边、室内慢步走动,逐渐增加活动量,以

无不适症状出现及不感劳累为宜。

3. 向患者说明循序渐进的活动锻炼可促进侧支循环的形成、提高活动耐力和生活质量等。

十三、急性心肌梗死发作时自救措施?

一旦出现心绞痛发作持续时间延长、疼痛剧烈、含服硝酸甘油无效时,应考虑可能发生了心肌梗死,患者及其家属应做好家庭自救。

1. 患者立即就地休息,停止一切活动,放松心情,不要紧张。

2. 立即舌下含服硝酸甘油 1 片,5 min 无效可重复使用。同时嚼服阿司匹林 300 mg。

3. 应尽快拨打"120"向急救中心呼叫。但应当注意,在医师到达之前,不要搬动患者,以免加重病情。

4. 有条件者应尽快吸氧。

5. 若患者出现意识丧失、心跳呼吸停止,家属在医师到来之前应坚持心肺复苏措施,为进一步抢救赢得时间。

十四、什么是心律失常?

心脏的传导系统由正常心电冲动形成与传导的特殊心肌组成,包括窦房结、结间束、房室结、希氏束、左右束支、浦肯野纤维网。窦房结是心脏正常窦性心律的起搏点。

心律失常是指心脏冲动的频率、节律、起源部位、传导速度或激动次序异常。

十五、心律失常患者需要做哪些检查?

1. 心电图　是诊断心律失常最重要的一项无创性检查。

2. 动态心电图　检查使用一种小型便携式记录器,连续记录患者 24 h 的心电图,患者日常工作与活动不受限制。

3. 电生理检查　心腔内电生理检查是将多级电极导管经静脉/动脉插入,放置在心腔内

的不同部位,辅以 8～12 道以上多导生理仪同步记录各部位电活动,确立心律失常及其类型,了解起源部位与发病机制。

4. 三维心脏电生理标测及导航系统　能够减少 X 线曝光时间,提高消融成功率,加深对心律失常机制的理解。主要功能包括三维解剖定位、激动顺序标测、电压标测及碎裂电位标测等。

十六、心律失常患者用药有哪些注意事项?

1. 严格遵医嘱服药,不得随意停用或增减,应知晓所用药物的作用、不良反应、服用方法及注意事项等。

2. 服用抗心律失常药物时,应记录服药前后的每分钟脉搏次数,并记录每天自我感觉,一旦发生用药不良反应及时就医。

3. 服用 β 受体阻滞剂期间,注意监测心率及血压变化,心率低于 50 次/min 或低血压时,及时就医。

4. 服用华法林患者,应使用软毛牙刷,酗酒可增加出血发生率,应戒酒,注意观察是否出现皮肤瘀斑、牙龈出血、鼻出血及血尿等出血倾向。

十七、什么是血压?

血压是血管内流动着的血液对单位面积血管壁的侧压力,是人体最重要的生命体征之一,一般所说的血压是动脉血压。血压是推动血液在血管内流动的动力。

十八、什么是高血压及高血压的分类?

1. 高血压　是指未使用降压药物的情况下,非同日 3 次测量血压,收缩压≥140 mmHg 和/或舒张压≥90 mmHg 可以诊断为高血压。是以体循环动脉血压增高为主要特征,可伴有心、脑、肾等器官的功能或器质性损害的临床综

合征。患者既往有高血压史,且目前正在使用降压药物,血压虽低于 140/90 mmHg,也诊断为高血压。

2. 按血压水平分类
见表 2-2-1。

表 2-2-1　按血压水平分类

类　别	血　压　值
正常血压	收缩压＜120 mmHg 和舒张压＜80 mmHg
正常高值血压	收缩压 120～139 mmHg 和/或舒张压 80～89 mmHg
高血压	收缩压≥140 mmHg 和/或舒张压≥90 mmHg
1 级高血压(轻度)	收缩压 140～159 mmHg 和/或舒张压 90～99 mmHg
2 级高血压(中度)	收缩压 160～179 mmHg 和/或舒张压 100～109 mmHg
3 级高血压(重度)	收缩压≥180 mmHg 和/或舒张压≥110 mmHg
单纯收缩期高血压	收缩压≥140 mmHg 和舒张压＜90 mmHg

十九、原发性高血压发病危险因素是什么?

原发性高血压的发生原因至今没有明确,但目前公认没有一种因素单独或短暂作用引起,这是一种由多种因素共同导致的疾病。发病危险因素如下。

1. 遗传因素　即父辈患有高血压,遗传给下一代。这种家族性高血压的发生与家庭成员共享的生活环境无关。

2. 精神紧张　紧张的生活节奏促进血压升高是医学界公认的事实,所以长久以来就有大脑皮质失调致高血压的说法。

3. 超重与肥胖　有资料证实肥胖与高血压有着密切的关系,身体脂肪含量与血压水平呈正相关。

4. 饮酒　过量饮酒是高血压发病的危险

因素。酒精是一种高能量物质,又是血管活性剂和中枢神经的抑制剂,其代谢过程对内分泌和血压的影响较大。少量饮酒(12 g 酒精,相当于 360 g 啤酒,103 g 葡萄酒或 30 g 白酒)可以扩张血管,促进血液循环,但长期少量饮酒可使血压轻度升高,中度以上饮酒则可促进高血压的发生。

5. 吸烟因素 吸烟与血压水平间不仅存在着确切的相关性,而且存在着剂量关系,即吸烟量越大血压水平越高。

6. 高钠低钾膳食 近年来医学家在调查中发现机体内重要的无机盐——钠、钾含量与血压水平有很密切的关系。人群中钠盐(氯化钠)摄入量与血压水平和高血压患病率呈正相关,即饮食中的钠多,血容量就会增加,血压就会增高,而钾摄入量与血压水平呈负相关,即饮食中钾足够的话,血压值相对会比较平稳。

二十、高血压患者服药注意事项?

严格遵医嘱服药,保证用药种类、剂量、时间准确,不可自行减量、停药或擅自改用其他药物。关注药物的不良反应,如有发生及时告知医师。

1. 钙离子拮抗剂 常用药包括氨氯地平、硝苯地平缓释片等。不良反应包括心率增快、面部潮红、头痛、脚踝水肿、牙龈增生等症状。

2. 血管紧张素转换酶抑制剂 常用药包括卡托普利、依那普利、贝那普利等,不良反应为刺激性干咳、血管性水肿等,如有出现立即告知医师,停药后消失。

3. β 受体阻滞剂 常用药包括酒石酸美托洛尔、阿替洛尔等,不良反应有心动过缓、晕厥、恶心、支气管痉挛等,注意监测心率及血压变化,心率低于 50 次/min 或低血压以及有其他不适立即告知医师。

4. 利尿剂 常用药物包括氢氯噻嗪、螺内酯等。注意有无腹胀、肌无力等低血钾表现,如有出现告知医师,同时服用含钾食物。

5. 血管紧张素 II 受体拮抗剂 常用药包括缬沙坦、厄贝沙坦,不良反应较少,一般不引起刺激性干咳,降压作用起效缓慢,但持久而平稳。

二十一、高血压患者如何运动?

如血压不稳定,且有伴随症状,需卧床休息,限制活动量,避免突然改变体位。血压稳定可不限制活动量。一般的体力活动可增加能量消耗,定期体育锻炼可产生重要的治疗作用,可降低血压,改善糖代谢。

1. 运动方式 宜选择有氧体育锻炼,如步行、慢跑、骑车、游泳、健身操、太极拳等,运动形式和运动量应根据个人兴趣、身体状况而定。

2. 运动频次 每周 3~5 次,每次持续 30~60 min,可根据身体状况和所选运动种类及气候条件而定。

3. 运动强度 适宜的运动强度为运动中感觉有点累,稍出汗,轻度呼吸加快,若觉得累则说明强度过大。运动量根据锻炼后最高心率限度计算,如精确则采用最大心率的 60%~80% 作为运动适宜心率,需在医师指导下进行。

4. 自我监测 运动中出现头晕、胸闷等不适应立即减慢并逐渐停止,若休息 2~3 min 未完全缓解须立即就医。

5. 注意事项 运动宜在饭后 1~2 h 进行,如运动中出现不适,需症状消失 2 天以上才能恢复运动,寒冷或炎热的气候下,适当降低运动时间、强度。

二十二、高血压患者的饮食需要注意什么?

1. 减少钠盐的摄入 世界卫生组织提出每天少于 6 g 钠盐的推荐,减少味精、酱油等含钠盐调味品的应用,少食或不食含钠盐较高的各类加工食品，如腌制食品、火腿、各类炒货等。

2. 减少膳食脂肪，补充优质蛋白质　宜选择优质的蛋白质，蛋白质量依次为脱脂牛奶、蛋、鱼、虾、鸡、鸭、牛羊肉，植物蛋白中大豆及其制品最好。

3. 补充钙和钾　钙和钾对心脏和动脉有一定保护作用，含钾较高的食物有豆类及其制品、畜肉类、禽类、鱼类、蔬菜、水果（香蕉、橘子）等，含钙较高的食物有奶类及其制品、豆类及其制品。

4. 增加蔬菜和水果的摄入　每天 500 g 蔬菜和水果，增加粗纤维食物的摄入。

二十三、家庭血压监测方法？

1. 建议使用经过国际认证合格的上臂式自动/水银柱血压计自测血压，使用大小合适的袖带。

2. 被测者取坐位或平卧位，至少安静休息 5 min 后开始测量，并避免膀胱憋尿。

3. 测量时裸露上臂，上臂与心脏处于同一水平，将袖带紧贴于上臂，袖带下缘在肘弯上 2.5 cm。不得将袖带绑于衣服外。每次测压前保证血压计确实从零开始工作。

4. 使用听诊器测量血压时，应该将听诊器的听件放在手肘部血管搏动最强的地方，并用手指轻轻固定住。

5. 注意测量打气时不要太急太猛，停止打气后放气必须缓慢均匀，使水银柱或压力指针慢慢地匀速下降。

6. 测压时不讲话，不活动肢体，保持安静。

7. 建议每天早晨和晚上测量血压，如正服用降压药，请在服药之前测量，每次 2～3 遍，取平均值，注意第 2 次测量时，必须待气囊内压力完全降至零后才能开始再次测压。

8. 最好详细记录每次测量血压的日期、时间及血压数值，应尽可能向医师提供完整的血压记录。

二十四、什么是心力衰竭？

心力衰竭简称心衰，是由于各种心脏结构或功能异常导致心室充盈和/或射血能力低下而引起的一组临床综合征，其主要表现是呼吸困难、疲乏和液体潴留。心力衰竭按发病缓急可分为急性心力衰竭和慢性心力衰竭。

二十五、心力衰竭患者有哪些临床表现？

1. 左心衰竭　症状有呼吸困难、咳嗽、咳痰、咯血、疲倦、乏力、心悸及尿量变化，体征可有脉搏加快、肺部湿啰音，听诊可有舒张期奔马律。

2. 右心衰竭　症状有消化道症状（腹胀、恶心、呕吐等）、呼吸困难，体征可见水肿（特征为对称性、下垂性、凹陷性水肿）、颈静脉怒张，肝脏常因淤血而肿大伴压痛。

二十六、心功能如何分级？

美国纽约心脏病协会（NYHA）于 1928 年提出心功能分级并沿用至今，是按诱发心力衰竭症状的活动程度将心功能分为 4 级。

Ⅰ级：患者患有心脏病，但日常活动量不受限制，一般活动不引起乏力、心悸、呼吸困难或心绞痛等症状。

Ⅱ级：体力活动轻度受限，休息时无自觉症状，日常活动即可引起乏力、心悸和呼吸困难，休息后可缓解。

Ⅲ级：体力活动明显受限，休息时无症状，低于平时一般活动量即可引起上述症状。

Ⅳ级：不能从事任何体力活动，休息时亦有症状，体力活动后加重。

二十七、心力衰竭患者应怎样进食？

1. 限制盐摄入，可有效控制心力衰竭引起的水肿,限制的程度根据患者心力衰竭程度和利尿剂治疗的情况而定。心功能Ⅱ级食盐<5 g/d,心功能Ⅲ级<2.5 g/d,心功能Ⅳ级<1 g/d或忌盐。低钠饮食不仅是限制盐、酱油的摄入,还要限制含钠量高的食品如腌制小菜、海产品等。但过分的低盐饮食又会令人感觉无味,可用糖、醋等调味以增进食欲。

2. 限制水分,避免大量饮水,增加心脏负担。严重心力衰竭患者24 h饮水量一般不超过600~800 ml,应尽量安排在白天间歇饮用。

3. 少量多餐,由于心衰胃肠道黏膜淤血水肿,消化功能减退,宜进食易消化食物且少量多餐,避免生硬、辛辣、油炸食物,避免产气食物,因为胃肠胀气会加重患者腹部不适感。饱餐可加重患者呼吸困难,同时消化食物时心脏血液增加,导致心脏负担加重。

4. 多食含纤维多的新鲜蔬菜及水果,保持大便通畅。心衰时由于患者卧床休息,肠蠕动减慢,患者易发生便秘。因此养成定期排便的习惯,排便时避免用力,必要时使用开塞露或缓泻剂协助排便,以免用力大便加重患者心衰或诱发心搏骤停。

二十八、心力衰竭患者活动注意什么?

1. 根据患者心功能分级情况制订运动和休息方式。

心功能Ⅰ级患者:可不限制日常活动,但应避免剧烈活动。

心功能Ⅱ级患者:可不限制日常活动,但应增加休息。

心功能Ⅲ级患者:应限制日常活动,以卧床休息为主。

心功能Ⅳ级患者:绝对卧床休息,病情好转后逐渐增加活动量。

2. 对于老年心力衰竭患者的活动要以不出现心悸、气急为原则,体力和精神的休息可降低心脏的负荷,夜间睡眠要充足,白天养成午睡的习惯。

3. 在医师的指导下坚持锻炼身体,通过行走或骑车适度锻炼,避免任何形式的举重或等长运动(等长运动就是用力来搬动一个重物)。不要举任何超过5 kg的重物。任何时候如果感到一丝疲倦或气短,应坐下来休息。安排活动时应加上休息时间,并且记录呼吸方式和合适的运动量,切忌活动过多、过猛,更不能参加较剧烈的活动,以免心力衰竭突然加重。要选择缓慢不过分用力的运动,如步行、慢跑、气功、太极拳等。

二十九、什么是心脏瓣膜病?

心脏瓣膜病是由于炎症、缺血性坏死、退行性改变、黏液样变性、先天性畸形、创伤等原因引起单个或多个瓣膜(包括瓣环、瓣叶、腱索及乳头肌等)的功能或结构异常,导致瓣口狭窄和/或关闭不全。

三十、心脏瓣膜病如何治疗?

1. 内科病因、对症治疗。

2. 外科手术,人工心脏瓣膜置换或瓣膜成形等手术治疗是心脏瓣膜病的根治方法,对于已经出现心力衰竭症状的心脏瓣膜病患者,应积极评价手术的适应证和禁忌证,争取手术治疗的机会。

3. 介入治疗,主要是对狭窄瓣膜的球囊扩张术,对于重度单纯二尖瓣狭窄、主动脉瓣狭窄和先天性肺动脉瓣狭窄者,若瓣膜钙化不明显,可以选择经皮瓣球囊扩张术,以达到扩大瓣口面积、减轻瓣膜狭窄、改善血流动力学和临床症状的目的。

三十一、心脏瓣膜病患者出院应注意哪些?

1. 饮食 宜进食高热量、高蛋白质、高维生素、低脂、易消化清淡饮食,增强机体抵抗力。心功能不全时,限制钠盐的摄入及限制水分。发热患者多饮水,预防出汗引起的脱水。宜多食新鲜蔬菜、水果等含纤维素丰富的食物,以保持大便通畅。戒烟酒,避免咖啡、浓茶及刺激性食物。

2. 服药　严格遵医嘱服药,保证用药种类、剂量、时间准确,不可自行减量、停药或擅自改用其他药物。应用洋地黄类药物(如地高辛)时密切观察药物的疗效、不良反应(如黄视、绿视),注意观察心率、心律,在使用前监测脉搏,出现不良反应及时告知医师。使用利尿剂时要准确记录出入量。进食含钾高的食物,当出现嗜睡、肌肉无力、腹胀、恶心等低血钾症状时,应及时告知医护人员。

3. 生活　生活有规律,注意休息,保证充足睡眠,劳逸结合。患者症状不明显时可适当做些轻度工作,但不要参加重体力劳动,以免增加心脏负担。

4. 避免诱发因素　避免寒冷刺激,少去公共场所,预防呼吸道感染,如发生须积极治疗,以免加重病情。在接受牙科治疗及各种侵袭性检查或治疗时,应告知医师目前正在服用抗凝剂,应预防性使用抗感染治疗,注意休息,以防感染性心内膜炎的发生。育龄妇女应注意避孕,避免诱发或加重病情。

5. 不适随诊　出现明显乏力、胸闷、心悸等症状,休息后不好转或出现腹胀、食欲缺乏、下肢水肿时应及时就诊。

6. 定期门诊复查。

三十二、什么是病毒性心肌炎?

病毒性心肌炎是指病毒感染引起,以心肌非特异性间质性炎症为主要病变的心肌炎。病毒感染心肌后,对心肌产生直接损伤,或通过自身免疫反应引起心肌细胞坏死、变性或间质性炎症,细胞浸润以及纤维渗出;是感染性心肌炎最常见的类型,以儿童和40岁以下的成年人多见。

很多种病毒可引起心肌炎,其中以引起肠道和上呼吸道感染的病毒感染最多见。柯萨奇病毒 A 组、柯萨奇病毒 B 组、艾可(ECHO)病毒、脊髓灰质炎病毒为常见致心肌炎病毒,其中柯萨奇病毒 B 组是最主要的病毒。其他有腺病毒、流感、副流感病毒、麻疹病毒、腮腺炎病毒、乙型脑炎病毒、肝炎病毒、带状疱疹病毒等。

三十三、病毒性心肌炎有哪些临床表现?

病毒性心肌炎的临床表现取决于病变的广泛程度和严重性,轻者可无明显症状,重者可致猝死。

1. 病毒感染症状　约半数患者在发病前1~3周有病毒感染前驱症状,如发热、咽痛、全身酸痛、倦怠感等"感冒"样症状,或恶心、呕吐、腹泻等消化道症状。

2. 心脏受累症状　患者常出现心悸、胸闷、胸痛、头晕、呼吸困难等表现。严重者甚至出现阿-斯综合征,极少数患者出现心源性休克、猝死。

3. 主要体征　与发热程度不平行的心动过速,各种心律失常,其中以室性期前收缩最常见;第一心音减弱或分裂,可出现第三心音或杂音,若心包受累,可闻及心包摩擦音;合并心力衰竭可有肺部湿啰音、颈静脉怒张、肝脏增大和双下肢水肿等体征。

病毒性心肌炎可分急性和慢性,病程各阶段的时间划分比较困难,一般急性期定为 3 个月,3 个月至 1 年为恢复期,1 年以上为慢性期。

三十四、病毒性心肌炎患者用药有哪些注意事项?

严格遵医嘱及时准确用药,知晓不随意增减或撤换药物的重要性。如因病情服用激素药物,注意有无不良反应的出现,如水钠潴留、向心性肥胖、食欲亢进等,如有出现不可私自停药，一定要在医师指导下减量或停药。

三十五、病毒性心肌炎患者出院后需注意什么？

1. 饮食　合理饮食，营养均衡。限制钠盐摄入，进食高蛋白质、高维生素、清淡易消化饮食，尤其是补充富含维生素 C 的食物，以促进心肌代谢与修复，鼓励多饮水；戒烟酒及辛辣刺激性食物；宜少食多餐，避免过饱，以免增加心脏负担；保证饮食卫生。

2. 用药　坚持药物治疗，严格遵医嘱服药，保证用药种类、剂量、时间准确，不可自行减量、停药或擅自改用其他药物。

3. 活动　出院后需继续休息 3～6 个月，如无并发症可逐渐恢复轻体力工作和学习，进行适度的锻炼身体，以增加机体抵抗力。1 年内避免剧烈运动或重体力劳动、妊娠等。

4. 保证生活规律，充足睡眠，家属给予患者积极的支持，帮助患者树立战胜疾病的信心，保持乐观心态，适当活动，以不出现心悸气急为宜；注意防寒保暖。恢复期内避免呼吸道感染。

5. 患者及家属知晓脉搏测量方法，当出现脉率、节律异常或胸闷、心悸等不适及时就诊。

6. 遵医嘱定期复查。

三十六、什么是心肌病？

心肌病是由遗传、感染等不同原因引起的以心肌结构及功能异常为主的一组心肌疾病。心肌病是一种原因不明的心肌疾病，一般与病毒感染、自身免疫反应、遗传、药物中毒和代谢异常等有关。按病理可分为扩张型心肌病、肥厚型心肌病和限制型心肌病。

三十七、心肌病患者注意什么？

1. 心肌病患者应避免食用腌制品或其他含盐量高的食物，每天盐摄入量以 2～5 g 为宜，

重度或难治性心力衰竭应控制在每天 1 g。避免过冷、过热和刺激性食物，不饮浓茶、咖啡等。采用低热量饮食，以减轻心脏的负荷；多食新鲜的蔬菜和水果，膳食应平衡，补充适量蛋白质，保证心肌营养供给。

2. 对服用利尿剂者应鼓励多进食含钾盐丰富的食物如橘子、香蕉等，避免出现低血钾诱发心律失常。

3. 避免呼吸道感染，呼吸道感染是心肌病患者心力衰竭加重的一项重要诱因。应注意预防呼吸道感染，尤其是季节更换和气温骤变时，需适时防寒保暖，保持室内空气新鲜和温度适宜。

4. 心力衰竭者避免过度劳累，保证睡眠充足，忌暴饮暴食。

5. 每天测量体重，宜安排在早餐前，使用同一体重计，体重异常增加并出现水肿时随时就医。

6. 有晕厥病史或猝死家族史患者应避免单独外出活动，以免发作时无人在场而发生意外。

7. 不适随诊　如出现心慌、气促、胸闷不适、乏力等表现，应及时到医院就诊，防止病情进展、恶化。

三十八、什么是感染性心内膜炎？

感染性心内膜炎指各种病原微生物经血流侵犯心内膜（心瓣膜）或邻近的大血管内膜所引起的一种感染性炎症。典型的临床表现有发热、心脏杂音、贫血、栓塞和脾肿大等。

三十九、感染性心内膜炎患者出院后应注意什么？

1. 饮食　加强营养摄入，宜进食高热量、高维生素、高蛋白质、清淡有味容易消化的饮食，戒烟限酒，避免咖啡、浓茶、辛辣等刺激性食物，宜少食多餐，避免过饱，以免增加心脏负担。

2. 用药　严格遵医嘱用药，不可自行减量、停药或擅自改用其他药物，坚持完成足够剂

量和足够疗程的抗生素治疗。

3. 运动与生活　合理安排休息,适当体育锻炼,增强体质,增加机体抵抗力。保证生活规律,充足睡眠,家属给予患者积极的支持,帮助患者树立战胜疾病的信心,保持乐观心态,适当活动,以不出现心悸气急为宜。养成定期排便的习惯,排便时避免用力,必要时使用开塞露或缓泻剂,以免用力排便增加心脏负担。

4. 避免诱发因素　勿挤压痤疮、疖、痈等感染病灶,减少病原体入侵的机会。保持口腔皮肤清洁,定期牙科检查。注意防寒保暖,少去公共场所,避免呼吸道感染,以免复发。患者及家属应知晓本病的病因、发病机制及致病菌的侵入途径。

5. 患者学会自我监测体温变化及有无栓塞表现,若有肢体活动障碍、腰痛、腹痛、单侧肢体胀痛等症状,及时就诊。

6. 定期复查。

四十、什么是心包炎?

心包炎是指心包因细菌、病毒、自身免疫、物理、化学等因素而发生急性炎性反应和渗液,以及心包粘连、增厚、缩窄、钙化等慢性病变。临床上主要有急性心包炎和慢性缩窄性心包炎。

四十一、心包炎的典型特征是什么?

1. 急性心包炎的典型症状

(1)心前区疼痛:常出现在早期,主要见于非特异性心包炎,结核性或者肿瘤性心包炎则不明显。疼痛常随发热而忽然出现,呈缩窄性或者尖锐性疼痛,与呼吸运动有关,经常因咳嗽、深呼吸、变换体位而加重。疼痛位于心前区或者胸骨后,可放散到颈部、左肩、左臂。

(2)心脏受压症状:当心包积液产生过快或者量过大时,可有端坐呼吸、身体前倾、呼吸浅快、发绀等。

(3)其他症状:发热、出汗、乏力、干咳、嘶哑、吞咽困难、烦躁不安等。

2. 慢性缩窄性心包炎的典型症状　起病相对缓慢,心包缩窄的表现可出现于急性心包炎后数月至数十年,平均为 2～4 年。主要是呼吸困难,个别时候可出现端坐呼吸。然后是肚胀,还可以有心悸、头晕、乏力、消瘦、上腹胀痛、食欲不佳等。

四十二、心包炎患者如何服药?

1. 严格遵医嘱服药,坚持足够疗程的药物治疗,勿擅自减量或停药。

2. 使用非甾体抗炎药时,注意观察患者有无胃肠道反应。当出现胃烧灼感或消化不良、胃痛、恶心、呕吐时,立即就诊。

3. 使用洋地黄类药物时,应严格遵医嘱执行,不可随意增减剂量或停药。患者服药前会正确测量脉搏,若脉搏<60 次/min,出现恶心、呕吐、黄视或绿视等不良反应时及时告知医务人员。

四十三、心包炎患者如何进行运动?

急性期应卧床休息,呼吸困难者给予半卧位,勿用力咳嗽、深呼吸或突然改变体位,以免引起疼痛加重,避免劳累,协助做好生活护理。夜间睡眠要充足,白天养成午睡的习惯。至热退后 3～4 周再逐渐增加活动量。运动要有序、有度、有恒。初始运动以热身运动和整理活动为主,随着患者对运动的适应和心功能的改善,可逐渐延长至 30 min。

心包炎患者机体抵抗力下降,应注意充分休息,避免重体力劳动,建议进行散步、打太极拳运动,适当活动有利于提高心脏储备力,提高活动耐力。

四十四、缩窄性心包炎患者应该进行心包切除术吗?

缩窄性心包炎如果诊断明确,应及时进行心

包切除术,以利于心功能恢复。患者长期生存率与一般人群相当。但少数预后较差,因心力衰竭并发感染而死亡。术后患者应休息6个月左右。

四十五、什么是心脏神经官能症?

心脏神经官能症是神经官能症的一种特殊类型,以心血管系统功能失常为主要表现,可兼有神经官能症的其他表现,其症状多种多样,时好时坏,常见有心悸、心前区疼痛、胸闷、气短、呼吸困难、头晕、失眠、多梦等。大多发生于青壮年,以20~40岁者最多,多见于女性,尤其是更年期妇女。

四十六、心脏神经官能症发病表现有哪些?

1. 精神症状　神经官能症患者容易出现精神兴奋,如出现无法抑制的回忆或联想,极易被周围细微的事物变化吸引,以至于注意力很难集中,敏感性增强。

2. 情绪症状　神经官能症患者常表现为情绪异常,如容易激动、发怒、伤感、委屈等,情绪显得很不稳定。

3. 躯体症状　神经官能症患者身体总有疲劳感,周身酸胀疼痛,如头痛、颈项痛、肩痛、关节痛、腰腿痛,头昏脑涨、头脑不清晰,有的患者甚至会出现晕厥、大汗淋漓、心前区疼痛、胸部压迫发紧、心慌、呼吸困难等。

四十七、心脏神经官能症如何预防?

1. 生活有规律,合理安排生活,尽量做到劳逸结合。

2. 经常参加力所能及的体育活动,如打太极拳等,锻炼身体,增强体质。

3. 避免过度紧张,不宜从事持续时间过长、注意力高度集中的工作。

4. 严重失眠者可选用安定、谷维素、多种维生素等。

四十八、心脏神经官能症患者出院注意什么?

1. 饮食　低盐、低脂、低胆固醇、清淡易消化饮食,每餐不宜过饱,多吃蔬菜、水果,防止便秘,忌咖啡、浓茶、辛辣等刺激性食物。

2. 用药　患者出院后要遵医嘱继续服药一段时间并随时复诊。不可自行减量、停药或擅自改用其他药物。

3. 保持情绪稳定　中年期是各种心脏疾病易发的年龄,患者须注意调整好自己的心态,注意身心保健,定时进行身体检查,发现疾病及时治疗。

4. 生活方式及行为　平时要加强体育锻炼、增强体质。改变不良的饮食、睡眠习惯。忌烟忌酒,早睡早起。

5. 如出现胸闷、发憋气短等不适立即就诊。

6. 遵医嘱定期门诊复查。

四十九、什么是冠状动脉造影检查?

冠状动脉造影是用于检查动脉血管是否正常的一项辅助检查,是诊断冠心病的一种有效方法。将导管经股动脉或其他周围动脉插入,到达左或右冠状动脉口,注入造影剂,使冠状动脉显影;能较明确地揭示冠状动脉的解剖畸形及其阻塞性病变的位置、程度与范围。冠状动脉造影是目前唯一能直接观察冠状动脉形态的诊断方法,医学界号称其为"金标准"。

五十、什么是经皮冠状动脉介入治疗?

经皮冠状动脉介入治疗(PCI)是用心导管技术疏通狭窄甚至闭塞的冠状动脉管腔,从而改善心肌血流灌注的治疗方法。包括经皮冠状动脉腔内成形术(PTCA)、冠状动脉内支架植入术、冠状动脉内旋切术、旋磨术和激光成形术等。PTCA和支架植入术是目前冠心病治疗的重要手段。

五十一、冠状动脉造影/介入治疗术前有哪些注意事项?

1. 饮食　术前进食适量清淡、易消化食物,不宜过饱。不宜吃鸡蛋、牛奶、豆浆、豆制品,以免产气引起腹胀。

2. 用药　严格遵医嘱口服药物,阿司匹林100 mg、氯吡格雷 75 mg,1 次/d,择期手术患者术前晚口服氯吡格雷 300 mg。

3. 术前皮肤准备　备皮分别为右/左腕关节及会阴部至大腿上 1/3,保持术区皮肤清洁。

4. 休息与活动指导　生活有规律,积极调整心态,保持心情舒畅,生活态度乐观,家属给予患者积极的支持,戒烟酒,保持大便通畅,排便时避免用力,必要时使用开塞露或缓泻剂。保证睡眠充足,术前晚若入睡困难,请告知医师。

5. 术前在患者的左上肢建立静脉通路,应用静脉留置针静脉输液,以便于术中静脉给药。

6. 术前需要练习床上大小便,因术后病情稳定一般需要卧床 6～8 h,如有特殊变化遵医嘱延长卧床时间。

7. 指导患者进行呼吸、闭气、咳嗽训练以利于术中配合。

8. 术日晨准备温开水至少 1 500～2 000 ml,因术后需大量饮水以利于造影剂排出。

9. 术日勿化妆,以免影响病情观察,摘下饰物,取下活动义齿。

10. 嘱患者术前排便。

11. 患者穿病员服。女性患者应避开月经期,否则及时告知医护人员,手术日期可另行安排。

12. 医护人员全程陪伴,患者积极与医护人员配合,保证手术顺利完成。

13. 患者送入介入医学科后,家属到介入医学科等候区等待,不要离开,术中如有需要会联系家属。

五十二、冠状动脉造影/介入治疗术后有哪些注意事项?

1. 术后患者需多饮水,一般为 6～8 h 内饮水 1 000～2 000 ml,以促进造影剂通过肾脏排泄,降低造影剂的不良反应。术后 4～6 h 尿量达 1 000～2 000 ml,第一次排尿需留取尿标本送检。如出现皮疹、寒战等反应,考虑造影剂反应,及时告知医务人员。

2. 经桡动脉穿刺

(1) 手腕部术区用桡动脉压迫止血器压迫止血,医师会于术后 1.5～2 h 开始放气减压,根据局部张力、伤口渗血情况,每 1～2 h 放气减压 1 次,每次 2 ml,介入术后 6～8 h 伤口处完全减压,术后第一天医师查看伤口,给予换药。

(2) 卧床期间可在床上活动,术侧腕关节避免活动,勿弯曲用力,避免患肢下垂,以免出血,24 h 内禁止术肢测血压及输液等。保持穿刺处干燥,若穿刺侧肢体肿胀疼痛应尽早通知医师。术区换药后 3 天内保持敷料清洁、干燥、避免污染,穿刺处结痂应让其自然脱落,不可人为剥脱。穿刺侧上肢 3 个月内避免负重、提重物,如有出血、肢体肿胀及时告知医师。

3. 经股动脉穿刺

(1) 穿刺部位需沙袋压迫 6～8 h,弹力绷带加压包扎 24 h。

(2) 术肢制动 24 h,卧床期间听从医护人员指导,平卧保持腿部伸直,被动活动下肢,指导做踝泵运动,预防下肢血栓。术后 12～24 h 可床上翻身,如术区疼痛、渗血及时通知医师。术后 3 天内保持穿刺部位清洁干燥,术后 1 周减少蹲起等增加腹压的动作,可进行一些常规家务,如做饭、扫地等,但避免承重,如骑自行车、爬楼梯等。术后 2 周恢复正常生活及工作,以渐进的方式进行运动,切忌突然剧烈运动,运动过程中要关注血压和心律的情况。

4. 若出现胸部不适、胸痛、头痛、恶心、视物不清、腹胀、腹痛、面色苍白等不适症状应立即告知医师。

五十三、为什么会出现支架内血栓？

虽然支架内血栓的发生率较低（30 天内约为 0.6％，3 年内约为 2.9％），但其病死率高达近 45％。有研究表明与支架内血栓形成相关的危险因素主要包括：

1. 高危患者　合并其他疾病（如糖尿病、肾功能不全或心功能不全等）的患者。

2. 高危病变　如复杂冠状动脉病变、血栓性病变或弥漫性小血管病变等。

3. 操作因素　如植入多个支架、支架贴壁不良、支架未完全覆盖病变或夹层撕裂等操作因素。

4. 支架自身因素　如支架引起血管局部炎症反应、支架导致血管内皮化延迟等。

五十四、出现支架内再狭窄怎么办？

首先看患者有无心肌缺血症状（有无心绞痛发作症状），如有症状，根据血管病变情况，可于支架内植入药物支架，也可考虑外科搭桥手术。如没有症状，狭窄不严重，可不做任何处理，坚持药物治疗，改变不良生活方式。

五十五、什么是心脏射频消融术？

射频消融术是在心脏电生理技术进行心内标测定位的基础上，将导管电极置于引起心律失常的病灶或异常传导路径区域内，通过释放射频电流，促使该区域内心肌细胞发生凝固性坏死，以阻断和消除快速型心律失常异常传导路径和起源点，从而达到根治目的的一种心脏介入性治疗技术。

五十六、电生理检查/射频消融术前有哪些注意事项？

1. 术前进少量清淡、易消化饮食，避免饱餐或饥饿，避免辛辣刺激性食物，术日晨不要进食鸡蛋、牛奶、豆制品等产气的食物，以免腹胀。

2. 严格遵医嘱停用抗心律失常药。

3. 术前备皮，备皮部位为双侧腹股沟区、左侧锁骨下区、颈部，备皮后保持局部皮肤清洁、干燥。

4. 生活有规律，保证睡眠充足，积极调整心态，保持心情舒畅，生活态度乐观，戒烟酒，家属给予患者积极的支持，保持大便通畅，必要时使用开塞露或缓泻剂。

5. 术前在患者上肢建立静脉通路，应用静脉留置针静脉输液。

6. 女性患者应避开月经期，否则及时告知医护人员，手术日期可另行安排。

7. 术后因需卧床，会改变患者生活习惯，术前练习床上大小便。嘱患者术前排便。

8. 术日请勿化妆，以免影响病情观察，摘下首饰，取下活动义齿。穿病员服。

9. 医护人员全程陪伴，患者积极与医护人员配合，保证手术顺利完成。

10. 患者送入介入医学科后，家属到介入医学科等候区等待，不要离开，术中如有需要会联系家属。

五十七、电生理检查/射频消融术后对活动有哪些要求？

1. 术后平卧位休息 24 h，股动脉穿刺患者术侧肢体制动 12 h，股静脉穿刺患者术侧肢体制动 6～8 h，平卧期间保持腿部伸直，侧身时应避免术侧肢体弯曲。被动活动下肢，指导做踝泵运动，预防下肢血栓。

2. 术后 24 h 解除伤口绷带，解除绷带 1 h 后可下床活动。

3. 术后 1 周内减少蹲起等增加腹压的动作，可进行一些常规家务，如做饭、扫地等，但避免承重，如骑自行车、爬楼梯等。

4. 术后 2 周恢复正常生活及工作，以渐进的方式进行运动，切忌突然进行剧烈运动，运动过程中要关注血压和心律的情况。

五十八、什么是人工心脏起搏？

人工心脏起搏是通过人工心脏起搏器或程序刺激器发放人造的脉冲电流刺激心脏，以带动心搏的治疗方法。主要用于治疗缓慢心律失常，也用于快速心律失常的治疗和诊断，且已成为临床心脏电生理检查中不可缺少的手段。包括临时起搏和安置永久性心脏起搏器。

五十九、起搏器原理是什么？

心脏起搏器由脉冲发生器、导线和电极组成。脉冲发生器定时发放一定频率的脉冲电流，通过导线和电极传输到电极所接触的心肌（心房或心室），使局部心肌细胞受到外来电刺激而产生兴奋，导致整个心房或心室兴奋并进而产生收缩活动。心肌必须具备有兴奋、传导和收缩功能，心脏起搏方能发挥其作用。

六十、心脏永久起搏器安置术前有哪些准备？

1. 饮食　进食低盐、低脂、易消化、清淡、高营养饮食，少食多餐，避免过饱，不宜进食鸡蛋、牛奶、豆制品等产气的食物，以免腹胀。

2. 用药　严格遵医嘱用药，如正在服用阿司匹林等对凝血和止血有影响的药物，术前 3～5 天遵医嘱停用。

3. 术区皮肤准备　永久起搏器安置术备皮范围是右上胸部，包括颈部和腋下，备皮后请保持局部皮肤清洁、干燥。

4. 休息与活动指导　生活有规律，积极调整心态，保持心情舒畅，生活态度乐观，戒烟酒，家属给予患者积极的支持，保持大便通畅，必要时使用开塞露或缓泻剂。术前晚如入睡困难，请告知医护人员，保证睡眠充足。

5. 术前遵医嘱做抗生素过敏试验，在患者的上肢建立静脉通路，应用静脉留置针输液，术前 30 min 内遵医嘱输入抗生素。

6. 女性患者应避开月经期，否则及时告知医护人员，手术日期可另行安排。

7. 术后因需卧床会改变患者生活习惯，术前需要练习床上大小便。

8. 术日请勿化妆，以免影响病情观察，摘下首饰，取下活动义齿。穿病员服。

9. 医护人员全程陪伴，患者积极与医护人员的配合，保证手术顺利完成。

10. 患者送入介入医学科后，家属到介入医学科等候区等待，不要离开，术中如有需要会联系家属。

六十一、心脏永久起搏器安置术后有哪些注意事项？

1. 术后患者需进入监护病房，医护人员安装心电监护，观察患者的生命体征，以助于了解病情，保证患者安全，必要时给予氧气吸入。

2. 为防止术后囊袋内出血，伤口局部以 1 kg 沙袋压迫 6～8 h，每间隔 2 h，解除压迫 5 min，若手术切口处有出血、肿胀等情况发生及时告知医护人员。

3. 如伤口愈合良好，一般术后第 7 天拆线，不要用力按压、挤压起搏器。

4. 活动指导：术后患者平卧 24 h，术侧上肢不可外展、外伸，避免屈曲或过度活动，以预防电极脱位。24 h 后可向健侧卧位，避免患侧卧位，卧床期间做好生活护理，活动双下肢，预防静脉血栓。72 h 后根据病情遵医嘱下床，在室内轻微活动，循序渐进。1 周后，患侧上肢及肩关节适当运动（避免做外展运动），如抬臂、"爬墙"、摸对侧耳垂，禁止激烈运动及负重。

5. 尽量减少探视人员，以免影响患者休息及伤口愈合。

六十二、行心脏永久起搏器安置术患者出院有哪些注意事项？

1. 活动：术后 1 周可逐渐增加活动量，抬臂、"爬墙"、摸对侧耳垂。2～4 周可恢复正常生活和工作，不可剧烈活动，可散步、做家务等。5～12 周可适当增加活动量。3 个月内应避免起搏器侧的上肢剧烈活动，避免高举手臂（肩关节外展不超过 90°为宜），避免提取重物，可以洗澡。

2. 患者随身携带起搏器植入卡，卡上有患者的姓名、地址、电话、起搏器的型号、起搏方式、起搏频率、植入日期、担保时间及手术医师的联系方式，如遇危急情况便于他人帮助，以便就医时供医师参考。乘飞机时携带起搏器植入卡，以顺利通过安检。

3. 注意保持心脏起搏器植入部位皮肤清洁干燥，衣着宽松，减少摩擦，避免撞击。如该部位有红、肿、热、痛等炎症反应或出血现象，立即就医。

4. 安置人工心脏起搏器的患者禁止进入强磁和高压电区，不能做磁共振检查，防止引起脉冲停止，尽量远离磁场（微波炉、电磁炉等）。应用手机时应注意避免将移动电话放在起搏器同侧的衣袋内，保持手机与起搏器的距离在 15 cm 以上。

5. 患者学会自我检测脉搏，每天早晚各数脉搏 1 次，每次要数 1 min，如低于设定的起搏频率超过 5 次/min，及时就医。

6. 突然出现头晕、胸闷、乏力、晕厥等症状或出现植入起搏器之前的症状，及时就医。

7. 如因其他疾病就医时，一定要告诉医师安装了起搏器，以免影响治疗。

8. 接受医院随访，定期复查。

六十三、心脏永久起搏器安置术患者随访要求包括哪些？

起搏器安置术后应按照医师要求进行定期随访。医师会采用计算机遥测技术在体外对埋入胸前皮下的"微电脑脉冲发生器"进行参数调控，这个过程称为"程控"。程控目的是评估起搏器的工作状况，调整起搏器参数优化起搏模式，评估电池状况，保证起搏器安全有效的工作，延长起搏系统使用寿命。

一般要求术后 1、3、6、12 个月各随访 1 次，以后每年随访 1 次。接近起搏器使用年限，按医嘱时间间隔随访，在电池耗尽之前及时更换起搏器。

参考文献

［1］尤黎明，吴瑛.内科护理学：5 版［M］.北京：人民卫生出版社，2012.

［2］刘力生.中国高血压防治指南 2010 年修订版［J］.中华高血压杂志.2011(8).

［3］张从海.人体解剖学色彩图谱.北京：世界知识出版社，2005.

［4］中华医学会心血管病学分会介入心脏病学组，中国医师协会心血管内科医师分会血栓防治专业委员会，中华心血管病杂志编辑委员会.中国经皮冠状动脉介入治疗指南（2016）［J］.中华心血管病杂志，2016，44(5)：382－400.

第三节　消　化　内　科

一、什么是急性胃炎？

急性胃炎是指各种原因引起的胃黏膜急性炎症。常见病因为应激、药物、酒精、创伤和物理因素等。

二、急性胃炎临床表现有哪些?

上腹胀满、疼痛、恶心、呕吐和食欲不振是急性胃炎的常见症状。重症更有呕血、黑便、脱水、酸中毒或休克等症状出现。药物所致的胃炎可表现为上腹轻微不适或隐痛。

三、慢性胃炎的临床表现有哪些?

慢性胃炎病程迁延,进展缓慢,缺乏特异性症状。70%~80%的患者无任何症状,部分有中上腹痛或不适、食欲不振、饱胀感、嗳气、反酸、恶心和呕吐等非特异性消化不良的表现,症状常与进食或食物种类有关。少数可有少量上消化道出血。自身免疫性胃炎患者可出现明显畏食、贫血和体重减轻。体征多不明显,有时可有上腹轻压痛。

四、慢性胃炎的病因有哪些?

1. 幽门螺杆菌感染是慢性胃炎的主要病因。

2. 饮食与环境因素　饮食中高盐和缺乏新鲜蔬菜、水果与慢性胃炎的发生密切相关。

3. 自身免疫　自身免疫性胃炎以富含壁细胞的胃黏膜萎缩为主,壁细胞自身损伤后能作为自身抗原刺激机体的免疫系统而产生相应的壁细胞抗体和内因子抗体,破坏壁细胞,使胃酸减少甚至消失。

4. 其他因素　长期饮浓茶、烈酒、咖啡,食用过热、过冷、过于粗糙的食物,可损伤胃黏膜;服用大量非甾体抗炎药可破坏黏膜屏障;各种原因引起的十二指肠液反流,其中的胆汁和胰液会削弱胃黏膜的屏障作用,使其易受胃酸-胃蛋白酶的损害。

五、慢性胃炎的患者日常生活应该注意什么?

患者日常生活注意避免诱发慢性胃炎的诱

发因素,保持良好的心理状态,平时生活要有规律,合理安排工作和休息时间,注意劳逸结合,积极配合治疗。

幽门螺杆菌主要在家庭内传播,避免导致母婴传播的不良喂食习惯,提倡分餐,减少感染幽门螺杆菌的机会。

六、慢性胃炎患者如何注意饮食?

1. 注意饮食规律,定时定量,少食多餐,细嚼慢咽,避免暴饮暴食。

2. 避免过冷、过热、辛辣等各种刺激性食物及浓茶、咖啡等饮料。

3. 嗜酒者戒酒,防止乙醇损伤胃黏膜。

4. 患者以易消化的食物为主,多吃豆腐、胡萝卜等含植物蛋白质及维生素的食物。

5. 食物应多样化,避免偏食,补充多种营养物质;不吃霉变食物,少吃熏制、腌制以及富含硝酸盐和亚硝酸盐的食物。

七、什么是消化性溃疡?

主要是指发生在胃和十二指肠的慢性溃疡,及胃溃疡和十二指肠溃疡。因为溃疡形成与胃酸/胃蛋白酶的消化作用有关而得名。溃疡的黏膜层缺损超过黏膜肌层,不同于糜烂。主要并发症有消化道出血、消化道穿孔、幽门梗阻、癌变等。

八、消化性溃疡的病因有哪些?

1. 幽门螺杆菌感染是消化性溃疡的主要病因。

2. 服用非甾体抗炎药如阿司匹林、吲哚美辛等。

3. 胃酸和胃蛋白酶　当胃酸的 pH>4,胃蛋白酶失去活性,因此胃酸在其中起决定性作用。

4. 其他　吸烟、遗传、胃十二指肠异常运动、应激等因素。

九、患者出现哪些症状考虑发生消化性溃疡?

1. 腹痛　上腹部疼痛为本病的主要症状,可为钝痛、灼痛、胀痛甚至剧痛,或呈饥饿样不适感,疼痛部位多位于上腹中部,偏右或偏左。多数患者有典型的节律,胃溃疡多在餐后 1 h 内出现,经 1~2 h 逐渐缓解,至下次进食时再次出现疼痛。十二指肠溃疡疼痛为空腹痛,及餐后 2~4 h 或午夜痛,进食或服用抗酸剂后可缓解。

2. 其他　消化性溃疡除腹痛外,尚可有反酸、嗳气、恶心、呕吐、食欲不振等消化不良的症状,也可有失眠、多汗、脉缓等自主神经功能紊乱的症状。

十、消化性溃疡患者出现黑便怎么办?

消化性溃疡患者如果发现黑便不要惊慌,不要急速地由蹲坐位改为直立位,要卧位休息,避免因血压低而跌倒,造成身体伤害。出血量超过 1 000 ml、有循环系统改变时,应迅速与附近的医院机构联系,并留取大便标本,检查患者有无引起黑便的进食、服药情况。

十一、消化性溃疡病患者如何注意饮食?

1. 定时进餐,使胃酸有规律分泌,在溃疡急性期应少量多餐,以免胃窦扩张刺激胃酸。主食以面食、软饭最佳,并充分咀嚼,利于消化吸收。

2. 溃疡愈合期进高热量、高蛋白质及高维生素的饮食,植物油也对溃疡面愈合有好处,有助于前列腺素 E 的合成,具有黏膜保护作用。

3. 食物以清淡为主,避免食用煎炸、油腻、刺激性食物。

4. 戒烟戒酒,吸烟会使胃黏膜的保护作用下降,酒精可以直接损伤胃黏膜。

十二、治疗溃疡病的药物种类有哪些?

抗酸的药物有碱性抗酸药(氢氧化铝等)、H_2 受体拮抗剂(西咪替丁等)和质子泵抑制剂(奥美拉唑等)。增强防御能力的药物主要有铋剂、硫糖铝和前列腺类药物。幽门螺杆菌在溃疡病的发生中具有重要的作用,因此抗幽门螺杆菌的药物在治疗溃疡中具有重要的作用。

十三、胃癌的发病原因有哪些?

1. 环境与饮食因素　长期食用霉变的食物、咸菜、烟熏和腌制鱼肉以及高盐食物可增加胃癌发生的危险性。

2. 幽门螺杆菌感染　幽门螺杆菌是一种硝酸盐还原剂,具有催化亚硝化作用而起到致癌的作用,幽门螺杆菌的一些代谢产物促进上皮细胞变异。

3. 遗传因素　胃癌具有严重的家族遗传倾向。

4. 癌前状态　如慢性萎缩性胃炎、胃息肉、残胃炎、胃溃疡、肠型化生和异性增生。

十四、胃癌的治疗方法有哪些?

1. 手术治疗　是目前唯一有可能根治胃癌的方法,治疗效果取决于胃癌病期、癌肿侵袭的深度和扩散范围。

2. 化学治疗　应用抗肿瘤药物辅助手术治疗,在术前、术中、术后使用,以抑制癌细胞的扩散和杀伤残存的癌细胞。

3. 内镜下治疗　对早期胃癌可行内镜下黏膜切除术(EMR)或内镜黏膜下剥离术(ESD)。

十五、什么是肝硬化?

是一种由不同病因引起的慢性进行性弥漫性肝病,病理特点为广泛的肝细胞变性坏死、再生结节形成、纤维组织增生,正常肝小叶结构破坏和假小叶形成。临床主要表现为肝功能减退和门静脉高压,可有多系统受累,晚期常出现消化道出血、电解质紊乱、感染、肝性脑病等严重并发症。

十六、肝硬化的病因有哪些?

1. 病毒性肝炎在我国最常见,占 60%～80%。

2. 慢性酒精中毒约占 15%。

3. 非酒精性脂肪性肝炎的危险因素包括肥胖、糖尿病、高甘油三酯血症等。

4. 药物或化学毒物,如长期服用双醋酚丁、甲基多巴、异烟肼等药物。

5. 胆汁淤积。

6. 遗传和代谢性疾病如肝豆状核变性、血色病、半乳糖血症等。

7. 肝静脉回流障碍。

8. 免疫紊乱。

9. 血吸虫病。

10. 隐源性肝硬化。

十七、肝硬化患者日常生活的注意事项有哪些?

1. 心理护理 保持情绪稳定,在安排好治疗、身体调理的同时,不要过多思虑病情,保持心情舒畅。

2. 饮食护理 多食蛋白质丰富的食物;多食新鲜的水果蔬菜,以保证维生素的摄入;限制钠和水的摄入,有腹水的患者限制钠的摄入(1.5～2.0 g/d),进水量限制在每天 1 000 ml 左右。

3. 预防感染 注意保暖和个人卫生。

4. 劳逸结合 避免过度劳累,保证充足的睡眠。

5. 做好皮肤护理 沐浴时避免水温过高,或使用有刺激性的皂类和沐浴露。

十八、何为肝性脑病?

指严重肝病引起的,以代谢紊乱为基础的中枢神经系统功能失调的综合征,其主要临床表现是意识障碍、行为失常和昏迷。

十九、肝性脑病的病因及诱因?

1. 各型肝硬化,特别是肝炎后引起的肝硬化、重症肝炎、暴发性肝功能衰竭、原发性肝性、严重胆道感染及妊娠期急性脂肪肝等。

2. 常见诱因有上消化道大出血、高蛋白质饮食、大量排钾利尿和放腹水、镇静药和麻醉药、便秘、感染、尿毒症、低血糖、外科手术等。

二十、肝性脑病的临床过程分哪几期?

一般根据意识障碍程度、神经系统体征和脑电图改变,可将肝性脑病的临床过程分为五期。

0 期(潜伏期):又称轻微肝性脑病,患者仅在进行心理或智力测试时表现出轻微异常,无性格、行为异常,无神经系统病理征,脑电图正常。

1 期(前驱期):焦虑、欣快激动、淡漠、睡眠倒错、健忘等轻度精神异常,可有扑翼样震颤(即嘱患者两臂平伸,肘关节固定,手掌向背侧伸展,手指分开时,可见到手向外侧偏斜,掌指关节、腕关节甚至肘与肩关节急促而不规则地扑击样抖动)。此期临床表现不明显,脑电图多数正常,易被忽视。

2 期(昏迷前期):嗜睡、行为异常(如衣冠不整或随地大小便)言语不清、书写障碍及定向力障碍。有腱反射亢进、肌张力增高、踝阵挛及巴宾斯基征阳性等神经体征。此期扑翼样震颤存在,脑电图有特异性异常。

3 期(昏睡期):昏睡,但可以唤醒,醒时尚可应答,但常有神志不清和幻觉。各种神经体征持续存在或加重,肌张力增高,四肢被动运动常有抵抗力,锥体束征阳性。扑翼样震颤仍可引出,脑电图明显异常。

4期(昏迷期):昏迷,不能唤醒。浅昏迷时,对疼痛等强刺激尚有反应,腱反射和肌张力亢进;深昏迷时,各种腱反射消失,肌张力降低。由于患者不能合作,扑翼样震颤无法引出,脑电图明显异常。

轻微肝性脑病患者的反应常降低,不宜驾车及高空工作。肝功能损害严重的肝性脑病患者有明显黄疸、出血倾向和肝臭,且易并发各种感染、肝肾综合征和脑水肿等。

二十一、肝性脑病日常生活指导有哪些?

1. 疾病知识指导　向患者和家属介绍肝脏疾病和肝性脑病的有关知识,指导其认识肝性脑病的各种诱发因素,要求患者自觉避免诱发因素,如戒烟酒,避免各种感染,保持排便通畅等。

2. 饮食指导　严格控制蛋白质摄入,以高糖补充热量,待病情改善,逐步增加蛋白质供给。嘱患者多食植物蛋白质,少食动物蛋白质。

3. 用药指导　指导患者严格按医嘱规定的剂量、用法服药,了解药物的主要不良反应,避免有损肝脏的药物。定期随访。

4. 照顾者指导　指导家属给予患者精神支持和生活照顾,帮助患者树立战胜疾病的信心。使患者家属了解肝性脑病的早期征象,指导家属学会观察患者的思维、性格、行为及睡眠等方面的改变,以便及时发现病情变化,及早治疗。

二十二、急性胰腺炎的发病因素是什么?

1. 胆石症与胆道疾病　国内胆石症、胆道感染、胆道蛔虫是急性胰腺炎的主要病因,占

50%以上。

2. 酗酒和暴饮暴食　大量的饮酒和暴饮暴食会使胰液分泌明显增加,并刺激 Oddi 括约肌痉挛,十二指肠乳头水肿,胰液排出受阻,使胰管内压增加,引起急性胰腺炎。

3. 胰管阻塞　胰管结石是常见病因,当胰液分泌旺盛时胰管内的压力升高,使胰管小分支和胰腺泡破裂,胰液与消化酶渗入间质引起急性胰腺炎。

4. 手术与创伤　腹腔手术直接或间接损伤胰腺组织与胰腺的血液供应引起胰腺炎,ERCP 检查后,少数因重复注射造影剂或注射压力过高。

5. 内分泌与代谢障碍。

6. 药物　如噻嗪类利尿剂、糖皮质激素、四环素、磺胺类可直接增加胰腺分泌。

7. 感染　某些急性传染病如流行性腮腺炎、传染性单核细胞增多症等。

二十三、急性胰腺炎的临床表现有哪些?

急性上腹痛、恶心、呕吐及血/尿淀粉酶增高。轻症胰腺炎以胰腺水肿为主,病情可自限,数日后即可恢复。重症胰腺炎以胰腺出血、坏死,易并发休克,呼吸衰竭和腹膜炎等,死亡率高。

二十四、急性胰腺炎患者的日常生活注意事项是什么?

患者要保证饮食卫生,平时养成规律进食的习惯,避免暴饮暴食。腹痛缓解后应从少量低脂饮食、低糖饮食开始逐渐恢复正常饮食,避免刺激性强、产气多、高脂和高蛋白质食物,戒烟酒防止复发,按时复查。

二十五、上消化道出血的病因有哪些?

1. 消化性溃疡。

2. 急性胃黏膜损伤。

3. 食管-胃底静脉曲张破裂出血。

4. 上消化道肿瘤。

5. 全身性疾病。

二十六、上消化道出血的急救原则是什么?

1. 一般急救措施　患者卧床休息,保持呼吸道通畅,避免误吸。

2. 迅速补充血容量,纠正水电解质失衡。

3. 预防和治疗失血性休克,给予止血治疗。

二十七、什么是上消化道出血及出血量如何估算?

是指屈氏韧带以上的消化道,包括食管、胃、十二指肠或胰、胆等病变引起的出血,上消化道急性大量出血一般指数小时内失血超过1 000 ml 或循环血量的 20%。

出血量的估计:详细询问呕血和/或黑便的发生时间、次数、量及性状,以便估计出血量和速度。

1. 粪便隐血试验阳性提示每天出血量在5 ml 以上。

2. 出现黑便表明每天出血量在 50～70 ml 及以上,一次出血后黑便持续时间取决于患者排便次数,如每天排便 1 次,粪便色泽约在 3 天后恢复正常。

3. 胃内潴留血量达 250～300 ml 时可引起呕血。

(1) 轻度出血:出血量不超过 500 ml(循环血量的 10%～15%),患者出现畏寒、头晕等,但无血压与脉搏的变化。

(2) 中度出血:出血量为 800～1 000 ml(循环血量的 20% 以上),患者可有头晕、乏力、面色苍白、四肢厥冷、出冷汗、心悸、脉搏增快、血压下降等急性失血的症状。

(3) 重度出血:出血量超过 1 500 ml(循环

血量的 30% 以上),患者可出现脉搏细速、尿量减少、呼吸急促等休克的表现。此外,大量呕血与黑便可出现氮质血症、发热等表现。

二十八、上消化道出血的主要临床表现是什么?

1. 呕血与黑便是上消化道出血的特征性表现。

2. 失血性周围循环衰竭上消化道出血患者血容量不足会引起头晕、心悸、乏力、出汗、口渴、晕厥、心率加快以及血压偏低等一系列组织缺血的症状,甚至出血性休克。

3. 贫血以及血象的变化,出血早期不会有明显的变化,经 3～4 h 及以上,出现失血性贫血的血象变化。

4. 氮质血症可分为肠源性、肾前性和肾性氮质血症。

5. 发热大量出血后,多数患者在 24 h 内出现发热,一般不超过 38.5℃,可持续 3～5 天。

6. 便血:出血量＞100 ml,可有便血,大便呈暗红色血便,甚至鲜红色。

二十九、上消化道出血的患者饮食需要注意什么?

1. 禁食 1～3 天,视出血情况可适当延长,出血停止后可给予温凉的流质饮食,进食要少量多餐,防止过热或过量诱发再出血。

2. 病情缓解后患者进食心切,家属要看好患者,防止患者私自进食或一次性进食过量。

3. 避免给予粗糙、坚硬、刺激性食物,如酒、辣椒及油炸食物。

4. 进食要充分咀嚼,避免进食过烫的食物,病情稳定后给予高热量、高蛋白质、富含维生素、低脂肪、易消化的食物。

5. 肝功能损坏严重、有肝性脑病先兆者应严格限制蛋白质的摄入量,钠水潴留有明显腹水的患者应进食低盐或无盐饮食。

三十、上消化道出血怎样判断出血停止？

主要根据呕血、黑便的情况以及血压、脉搏的稳定程度判断。一次出血后，如每天排便，1～3天后色泽可恢复正常，若48 h内未有第二次出血，则再出血的可能性明显减少。呕血患者再出血机会较仅有黑便者多。肠道内积血需经3天才能排尽，故黑便不提示继续出血。

如出现下列征象，则提示继续出血或再次出血：

（1）反复呕血或黑便次数增加，肠鸣音亢进。

（2）虽补充足量血容量，周围循环衰竭现象未见改善。

（3）血红细胞计数、血红蛋白量和血细胞比容继续下降。

（4）网织红细胞计数及血尿素氮持续增高。

三十一、呕血与咯血如何区分？

1. 病史　呕血患者多有胃、十二指肠溃疡，肿瘤或肝硬化等病史；而咯血患者一般有结核、支气管扩张或心肺疾病等。

2. 出血方式　呕血多随呕吐引起；咯血一般是咳嗽后吐出。

3. 血液颜色　呕血的颜色呈紫红或咖啡色，无泡沫；咯血的颜色则为鲜红，有泡沫。

4. 内容物　呕血混有食物残渣及胃液；咯血混有痰液。

5. 出血前症状　呕血前常先发生上腹疼痛，饱胀不适；咯血前常有喉痒、咳嗽、胸闷。

6. 血液反应　呕血的血液呈酸性；咯血的血液呈弱碱性。

7. 大便检查　呕血患者常拉柏油样（黑色）便，大便隐血试验阳性；咯血患者大便隐血

试验常阴性，除非吞下血液外，一般粪便正常。

三十二、什么是食管-胃底静脉曲张？

指在门静脉高压的条件下，食管-胃底静脉迂曲、扩张、增粗，为肝硬化门静脉高压症的主要临床表现之一。门静脉高压表现为门静脉血液回流受阻，造成侧支循环开放。门静脉系统的胃冠状静脉在食管下段和胃底处与腔静脉系统的食管静脉奇静脉相吻合，形成食管-胃底静脉曲张。食管-胃底静脉发生曲张的情况下，易引发血管破裂，出现大量出血。

三十三、哪些不良生活习惯易引起急慢性肠炎？

1. 暴饮暴食，食用生冷食物，食用腐败变质的食物。

2. 滥用抗生素及腹部受凉，使胃肠道的分泌、消化吸收和蠕动功能发生障碍所致，夏秋季节多见。

3. 慢性肠炎多是因急性肠炎未彻底治疗所致。

三十四、急慢性肠炎患者生活中应注意哪些问题？

1. 饮食上，慢性肠炎经久不愈，可导致营养不良性贫血，因此要加强饮食上的护理。进食低脂、少纤维食物，不吃油炸、生冷、坚硬及多纤维食物。忌酒及辛辣刺激性强的食物。可选择易消化食物，如细挂面、烩面片、馄饨、嫩菜叶、鱼、虾、蛋及豆类制品等，以使肠道得到充分的休息。

2. 慢性肠炎伴有脱水时，可喝些淡盐开水、菜汤、米汤、果汁、粥等，以补充水、盐和维生素。

3. 排气、肠鸣音过强时，应少食蔗糖及易产气发酵的食物，如土豆、红薯、白萝卜、南瓜、

牛奶、黄豆等。苹果含有鞣酸及果酸成分,有收敛止泻的作用,可以经常食用。

4. 平时要适当休息,保证充足的睡眠,体力恢复后才可以从事正常工作。养成良好的卫生饮食习惯,便后洗手,避免腹部着凉,因饮食不当引起腹泻时不滥用药物,及时到医院就诊。

三十五、什么是溃疡性结肠炎?

溃疡性结肠炎病变主要限于大肠的黏膜和黏膜下层。临床表现为反复发作的腹泻、黏液脓血便和腹痛。病情轻重不一,呈反复发作的慢性病程。多见于 20～40 岁。

三十六、溃疡性结肠炎日常生活指导有哪些?

1. 疾病知识指导　由于病因不明,病情反复发作,迁延不愈,常给患者带来痛苦,尤其是排便次数的增加,给患者的精神和日常生活带来很多困扰,易产生自卑、忧虑甚至恐惧心理。应鼓励患者树立信心,以平和的心态应对疾病,积极地配合治疗。指导患者合理休息与活动。在急性发作期或病情严重时均应卧床休息,缓解期适当运动,注意劳逸结合。

2. 用药指导与病情监测　嘱患者坚持治疗,不要随意更换药物或停药。教会患者识别药物的不良反应,若出现异常情况如疲乏、头痛、发热、手脚发麻、排尿不畅等症状要及时就诊,以免耽误病情。病情反复活动者,应有长期服药的心理准备。

3. 饮食指导　患者应食用质软、易消化、少纤维又富有营养的食物。保证每天需要量,避免食用刺激性食物及牛奶、乳制品。对于病情严重者应禁食水,并给予肠外营养,使胃肠道得以充分休息以利于减轻炎症,控制症状。

三十七、何为脂肪性肝病?

是以肝细胞脂肪过度贮积和脂肪变性为特征的临床病理综合征。临床上根据组织学特征分为脂肪肝和脂肪性肝炎;根据有无长期过量饮酒的病因又分为非酒精性脂肪性肝病和酒精性脂肪性肝病。

三十八、何为非酒精性脂肪性肝病?

指除酒精和其他明确的肝损害因素外所致的,以肝脏脂肪变性为主要特征的临床病理综合征,包括非酒精性脂肪肝,也称单纯性脂肪性肝病,以及由其演变的脂肪性肝炎、脂肪性肝纤维化、肝硬化,甚至肝癌。

三十九、非酒精性脂肪性肝病主要临床表现及体征有哪些?

1. 起病隐匿,发病缓慢。

2. 少数患者可有乏力、右上腹轻度不适、肝区隐痛或上腹胀痛等非特异症状。严重非酒精性脂肪性肝病患者可有食欲减退、恶心、呕吐等症状,部分患者可出现肝大等症状。

3. 严重非酒精性脂肪性肝病发展至肝硬化失代偿期时,其临床表现与其他原因所致的肝硬化相似。

四十、非酒精性脂肪性肝病日常生活指导有哪些?

1. 疾病预防指导　让健康人群了解病因,建立健康的生活方式,改变各种不良的生活习惯、行为习惯。

2. 疾病知识指导　指导患者保持良好的心理状态,注意情绪的调节和稳定,鼓励患者随时就相关问题咨询医护人员。让患者了解本病治疗的长期性和艰巨性,增强治疗信心,持之以恒,提高治疗的依从性。

3. 饮食指导　患者建立合理的饮食结构及习惯,去掉不良的饮食习惯,戒除烟酒。实行有规律的一日三餐。无规律的饮食方式,如不吃早餐,或三餐饥饱不均,会扰乱机体的营养代谢。避免过量摄食、吃零食、夜食,以免引发体内脂肪过度蓄积。此外,进食过快不易发生饱腹感,常使能量摄入过度。适宜的饮食可改善胰岛素抵抗,促进脂质代谢和转运,对脂肪肝的防治尤为重要。

4. 运动指导　运动应以自身耐力为基础、循序渐进、保持安全心率(中等强度体力活动时心率为 100~120 次/min,低强度活动时则为 80~100 次/min)及持之以恒的个体化运动方案,采用中、低强度的有氧运动,如慢跑、游泳、快速步行等。睡前进行床上伸展、抬腿运动,可改善睡眠质量。每天运动 1~2 h 优于每周 2~3 次剧烈运动。

四十一、何为酒精性肝病?

是由于长期大量饮酒导致的中毒性肝损伤,初期表现为肝细胞脂肪变性,进而可发展为酒精性肝炎、肝纤维化,最终导致酒精性肝硬化。短期严重酗酒也可诱发广泛肝细胞损害甚至肝功能衰竭。

四十二、酒精性肝病的治疗要点有哪些?

1. 戒酒　戒酒是治疗酒精性肝病的关键,戒酒 4~6 周后可使酒精性脂肪肝恢复正常。彻底戒酒可使轻、中度的酒精性肝炎临床症状、血清转氨酶升高甚至病理学改变逐渐减轻,而且酒精性肝炎、肝纤维化及肝硬化患者的存活率明显提高。

2. 营养支持　长期嗜酒者,酒精取代了食物所提供的热量,故蛋白质和维生素摄入不足引起营养不良。所以酒精性肝病患者需要良好的营养支持,在戒酒的基础上应给予高热量、高蛋白质、低脂饮食,并补充多种维生素。

3. 药物治疗　多烯磷脂酰胆碱可稳定肝窦内皮细胞膜和肝细胞膜,降低脂质过氧化,减轻肝细胞脂肪变性及其伴随的炎症和纤维化。

4. 肝移植　如同其他晚期肝硬化的治疗,严重酒精性肝硬化患者可考虑肝移植,但要求术前戒酒 3~6 个月,且无其他脏器的严重酒精性损害。

四十三、胃食管反流有哪些临床表现?

1. 典型症状　胃灼热和反流是本病最常见最典型症状。常在餐后 1 h 出现,卧位、弯腰或腹压增高时加重,部分患者可在夜间入睡时发生。

2. 非典型症状　主要有胸痛、吞咽困难。

四十四、胃食管反流治疗要点有哪些?

1. 治疗的目的是控制症状、治愈食管炎、减少复发和预防并发症。

2. 一般治疗:改变生活方式与饮食习惯。

3. 药物治疗

(1) 促进胃动力药:多潘立酮、莫沙必利、依托必利等。

(2) 抑酸药:H_2 受体拮抗剂如西咪替丁、雷尼替丁等;质子泵抑制剂如奥美拉唑、兰索拉唑、泮托拉唑等;抗酸药如氢氧化铝、铝碳酸镁等。

4. 抗反流手术治疗。

5. 并发症治疗　并发食管狭窄者可行内镜下食管扩张治疗。

四十五、原发性肝癌的病因有哪些?

1. 病毒性肝炎　乙型肝炎病毒感染是我国肝癌病人的主要病因,而在西方国家则是以丙型肝炎病毒感染较为常见。

2. 肝纤维化　病毒性肝炎、酒精性肝病及非酒精性脂肪肝后肝纤维化、肝硬化是肝癌发生的重要危险因素。

3. 黄曲霉毒素　黄曲霉毒素的代谢产物黄曲霉毒素 B_1（AFB$_1$）有强烈的致癌作用。

4. 饮用水污染　在我国有研究表明，饮用水污染和肝癌的发生有密切关系。

5. 其他因素　长期饮酒和吸烟可增加患肝癌的危险性。此外，遗传、有机氯类农药、亚硝胺类化学物质、寄生虫等，可能与肝癌发生有关。

四十六、原发性肝癌患者应进行哪些健康指导？

1. 休息　不宜进行重体力活动及高强度体育锻炼，保持情绪稳定，减轻心理压力。

2. 酒精及药物　严格禁酒，避免不必要且疗效不明确的药物、各种解热镇痛的复方感冒药、不正规的中药偏方及保健品，以减轻肝脏负担，慎重使用镇静催眠药物。

3. 食物　应以易消化、产气少的食物为主，持续低蛋白质、低脂饮食，常吃蔬菜水果，调味不宜过于辛辣，保持大便通畅，不宜用力排便。

四十七、胃肠息肉是什么？

息肉系指黏膜表面突出的一种赘生物，而无论它的大小、形态及组织学类型。包括增生性、炎症性、错构性、腺瘤及其他肿瘤。

四十八、胃肠息肉电切术患者应注意什么？

1. 向患者介绍检查的目的、方法、注意事项、术中配合要点及成功病例，消除紧张情绪，积极配合手术。

2. 术前 2～3 天进少渣半流食，术日晨空腹，需进行肠道准备的患者，给予药物导泻，待患者排出清水样便后即可行手术治疗（禁用甘露醇导泻）。

3. 遵医嘱行凝血系统、血小板及心电图等检查。

4. 术后卧床休息 2～3 天，2 周内避免剧烈活动，以减少出血并发症的发生。

5. 饮食指导：术后由禁食逐渐过渡到流食、半流食、普食。

6. 加强观察：指导患者或家属观察有无腹痛、腹胀及黑便，如有异常及时报告医师处理。

7. 保持心情放松，积极配合治疗。

8. 保持大便通畅，注意观察大便的颜色、性状、次数及量。

9. 出院指导：注意休息，饮食要规律。如有不适及时来院就医。

10. 保持心情舒畅、忌怒，如发生腹痛、黑便等症状立即来院复诊。

11. 出院后 6 个月至 1 年复查，如有家族性息肉病患者应根据情况定期复查。

四十九、什么是上消化道异物？

上消化道异物是指在上消化道内不能被消化且未及时排出而滞留的各种物体，是临床常见急症之一。若处理不及时，可造成严重并发症，甚至导致死亡。70%～75% 的上消化道异物滞留于食管，以食管狭窄处最多见，常见的有枣核、鱼刺、禽类骨头、义齿、硬币、电池、磁铁等。

五十、发生消化道异物该如何处理？

内镜处理时机取决于临床表现、异物种类、部位、滞留时间等，主要包括急诊内镜和择期内镜。在内镜检查和治疗开展之前，主要依靠外科剖胸或剖腹取异物。内镜下取异物具有创伤小、并发症少、恢复快、费用低等优点。

五十一、异物取出后应注意什么？

术后 2 h 禁食水。胃、十二指肠、食管无损伤者,可进流质饮食;胃、十二指肠、食管损伤者,其禁食水的时间应延长,并注意休息。密切监测患者的生命体征,观察患者神志状况,有无出血、穿孔、黑便及腹痛等。

常见并发症及处理:

1. 黏膜损伤及出血　多见于较大且锐利的异物。应禁食,给予抑酸剂及胃黏膜保护剂,一般可痊愈。有穿孔应紧急外科手术,出血多者应行内镜下止血。

2. 感染　胃肠道细菌通过黏膜破损处进入体内,可引起局部或全身感染。除禁食、抑酸、补液外,应给予患者抗生素治疗。

3. 窒息及吸入性肺炎　一旦发生应紧急处理。

4. 穿孔　根据穿孔大小,可采取保守治疗(如营养支持,应用广谱抗生素,胃肠减压等),必要时行外科治疗。

五十二、什么是胃石?

由于摄入某些植物成分或吞入毛发及某些矿物质如碳酸钙、钡剂、铋剂等在胃内凝结而形成的异物,通称为胃石症。患者可以完全无症状,也可以有上腹不适、食欲不振、口臭、恶心、呕吐或不同程度的腹胀、腹痛等。

五十三、如何治疗胃石?

胃结石的治疗首选方法是内镜治疗。通过内镜碎石器将胃石绞碎,然后经幽门排出。大部分植物性胃结石可以通过碳酸氢钠或者可乐溶解,稍大的结石也可以用注射的方法将碳酸氢钠或可乐注射到结石内部,进行溶解。

五十四、纤维内镜下治疗胃石后的注意事项?

患者术后 2 h 可进半流饮食,避免过烫、过硬及刺激性食物。如胃溃疡形成者忌烟、酒及酸、辣食物等,直至溃疡愈合,并按医嘱使用抑酸药。注意并发症的发生如出血、穿孔,排石时有无肠梗阻症状,观察患者有无恶心、呕吐、腹胀、腹痛等症状,注意大便颜色。术后 2～3 天会有咽喉部不适,可用生理盐水漱口或含喉片。术后第 3 天复查纤维内镜。

植物性胃石主要由各种未消化的植物成分组成,包括鞣酸、纤维素、果胶、胶质等。柿子、山楂、黑枣等亦含有大量果胶与鞣质,在胃酸作用下鞣质与蛋白质结合成鞣酸蛋白,后者与果胶、树胶及纤维素黏合在一起而形成胃石。高酸环境是胃石发生的条件,因此应避免空腹进食过量柿子、黑枣等。

五十五、什么是经内镜逆行胰胆管造影术 (ERCP)?

是将十二指肠镜插至十二指肠降部,找到十二指肠乳头,再经活检管道插入造影管至乳头开口部,注入造影剂后行 X 线摄片,以显示胰胆管的技术。

五十六、ERCP 的适应证有哪些?

1. 胆道梗阻引起的黄疸。

2. 临床、实验室或影像学检查支持的胰腺或胆道疾患(如结石、肿瘤、硬化性胆管炎等)。

3. 胰腺疾病:胰腺肿瘤、慢性胰腺炎、胰腺囊肿等。

4. 原因不明的胰腺炎。

5. Oddi 括约肌测压。

6. 胰管或胆管的组织活检。

五十七、需行 ERCP 患者术前应准备什么?

1. 相关检查　血常规、肝功能、肝炎 8 项、心电图、血压等,乳头肌切开取石者还需查凝血机制。

2. 乳头肌切开取石者术前应停用抗凝剂 1

周,停服铁剂至少 3 天,禁食水 8 h。

3. 做碘过敏实验。

4. 术前用药　哌替啶、地西泮、丁溴东莨菪碱、泛影葡胺等。

5. 患者术前排空大小便,去掉金属物品,不穿影响拍片的衣服。

五十八、ERCP 术后患者应注意什么?

1. 患者术后卧床休息,禁食水,若淀粉酶正常且无症状 24 h 后可先饮水,根据情况逐步过渡到低脂饮食,重症患者根据医嘱延长禁食及卧床时间。

2. 有鼻胆引流导管者翻身时注意不要牵拉、打折,如果发现有松动及时告知医护人员。

3. 排便后及时告知医护人员观察大便的性状及量。

4. 如果术后有腹痛等不适及时告知医护人员。

五十九、ERCP 术后患者日常生活指导包括哪些?

1. 加强饮食管理,讲究饮食卫生,嘱患者以清淡饮食为宜,避免高脂肪、高蛋白质饮食,忌油腻、辛辣食物,宜少食多餐,避免暴饮暴食,忌烟、酒,保持大便通畅。多食含维生素 A 的水果与蔬菜,如胡萝卜、菠菜、苹果等,有利于胆固醇代谢,可减少结石的形成。

2. 调节情绪,心情愉快,生活作息要有规律,避免着凉。

3. 劳逸结合,增强抵抗力。适当运动,如散步、游泳、慢跑、打太极拳。避免爬山、踢足球等剧烈运动。

4. 遵医嘱用药,按时到医院复查。如出现腹痛、黄疸、发冷发热、巩膜发黄等情况立即就诊。

六十、出现哪些情况的患者需要做胃镜?

1. 有上消化道症状,包括上腹不适、胀痛及胃灼热、反酸、吞咽不适、哽噎、嗳气、呃逆及不明原因的食欲缺乏、体重下降、贫血等的患者。

2. 上消化道钡剂造影检查不能确定病变或症状与钡剂检查结果不符者。

3. 原因不明的急/慢性上消化道出血或需做内镜止血治疗者。

4. 上消化道(食管、胃、十二指肠等)病变术后,症状再次出现或加重,疑吻合口病变者。

5. 需定期随访的患者,如患溃疡病、萎缩性胃炎、癌前病变等疾病的患者。

6. 高危人群(食管癌、胃癌等疾病高发区居民)的普查。

7. 需做内镜治疗者。

六十一、出现哪些情况的患者需要做肠镜?

1. 原因不明的下消化道出血。

2. 原因不明的慢性腹泻。

3. 原因不明的腹部肿块,不能排除大肠及回肠末端病变者。

4. 原因不明的中下腹疼痛。

5. 疑有良性或恶性结肠肿瘤,经 X 线检查不能确诊者。

6. 疑有慢性肠道炎症性疾病。

7. 钡剂灌肠或肠系检查发现异常,需进一步明确病变的性质和范围。

8. 结肠癌手术前确定病变范围,结肠癌、息肉术后复查及疗效随访。

9. 原因不明的低位肠梗阻。

六十二、胃镜检查前患者需要准备什么?

1. 按要求禁食水,进行各种血液项目检查。

2. 检查前 3 天停服铁剂,检查前 1 天禁止吸烟,空腹 8 h。

3. 需行电切术的患者需停用抗凝剂 1 周。

4. 钡餐检查 3 天后才能做胃镜。

5. 如有过敏史、出血性疾病、严重心肺疾病或有胃肠手术后 3 个月内的病史等须于检查前告知医师。

6. 摘掉眼镜、假牙，排尿。

六十三、什么是经口内镜下肌切开术（POEM）？

是一种通过隧道内镜进行肌切开的微创新技术。用于治疗贲门失弛缓症，取得了良好的效果。POEM 通过内镜相关微创器械先在患者食管黏膜"开窗"后，再沿食管黏膜下层开辟一条黏膜下"隧道"，并在内镜直视下切开食管周围的环行肌肉，可松解痉挛的环行肌，最后再用金属钛夹封闭开口，从而达到根治贲门失弛缓症的目的。

六十四、什么是内镜黏膜下剥离术（ESD）？

ESD 是近年来出现的一项新的治疗手段，也是临床应用前景很好的技术，让更多的早期消化道癌能够在内镜下一次性完全切除，免除了开腹手术的痛苦和器官的切除。ESD 与剖腹手术及以往 EMR 等内镜治疗方法比较，具有创伤小、恢复快、费用低、并发症少等优点，可达到与外科手术相同的疗效。

六十五、什么情况下适合做 ESD？

1. 早期癌　根据医师经验，结合染色、放大和超声等其他内镜检查方法，确定肿瘤局限在黏膜层和没有淋巴转移的黏膜下层，ESD 切除肿瘤可以达到外科手术同样的治疗效果。

2. 巨大平坦息肉　超过 2 cm 的息肉尤其是平坦息肉，推荐 ESD 治疗，可一次完整地切除病变。

3. 黏膜下肿瘤　超声内镜诊断的脂肪瘤、间质瘤和类癌等，如位置较浅（来源于黏膜肌层和黏膜下层），通过 ESD 可以完整剥离病变；如肿瘤较深（来源于固有肌层），ESD 剥离病变的同时往往伴有消化道穿孔的发生，不主张勉强剥离，有丰富内镜治疗经验的医师可尝试运用。

六十六、什么是内镜下黏膜切除术（EMR）？

EMR 是指在内镜下将病变黏膜完整切除的手术，是一种结合内镜下息肉切除术和内镜黏膜下注射术发展而来的治疗方法，属于择期诊断性或根治性手术。手术旨在通过大块切除部分黏膜（深度可达黏膜下组织）诊治黏膜病变。

六十七、什么是粒子植入？

粒子植入，全称为"放射性粒子植入治疗技术"，是一种将放射源植入肿瘤内部，让其持续释放出射线以摧毁肿瘤的治疗手段。

六十八、哪些情况适合做粒子植入？

1. 未经治疗的原发性肿瘤。

2. 需要保留重要功能性组织或手术将累及重要脏器的肿瘤。

3. 拒绝进行根治手术的肿瘤患者。

4. 预防肿瘤局部扩散或区域性扩散。

5. 转移性肿瘤病灶或术后孤立性肿瘤转移灶失去手术价值者。

六十九、什么是内镜下逆行阑尾炎治疗术（ERAT）？

ERAT 是通过结肠镜经肛门逆行至回盲部，探查到阑尾的开口，应用内镜相关辅助工具如导丝、导管、取石球囊、塑料支架等解除阑尾腔的梗阻，从而达到在保留阑尾的前提下治疗阑尾炎的一项新的微创技术。

参考文献

［1］陈灏珠，钟南山，陆再英.内科学：9 版［M］.北

京：人民卫生出版社，2018.

[2] 尤黎明，吴瑛.内科护理学：6 版[M].北京：人民卫生出版社，2017.

[3] 尤黎明，吴瑛.内科护理学：5 版[M].北京：人民卫生出版社，2012.

[4] 吕探云，孙玉梅.健康评估：3 版[M].北京：人

民卫生出版社，2012.

[5] 尹安春，史铁英.内科护理健康教育路径[M].北京：人民卫生出版社，2011.

[6] 丁炎明，陈青，张大双.临床常见疾病健康教育手册[M].北京：人民卫生出版社，2000.

第四节 血 液 内 科

一、血液病的概念？

血液病临床分为三大类型：红细胞疾病、白细胞疾病、出血和血栓性疾病。临床上常见的疾病有白血病、再生障碍性贫血、骨髓增生异常综合征、血小板减少症、多发性骨髓瘤、淋巴瘤、骨骼纤维化、血友病、地中海贫血等。

二、如何看懂血常规化验结果？

血常规化验单上主要包括白细胞计数、血红蛋白浓度、红细胞计数、各类白细胞（中性粒细胞、淋巴细胞、单核细胞、嗜酸性细胞、嗜碱性粒细胞）百分比及计数、血小板计数。

1. 血红蛋白（Hb） 血红蛋白是红细胞内参与氧气运输的一种蛋白质，铁、叶酸、维生素 B_{12} 是其合成的重要原料。正常男性为 $120\sim160\ g/L$，女性为 $110\sim150\ g/L$。

2. 白细胞计数（WBC）及分类 血液中的白细胞俗称"白血球"，包括中性粒细胞、淋巴细胞和单核细胞、嗜酸性粒细胞、嗜碱性粒细胞。在不同的疾病状况下，可引起不同类型白细胞的数量变化，医师会根据白细胞的数量及百分比的变化来判断病因。正常成人白细胞总数为 $(4.0\sim10)\times10^9/L$；分类百分比：中性粒细胞（Gran）占 $50\%\sim75\%$，淋巴细胞（Lym）占

$20\%\sim40\%$，单核细胞（Mono）占 $3\%\sim8\%$，嗜酸性粒细胞占 $0.5\%\sim5\%$，嗜碱性粒细胞占 $0\sim1\%$。

3. 血小板（PLT）计数 PLT 的正常值范围为 $(100\sim300)\times10^9/L$。血小板的主要功能是参与机体的止血与凝血。血液处于高凝状态容易发生血栓，过低则容易发生出血如鼻出血、牙龈出血、皮肤出血点或瘀斑等。

三、血液病患者化疗期间如何注意口腔卫生？

化疗期间患者抵抗力低，易发生口腔炎、舌炎及口腔溃疡，应积极用漱口水漱口，在每天三餐前后及睡前含漱 2 min 以上，以保证药液与口腔黏膜充分接触，达到抑制细菌及霉菌生长的作用。

四、血液病患者化疗期间如何做好肛周皮肤的护理？

血液病患者机体免疫功能低下，加之化疗引起的骨髓抑制，容易导致感染的发生，其中肛周感染是最常见的部位之一，一旦感染不仅会给患者带来极大痛苦，也会对治疗和预后带来很大困扰。所以要求患者每天用高锰酸钾或者碘伏溶液进行肛周坐浴 1 次，15～20 min/d，排便后随时进行 1 次。为患者备好坐浴架，方便患者以合适体位进行。

五、血液病患者高热时应该怎么办?

1. 卧床休息,观察体温变化。

2. 诊断未明确前,不能过多使用退热药。

3. 高热者,应给予物理降温,用温水擦浴,高热无汗者不宜冷敷。

4. 高热患者宜进食半流质饮食,并嘱患者多饮水。

5. 体温骤退时予以保温,及时测血压、脉搏、体温,注意病情变化。

6. 要注意高热患者口腔、皮肤卫生,预防压力性损伤,大量出汗者要及时更换衣物,避免受凉。

7. 对高热出现谵妄、神志不清者应用床栏,防止坠床发生。

六、怎样识别出血点?

出血点是指自发性出血不止,危及生命(包括颅内出血),出血的特点是皮肤、黏膜广泛出血,多为散在性针头大小的皮内形成瘀点或瘀斑,叫皮下出血点。出血点常应与皮肤上红色血管痣鉴别。出血点不隆起,而血管痣稍突出皮面。出血点可随时间而逐渐褪色、血管痣一般不改变。皮肤出血点是指人体内毛细血管破裂造成的出血,在医学上称为紫癜,是指出血于皮下、压之不会褪色的紫红色斑点。

七、什么是贫血?

是指单位容积外周血液中血红蛋白浓度(Hb)、红细胞计数(RBC)和血细胞比容(Hct)低于相同年龄、性别和地区正常值低限的一种常见的临床症状。成年男性<120 g/L,女性(非妊娠期)<110 g/L,孕妇<100 g/L,出生10天内新生儿<145 g/L,3个月至6岁婴幼儿<110 g/L,6~14岁儿童<120 g/L即为贫血。也可按血细胞比容为标准,成年男性<0.4,女性<0.35可诊为贫血。贫血只是症状,不是独立疾病。

八、为什么老年人容易发生贫血?

首先老年人胃肠功能减退,胃黏膜萎缩,胃酸分泌减少,对营养物质(主要成分包括铁、叶酸、维生素 B_{12} 等)的吸收较差;老年人肠胃运动功能减退,易导致便秘,若应用药物不当会导致胃肠功能紊乱,影响对营养物质的吸收。此外,由于膳食失调或食物的量和质不合理,也将影响对营养物质的吸收。其次老年人免疫功能普遍降低,可引起细胞性免疫异常,机体的正常组织被自身的免疫活性细胞和自身抗体所破坏,产生自身免疫性贫血;由于免疫功能降低,容易引起感染性疾病、肿瘤,因而产生继发性贫血。

当老年人出现头晕、乏力、心慌、面色苍白等症状,应及时去医院就诊,明确是否存在贫血及导致贫血的原因。

九、什么是缺铁性贫血?

当机体对铁的需求与供给失衡,导致体内储存铁耗尽,继之红细胞内铁缺乏,最终引起缺铁性贫血(IDA)。IDA 是铁缺乏症的最终阶段,表现为缺铁引起的小细胞低色素性贫血及其他异常。缺铁和铁利用障碍影响血红素合成,故有学者称该类贫血为血红素合成异常性贫血。

根据病因可将其分为铁摄入不足(食物缺铁)、供不应求(孕妇)、吸收不良(胃肠道疾病)、转运障碍(无转铁蛋白血症、肝病、慢性炎症)、丢失过多(各种失血)及利用障碍(铁粒幼细胞性贫血、铅中毒、慢性病性贫血)等类型。

十、缺铁性贫血单纯补铁可以吗?

一般来说,在去除缺铁性贫血病因的同时,补充铁剂贫血会很快好转或痊愈。一部分患者患病后未及时到医院就诊,而是自己服用一些补血保健品,常常解决不了问题,甚至延误了对引起缺铁性贫血原发病的治疗,例如胃肠道恶性肿瘤,一方面造成慢性消化道出血;另一方面消耗机体养分,导致缺铁性贫血。如果只顾补铁而忽略了弄清病因,不但不能纠正贫血,反而会延误肿瘤的治疗。

十一、如何指导缺铁性贫血患者口服铁剂?

1. 因铁以二价铁(亚铁)的形式吸收,而以三价铁(正铁)的形式起作用,口服铁剂以硫酸亚铁、富马酸亚铁和葡萄糖酸亚铁为佳。

2. 贫血补铁应坚持"小量、长期"的原则。严格按医嘱服药,切勿自作主张加大服药剂量,以免铁中毒;也绝不能一次大剂量,否则易致急性铁中毒。铁中毒表现为头晕、恶心、呕吐、腹泻、腹痛、休克等,严重者可致昏迷、惊厥等,甚至死亡。

3. 口服铁剂时应将药物放在舌面上,直接用水冲饮下肚,不要咀嚼药物,以免染黑牙齿,影响美观。

4. 应在饭后服药,避免空腹服药,以减轻药物对胃肠道的刺激而引起的恶心呕吐。同时服用维生素 C 或果汁,因酸性环境有利于铁的吸收。

5. 含钙类食品(如豆腐)和高磷酸盐食品(如牛奶)等,与铁剂能络合而生成沉淀,故应避免合用。

6. 口服铁剂期间忌饮浓茶或咖啡,因茶、咖啡中含有大量鞣酸,能与铁生成不溶性的铁质沉淀,而妨碍铁的吸收。牛奶及其他碱性物质也可影响铁的吸收,应避免同时服用,或尽量少食用。乳类(尤其是牛奶)中含铁最少,不能大量饮用,否则会降低胃肠道内已有铁的含量。

7. 注意药物对铁剂吸收的不良影响:四环素族抗生素能与铁剂生成不溶性络合物,不利于吸收,故应尽量避免同时应用。若两者必须应用,应间隔 3 h 以上。

十二、缺铁性贫血患者的饮食指导包括哪些内容?

1. 摄入含铁丰富的食物

食物铁有两种来源,动物性食物中的血红蛋白铁及植物性食物中的非血红蛋白铁,人体对后者的吸收利用度极低,故补铁应以含血红蛋白铁丰富的食物为主,如动物肝脏、动物血、瘦肉、蛋黄等动物性食品,其他含铁较高的食物有芝麻、海带、木耳、紫菜等。提倡使用铁制炊具。

2. 高蛋白质饮食

蛋白质是合成血红蛋白的原料,应注意膳食补充,可选用瘦肉类、蛋、奶及豆制品等富含优质蛋白质的食物。偏食、素食主义者为防治缺铁性贫血应尽量纠正饮食习惯。

3. 多吃蔬菜水果

这类食物中丰富的 B 族维生素和维生素 C 可促进人体对铁的吸收,对防治贫血有很好效果。在补充铁制剂的同时也应与维生素 C 片同时服用。

4. 限制咖啡和茶

咖啡因以及茶中鞣酸均可影响食物中铁的吸收。

十三、怎样预防缺铁性贫血的发生?

重点是婴幼儿、青少年和妇女的营养保健。对婴幼儿应及早添加富含铁的食品,如蛋类、肝等;对青少年应纠正偏食,定期查、治寄生虫感染;对孕妇、哺乳期妇女可补充铁剂;对月经期妇女应防治月经过多。做好肿瘤性疾病和慢性出血性疾病的人群防治。

十四、缺铁性贫血患者的出院指导有哪些?

1. 妥善安排患者饮食,增强含铁食物摄

入,坚持用药。

2. 向患者及家属解释不良饮食习惯会导致本病,协助纠正不良饮食习惯。

3. 注意休息,减少体能消耗。

4. 血红蛋白恢复正常后,仍需要补充铁剂2～3个月。

5. 定期复查血常规。

十五、什么是巨幼细胞贫血?

叶酸或维生素 B_{12} 缺乏或某些影响核苷酸代谢的药物,导致细胞核脱氧核糖核酸合成障碍所致的贫血称巨幼细胞贫血(MA)。本病的特点是呈大红细胞性贫血,骨髓内出现巨幼红细胞、粒细胞及巨核细胞系列。由于此类贫血的幼红细胞 DNA 合成障碍,故又有学者称为幼红细胞增殖异常性贫血。

十六、巨幼细胞贫血的临床表现是什么?

1. 血液系统表现　起病缓慢,常有面色苍白、乏力、耐力下降、头晕、心悸等贫血症状。重者全血细胞减少,反复感染和出血。少数患者可出现轻度黄疸。

2. 消化系统表现　口腔黏膜、舌乳头萎缩。舌面呈"牛肉样舌",可伴舌痛。胃肠道黏膜萎缩可引起食欲缺乏、恶心、腹胀、腹泻或便秘。

3. 神经系统表现和精神症状　对称性远端肢体麻木、深感觉障碍;共济失调或步态不稳;味觉、嗅觉降低;锥体束征阳性、肌张力增加、腱反射亢进;视力下降、黑朦症;重者可有大、小便失禁。叶酸缺乏者有易怒、妄想等精神症状。维生素 B_{12} 缺乏者有抑郁、失眠、记忆力下降、谵妄、幻觉、妄想甚至精神错乱、人格变态等。

十七、为什么长期酗酒者会得巨幼细胞贫血?

酒是纯热能食物之一,在体内可分解产生能量。过量饮酒减少了其他含有多种重要营养素食物的摄入,长期酗酒还会造成身体中营养失调和引起多种维生素缺乏症。因为酒精中不含营养素,经常饮酒者会食欲下降、进食减少,势必造成多种营养素的缺乏,特别是维生素 B_1、维生素 B_2、维生素 B_{12} 的缺乏,还会影响叶酸的吸收。

十八、导致维生素 B_{12} 缺乏的原因有哪些?

维生素 B_{12} 的缺乏多与胃肠道疾病及功能紊乱有关。

1. 摄入减少　绝对素食者和老年人、萎缩性胃炎患者容易有维生素 B_{12} 摄入减少。

2. 内因子缺乏主要见于恶性贫血患者和全胃切除术后。恶性贫血患者常有特发性胃黏膜萎缩和内因子抗体存在,对食物中的维生素 B_{12} 及胆汁中维生素 B_{12} 的重吸收均有障碍,故易导致维生素 B_{12} 缺乏。

3. 回肠疾病或细菌、寄生虫感染以及外科手术后的盲袢综合征等均可使维生素 B_{12} 吸收减少。

4. 其他如先天性转钴蛋白 Ⅱ 缺乏、长期接触氧化亚氮均可引起维生素 B_{12} 的血浆转运和细胞内的转变、利用障碍。

十九、巨幼细胞贫血患者的饮食指导有哪些?

1. 注意补充维生素 B_{12}　维生素 B_{12} 在植物性食物中基本没有,其丰富来源是各种肉类、动物内脏、鱼、蛋类。

2. 多吃新鲜蔬菜,以增加叶酸摄入量　含叶酸丰富的食物有菠菜、油菜、小白菜、西红柿、花生仁、酵母发面食品、豆类及其制品以及动物的肝肾等。

3. 改善烹调技术　烹调加工肉类时不要加碱,烹调温度不宜过高,因碱性和高温均会使

维生素 B_{12} 遭到破坏,叶酸也极易被高温破坏,故烹调时不易温度过高和时间过长。

4. 其他　多吃含蛋白脂和铁丰富的食物保证营养平衡,改善贫血症状。

二十、巨幼细胞贫血患者的出院指导有哪些?

1. 改变不良的饮食习惯　不偏食,不挑食,不长期素食。注意补充叶酸和维生素 B_{12},多吃新鲜蔬菜及蛋白丰富的食物,保证营养平衡;多吃含叶酸丰富的食物,如菠菜、油菜、小白菜、西红柿、花生仁、酵母发面食品、豆制品及动物的肝肾等。

2. 改善烹调技术　叶酸极易被高温破坏,故烹调不宜高温和时间过长。

3. 忌饮酒　慢性酒精中毒的患者多数伴有叶酸缺乏。因此,巨幼细胞贫血患者不应饮酒。

4. 生活调理　预防本病应从改善人群膳食结构及改变生活习惯着手,对易发病个体应提高药物预防意识。

5. 精神调理　患者保持心情愉快,树立战胜疾病的信心,对有健忘、表情呆滞的患者要加以安抚劝导或监护。

二十一、溶血性贫血脾切除术的意义是什么?

1. 遗传性球形红细胞增多症脾切除有良好疗效。

2. 自体免疫溶血性贫血应用糖皮质激素治疗无效时,可考虑脾切除术。

3. 其他溶血性贫血,如丙酮酸激酶缺乏、不稳定血红蛋白病等,亦可考虑做脾切除术,但效果不肯定。

二十二、什么是再生障碍性贫血?

再生障碍性贫血(AA)简称再障,是一种可能由不同病因和机制引起的骨髓造血功能衰竭症。主要表现为骨髓造血功能低下、全血细胞减少及所致的贫血、出血、感染综合征。根据患者的病情、血象、骨髓象及预后,通常将该病分为重型(SAA)和非重型(NSAA)。

二十三、再生障碍性贫血患者皮肤有出血点应注意什么?

皮肤有出血点的 AA 患者应避免搔抓皮肤,避免注射用药,必须肌内注射时要充分压迫止血,且要避免活动过度和外伤,尽量卧床休息,如有明显出血倾向时应绝对卧床休息,配合医师治疗,待出血停止后可逐渐增加活动。

二十四、什么是弥散性血管内凝血?

弥散性血管内凝血(DIC)是在许多疾病基础上,致病因素损伤微血管体系,导致凝血活化,全身微血管血栓形成,凝血因子大量消耗并继发纤溶亢进,引起以出血及微循环衰竭为特征的临床综合征。临床表现为出血倾向、休克或微循环衰竭、微血管栓塞、微血管病性溶血、原发病临床表现。

二十五、弥散性血管内凝血的临床表现是什么?

1. 出血　多部位出血常预示急性 DIC。以皮肤紫癜、瘀斑及穿刺部位或注射部位渗血多见。在手术中或术后伤口部位不断渗血及血液不凝固。

2. 血栓栓塞　由于小动脉、毛细血管或小静脉内血栓引起各种器官微血栓形成,导致器官灌注不足、缺血或坏死。表现为皮肤末端出血性死斑,手指或足趾坏疽。

3. 休克　DIC 的基础疾病和 DIC 疾病本身都可诱发休克。

4. 各脏器功能受损　① 肾脏受损:表现

为血尿、少尿甚至无尿；② 中枢神经功能障碍：表现为意识改变、抽搐或昏迷；③ 呼吸功能受影响：表现为肺出血、不同程度的低氧血症；④ 消化系统：表现为消化道出血等；⑤ 肝功能障碍：表现为黄疸、肝衰竭。

二十六、弥散性血管内凝血的饮食指导是什么？

饮食要规律，一日三餐，定时定量；饮食要清淡；多吃蛋白质丰富的食物，不偏食；蔬菜和肉类要搭配均衡。忌烟、酒、咖啡、可乐，忌辛辣、霉变、油煎、肥腻食物；不吃盐腌、烟熏、火烤的食物。烧烤会破坏维生素和蛋白质，影响这类营养的吸收。高蛋白质、高维生素、高铁、高膳食纤维类食物可提高免疫力，食物宜温热细软。

二十七、如何对弥散性血管内凝血患者进行健康指导？

向患者及家属解释疾病的病因、主要表现、临床诊断和治疗配合、预后等。特别要解释反复进行实验室检查的重要性和必要性，特殊治疗的目的、意义及不良反应。劝导家属多关怀和支持患者，以利于缓解患者的不良情绪，增强患者战胜疾病的信心，主动配合治疗。保证充足的休息和睡眠；根据患者的饮食习惯，提供可口、易消化、易吸收、富含营养的食物，少量多餐；循序渐进地增加运动，促进身体的康复。

二十八、什么是过敏性紫癜？

过敏性紫癜是一种常见的血管变态反应性疾病，因机体对某些致敏物质产生变态反应，导致毛细血管脆性及通透性增加，血液外渗，产生紫癜、黏膜及某些器官出血。可同时伴发血管神经性水肿、荨麻疹等其他过敏表现。可分为

单纯型过敏性紫癜（紫癜型）、腹型过敏性紫癜、关节型过敏性紫癜、肾型过敏性紫癜、混合型过敏性紫癜。

二十九、过敏性紫癜的药物治疗？

1. 抗组胺药　如盐酸异丙嗪、氯苯那敏（扑尔敏）、阿司咪唑（息斯敏）、氯雷他定（开瑞坦）、西咪替丁及静脉注射钙剂等。

2. 改善血管通透性的药物　如维生素C、曲克芦丁、卡巴克洛等。

3. 糖皮质激素　主要用于关节肿痛、严重腹痛合并消化道出血及有急进性肾炎或肾病综合征等严重肾脏病变者。常用泼尼松口服。重症患者可用甲泼尼龙或地塞米松静脉治疗。

4. 如上述治疗效果不佳或近期内反复发作者，可酌情使用免疫抑制剂，如硫唑嘌呤、环孢素、环磷酰胺等。

三十、过敏性紫癜患者的饮食指导有哪些？

1. 应禁食各种致敏食物。主要有鱼、虾、蟹、蛋、牛奶、蚕豆、菠萝等。患者一旦发现某种食物有致敏作用，应禁食这种食物，同时也不可使用与这种食物接触过的炊具和餐具。另外，过敏性紫癜患者最好不要食用自己从未吃过的新鲜花蕾之类的蔬菜，因为植物花粉也是一种常见的致敏物。

2. 过敏性紫癜患者常因出血过多而致贫血，因此要适当多吃富含蛋白质及补血食物，以补充机体的需要。主要有瘦肉、禽蛋、动物肝、肾、菠菜、西红柿、海带、紫菜、木耳、大枣和豆类及其制品。

3. 应多吃高维生素C食物，维生素C有减低毛细血管通透性和脆性作用。

4. 过敏性紫癜患者的饮食，既要补充各种营养食品，又要尽量使食物清淡些，有肾脏损害者应限制食盐和水分的摄入。

三十一、过敏性紫癜患者出院指导有哪些？

1. 注意休息，避免劳累，避免情绪波动及精神刺激。防止昆虫叮咬。去除可能的过敏原。

2. 注意保暖，防止感冒。控制和预防感染，在有明确的感染或感染灶时选用敏感的抗生素，但应避免盲目地预防性使用抗生素。

3. 注意饮食，因过敏性紫癜多为过敏原引起，应禁食生葱、生蒜、辣椒、酒类等刺激性食品，肉类、海鲜，应避免与花粉等过敏原相接触。

4. 为防止复发，患者治愈后应坚持巩固治疗一个疗程。

5. 应该远离过敏介质。

三十二、什么是原发免疫性血小板减少症？

原发免疫性血小板减少症（ITP）也称为特发性血小板减少性紫癜，是一种复杂的多种机制共同参与的获得性自身免疫性疾病。该病的发生是由于患者对自身血小板抗原免疫失耐受，产生体液免疫和细胞免疫介导的血小板过度破坏与血小板生成受抑，导致血小板减少，伴或不伴皮肤黏膜出血。成人 ITP 一般起病隐袭，常表现为反复的皮肤黏膜出血如瘀点、紫癜、瘀斑及外伤后止血不易等，鼻出血、牙龈出血、月经过多亦很常见。严重内脏出血较少见。查体可发现皮肤紫癜或瘀斑，以四肢远端多见，黏膜出血有鼻出血、牙龈出血或口腔黏膜，血疱多见。本病一般无肝、脾、淋巴结肿大，不到 3% 的患者因反复发作，脾脏可轻度肿大。

三十三、原发免疫性血小板减少症的药物治疗是什么？

1. 糖皮质激素　一般为首选治疗，近期有效率约为 80%。泼尼松：分次或顿服，血小板升至正常或接近正常后，1 个月内尽快减至最小维持量；地塞米松：口服用药。治疗过程中要注意监测血压、血糖变化，预防感染，保护胃黏膜。

2. 静脉输注丙种球蛋白　主要用于 ITP 的紧急治疗，IgA 缺乏、糖尿病和肾功能不全者慎用。

3. 促血小板生成药物　主要用于糖皮质激素治疗无效或难治性 ITP 患者。常用药物为重组人血小板生成素（TPO）。

4. 抗 CD20 单克隆抗体（利妥昔单抗）　为一种人鼠嵌合型抗体，可清除体内 B 淋巴细胞，减少抗血小板抗体的产生。

5. 免疫抑制药物　长春碱类和环孢素治疗。

三十四、原发免疫性血小板减少症的饮食指导是什么？

1. 高蛋白质的食物　蛋白质供应不足时，会使体重降低，易患贫血，容易感染疾病。严重者血浆蛋白降低，血小板减少，从而引起水肿。常见的食物有牛奶、瘦肉、鱼类、蛋类、豆类等。

2. 含铁的食物　紫癜患者一般会伴有贫血。而铁是红细胞成熟过程中合成血红蛋白必不可少的原料。常见的食物有动物肝、猪肚、禽类、瘦肉、蛋黄、油菜、荠菜、芹菜、大头菜。

3. 寒凉食物　中医认为血热则妄行，出血者一般都是血热者，可以多吃些偏寒凉的食物。蔬菜水果中性凉者多有止血的作用。日常食物中尤其是荠菜、黑木耳、梨、鲜枣等更佳。

4. 易消化的食物　如粥、汤等。用红枣、山药、枸杞子、桂圆肉、花生（带红衣）、黑豆、猪皮、扁豆、核桃仁等食物煲粥，既好消化，又易于营养吸收，尤其适宜于血小板减少性紫癜老年患者。

三十五、原发免疫性血小板减少症的出院指导是什么？

1. 应注意休息，避免过劳，避免外伤。可根据体力情况适当进行锻炼。

2. 饮食宜软而细。如有消化道出血,应给予半流质或流质饮食,宜凉不宜热,忌用刺激性或容易生热的食品和调味品。可稍多进肉、蛋、禽等滋补品,但亦要注意不要过于温补。多食蔬菜水果、绿豆汤、莲子粥,忌用发物如鱼、虾、蟹、腥味之食物。

3. 若为药物过敏或有过敏史者,应在用药时注意避免使用致敏药物。紫癜若有皮肤瘙痒者,可用炉甘石洗剂或九华粉洗剂涂擦。注意皮肤清洁,避免过度抓挠,以防抓破感染。可常服药膳。

4. 调节情绪,避免情绪波动或精神刺激。

三十六、什么是血友病?

血友病是一组因遗传性凝血活酶生成障碍引起的出血性疾病,包括血友病 A 和血友病 B,其中以血友病 A 较为常见。血友病以阳性家族史、幼年发病、自发或轻度外伤后出血不止、血肿形成及关节出血为特征。血友病主要表现为出血和血肿压迫症状及体征。

三十七、血友病患者治疗要点是什么?

以补充凝血因子的替代治疗为主,及时处理局部出血。

1. 局部出血的处理　皮肤表面的出血,局部可采用压迫止血法;鼻黏膜出血,可用凝血酶、巴曲酶、止血海绵等药物加压或堵塞止血;出血较多的伤口或拔牙后出血不止者,可采用含相关凝血因子的粘贴物覆盖伤口或创面。

2. 补充凝血因子　是目前防治血友病患者出血最重要的替代性治疗。常用制剂有FⅧ制剂,主要为冷沉淀物;FIX制剂主要有凝血酶原复合物,新鲜全血或(冷冻)血浆虽含所有的凝血因子,但因输注用量较大且易于感染血液传播性疾病,现已少用。

3. 药物治疗

(1)去氨加压素:该药是一种人工合成的抗利尿激素类物质,有抗利尿和动员体内贮存因子Ⅷ释放的作用,可用于轻症血友病 A 患者,血友病 B 患者无效。

(2)抗纤溶药物:能保护已形成的血凝块不溶解而发挥止血作用。常用的药物有氨基己酸、氨甲环酸等。

4. 其他　目前血友病已开始试用基因治疗。对于关节强直、畸形的患者,可在补充足量相应凝血因子的基础上行关节成形术或置换术。

三十八、血友病患者日常生活应注意什么?

1. 血友病分为 A、B 两种类型,主要表现为患者具有自发性的出血现象。患者一般会出现皮肤黏膜出血、关节积血、血尿、创伤或外科手术后出血等情况。患者还可能会出现受压神经支配区域麻木、感觉丧失、肌肉萎缩等症状。

2. 血友病患者在日常生活中应注意避免外伤和手术,一旦出血也不要服用阿司匹林等影响凝血的药物,可以采取替代治疗、手术治疗,以压迫止血为主。在平常要注意不对患者进行静脉注射和肌内注射。

3. 如果孕妇检查出患有血友病应该终止妊娠,减少血友病孩子的出生,要注意心情保持平和,因为精神刺激也会诱发出血。

三十九、什么是白血病?

白血病是一类造血干祖细胞的恶性克隆性疾病,因白血病细胞自我更新增强,增殖失控、分化障碍、凋亡受阻,而停滞在细胞发育的不同阶段。在骨髓和其他造血组织中,白血病细胞大量增生累积,使正常造血受抑制并浸润其他器官和组织。根据白血病细胞的分化成熟程度和自然病程,白血病分为急性和慢性两大类。

四十、什么是急性白血病?

急性白血病(AL)是造血干祖细胞的恶性克隆性疾病,发病时骨髓中异常的原始细胞及幼稚细胞(白血病细胞)大量增殖并抑制正常造血,可广泛浸润肝、脾、淋巴结等各种脏器。表现为贫血、出血、感染和浸润等征象。

四十一、什么是慢性髓系白血病?

慢性髓系白血病(CML)俗称慢粒,是一种发生在多能造血干细胞的恶性骨髓增殖性肿瘤,为获得性造血干细胞恶性克隆性疾病,主要涉及髓系。病程发展缓慢,脾脏多肿大。自然病程分为慢性期、加速期和急变期。

四十二、什么是慢性淋巴细胞白血病?

慢性淋巴细胞白血病(CLL)是一种进展缓慢的成熟 B 淋巴细胞增殖性肿瘤,以外周血、骨髓、脾和淋巴结等淋巴组织中出现大量克隆性 B 淋巴细胞为特征。慢性淋巴细胞白血病细胞形态上类似成熟淋巴细胞,但免疫学表型和功能异常。均起源于成熟 B 细胞,病因及发病机制尚未完全明确。

四十三、白血病患者的临床表现是什么?

常见的首发症状包括发热、进行性贫血、显著的出血倾向或骨关节疼痛等。起病缓慢者以老年及部分青年患者居多,病情逐渐进展。此外,少数患者可有抽搐、失明、牙痛、牙龈肿胀、心包积液、双下肢截瘫等首发症状。

1. 发热 是白血病最常见的症状之一,表现为不同程度的发热和热型。发热的主要原因是感染,其中以咽峡炎、口腔炎、肛周感染最常见,肺炎、扁桃体炎、齿龈炎、肛周脓肿等也较常见。耳部发炎、肠炎、痈、肾盂肾炎等也可见到,

严重者可发生败血症、脓毒血症等。发热也可以是急性白血病本身的症状,而不伴有任何感染迹象。

2. 感染 病原体以细菌多见,疾病后期,由于长期粒细胞低于正常和广谱抗生素的使用,真菌感染的可能性逐渐增加。病毒感染虽少见但凶险,须加以注意。

3. 出血 出血部位可遍及全身,以皮肤、牙龈、鼻腔出血最常见,也可有视网膜、耳内出血和颅内、消化道、呼吸道等内脏大出血。女性月经过多也较常见,可以是首发症状。

4. 贫血 早期即可出现,少数病例可在确诊前数月或数年先出现骨髓增生异常综合征(MDS),以后再发展成白血病。患者往往伴有乏力、面色苍白、心悸、气短、下肢水肿等症状。贫血可见于各类型的白血病,老年患者更多见。

5. 骨和关节疼痛 骨和骨膜的白血病浸润引起骨痛,可为肢体或背部弥漫性疼痛,亦可局限于关节痛,常导致行动困难。约 1/3 患者有胸骨压痛,此征有助于本病诊断。

6. 肝脾和淋巴结肿大 以轻、中度肝脾肿大为多见。ALL 比 AML 肝脾肿大的发生率高,慢性比急性白血病脾脏肿大更为常见,程度也更明显。淋巴结肿大 ALL 也比 AML 多见,可累及浅表或深部如纵隔、肠系膜、腹膜后等淋巴结。

7. 中枢神经系统白血病(CNSL) CNSL 系急性白血病严重并发症,是现代急性白血病治疗的盲点和难点。浸润部位多发生在蛛网膜、硬脑膜,其次为脑实质、脉络膜或脑神经。可类似颅内出血,轻者仅诉轻微头痛、头晕。重症者有头痛、呕吐、颈项强直、视乳头水肿,甚至抽搐、昏迷等颅内压增高的典型表现。

8. 其他组织和器官浸润 ALL 皮肤浸润比 AML 少见,但睾丸浸润较多见。睾丸白血

病也常出现在缓解期 ALL,表现为单或双侧睾丸的无痛性肿大,质地坚硬无触痛,是仅次于 CNSL 的白血病髓外复发根源。白血病浸润还可累及肺、胸膜、肾、消化道、心、脑、子宫、卵巢、乳房、腮腺和眼部等各种组织和器官,并表现为相应脏器的功能障碍。

四十四、白血病患者日常生活护理应注意什么?

1. 避免剧烈运动,避免劳累,保持正常而规律的作息。

2. 注意饮食和餐具清洁,忌烟戒酒,不饮浓茶、咖啡,不吃生冷凉菜,新鲜水果必须洗净、削皮后再食用,不吃剩饭剩菜,水果宜适量。

3. 饮食应高营养、高蛋白质、高维生素,易消化,不油腻,不辛辣。注意膳食结构的合理搭配,少食辛辣刺激性食物,尽可能进食新鲜蔬菜。尽量避免食用坚硬或油炸食品,如鱼肉制品应尽量去骨、刺,以防进食中硬物刺破口腔黏膜,致口腔溃疡甚或继发局部感染。饭后漱口。

4. 大便习惯不好或病前有习惯性便秘者,尤应注意补充富含纤维素食品。尽可能保持每天排便通畅,以防便秘致痔疮加重或诱发肛裂,增加局部感染的机会。

5. 保持大便通畅,注意会阴清洁,勤洗勤晒衣服和被褥。

6. 保持室内干燥通风,保持空气正常流动,避免处于人群聚集处。

7. 不迷信"偏方""秘方""祖传药"和"包治百病",以免延误病情,错失最佳治疗时机。

四十五、什么是淋巴瘤?

淋巴瘤是起源于淋巴造血系统的恶性肿瘤,主要表现为无痛性淋巴结肿大,肝脾肿大,全身各组织器官均可受累,伴发热、盗汗、消瘦、瘙痒等全身症状。根据瘤细胞分为非霍奇金淋巴瘤(NHL)和霍奇金淋巴瘤(HL)两类。

四十六、淋巴瘤患者应用美罗华时应注意什么?

在应用美罗华治疗的相关过程中,曾发生过暂时性低血压和支气管痉挛。以前曾患有肺部疾病的患者发生支气管痉挛的危险性可能会增高。此时应当暂时停止使用本药滴注,并给予止痛剂、抗过敏药,或必要时静脉输入生理盐水或支气管扩张药,症状均可减轻。由于在本药输入中可能发生暂时性低血压,所以需考虑在输入美罗华前 12 h 及输入过程中停止抗高血压药治疗,对有心脏病病史的患者(如心绞痛、心律不齐或心力衰竭)应密切监护。患者在静脉给予蛋白制品治疗时,可能会发生过敏性或高敏感性反应,需要特别注意。

四十七、什么是多发性骨髓瘤?

多发性骨髓瘤是浆细胞恶性增殖性疾病。其特征为骨髓中克隆性浆细胞异常增生,绝大部分病例存在单克隆免疫球蛋白或其片段(M蛋白)的分泌,导致相关器官或组织损伤。常见临床表现为骨痛、贫血、肾功能损害、血钙增高和感染等。此病多发于中、老年人,男性多于女性。

四十八、多发性骨髓瘤(MM)有哪些临床症状?

1. 骨骼损害 骨痛为主要症状,以腰骶部最多见,其次为胸部和下肢。活动或扭伤后剧痛者有病理性骨折的可能。MM 骨病的发生主要是由于破骨细胞和成骨细胞活性失衡所致。

2. 贫血 症状包括疲劳、虚弱、头晕、运动能力降低。贫血的发生主要为红细胞生成减少所致,与骨髓瘤细胞浸润抑制造血、肾功能不全等有关。

3. 肾功能损害   肾脏病变是本病比较常见而又具特征性的临床表现,先有蛋白尿(轻链)继而发生肾功能不全,肾功能衰竭是慢性、渐进性的,但少数情况下可发生急性肾功能衰竭,若及时治疗,30%左右的患者肾功能可以逆转。

4. 高钙血症   症状包括倦怠、多尿、便秘、恶心、呕吐。有的患者可能出现心律不齐甚至肾功能衰竭。

5. 感染   正常多克隆免疫球蛋白及中性粒细胞减少,免疫力下降,容易发生各种感染,如细菌性肺炎和尿路感染,甚至败血症。病毒感染以带状疱疹多见。

6. 高黏滞综合征   表现为头晕、眩晕、眼花、耳鸣、手指麻木、视力障碍、充血性心力衰竭、意识障碍甚至昏迷。

7. 出血倾向   鼻出血、牙龈出血和皮肤紫癜多见。出血的机制为血小板减少、凝血障碍和血管壁因素。

8. 淀粉样变性   少数患者可发生淀粉样变性,常见舌体、腮腺肿大、心肌肥厚、心脏扩大,腹泻或便秘,皮肤苔藓样变,外周神经病变及肝、肾功能损害等。心肌淀粉样变性严重时可猝死。

9. 神经系统损害   表现为肌肉无力、肢体麻木和痛觉迟钝等。脊髓压迫是较为严重的神经受损表现。

10. 髓外浸润   以肝、脾、淋巴结和肾脏多见,因骨髓瘤细胞的局部浸润和淀粉样变性所致。肝脾大一般为轻度。

四十九、如何治疗多发性骨髓瘤?

化疗是本病的主要治疗手段,新化疗药物的应用和用药方法的改进是近年来本病疗效提高的关键因素,造血干细胞移植也取得明显疗效。新的治疗药物包括万珂(注射用硼替佐米)、沙利度胺(反应停)等的出现使患者的生活质量、生存期得到明显改善。

五十、多发性骨髓瘤患者出院后应注意什么?

进食高热量、高蛋白质、含维生素丰富、容易消化的食物。肾功能不全的患者,应该进食低钠、低蛋白质食物,来减少肾脏的负担。有高尿酸血症及高钙血症时,应激励患者多饮水,每天尿量维持在 2 000 ml 以上,以预防或减轻高钙血症和高尿酸血症。通常患者可适量进行运动,过度抑制身体会使患者继发感染或骨质疏松,不过绝不能够做剧烈运动,预防跌倒、碰伤,视身体状况使用腰围、夹板,但要防止由此导致的血液循环不良。如患者因久病消耗,机体免疫功能下降,易发生并发症时,应卧床休息,减少活动。有骨质破坏时,应绝对卧床休息,以防止导致病理性骨折。

五十一、行骨髓穿刺后注意事项有哪些?

骨髓穿刺检查是血液系统疾病的最重要、最基本的检验方法之一。通过骨髓涂片的细胞学检查可了解骨髓增生情况,了解各种细胞的生成情况,各种细胞的形态、数量的改变等,以明确诊断及分型,评估疗效,判断预后。

骨髓抽出后,注意观察穿刺处有无出血,如有渗血,立即换无菌纱布压迫伤口直至无渗血为止。指导患者 48~72 h 保持穿刺处皮肤干燥,避免淋浴或盆浴;多卧床休息,避免剧烈活动,防止伤口感染。

五十二、骨髓穿刺对身体有何影响?

骨髓穿刺是血液病诊断的常用检查方法,骨穿涂片检查只需要 0.2 ml 左右的髓液,对全身的髓液来说是微不足道的。除出血和感染之外,骨髓穿刺无特别禁忌证。骨髓活检仅取

1 cm 大小骨髓组织,对身体也没有影响。

五十三、血液病患者如何保护静脉血管?

在血液病治疗中,静脉输液是药物治疗的主要方式之一,多数药物是通过静脉输液的方式达到治疗效果,其中就包括化疗药物在内的许多药物,都含有刺激剂和发泡剂,对血液病患者血管的刺激性大。静脉输液期间,血液病患者一旦感觉疼痛即说明血管的内膜已经遭到了破坏,血管内膜没有神经,感觉不到疼痛,而神经在血管的中层,只有内膜被破坏了,才会感觉到疼痛。血管内膜被破坏后血管的通透性增强了,药物就有可能外渗,影响下次输液。

1. 对于应用化疗药物的血液病患者,在输注这些药物前了解用药方案以及每种药物的刺激性,避免局部静脉反应的发生。

2. 经常按摩四肢末梢血管,以增加局部血液循环及血管弹性,保护好局部血管,可以用温水毛巾热敷血管部位。

3. 注药过程中感觉疼痛或有异常感觉,应及时告诉护士,不可勉强忍受,以免因药物对局部的强刺激性或不慎药液渗出引起并发症。

4. 注药必须观察局部皮肤有无丘疹、发红等情况,如有异常,护士会给予及时相应的处理。

5. 注药后 24 h 内最好不要洗热水澡,注药局部皮肤不要烫洗,洗脸时局部应避免水太热。夏天可用凉水,冬天用温水,如果局部皮肤有反应或疼痛,可在护士指导下进行冰敷、局部皮肤涂擦氢化可的松尿素软膏、喜疗妥软膏等,必要时护士会进行局部封闭等处理,严禁局部热敷。

五十四、静脉输血的目的是什么?

1. 补充血容量。

2. 纠正贫血。

3. 补充血浆蛋白。

4. 补充各种凝血因子和血小板。

5. 补充抗体、补体等血液成分。

6. 排除有害物质。

五十五、静脉输血的适应证是什么?

1. 各种原因引起的大出血。

2. 贫血或低蛋白质血症。

3. 严重感染。

4. 凝血功能障碍。

五十六、常见的输血反应是什么?

1. 发热反应:是输血反应中最常见的。

2. 过敏反应。

3. 溶血反应。

4. 与大量输血有关的反应:循环负荷过重、出血倾向、枸橼酸钠中毒反应。

5. 其他:空气栓塞、细菌污染反应、体温过低以及通过输血传染各种疾病等。

参考文献

[1] 林凤茹,郭晓楠,任金海,等.血液科临床备忘录:2 版[M].北京:人民军医出版社,2010.

[2] 葛均波,徐勇健,王辰.内科学:9 版[M].北京:人民卫生出版社,2018.

[3] 万学红,卢雪峰.诊断学:9 版[M].北京:人民卫生出版社,2018.

[4] 沈悌,赵永强.血液病诊断及疗效标准:4 版[M].北京:科学出版社,2018.

[5] 马双莲,丁玥.临床肿瘤护理学[M].北京:北京大学医学出版社,2003.

[6] 尤黎明,吴瑛.内科护理学:6 版[M].北京:人民卫生出版社,2017.

[7] 梁文同,成志勇,谢旭磊,等.实用白血病诊治重点[M].北京:科学技术文献出版社,2015.

第五节 风湿免疫科

一、什么是类风湿关节炎?

类风湿关节炎(RA)是一种以慢性对称性持续性多关节炎为主要临床表现的异质性、系统性、自身免疫性疾病。

二、类风湿关节炎的早期症状有哪些?

早期常表现为关节的肿、痛,晨起关节活动不灵活的僵硬感。常出现的部位是手部的小关节,如手腕、手指关节,也可出现在肩、肘、膝、踝、足趾等关节。

三、类风湿关节炎需要做的检查有哪些?

1. 检查有无炎症指标,如血沉、C-反应蛋白。

2. 检查有无类风湿因子、抗环瓜氨酸肽(抗 CCP)抗体等类风湿关节炎血清标记。

3. 检查有无类风湿关节炎以外可以引发多关节炎的疾病,如抗核抗体、抗双链 DNA 抗体等。

4. 肿痛关节的 X 线检查、B 超、磁共振成像等。

四、是"风湿"引起类风湿关节炎吗?

不是的。类风湿关节炎的病因复杂,尚未完全明确,目前主要观点是由于遗传及环境因素引起机体免疫系统紊乱,自身抗体产生,攻击关节滑膜,引起关节炎症、血管翳的形成。所以,类风湿关节炎是一种复杂的免疫系统疾病。寒冷可能诱发及加重关节症状,但并不是其主要病因。

五、风湿性关节炎和类风湿关节炎是一回事吗?

风湿性关节炎是一种常见的急性或慢性结缔组织炎症,属于变态反应性疾病。其机制复杂,与溶血性链球菌的感染引起的免疫系统紊乱密切相关。其主要累及大关节,如膝、肘,以关节及肌肉游走性疼痛为主要特征。多以急性发热及关节疼痛起病,一般为对称发作,但不伴有关节破坏。

类风湿关节炎则是以炎性滑膜炎为主要表现的自身免疫性疾病。往往侵犯小关节,尤其是掌指关节、近端指间关节、腕关节,伴有异常抗体出现,晚期往往造成关节的破坏。治疗上,两者也截然不同,因此要早期明确诊断,认识疾病。

六、类风湿关节炎除了关节症状,还有别的表现吗?

类风湿关节炎作为一种全身性自身免疫疾病,除了关节炎,同时影响多个脏器系统。关节外的表现女性较常见,其中以贫血、肺部受累、皮肤损害为主。

七、类风湿关节炎患者能够运动吗?

正确的关节活动和肌肉锻炼对缓解症状、改善关节功能具有重要作用。关节肿痛的时候不建议做承重大、强度高的运动;不肿不痛后,应保持受累关节日常的活动,以维护关节的正常功能。

八、类风湿关节炎患者饮食禁忌有哪些?

1. 禁食花生、巧克力、干酪、奶糖等含络氨酸、苯丙氨酸和色氨酸的食物,因为这些物质能产生致关节炎的介质如前列腺素等,容易导致类风湿关节炎加重。

2. 禁食肥肉、高动物脂肪和高胆固醇食物,因其产生的酮体、酸类、花生四烯酸代谢产物和炎症介质容易加重类风湿关节炎疼痛和肿胀的症状。

3. 禁食甜食,因糖类易致过敏,可加重关节滑膜炎的发展,加重关节肿胀和疼痛。

九、对类风湿关节炎有益的食物有哪些?

1. 苦瓜、苦菜、丝瓜等食物,具有清热解毒的功效,可以缓解局部发热、疼痛等。

2. 薏仁、豆腐、芹菜、扁豆等食物,具有健脾利湿的功效,可用于缓解肿胀症状。

3. 多种青菜、水果可以满足人体对维生素、微量元素和纤维素的需求,同时具有改善新陈代谢的功能,可起到清热解毒、消肿止痛作用,从而缓解局部的红肿热痛症状。

4. 香菇、黑木耳等食品,具有提高人体免疫力的作用,可以缓解局部的红肿热痛等症状。

十、类风湿关节炎患者出院后应注意哪些?

1. 居住的房屋应向阳、通风、干燥,保持室内空气新鲜,床铺要平整,被褥轻暖干燥、常常洗晒,可减少对类风湿关节炎的刺激。

2. 洗脸要用温水。晚上洗脚,热水应能浸至踝关节以上,时间在 15 min 左右,以促使下肢血液流畅。

3. 出汗较多者要用干毛巾擦干,衣服、被褥潮湿后应及时更换、洗晒,避免受凉受潮。大便秘结者应多吃蔬菜、水果,保持大便通畅。

4. 类风湿关节炎患者应进食高蛋白质、高热量、易消化的食物,少吃生冷、油腻、辛辣刺激的食品。

5. 注意气候变化,天气剧变寒冷时,及时添加衣服。注意保暖,预防感冒,这对类风湿关节炎患者来说很关键。

6. 保持良好的精神状态,正确对待疾病,不可焦虑急躁,情绪低落也应重视。要善于自制,努力学习,积极工作,愉快生活。

7. 坚持锻炼身体,增强体质,提高自身的抵抗力。

十一、什么是多发性肌炎和皮肌炎?

多发性肌炎是一组以许多骨骼肌的间质性病变和肌纤维变性为特征的综合征,如病变局限于肌肉则称为多发性肌炎,如病变同时累及皮肤则称为皮肌炎。

十二、多发性肌炎和皮肌炎患者的日常注意事项有哪些?

1. 保持乐观的态度,足够睡眠,避免劳累。

2. 饮食　多食高蛋白质、高热量食物。有吞咽和呼吸肌受累者,宜抬高头部,勤翻身,进食时取坐位,不能坐者则取侧卧位,防止误吸,细嚼慢咽,少量多次进食,食物不能太稀或太稠。

3. 避免日晒　由于有光敏感现象,皮肌炎患者光照后皮损加重,故应尽量避免日光照射,外出时戴帽子、手套或使用防晒霜等。

4. 休息与锻炼　急性期皮损和肌无力较重、肌酶很高时,应卧床休息,并积极配合医师治疗;而在慢性期肌无力和肌痛不明显时,应进行适量的功能锻炼,辅以按摩、电疗、水浴等方法以避免肌肉的萎缩。

5. 预防感染,避免寒冷等不良刺激。

6. 尽量避免妊娠和人流,因妊娠可诱发本病加重。妊娠并非绝对禁忌,但宜在医师指导下进行。妊娠期间应定期到医院随诊,以及时了解病情变化,并遵医嘱调整药物。

十三、多发性肌炎和皮肌炎疾病有哪些危害?

1. 出现心脏症状者很少。可有心功能异常,心动过速或过缓,心脏扩大,心肌损害,房颤和心力衰竭。致命性的心律失常和心力衰竭很少见,一旦出现则预后较差。

2. 肾受损并不多见。在病情活动时有时可出现蛋白尿,随病情缓解而消失。有持续的肌红蛋白尿者,可出现肾功能不全。

3. 消化道症状以吞咽困难最为常见。

十四、什么是系统性硬化症?

系统性硬化症也称为硬皮病,是一种以局限性或弥漫性皮肤增厚和纤维化为特征的全身性自身免疫病。病变特点为皮肤纤维增生及血管洋葱皮样改变,最终导致皮肤硬化、血管缺血。

十五、系统性硬化症的临床表现有哪些?

1. 早期症状　系统性硬化症最多见的初期表现是雷诺现象和肢端、面部肿胀,并有手指皮肤逐渐增厚。

2. 皮肤　几乎所有病例皮肤硬化都从手开始。手指、手背发亮、紧绷,手指褶皱消失,汗毛稀疏,继而面部和颈部受累。颈前可出现横向厚条纹,仰头时,患者会感到颈部皮肤紧绷,其他疾病很少有这种现象。面部皮肤受累可表现为典型的硬皮病面容,表现为面具脸;口周出现放射性条纹,口唇变薄,鼻端变尖,张口受限。受累皮肤可有色素沉着或色素脱失。皮肤病变可局限在手指(足趾)和面部,或向心性扩展,累及上臂、肩、前胸、背、腹和腿。

3. 骨和关节　由于皮肤增厚且与其下关节紧贴,致使关节挛缩和功能受限。

4. 消化系统　消化道受累为硬皮病最常见的内脏损害。消化道的任何部位均可受累,其中食管受累最常见,肛门和直肠次之,小肠和结肠较少。

5. 肺部　在硬皮病中肺脏受累普遍存在。最常见的症状为运动时气短、活动耐受量减少和干咳。

6. 心脏　临床表现为气短、胸闷、心悸、水肿。

7. 肾脏　硬皮病的肾脏病变以叶间动脉、弓形动脉及小动脉最为显著,其中最主要的是小叶间动脉。

十六、系统性硬化症患者如何做好皮肤保护?

由于疾病所致末梢循环差,故指端易并发感染,且感染不易控制。有光过敏者应避免日晒。应注意个人卫生,勤剪指甲、清洁皮肤,洗浴温度要适宜,皮肤干燥瘙痒者浴后用滋润皮肤的温和润滑剂止痒(如维生素 B_6 软膏等),以防皮肤破损。宜穿棉质、柔软、保暖性强的衣物,手足以棉手套和棉袜保护,戴帽子,多穿衣物,特别是秋冬季节及时增添保暖设施,以防受寒冷刺激而引起反射性效应。注意保护皮肤,多涂油剂,避免外伤等导致的溃疡。

十七、什么是雷诺现象?

雷诺现象是一种周围循环疾病,因血管神经功能紊乱所引起的肢端小动脉痉挛性疾病。在寒冷或情绪紧张等刺激下,突然发生指(趾)小动脉的痉挛,以阵发性四肢肢端(主要是手指)对称的间歇发白、发绀和潮红为其临床特点。

十八、什么是系统性红斑狼疮?

是一种具有多种自身抗体及免疫复合物形成的自身免疫性疾病,可累及多系统、多器官,临床表现复杂、多样。

十九、系统性红斑狼疮主要病因及诱发因素?

遗传因素,病毒、药物、性激素和其他如人种、地区、环境及妊娠等因素与本病均有关系。

某些物理因素,如日晒可以激发或加重本病。

二十、系统性红斑狼疮有何临床表现?

系统性红斑狼疮的临床表现多种多样,常累及多系统多器官。全身症状,如发热、乏力、疲倦、体重下降等。有时可长达数年而查不出原因。关节及皮肤表现为本病最常见的早期症状,特异性皮损有蝶形红斑、亚急性皮肤红斑狼疮、盘状红斑,其次是发热、光敏感、肾炎及浆膜炎等,还可出现心血管、呼吸、消化、神经系统的症状。

二十一、系统性红斑狼疮患者饮食注意事项有哪些?

给予优质蛋白质、低脂肪、低盐、低糖、富含维生素和钙的饮食。忌食海鲜、辛辣食品和暴饮暴食,戒除烟酒。尽量不要吃冰冻的食品和饮料。

二十二、系统性红斑狼疮患者如何避免诱因?

避免一切可能诱发此病的因素,如阳光照射、妊娠、分娩、药物及手术等。为避免日晒和寒冷的刺激,外出时可戴宽边帽子,穿长衬衣及长裤。孕龄妇女应避孕。香菇、芹菜等光感型食物应该尽量少吃。戒烟、戒酒,因为香烟中含有尼古丁等有害成分,能够刺激血管壁,加重血管炎症;而酒性温烈,会加重系统性红斑狼疮患者的内热症状。预防感冒,积极防治各种感染。

二十三、系统性红斑狼疮患者的出院指导有哪些?

1. 定期复查 出院后一般4周左右复查1次,病情稳定后服用维持量药物时2~3个月复查1次。不稳定的1~2周复查1次,如有病情变化,如新出现红斑、牙龈出血、周身乏力、消化

道出血等应随时就诊。

2. 用药指导 坚持按医嘱服药,向患者讲明坚持长期按医嘱用药的重要性,激素类药物在早餐后8点前服用,以减少不良反应。不能突然停药,否则会出现肾上腺皮质功能不全症状,如恶心、呕吐、食欲不振、全身无力等症状。长期服药后减量要严格遵照医嘱逐渐减量,减量太快可使原有疾病复发或加重。使用免疫抑制剂者,注意胃肠道反应、血液、泌尿系统的损害,定期查血、尿常规,及肝肾功能。指导患者多饮水,以利于药物的排泄。减少毒副作用的发生。

3. 生活指导 合理安排生活和休息,活动期要卧床休息,缓解期逐步增加活动量,勿过度劳累。注意劳逸结合,过度疲乏会使机体免疫力降低。避免情绪激动。

二十四、什么是干燥综合征?

是一种以侵犯外分泌腺,尤其是唾液腺及泪腺为主的慢性自身免疫性疾病。以中年女性多见。口、眼干燥为其常见症状。干燥综合征确切的病因和发病机制尚不明确,一般认为与遗传、免疫、病毒感染有关。

二十五、如何做好干燥综合征患者的皮肤护理?

皮肤干燥、脱屑和瘙痒等原因引起的汗腺受累,避免使用碱性肥皂,应该选用中性肥皂。保持床位整洁和个人卫生,勤换被褥、衣裤。有皮损者给予清创换药,如有感染可遵医嘱适当使用抗生素。应注意会阴部卫生,如阴道干燥、瘙痒、性交灼痛,可适当使用润滑剂。

二十六、如何做好干燥综合征患者的眼睛护理?

使用加湿器改善环境,减少感染机会和角

膜损伤,避免带来痛苦。避免长时间看电视、书、手机,让眼睛得到适当的休息。

二十七、如何做好干燥综合征患者的口腔护理?

注意口腔卫生,做好口腔护理,餐后勤漱口,减少口腔的感染。口干的患者应禁烟酒,对口腔继发感染者,应及早使用抗生素,避免溃疡形成。

二十八、干燥综合征患者饮食应注意什么?

干燥综合征患者的饮食应偏于甘凉滋润,多吃滋阴清热生津的食物,如丝瓜、芹菜、红梗菜、黄花菜、枸杞头、芹菜、淡菜等清凉食物。水果如西瓜、甜橙、鲜梨、鲜藕等,也可甘寒生津。口舌干燥者可以常含话梅、藏青果等,或常饮酸梅汁、柠檬汁等生津解渴饮料。应避免进食辛辣火热的饮料和食物,如酒、茶、咖啡、各类油炸食物、羊肉、狗肉、鹿肉,以及姜、葱、蒜、辣椒、胡椒、花椒、茴香等,以防助燥伤津,加重病情,并严禁吸烟。

二十九、什么是大动脉炎?

大动脉炎是指主动脉及其主要分支的慢性进行性、非特异的炎性疾病,病变部位以主动脉弓及其分支最为多见。

三十、大动脉炎的并发症有哪些?

脑出血、脑血栓、心力衰竭、肾衰竭、心肌梗死等。

三十一、大动脉炎患者日常应注意哪些?

每天测血压,比较患肢与正常肢体血压差异及脉搏搏动情况。注意患肢血液循环变化状况及有无疼痛寒冷及感觉异常等。如出现头痛、眩晕或晕厥等脑缺血症状,应置患者于平卧位并立即就医。饮食应富于营养,易消化、无刺激性,同时积极鼓励戒烟。

三十二、什么是强直性脊柱炎?

强直性脊柱炎(AS)是以骶髂关节和脊柱附着点炎症为主要症状的疾病。

三十三、强直性脊柱炎的活动原则?

早期进行适当活动,可减少脊柱及关节畸形的程度。每天进行脊柱及髋关节的屈曲与伸展锻炼 2 次,每次活动量以不引起第 2 天关节症状加重为限。活动前应先按摩松解椎旁肌肉,可减轻疼痛,防止肌肉损伤。同时,水疗、超短波等物理治疗方法,可起到解除肌肉痉挛、改善血液循环及消炎止痛的作用。

三十四、怎样预防强直性脊柱炎?

1. 应避免强力负重,使病变加重。避免长时间维持一个姿势不动。若要长时间坐着,至少每小时要起身活动 10 min。勿用腰背束缚器(会减少活动)致脊椎炎恶化。

2. 睡眠时避免垫枕头且不睡软床,睡觉时最好平躺,保持背部直立。

3. 清晨起床背脊僵硬时,可用热水浴来改善。热敷对于缓解局部疼痛亦有部分疗效。不抽烟,以免造成肺部伤害。

4. 谨防外伤,开车时一定系上安全带,尽量不要骑机动车。

5. 在寒冷、潮湿季节更应防范症状复发。

6. 胃肠道及泌尿道的感染常诱发脊椎炎,故应该注意饮食卫生,多喝开水,多吃蔬菜、水果,避免憋尿及便秘。

7. 注意其他家族成员有无强直性脊柱炎的症状,如下背酸痛、晨间僵硬等。若有,应尽早就医。

三十五、什么是白塞病?

白塞病是一种以口腔溃疡、外阴溃疡、眼炎及皮肤损害为临床特征累积多个系统的慢性疾病。

三十六、白塞病有哪些主要症状?

1. 反复发作的口腔溃疡,大于 3 次/年(为多发性,反复发作,疼痛明显一般持续 7～14 天)。

2. 皮肤病损包括结节性红斑、皮下栓塞性静脉炎,针刺反应阳性(主要表现为结节性红斑、痤疮样皮疹、溃疡性皮炎、脓肿)。

3. 眼部病损葡萄膜炎或视网膜血管炎。

4. 复发性生殖器溃疡(为疼痛性)。

三十七、白塞病患者应注意哪些?

减少和减轻毛囊炎、痤疮的发生。当有毛囊炎、痤疮时可用碘酊消毒。禁用碱性强的肥皂清洁皮肤。宜用偏酸或中性的肥皂,用温水洗脸。慎用化妆品。禁止文眉、染发、隆胸等美容手术。剪指甲时不要过短,防止损伤指甲周围皮肤。注意保护眼睛,眼部分泌物多时要用清水洗干净,防止感染。注意外阴清洁卫生,可用 1:5 000 高锰酸钾溶液坐浴。注意口腔卫生,每天早晚至少刷牙 2 次,选用软毛牙刷,饭后漱口并用牙签将食物的琐屑从牙缝中清除。

三十八、白塞病患者饮食需要注意哪些?

1. 要注意饮食的营养搭配,均衡饮食,平常多食绿豆、赤小豆、西瓜、冬瓜、薏米及新鲜的蔬菜和水果,在溃疡发作期还要注意少食多餐。

2. 要尽量少吃刺激性调味品,比如辣椒、醋、姜、葱、八角、咖喱等,这些调味品会刺激到溃疡面,加重病情,延长病程。

3. 要少吃油煎食物,如炸排骨、炸鸡腿之类,和其他太过粗糙坚硬的食物。

4. 每次进食后,要养成立即漱口的良好习惯,可用生理盐水,也可用药物漱口液,防止因食物残渣加重继发感染。口腔溃疡较重时,不能吃过硬或温度过高的食物,以免损害创面,应以流质或半流质的食物为宜。

三十九、什么是复发性多软骨炎?

复发性多软骨炎(RP)是一种少见的累及全身多系统的疾病,具有反复发作和缓解的进展性炎性破坏性病变,累及软骨和其他全身结缔组织,包括耳、鼻、眼、关节、呼吸道和心血管系统等。

四十、复发性多软骨炎饮食需要注意哪些?

忌辛辣刺激性食物,少吃油腻过重的食物,少吃狗肉、羊肉等温补食物,少吃不带壳的海鲜、笋、芋等容易过敏的"发物",少吃含化学物质、防腐剂、添加剂的饮料和零食,忌食过酸、过辣、过咸、烟酒等刺激物。多食用可调节免疫功能的食物,如香菇、蘑菇、木耳、银耳等。多食富含维生素的食物,如新鲜的蔬菜和水果。

四十一、复发性多软骨炎临床表现有哪些?

1. 耳郭软骨炎　耳郭软骨炎是最常见的症状,以外耳轮突发的疼痛、肿胀、发红、发烫为特征,炎症可以自行消退或经治疗消退。

2. 听觉和/或前庭功能受累　病变侵犯外耳道或咽鼓管,使听力受到损害;病变累及中耳和内耳,合并的血管炎累及内听动脉分支时,也可出现听觉异常和前庭功能损伤。

3. 鼻软骨炎　突然发病,表现为疼痛和红肿,数天后缓解。

4. 眼炎性病变　最常见为结膜炎、角膜炎、虹膜睫状体炎、巩膜炎和色素膜炎。

5. 关节病变　典型的表现为游走性、非对称性、非变形性关节炎,可累及周围或中轴的大小关节。

6. 皮肤   10%为首发症状。

7. 神经系统   视神经炎、面瘫、听觉丧失和眩晕。其他神经系统并发症还有偏瘫、慢性头疼、共济失调、癫痫发作、精神错乱、痴呆和脑膜脑炎等。

8. 其他   贫血和体重下降是最常见的全身症状,在急性发作期常伴有发热。

四十二、什么是痛风?

痛风是一种单钠尿酸盐(MSU)沉积所致的晶体相关性关节病,与嘌呤代谢紊乱和/或尿酸排泄减少所致的高尿酸血症直接相关,属代谢性风湿病范畴。

痛风的风险因素有:① 肥胖;② 饮酒:啤酒中含有大量嘌呤成分,因此诱发痛风的风险最大;③ 高血压:高血压导致微血管病变后造成组织缺氧,之后血乳酸水平升高,抑制了尿酸盐在肾小管分泌,最终引起尿酸潴留导致高尿酸血症;④ 饮食中富含嘌呤。

四十三、什么是痛风石?

痛风石又称痛风结节,是谷氨酸钠尿酸盐在皮下聚集形成的结晶。

四十四、高尿酸血症与痛风的治疗方法有哪些?

1. 无症状性高尿酸血症期的治疗   积极寻找病因及相关因素。

2. 急性痛风性关节炎期的治疗   秋水仙碱治疗痛风急性发作;非甾体抗炎药如吲哚美辛、双氯酚酸、布洛芬等;糖皮质激素可在上述两类药无效或禁忌时用。

3. 发作间歇期和慢性期处理   促进尿酸排泄药如丙磺舒、苯溴马隆等;抑制尿酸合成药

如别嘌呤醇。

四十五、高尿酸血症与痛风的饮食指导包括哪些内容?

痛风患者应坚持科学的饮食原则,即低嘌呤、低脂肪、低热量、低盐和多饮水。告知患者避免高嘌呤的食物,如肉类、动物的内脏、海产品、菠菜、蘑菇、豆制品等,急性期选用含嘌呤极低的脱脂牛奶、鸡蛋、精面、白米、蔬菜、水果等。忌辛辣和刺激性食物,严禁饮酒,避免饮用浓茶、咖啡等饮料,多饮水,每天尿量保证在2 000 ml。缓解期给予正常平衡膳食,可适当选用中等的嘌呤食物。少食盐,每天应该限制在2～5 g以内。

四十六、如何对高尿酸血症与痛风患者进行休息及关节活动指导?

1. 休息   注意休息避免劳累,当痛风性关节炎急性发作时,要绝对卧床休息,抬高患肢,避免受累关节负重,可在病床上安放支架支托盖被,减少患部受压,疼痛缓解72 h后方可活动。

2. 关节护理指导   若手、腕或肘关节受侵犯时以夹板固定制动,可减少疼痛,也可在受累关节给予冰敷或25%硫酸镁液湿敷,消除关节的肿胀和疼痛。注意患部的皮肤保护,痛风石严重时可能导致溃疡发生,故要注意维持患部皮肤清洁,避免感染发生。

四十七、如何对高尿酸血症与痛风患者进行用药指导?

1. 抗炎止痛药物   主要有秋水仙碱,对于抗炎、止痛有特效。但其毒性大,常见的不良反应有恶心、呕吐、腹泻、肝细胞损害、骨髓抑制等,若患者出现不良反应及时停药。

2. 抑制尿酸合成药物   主要有别嘌呤醇用于治疗痛风,适合于反复发作或慢性痛风者,

使用别嘌呤醇除有皮疹、发热、胃肠道反应外，还有肝损害、骨髓抑制等，有肾功能不全者宜减半量应用。

3. 排酸药物　主要有丙磺舒、磺吡酮、苯溴马隆。苯溴马隆用法：每次口服 50 mg（1 片），1 次/d，早餐后服用，或遵医嘱。使用期间嘱患者多饮水及每天服用碳酸氢钠 3～6 g 碱化尿液。

四十八、高尿酸血症与痛风患者的出院指导包括哪些内容？

1. 学会自我检查，如平时用手触摸耳轮及手足关节处是否产生痛风石。

2. 节制饮食，控制高嘌呤食物，多饮水，避免暴饮暴食。戒除烟酒、不宜喝浓茶或咖啡。

3. 积极减肥，减轻体重，坚持适当的运动量。

4. 保持心情舒畅，情绪平和，注意保暖。

5. 在医师指导下坚持服药，以控制痛风急性及反复发作，维持血尿酸在正常范围。

6. 定期检测血尿酸值，1～3 个月检测 1 次，以便调整药物和防止心血管合并症、肾尿酸性结石的发生。

四十九、什么是自身免疫性肝病？

是一种特殊类型的慢性肝病，被称为"自身免疫性肝病""自身免疫活动性慢性肝炎"。

五十、自身免疫性肝病临床表现有哪些？

临床上有自身免疫的各种表现，如黄疸、发热、皮疹、关节炎等各种症状，并可见血沉加快、血中自身抗体阳性。20%～25%的患者起病类似急性病毒型肝炎，表现为黄疸、食欲缺乏、腹胀等。

五十一、如何做好自身免疫性肝病生活护理？

1. 出现肠腔胀气的患者　不宜进食奶类及豆类等易产气食物。可采取腹部顺时针按摩促进肠道蠕动。

2. 出现腹泻患者　要及时补钾，如饮用新鲜黄瓜汁、苹果汁，食用香蕉、橘子等含钾高的食物等，避免进食油腻食物。

3. 出现便秘者　一定要及时调整饮食，多吃温热的食物，多喝水，多吃蔬菜水果，如香蕉、橘子、青菜等，不要吃生冷、干硬、辛辣的食物。

4. 皮肤干燥、脱屑和瘙痒者　瘙痒时勤用温开水擦拭，不要用碱性肥皂清洗。勤换衣裤、被褥，保持皮肤干燥。干燥综合征明显的患者应注意口腔卫生，餐后漱口，减少蛀牙和口腔继发感染。

5. 预防感染　患者出院后要保持居住环境的清洁，减少亲属的探访，按时开窗通风。同时注意饮食、餐具卫生以防腹泻等肠道感染的发生。外出时尽量减少到人多的公共场所，预防呼吸道疾病的发生。

6. 避免过度劳累，远离化学毒素，慎用药物，尤其是对肝脏有损害的药物。肝功能异常、病情活动时要随时就医，注意休息、饮食清淡、营养均衡。

五十二、骨关节炎是怎么回事？

骨性关节炎是一种常见的慢性退行性关节疾病，好发于负重较大的膝关节、髋关节等，多见于老年人。

五十三、骨关节炎有哪些临床表现？

关节疼痛、肿胀、活动不利、关节畸形、关节积液。

五十四、骨关节炎日常生活有哪些需要注意？

1. 保持室内空气流通，注意患肢保暖，避免当风而卧以防受寒，外出或活动时应戴护膝。

2. 嘱患者避免日晒直接照射患处,同时嘱其多饮水,并环形按摩腹部。

3. 多食高蛋白质、高维生素、高钙食物。

4. 遵医嘱用药,观察药物疗效,预防不良反应。

五十五、风湿免疫系统的治疗药物有哪些?

1. 非甾体抗炎药,如布洛芬、双氯芬酸、塞来昔布等。

2. 改善病情的抗风湿药,如氨甲蝶呤、来氟米特、柳氮磺吡啶、羟氯喹等。

3. 生物制剂,如静脉免疫球蛋白、丙种球蛋白等。

4. 糖皮质激素,如泼尼松、甲泼尼龙等。

5. 植物药,如雷公藤、白芍总苷等。

五十六、改善病情的抗风湿药物有哪些不良反应?

1. 常用的有氯喹、柳氮磺吡啶、氨甲蝶呤、硫唑嘌呤、环磷酰胺、环孢素等。

2. 作用　此类药物的共性是起效比较慢,可以通过不同机制进行抗炎及免疫或免疫抑制作用,从而改善关节肿痛、强直和减轻系统症状,延缓关节、骨的破坏。

3. 不良反应　长期使用不良反应较多,如肝损伤、骨髓抑制、肺间质病变、消化道反应等,需在专科医师指导下应用。

（1）氨甲蝶呤　主要用于类风湿关节炎、强直性脊柱炎、系统性红斑狼疮等。不良反应:恶心、上腹不适等胃肠道反应,肝脏毒性,急性间质性肺炎,血液系统异常。

（2）柳氮磺吡啶　用于类风湿关节炎、强直性脊柱炎等。不良反应:胃肠道反应、蛋白尿、过敏、再生障碍性贫血。

（3）硫唑嘌呤　主要用于系统性红斑狼疮、类风湿关节炎、干燥综合征、皮肌炎/多肌炎、血管炎。不良反应:胃肠道反应、骨髓移植、感染、肿瘤。

（4）环孢霉素 A　用于器官移植,自身免疫病。不良反应:肝肾毒性、神经损害、高血压、继发感染、胃肠道反应。

（5）环磷酰胺　用于系统性红斑狼疮合并肾脏损害、血管炎、系统性硬化伴肺部病变。不良反应:骨髓抑制、泌尿系统毒性、性腺毒性、胃肠道反应、感染、肿瘤、脱发、皮肤色素沉着等。

五十七、雷公藤(雷公藤多甙片)的作用及不良反应有哪些?

1. 作用　具有免疫调节、抗炎、抗肿瘤、抗生育的作用。

2. 不良反应　生殖系统(有明显抑制作用,女性可有闭经,男性服药 1 个月后可有精子数明显减少)、消化系统(恶心、呕吐、厌食、腹痛、腹泻等)、血液系统(有骨髓抑制作用,可出现白细胞、血小板减少等)、皮肤黏膜(皮疹、瘙痒、皮肤色素沉着、口腔溃疡等)、其他(肾功能损害、头疼、胸闷、心悸、脱发、乏力等)。

五十八、常用生物制剂有哪些? 不良反应有哪些?

1. 常用生物制剂有静脉免疫球蛋白、丙种球蛋白。

2. 作用　抑制自身抗体合成和中和自身抗体。用于自身免疫性疾病,如重症系统性红斑狼疮,尤其是合并严重感染、血小板减少、中枢神经病变、肾脏病变者,以及严重的血管炎、皮肌炎/肌炎,干燥综合征、原发性血小板减少性紫癜患者等。

3. 不良反应　大剂量时可有发热反应及心功能不全等,故滴速不宜快,尤其是老年患者;偶有过敏反应。

参考文献

[1] 叶任高,陆再英.内科学:6 版[M].北京:人民卫生出版社,2004.

[2] 张秀英.系统性红斑狼疮病人的临床护理及出院指导[J].现代生物医学进展,2008,8(12):2399.

第六节　内　分　泌　科

一、糖尿病的症状有哪些?

典型的三多一少症状:多尿、多饮、多食和体重下降。

其余非典型症状:皮肤瘙痒、皮肤干燥、饥饿、视物不清、疲劳、四肢酸痛、麻木、性欲减退、便秘。

二、成年人中糖尿病高危人群有哪些?

在成年人(>18 岁)中,具有下列任何一个及以上的糖尿病危险因素者:

1. 年龄≥40 岁。

2. 有糖尿病前期(IGT:糖耐量异常,IFG:空腹血糖受损或两者同时存在)史。

3. 超重(BMI≥24 kg/m²)或肥胖(BMI≥28 kg/m²)和/或中心型肥胖(男性腰围≥90 cm,女性腰围≥85 cm)。

4. 静坐生活方式。

5. 一级亲属中有 2 型糖尿病家族史。

6. 有妊娠期糖尿病史的妇女。

7. 高血压(收缩压≥140 mmHg 和/或舒张压≥90 mmHg),或正在接受降压治疗。

8. 血脂异常(高密度脂蛋白胆固醇(HDL-C)≤0.91 mmol/L 和/或甘油三酯(TG)≥2.22 mmol/L),或正在接受调脂治疗。

9. 动脉粥样硬化性心血管疾病(ASCVD)患者。

10. 有一过性类固醇糖尿病病史者。

11. 多囊卵巢综合征(PCOS)患者或伴有与胰岛素抵抗相关的临床状态(如黑棘皮征等)。

12. 长期接受抗精神病药物和/或抗抑郁药物治疗和他汀类药物治疗的患者。

在上述各项中,糖尿病前期人群及中心型肥胖是 2 型糖尿病最重要的高危人群,其中 IGT 人群每年约有 6%～10% 的个体进展为 2 型糖尿病。

三、影响血糖升高的食物有哪些?

1. 面食类　面条、馄饨、包子、饺子等。

2. 粥类　大米粥、小米粥、玉米粥、八宝粥等。

3. 含淀粉多的蔬菜　土豆、山药、藕等。

4. 汤类　鸡汤、牛肉汤、排骨汤等。

5. 蔬菜类　毛豆、豌豆、蚕豆、胡萝卜、洋葱、南瓜等。

6. 油炸食物　油条、油饼、麻花、点心等(图 2-6-1)。

四、糖尿病患者的运动原则是什么?

运动治疗应在医师指导下进行,运动前要进行必要的评估,特别是心肺功能和运动功能的医学评估(如运动负荷试验等)。

1 型和 2 型糖尿病或糖尿病前期的儿童和青少年,每天应该进行 60 min 或中等至高强度的有氧运动,每周至少 3 天进行肌肉强化和骨强化活动;大多 1 型和 2 型糖尿病的成年人每周应进行 150 min 或更长时间的中至高强度有氧运动,每周至少 3 天,连续不活动不应超过 2

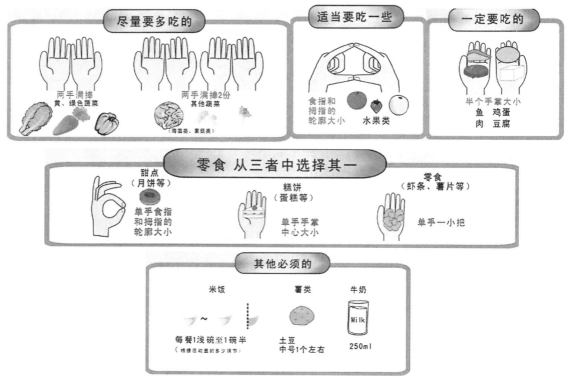

图 2 - 6 - 1   糖尿病患者饮食注意事项

天。对于年轻且身体健康的个体,较短持续时间(最少 75 min/周)的高强度或间歇训练可能是足够的。1 型和 2 型糖尿病成年人应该每周非连续的进行 2～3 次阻力运动。所有成年人,特别是 2 型糖尿病患者,应减少每天久坐的时间。长时间坐位每 30 min 中断 1 次可以有血糖获益,特别是对于 2 型糖尿病患者。对于糖尿病的老年人,建议每周 2～3 次进行灵活性训练和平衡训练。可根据个人喜好选择瑜伽或太极拳,以增加灵活性、肌肉力量和平衡。

五、糖尿病患者运动的时间与要求有哪些?

1. 餐后 1 h 运动最佳(从第一口饭算起)。

2. 运动时感觉周身发热、出汗。

3. 最大安全运动心率=170－年龄。

4. 健康人的最大心率=220－年龄。

六、糖尿病患者运动时注意事项有哪些?

1. 运动前进行必要的检查,如血糖、血脂、血压、心率等。

2. 选择舒适的衣服、鞋袜。不宜在空腹时运动,防止低血糖的发生。

3. 运动时要随身携带几块糖果,以便低血糖时及时食用。为防止发生意外,糖尿病患者运动时需随身携带糖尿病病情卡,如本人姓名、年龄、家庭住址及电话。

4. 天气炎热时应及时补充水分,但不能一次性过多饮水(易感疲劳,增加胃的负担),天气寒冷时要注意保温。

5. 注意心率的变化及感觉,如感觉身体状况不好应立即停止运动,并找他人救助。

6. 做好运动记录,监测血糖的变化。

七、哪些糖尿病患者不适宜运动？

空腹血糖＞16.7 mmol/L、反复低血糖或血糖波动较大、有糖尿病酮症酸中毒（DKA）等急性代谢并发症、合并急性感染、增殖性视网膜病变、严重肾病、严重心脑血管疾病（不稳定性心绞痛、严重心律失常、一过性脑缺血发作）等情况下禁忌运动，病情控制稳定后方可逐步恢复运动。

八、糖尿病患者运动效果如何评估？

1. 运动量适宜　运动后有微汗、发热感，轻松愉快，稍有乏力，休息后即恢复，血糖下降。

2. 运动量过大　胸闷、全身乏力、大汗、胸痛，休息后未恢复，血糖升高。

3. 运动量不足　无汗、无发热感，脉搏无变化。

九、糖尿病患者的常用口服药及其适应证有哪些？

1. 双胍类药物

二甲双胍：适用于 2 型糖尿病、肥胖患者。

（1）用法：口服，1～3 次/d，0.25～0.5 g/次，饭后或随餐服用。

（2）不良反应：二甲双胍的主要不良反应为胃肠道反应。从小剂量开始并逐渐加量是减少其不良反应的有效方法。双胍类药物禁用于肾功能不全［血肌酐水平男性＞132.6 μmol/L（1.5 mg/dl），女性＞123.8 μmol/L（1.4 mg/dl）或预估肾小球滤过率（eGFR）＜45 ml/min］、肝功能不全、严重感染、缺氧或接受大手术的患者。正在服用二甲双胍者，当 eGFR 在 45～59 ml·min－1·（1.73 m²）－1 之间时不需停用，可以适当减量继续使用。造影检查如使用碘化对比剂时，应暂时停用二甲双胍。长期使用二甲双胍者应注意维生素 B_{12} 缺乏的可能性。

2. 磺脲类药物

格列苯脲：用于食物、运动疗法及减轻体重均不能满意控制血糖的非胰岛素依赖型糖尿病患者。

（1）用法：口服，每天 1 次顿服；建议早餐前不久或早餐中服用，若不进早餐则于第 1 次正餐前不久或餐中服用；以适量的水整片吞服；如漏服一次，不能以加大下次剂量来纠正。患者避免饮酒。

（2）不良反应：可出现皮肤过敏，如皮疹、荨麻疹、瘙痒。

3. 非磺酰脲类促胰岛素分泌剂

瑞格列奈（诺和龙）：用于 2 型糖尿病、基础血糖正常的患者，与二甲双胍合用协同作用更好。

（1）用法：口服，在主餐前 15 min 服用。

（2）不良反应：偶见荨麻疹、瘙痒、皮疹；罕见低血糖、恶心、腹痛、皮肤过敏反应；便秘、视觉异常，转氨酶升高。

4. α-糖苷酶抑制剂

阿卡波糖：配合饮食控制，用于 2 型糖尿病患者，降低餐后血糖。

（1）用法：口服，用餐前即刻整片吞服或与前几口食物一起咀嚼服用。

（2）不良反应：胃肠道反应如腹胀、排气等。从小剂量开始，逐渐加量可减少不良反应。单独服用本类药物通常不会发生低血糖。用 α-糖苷酶抑制剂的患者如果出现低血糖，治疗时需使用葡萄糖或蜂蜜，而食用蔗糖或淀粉类食物纠正低血糖的效果差。

5. 噻唑烷二酮类

罗格列酮：主要用于胰岛功能尚存的胰岛素抵抗糖尿病患者和其他降糖药疗效不佳的 2 型糖尿病患者。

（1）用法：口服，可空腹或进餐时服用。

（2）不良反应：常见头痛、背痛、上呼吸道感染、高血糖、疲劳、鼻窦炎、腹泻、低血糖；偶见水肿、充血性心衰、贫血、胸腔积液和肺水肿。

6. 醛糖还原酶抑制剂

依帕司他：可用于预防、改善和治疗糖尿病并发的末梢神经障碍（麻木感、疼痛）。适用于饮食疗法、运动疗法、口服降糖药或用胰岛素治疗而糖化血红蛋白值高的糖尿病患者。

（1）用法：口服，饭前 1 次 50 mg，3 次/d，随年龄及症状适当增减。

（2）不良反应：与其他糖尿病药物并用时有时出现低血糖。妊娠及哺乳期妇女忌用。

十、糖尿病患者用胰岛素治疗有哪些适应证？

1 型糖尿病患者。2 型糖尿病患者有以下情况时：口服药控制不佳；有糖尿病并发症；肝、肾功能不全；消瘦明显的患者；妊娠期或哺乳期妇女；反复出现酮症或酮症酸中毒；有严重胃肠道疾患合并严重感染、创伤、大手术等应激状态。

十一、胰岛素的种类及相关知识有哪些？

1. 常用胰岛素制剂和作用特点（表 2-6-1）

表 2-6-1　常用胰岛素制剂和作用特点

胰岛素剂型	起效时间（h）	达峰时间（h）	有效作用时间(h)	药效持续时间(h)	代 表 药 物
短效胰岛素	0.5～1	2～4	3～6	6～8	诺和灵 R
中效胰岛素	2～4	6～10	10～16	14～18	诺和灵 N
长效胰岛素	4～6	10～16	18～20	20～24	诺和灵 U
胰岛素类似物	4	—	24	＞24	甘精胰岛素
预混胰岛素（%NPH/%短效）70/30　50/50	0.5～1　0.5～1	双峰　双峰	10～16　10～16	14～18　14～18	诺和灵 30R　诺和灵 50R
超短效胰岛素类似物	0.25～0.5	—		4～6	诺和锐（门冬胰岛素），赖脯胰岛素
超长效胰岛素类似物	1～2	—	—	24 以上	重组甘精胰岛素注射液
双时相预混	0.25～0.5	—		14～18	诺和锐 30

2. 各种胰岛素的注射时间

见表 2-6-2。

表 2-6-2　各种胰岛素的注射时间

胰岛素种类	注射时间、频度
超短效胰岛素	餐前 0～10 min，3 次/d
短效胰岛素	餐前 30 min，3 次/d
中效胰岛素	每天睡觉前
长效胰岛素	一天中任何时间（每天注射时间固定）1 次/d
预混胰岛素	餐前 30 min，2 次/d　餐前 0～10 min，2 次/d

3. 胰岛素的作用特征

（1）短效胰岛素：主要控制餐后血糖。

（2）中效胰岛素：主要控制基础血糖。

（3）预混胰岛素：可以兼顾餐后、基础血糖。

4. 常用胰岛素规格

根据给药装置可分为普通的胰岛素注射液和胰岛素笔芯。胰岛素笔芯的优点是可进行更加精确的剂量调整，携带方便，同时减轻注射时的疼痛感，但相对费用较高，尤其是特充式胰岛素。

5. 保存方法

贮藏条件的差异：未开瓶使用的胰岛素应在 2～8℃下冷藏保存。已开瓶使用的胰岛素注射液可于室温（最高 30℃）保存最长 4～6 周。使用中的胰岛素笔芯不要放在冰箱里，室温最长保存 4 周。甘精胰岛素可保存 42 天，冷冻后的胰岛素不可使用。

6. 注射部位

腹部边界如下：耻骨联合以上约 1 cm，最低肋缘以下约 1 cm，脐周 2.5 cm 以外的双侧腹部；双侧大腿前外侧的上 1/3；双侧臀部外上侧；上臂外侧的中 1/3（图 2-6-2）。

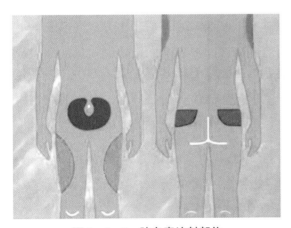

图 2-6-2 胰岛素注射部位

不同的部位对胰岛素吸收速率不同，相对时间内应固定注射部位。静止状态：腹部吸收较快，臀部吸收较慢。运动状态：上臂和大腿吸收较快。同一部位不能反复注射，以免造成局部疼痛、硬结、脂肪萎缩。

十二、使用胰岛素泵有哪些注意事项？

1. 避免把胰岛素泵放置于温度低于 0℃或高于 40℃的环境中。胰岛素在 0℃左右会结冰，在高温下会变质。在寒冷天气位于室外时，必须贴身佩戴胰岛素泵并使用保暖衣物盖住。

2. 避免泵的跌落和浸水。

3. 切勿将泵暴露在强磁场环境中，如做 MRI 时需要将胰岛素泵取下。

4. 当胰岛素泵出现报警时应及时通知医师，查明报警原因给予对应处理。

十三、糖尿病患者的自我监测知识有哪些？

1. 糖化血红蛋白的监测（HbA1c）：长期控制血糖的重要评估指标。

（1）治疗之初至少每 3 个月检测 1 次。

（2）一旦达到治疗目标可每 6 个月检测 1 次。

（3）患有血红蛋白异常性疾病的患者，HbA1c 的检测结果不可靠。

2. 血糖的自我监测

（1）因血糖控制非常差或病情危重而住院治疗者，应每天监测 4～7 次血糖或根据治疗需要监测血糖。

（2）采用生活方式干预控制糖尿病的患者，可根据需要有目的地通过血糖监测了解饮食控制和运动对血糖的影响，以调整饮食和运动。

（3）使用口服降糖药者可每周监测 2～4 次空腹或餐后 2 h 血糖。

（4）使用胰岛素治疗者可根据胰岛素治疗方案进行相应的血糖监测：使用基础胰岛素的患者应监测空腹血糖，根据空腹血糖调整睡前胰岛素的剂量；使用预混胰岛素者应监测空腹和晚餐前血糖，根据空腹血糖调整晚餐前胰岛素剂量，根据晚餐前血糖调整早餐前胰岛素剂量，空腹血糖达标后，注意监测餐后血糖以优化治疗方案。

（5）特殊人群（围术期患者、低血糖高危人群、危重症患者、老年患者、1 型糖尿病患者、孕期糖尿病患者等）的监测，应遵循以上血糖监测的基本原则，实行个体化的监测方案。

3. 眼科检查：糖尿病一旦确诊应立即到眼科做相关检查。

（1）眼压检查。

（2）散瞳眼底检查。

（3）眼底超声波检查：了解玻璃体、视网膜状况。

（4）眼底荧光造影（FFA）：对糖尿病视网膜病分期、治疗选择、疗效观察、预后判断等有其重要作用。

十四、糖尿病患者出院后需要定期检查哪些项目？

1. 血糖：有条件的应每周测 2 次，即空腹和早餐后 2 h 血糖；无条件的患者，至少每个月到医院测空腹和早餐后 2 h 血糖 1 次。

2. 糖化血红蛋白：治疗之初每 3 个月检测 1 次，它能反映过去近 3 个月的平均血糖控制情况。一旦达标可 6 个月检查 1 次。

3. 腰围、臀围、体重：每 3 个月测 1 次。

4. 尿微量白蛋白：每 6 个月测 1 次，它是早期糖尿病肾病的标志。

5. 血生化全项：每 6 个月检测 1 次。

6. 血压：每月复诊时均应测量血压。

7. 心电图：每年做 1 次，平时感觉到心前区不适时随时检查。

8. 眼底检查：无糖尿病视网膜病变患者推荐每 1～2 年行 1 次检查；轻度非增殖期视网膜病变患者每年 1 次，中度非增殖期病变患者每 3～6 个月 1 次，重度非增殖期病变患者每 3 个月 1 次。

十五、低血糖的症状有哪些？

常见的症状为发抖、出虚汗、无力、饥饿感、头晕、心悸、面色苍白、视物模糊、焦虑不安、情绪不稳、手足和嘴唇麻木、神志不清甚至昏迷等。

十六、发生低血糖后如何处理？

1. 进食含糖食物　大多数患者通过进食而很快得到纠正，较轻的低血糖一般在 15 min 内缓解。因此糖尿病患者应随身携带含糖食物以备发生低血糖时自救。含糖食物可以为 2～4 块水果糖或方糖，5～6 块饼干，半杯果汁或含糖饮料等。如果症状不能缓解，5～10 min 后重复服用含糖类食物。如症状缓解，应再进食 25 g 碳水化合物，以缓慢提升血糖。

2. 补充葡萄糖　经过上述自救，若不能缓解，则应到医院治疗。静脉推注 50% 葡萄糖注射液 40～60 ml，是紧急处理低血糖最常用的方法。

3. 低血糖患者的体位要求　能坐着就不要站着，能躺着就不坐着，卧位时去枕平卧，以保证大脑的葡萄糖供应。

十七、什么是糖尿病酮症酸中毒？

糖尿病酮症酸中毒是由于体内胰岛素水平绝对或相对不足或升糖激素显著增高引起糖、脂肪和蛋白质代谢严重紊乱，所致血糖及血酮体明显增高及水、电解质平衡失调和代谢性酸中毒为主要表现的临床综合征。严重者常致昏迷及死亡，是糖尿病较常见的急性并发症，应予紧急抢救。

十八、糖尿病酮症酸中毒的常见诱因和临床表现有哪些？

常见诱因有感染、胰岛素治疗不适当减量或治疗中断、饮食不当、妊娠、分娩、创伤、麻醉、手术、严重刺激引起应激状态等，有时可无明显诱因。多数患者在发生意识障碍前感到疲乏、四肢无力、三多一少症状加重，随后出现食欲减退、恶心、呕吐，常伴有头痛、嗜睡、烦躁、呼吸深快有烂苹果味（丙酮味）。随着病情进一步发展，出现严重失水、尿量减少、皮肤弹性差、眼球下陷、脉速快、血压下降、四肢厥冷。晚期各种反射迟钝甚至消失,患者出现昏迷。

十九、糖尿病酮症酸中毒如何治疗?

1. 补液,去除诱因,补充生理盐水,小剂量静脉滴注胰岛素,补钾等。酸中毒严重者应适当补充碱性药物,调整胰岛素等降糖药物剂量。

2. 尽量卧床休息,注意防寒保暖。

3. 积极配合测指尖血糖、抽血化验等,以便于尽快诊断,及时治疗。

4. 输液过程中如果出现极度饥饿感、出冷汗、心慌等低血糖症状时,及时进食,必要时喝糖水。缓解后进食苏打饼干、馒头等碳水化合物食物。

5. 体温>38.5℃时,应当给予物理降温,如温水擦浴、大血管处置冰袋等。患者应多饮水,每天3 000 ml左右。患者出现嗜睡、头晕、恶心、呕吐及饥饿感等症状,尿量如有变化或口腔气味有变化时,应及时告知医护人员。

6. 留1～2人陪护。躁动不安时应做好防护。

二十、糖尿病患者足部异常情况的处理方法有哪些?

1. 胼胝(过度角化)

(1) 专业人员用手术刀定期清除胼胝。不要用角质溶解剂和偏方药膏、胶布等治疗,这些药物会腐蚀周围组织引起溃疡、坏死。

(2) 任何胼胝只要有出血征象、变色、水疱形成等表现时,应临床紧急处理。

(3) 为预防胼胝的发生,应穿合适的鞋子,不穿尖鞋、高跟鞋,防止脚部受压和摩擦。

2. 足(趾)癣

(1) 预防足癣的关键是每天洗脚、更换袜子,穿着透气性好的鞋袜,保持足部干燥。

(2) 脚部皮肤潮湿容易受真菌感染,发生足癣。足癣常表现为多个小的发痒的水疱,有神经病变时可能无瘙痒。

(3) 发生足癣后,应在医师指导下使用抗真菌药膏(如脚气灵软膏、咪康唑霜等)涂于患处,应及时治疗,避免恶化造成溃烂。

3. 水疱　尽量避免切开,应消毒后以敷料包扎或用无菌注射器抽出疱液,排空水疱内容物后,用消毒敷料包扎保护,水疱于干瘪后形成痂皮,切勿强行剥脱。个别水疱需切开包扎给予抗生素治疗。

二十一、什么是甲状腺功能亢进症?

甲状腺功能亢进症指多种病因引起的甲状腺高功能状态,产生过量甲状腺激素而导致的临床综合征,常见的原因有Graves病、毒性结节性甲状腺肿、甲状腺自主高功能性腺瘤、垂体分泌TSH肿瘤等。临床表现是畏热、多汗、多食易饥、体重减轻、乏力、心悸、便次增加。并发甲状腺功能亢进性心脏病时会出现心房颤动等心律失常,甚至心脏扩大和心力衰竭等。

甲状腺体征:常呈弥漫性,对称性肿大,质地呈轻或中度硬,有时可触及震颤,可闻及血管杂音。Graves病可伴浸润性或非浸润性突眼。

二十二、甲状腺功能亢进症患者的药物治疗?

1. 丙硫氧嘧啶　用于甲亢的内科治疗。

(1) 用法:口服,用药剂量应个体化,根据病情、治疗反应及甲状腺功能检查结果随时调整。一天剂量分次口服,间隔时间尽可能平均。

(2) 不良反应:胃肠道反应、关节痛、头痛、皮肤瘙痒、皮疹、药物热等。

2. 甲巯咪唑　用于甲亢的内科治疗。

(1) 用法:严格遵医嘱用药,一般均分3次口服,但也可1天单次顿服,疗程一般为1～1.5年。

(2) 不良反应:常见皮疹、瘙痒、白细胞计数减少；可见味觉减退、恶心、呕吐、上腹不适、关节痛、脉管炎、红斑狼疮样综合征。

二十三、甲状腺功能亢进患者的眼病怎样护理？

外出戴墨镜，避免强光、风沙及灰尘的刺激。可遵医嘱点眼药，保护眼睑与角膜，防止干燥及感染。鼓励患者多做眼球运动，以改善眼肌功能。低盐饮食，睡眠时头部抬高，以减轻眼部肿胀。眼睛不能闭合时，睡前戴眼罩或遵医嘱涂抗生素眼膏，并盖上纱布，防止角膜干燥。

二十四、甲状腺功能亢进症的饮食指导有哪些？

进食高热量、高蛋白质、高维生素饮食，忌含碘丰富的食物如海产品及其制品，多饮水以补充出汗等丢失的水分；忌浓茶、咖啡、酒精等兴奋性饮料；禁用刺激性食物。烹调时注意色、香、味美，满足个人口味。

二十五、甲状腺功能亢进患者的出院指导包括哪些内容？

1. 指导患者自我调节、自我催眠、放松训练的方法。

2. 充分休息，避免疲劳，环境安静，温度宜稍低，避免强光刺激。重症或心功能不全者卧床休息。

3. 坚持长期服药，并按时按量服药，不可随意增减剂量或停药，抗甲状腺药物剂量逐渐减量，维持 1.5～2 年；观察药物不良反应，如粒细胞减少、药物疹、肝功能受损等，定期随访。

4. 注意自我保护，上衣领宜宽松，避免压迫甲状腺，严禁用手挤压甲状腺。

5. 出院后每天自我监测心率、脉律和血压。若出现高热、恶心、呕吐、腹泻、突眼症状加重等，应警惕甲状腺危象发生，立即就诊。

二十六、什么是甲状腺功能减退症？

甲状腺功能减退症是由于甲状腺激素合成、分泌或生物效应不足或缺少，所致的以甲状腺功能减退症为主要特征的疾病。根据原发性病因的不同，可以分为：

（1）原发性甲减：由甲状腺病变所致。

（2）继发性甲减：因垂体 TSH 缺乏所致。

（3）三发性甲减：系下丘脑 TRH 缺乏所致。

（4）外周组织性甲减：由甲状腺激素受体或受体后病变所致。

二十七、甲状腺功能减退症如何治疗？

1. 一般治疗　有贫血者补充铁剂、维生素 B_{12}、叶酸（维生素 B_9）等，胃酸低者补充稀盐酸。

2. 替代治疗　甲状腺激素替代治疗。首选左甲状腺素（L-T4、优甲乐）12.5～50 μg/d 一次顿服，根据医嘱及检查结果调节剂量。用法：早餐前半小时，空腹将 1 天剂量一次性给予。不良反应：过量可出现甲亢症状，如心悸、多汗、体重减轻、手震颤、神经兴奋性升高和失眠，对伴有心血管病的甲减患者，警惕心肌缺血或心律失常。

二十八、甲状腺功能减退症患者的出院指导有哪些？

1. 按时服药，观察药物的疗效及不良反应。出现多食、消瘦、心动过快、情绪易于激动，提示药量过多，要及时就诊或通知医师。服药剂量要准确，不能随意减量或停药，定期复查。

2. 给予高蛋白质、高维生素、低脂、低钠饮食，多食粗纤维食物及水果蔬菜，多饮水（2 000～3 000 ml），防治便秘。桥本甲状腺炎患者应避免摄入含碘食物和药物。

3. 参加适度运动，如慢跑、散步，调动其参加活动的积极性,保持身心健康,注意生活规律。

4. 皮肤干燥的患者,加强皮肤护理,沐浴后涂抹护肤油保护,水肿部位加强护理。

5. 避免寒冷、感染、创伤、镇静剂的使用不当等因素,以免诱发黏液性水肿昏迷。

6. 监测并记录晨起体温、心率等基础代谢率指标,体温偏低的患者采取保暖措施,防止烫伤。学会自我观察,若出现低血压、心动过缓、体温<35℃等,及时就医。

二十九、亚急性甲状腺炎的临床表现有哪些?

发病前1～3周可有上呼吸道感染史;甲状腺局部疼痛为本病的特征,可先累及一叶后扩大或转移至另一叶,甲状腺轻至中度肿大;常有发热、周身不适、肌肉酸痛、乏力等症状;部分患者有一过性轻度甲状腺功能亢进症候群。

三十、亚急性甲状腺炎的治疗方法有哪些?

1. 早期治疗 以减轻炎症反应及缓解疼痛为目的,应用非甾体抗炎药如阿司匹林、吲哚美辛等。用药期间注意定期检查肝肾功能,若胃肠道反应剧烈可以和食物同服。

2. 糖皮质激素 适用于病情较重者。初始泼尼松10～40 mg/d,维持1～2周,缓慢减少剂量。饭后服用,以免刺激肠胃。长期服用时定期监测血糖、电解质和大便有无潜血,有无骨质疏松。服用过程中注意缓慢减少剂量,总疗程不少于6～8周,过快减量、过早停药易使病情反复。

3. β受体阻滞剂 适用于甲状腺毒症明显者、心率增快明显者。注意监测心率、心律,防止出现窦性心动过缓、房室传导阻滞。长期服用时可影响脂质代谢,并可导致低血压,注意监测血压、血脂变化。

4. 甲状腺激素 适用于甲状腺功能明显减退者,可短期小量使用。永久性甲状腺功能减退者需长期替代治疗。从小剂量开始,维持血清 T4 在正常范围。

三十一、亚急性甲状腺炎患者饮食需注意什么?

进食高热量、高蛋白质、高维生素的饮食,多食用新鲜蔬菜、水果、豆类、奶类、鸭、精瘦肉、蛋等,适当限制脂肪摄入。禁食刺激性食物,禁烟酒、浓茶、咖啡,禁食含碘丰富的海产品及药物。

三十二、亚急性甲状腺炎患者护理指导要点有哪些?

1. 保持环境安静,避免嘈杂,减少不良刺激。合理作息,注意保暖。症状明显时和治疗早期应卧床休息,避免剧烈运动及挤压甲状腺。

2. 发热的护理 监测体温变化,做好记录。给予抗病毒、抗菌药物抗感染同时,鼓励患者多饮水。出汗时注意保暖,防止受风、受凉,同时可用毛巾擦拭汗液,及时更换衣裤,保持清洁卫生。

3. 颈前区疼痛的护理 颈前区疼痛为此疾病常见表现,可以采取分散注意力法,如听轻音乐、看电视、聊天等方式,或者打哈欠、握拳、深呼吸、努力放松以减轻疼痛。切勿用力按压疼痛部位。

4. 坚持用药,不得随意停药或增减药量,用药期间注意有无满月脸、水肿、骨质疏松、胃出血、诱发感染等。注意定期复查。

5. 注意自我观察,注意体温有无降低,甲状腺肿块是否减小、疼痛是否减轻或消失。

三十三、肥胖症的治疗方法有哪些?

1. 医学营养治疗 平衡膳食。减少热量

摄取及增加热量消耗。

2. 体力活动和体育运动　结合医学营养治疗,长期坚持,结合患者实际情况。

3. 药物治疗　奥利司他、西布曲明、利莫那班。

(1) 中枢性减肥药:目前临床上主要有西布曲明,主要不良反应有头痛、失眠、便秘、口干、畏食、心率加快,有些使用者出现血压轻度升高,故用于冠心病、心律失常、充血性心力衰竭和脑卒中患者。

(2) 非中枢性减肥药:目前临床上主要是奥利司他。主要不良反应为胃肠胀气、大便次数增多和脂肪便。应及时更换内裤,注意肛周皮肤护理。

4. 手术治疗　仅用于重度肥胖、减重失败而又有严重并发症。

三十四、肥胖症患者护理指导要点有哪些?

1. 根据年龄、性别、体力、病情及有无并发症等情况确定合理的运动方式。制订每天的活动计划,固定每天运动的时间,并长期坚持。

2. 认识肥胖的危害,积极预防,特别是有肥胖家族史的儿童、妇女产后及绝经期、男性中年以上或疾病恢复期,尤应早指导、早干预。

3. 评估患者肥胖症的发病原因,制订饮食计划和减轻体重的具体目标,改变不良饮食习惯,采用低糖低脂、高蛋白质饮食,适当补充维生素和微量元素。

4. 每天自我监测并记录饮食和运动情况,每周监测体重和腰围。

三十五、原发性甲状旁腺功能亢进症患者的饮食指导有哪些?

高热量、高蛋白质、高维生素饮食,多食用新鲜蔬菜、水果、豆类、蛋、鸭肉等,适当限制脂肪。避免高钙饮食,饮用生理盐水。

三十六、原发性甲状旁腺功能亢进症患者发生高钙危象应如何处理?

保证病室安静,吸氧。大量注射生理盐水,根据失水情况每天给 4～6 L。按医嘱用药:不可用含钙液体,如林格液、呋塞米、中性磷酸盐、降钙素、糖皮质激素等。必要时血液透析或腹膜透析降低血钙。严格记录出入量,昏迷患者加强皮肤、口腔护理,定时翻身以预防压力性损伤和肺炎的发生。

三十七、原发性甲状旁腺功能亢进症需要定期监测的项目有哪些?

定时复查监测甲状旁腺激素和血常规,测定血钙、磷。血清钙水平是判断手术是否成功的标准,手术成功者,高血钙症和 PTH 血症被纠正,不再形成新的泌尿系结石。如有不适,及时复诊。

三十八、原发性慢性肾上腺皮质功能减退症的治疗方法有哪些?

1. 基础治疗　糖皮质激素替代治疗如氢化可的松、钠盐及盐皮质激素。

(1) 糖皮质激素通常采用氢化可的松口服。一般模仿激素分泌周期,清晨睡醒时服全日量的 2/3,下午 4 点服剩余的 1/3。剂量因人而异,可适当调整。

(2) 钠盐和盐皮质激素:钠盐摄入要充足,有腹泻、大量出汗时应酌情增加,必要时加盐皮质激素,并根据疗效调节剂量。严密观察血压、肢体水肿、血清电解质等变化,为调整剂量提供依据。

(3) 口服激素替代治疗,要严格遵医嘱服用,不能自行停药。

(4) 长期服用药物,定期监测血糖、血电解质和大便有无潜血,有无骨质疏松。

2. 病因治疗　积极查找病因,对症治疗。

三十九、原发性慢性肾上腺皮质功能减退症患者的出院指导包括哪些内容?

1. 保证患者充分休息,下床活动、改变体位时动作宜慢,防止发生直立性低血压。外出时避免阳光直晒,打伞或戴遮阳帽,以遮挡太阳对皮肤的辐射。

2. 进食高碳水化合物、高蛋白质、高钠饮食。如病情许可,每天摄取水分 3 000 ml 以上,避免进食高钾食物。摄取足够食盐(8～10 g/d),如大量出汗、腹泻时要酌情增加食盐摄入量。

3. 按时定量服用药物,切勿自行增减药量或停药,以免发生危险。了解药物不良反应,将药物与食物或制酸剂一起服用,避免单独或饭前服用,以免损伤胃黏膜。定期到医院复查,调整药物剂量。

4. 避免诱发肾上腺危象的诱因,积极控制感染、避免创伤、过度劳累和突然中断治疗。手术、分娩时应做好充分准备。出现恶心、呕吐、腹泻、大量出汗时应及时处理。

四十、生长激素缺乏性侏儒症患者的注意事项有哪些?

1. 饮食与休息:优质蛋白质饮食,加强营养,多食含钙丰富易消化食物。保证充足睡眠时间。

2. 运动和体育锻炼:每天坚持>30 min 的体育锻炼。

3. 定期测量身高、体重,提供良好的心理护理,解除自卑心理。

4. 生长激素可引起一过性高血糖现象,切忌用药过量,一次生长激素注射过量可导致低血糖,继之出现高血糖,长期过量注射可导致肢端肥大症。注射部位应经常变动,以防脂肪萎缩。生长激素禁忌证:骨闭合的儿童;有肿瘤

进展症状的患者;严重全身感染的危重患者在机体急性休克期。

5. 定期复诊。

四十一、什么是骨质疏松症?临床表现有哪些?

是一种以低骨量和骨组织微细结构破坏为特征,导致骨骼脆性增加,易发生骨折的代谢性疾病。临床表现为骨痛和肌无力、椎体压缩、骨折。

四十二、骨质疏松症的治疗方法有哪些?

1. 性激素补充疗法　如雌激素;抑制骨吸收药物如二磷酸盐;介入治疗。

(1)性激素必须在医师指导下服用,剂量要准确,与钙剂、维生素 D 同时服用效果更好。另外需定期进行妇科检查和乳腺检查。

(2)应空腹服用二磷酸盐,服药期间不加钙剂,停药期间可给钙剂或维生素 D。

2. 一般治疗　适量运动、合理膳食、补充钙剂和维生素 D。服用钙剂时要增加饮水量,以增加尿量,减少形成泌尿系结石的机会。尽量空腹服用,利于吸收。服用维生素 D 时不可和绿叶蔬菜一起,以免减少钙的吸收。

3. 对症治疗　有疼痛者可适量给予非甾体抗炎药,如阿司匹林或吲哚美辛。发生骨折或顽固性疼痛时,可短期应用降钙素制剂。服用降钙素应注意观察不良反应,如食欲减退、恶心、颜面潮红等。

4. 特殊治疗　使用雄激素应定期测肝功能。

四十三、骨质疏松症患者饮食需注意什么?

增加富含钙质和维生素 D 的食物,补充足够的含维生素 A、维生素 C 及含铁食物,以利于钙的吸收。适度摄取蛋白质及脂肪。应充足摄入含钙食物,如乳制品、海产品等,蛋白质、维生

素的摄入也要保证。避免酗酒、咖啡因摄入过多、长期高蛋白质高盐饮食。

四十四、骨质疏松症患者护理要点有哪些?

1. 保证住院环境安全,预防跌倒。加强日常生活护理,将患者常用之物放于床边易于取用处。维持良好姿势,且变换姿势动作要缓慢。

2. 疼痛的处理

(1)为减轻疼痛,可使用硬板床,取仰卧位或侧卧位,卧床休息数天到1周可缓解疼痛。评估疼痛程度,遵医嘱使用止痛药。

(2)对症处理,必要时使用背架、紧身衣等限制脊椎活动,给予脊椎支持以减轻疼痛。对疼痛部位湿热敷,促进血液循环,减轻肌肉挛缩,缓解疼痛;也可给予局部按摩、超短波、微波、低频及中频电疗法、磁疗法和激光等达到消炎止痛效果。

3. 适当运动,可步行、游泳、慢跑、骑自行车等,但应避免进行剧烈的、有危险的运动。要循序渐进,持之以恒。

4. 按时服药,学会监测药物不良反应。应用激素治疗的患者应定期检查,以早期发现可能出现的不良反应。

四十五、如何对嗜铬细胞瘤患者进行饮食指导?

宜低糖、低盐、高蛋白质、富含维生素、易消化饮食,以增补由于基础代谢升高、糖原分解加速、脂肪代谢紊乱而致的体重下降、乏力等。便秘者可用润肠通便药,以免用力排便增加腹压,诱发高血压发作。避免饮含咖啡因的饮料。

四十六、嗜铬细胞瘤患者的出院指导包括哪些内容?

1. 充分休息,生活规律,避免劳累,保持情绪稳定、心情舒畅。

2. 急性发作时要绝对卧床休息,限制活动,防止跌倒,加强保护措施;保持环境安静,避免刺激。室内光线宜暗,减少探视。

3. 定期测量血压,遵医嘱坚持服药,切勿自行加减药量。患者易发生高血压危象,避免情绪紧张激动、提重物、咳嗽、挤压腹部等诱发因素。血压升高时,多伴有心悸、视物模糊、面色苍白、头痛、头晕、大汗淋漓等症状,及时就医。膀胱排空时刺激儿茶酚胺大量分泌,使血压急剧上升,因此告知患者排尿时要有专人陪护。

4. 定期复查。

四十七、什么是库欣综合征?

库欣综合征又称皮质醇增多症,是由多种病因引起的以高皮质醇血症为特征的临床综合征,主要表现为满月脸、多血质外貌、向心性肥胖、痤疮、紫纹、高血压、继发性糖尿病和骨质疏松等。

四十八、库欣综合征的治疗方法有哪些?

1. 药物治疗   应用皮质醇合成抑制剂,常用药物有米托坦、氨鲁米特、美替拉酮等。

(1)米托坦不良反应:恶心、呕吐、腹泻、嗜睡等。注意事项:用药期间注意防止出现肾上腺皮质功能不全。

(2)氨鲁米特不良反应:嗜睡、头晕、恶心、呕吐、皮疹、白细胞或血小板减少等。注意事项:妊娠、哺乳期妇女及儿童禁用。

(3)美替拉酮不良反应:恶心、呕吐、眩晕、高血压、低钾性碱中毒等。注意事项:用量不宜过大。服用较大剂量时易诱发肾上腺皮质功能不全。

(4)应用利尿剂的护理:水肿严重时,根据医嘱给予利尿剂,观察疗效及不良反应。如出现心律失常、恶心、呕吐、腹胀等低钾症状和体征时,及时处理。

2. 手术治疗　手术切除为首选方法。

四十九、库欣综合征患者饮食应注意什么?

1. 低盐饮食,食盐每天 3～5 g,日常饮食应选含钠较低的食物。

2. 进食含钾高的食物。

3. 多食碱性食品,如豆类、蔬菜、栗子、百合、海带等。

4. 高蛋白质饮食。

5. 高维生素饮食。

6. 低胆固醇食物。

7. 低糖饮食,远离甜食,多食五谷类、根茎类、新鲜蔬菜等。

五十、库欣综合征患者的出院指导包括哪些内容?

1. 合理的休息可以避免加重水肿。平卧时可适当抬高双下肢,有利于静脉回流。肌肉酸疼和骨质疏松可引起疲倦、软弱和腰背酸痛甚至病理性骨折,应限制活动范围,防止跌倒,加强保护措施。

2. 在日常生活中注意预防感染,保持皮肤清洁,防止外伤、骨折等各种可能导致病情加重或诱发并发症的因素,定期门诊复诊。

3. 正确用药并掌握药物疗效和不良反应,不可随意停药,随意停用激素会引起致命的肾上腺危象。如发生头晕、发热、恶心、呕吐、虚弱等应立即就诊。

五十一、什么是原发性醛固酮增多症?

原发性醛固酮增多症简称原醛,是肾上腺皮质腺瘤或肾上腺皮质增生引起大量的醛固酮分泌,导致的一系列贮钠排钾征象。临床表现为高血压、高尿钾、低血钾、低肾素活性,即"两

高两低",女性多于男性。

五十二、原发性醛固酮增多症患者的出院指导包括哪些内容?

1. 注意劳逸结合,保证充分睡眠。肌无力发作时,限制患者活动范围,防止跌倒,加强保护措施。

2. 低钠、高维生素、高热量、含钾丰富的饮食。禁食一切腌制食品,每天食盐量不超过 2 g,戒烟限酒。

3. 术后复查血生化指标及醛固酮。两个月后复查醛固酮,监测血压变化,定期复查。3 个月后复查超声检查,达到早发现、早治疗的目的。

4. 注意安全,切忌远行,以防发生意外。出院后适当运动,3 个月内避免重体力劳动。

5. 注意血压变化,定时测量血压,遵医嘱正确用药,必要时到医院就诊。

五十三、尿崩症的用药注意事项有哪些?

准确遵医嘱给药,不得自行停药,药物治疗及检查时,应注意观察疗效及不良反应。指导患者遵医嘱正确使用药物。如使用加压素,使用前必须充分摇匀,并深部肌内注射,应慎防用量过大引起水中毒;长期服用氢氯噻嗪的患者注意观察有无低钾、高尿酸血症等;口服氯磺丙脲的患者注意观察血糖及有无水中毒现象。

五十四、尿崩症患者的出院指导包括哪些内容?

1. 注意休息,保持环境安静。

2. 避免食用高蛋白质、高脂肪、辛辣和含盐过高的食品,忌烟酒,忌饮茶叶与咖啡(此类食物可使血浆渗透压升高,兴奋大脑口渴中枢)。

3. 准确记录尿量、尿比重、饮水量及体重变化,观察液体出入量是否平衡。口渴者务必

保证液体供给。

4. 保持皮肤黏膜清洁,勿抓挠皮肤,勿撕扯皮屑,预防感染。每次清洁皮肤后涂适量保湿润肤露。

5. 有便秘倾向及早预防,指导多食用粗纤维食物,如芹菜等;提供患者喜爱的饮料、温开水,以保证患者有足够的水分摄入。疾病发作时应卧床休息,病情缓解后可适当活动,促进肠蠕动。

6. 定期门诊复诊。

五十五、刮痧技术的适用范围有哪些?

适用于外感性疾病所致的不适,如高热头痛、恶心呕吐、腹痛腹泻等;各类骨关节病引起的疼痛,如腰腿痛、肩关节疼痛等症状。

五十六、刮痧技术的注意事项是什么?

1. 刮痧部位出现红紫色痧点或瘀斑为正常表现,数日可消除。

2. 严重心血管疾病、肝肾功能不全、出血倾向疾病、感染性疾病、极度虚弱、皮肤疖肿包块、皮肤过敏者不宜进行刮痧术。刮痧部位的皮肤有轻微疼痛、灼热感,刮痧过程中如有不适及时告知护士。

3. 刮痧结束后最好饮用 1 杯温水,不宜即刻食用生冷食物,出痧后 30 min 内不宜洗冷水澡。冬季应避免感受风寒;夏季避免风扇、空调直吹刮痧部位。

4. 空腹及饱食后不宜进行刮痧术。刮痧不配合者,如醉酒、精神分裂症、抽搐者不宜进行刮痧术。孕妇的腹部、腰骶部不宜进行刮痧术。

5. 刮痧过程中若出现头晕、目眩、心慌、出冷汗、面色苍白、恶心欲吐,甚至神昏扑倒等晕刮现象,应立即停止刮痧,取平卧位,通知医师,配合处理。

五十七、拔罐技术的适用范围有哪些?

适用于头痛、腰背痛、颈肩痛、失眠及风寒型感冒所致咳嗽等症状,疮疡、毒蛇咬伤的急救排毒等。

五十八、拔罐技术的注意事项是什么?

1. 留罐时间一般为 10～15 min。应考虑个体差异,儿童酌情递减。

2. 由于罐内空气负压吸引的作用,局部皮肤会出现与罐口相当大小的紫红色瘀斑,此为正常表现,数日方可消除。治疗当中如果出现不适,及时通知护士。

3. 拔罐过程中如出现小水疱不必处理,可自行吸收,如水疱较大,护士会做相应处理。

4. 拔罐后可饮一杯温开水,夏季拔罐部位忌风扇或空调直吹。

五十九、悬灸技术的适用范围有哪些?

适用于各种慢性虚寒型疾病及寒湿所致的疼痛,如胃脘痛、腰背酸痛、四肢凉痛、月经寒痛等;中气不足所致的急性腹痛、吐泻、四肢不温等症状。

六十、悬灸技术的注意事项是什么?

1. 大血管处、孕妇腹部和腰骶部、皮肤感染、溃疡、瘢痕处,有出血倾向者不宜施灸。空腹或餐后 1 h 左右不宜施灸。

2. 施灸过程中出现头晕、眼花、恶心、颜面苍白、心慌出汗等不适现象,及时告知护士。

3. 悬灸后注意保暖,饮食宜清淡。

4. 施灸时防止艾灰脱落烧伤皮肤或衣物。注意观察皮肤情况,对糖尿病、肢体麻木及感觉迟钝的患者,尤应注意防止烧伤。

5. 如局部出现小水疱,无须处理,自行吸收;水疱较大时可用无菌注射器抽吸疱液,用无菌纱布覆盖。

六十一、中药熏洗技术的适用范围有哪些?

适用于风湿免疫疾病、骨伤、妇科、外科、肛肠科及皮肤科等各科疾病引起的疼痛、炎症、水肿、瘙痒等症状,以及消渴痹病、糖尿病周围神经病变、双下肢血管病变。

六十二、中药熏洗技术的注意事项是什么?

1. 月经期、孕妇禁用坐浴,患处皮肤有感染者、严重心脏病者、严重高血压未控制者禁忌熏洗治疗。

2. 冬季注意保暖,暴露部位尽量加盖衣被。

3. 熏洗时间 20～30 min。熏洗前要饮淡盐水或温开水 200 ml,避免出汗过多引起脱水。餐前、餐后 30 min 内不宜熏洗。

4. 熏洗时温度控制在 50～70℃,泡洗时温度在 38～45℃,以防烫伤。

5. 在伤口部位进行熏洗时,严格执行无菌操作。在包扎部位进行熏洗时应揭去敷料,熏洗完毕后,及时消毒更换敷料。

6. 所有物品需清洁消毒,用具一人一份一消毒,避免交叉感染。

六十三、中药塌渍技术的适用范围有哪些?

适用于风湿痹症引起的关节冷痛、酸胀、沉重、麻木;跌打损伤引起的局部瘀血、肿痛;扭伤引起的腰背不适、行动不便;脾胃虚寒所致的胃脘疼痛、腹冷泄泻、呕吐等症状。

六十四、中药塌渍技术的注意事项是什么?

1. 孕妇腹部及腰骶部、大血管处、皮肤破损及炎症、局部感觉障碍处忌用。

2. 操作过程中应保持药袋温度,温度过低则需及时更换或加热。同时注意药袋温度不要过高,防止烫伤。

3. 中药塌渍过程中应随时听取患者对温度的感受,观察皮肤颜色变化,一旦出现水疱、痒痛、破溃或烫伤时应立即停止,报告医师,并给予适当处理。

4. 中药可致皮肤着色,数日后可自行消退。

六十五、耳穴贴压技术的适用范围有哪些?

适用于减轻各种疾病及术后所致的疼痛、失眠、焦虑、眩晕、便秘、腹泻等症状。

六十六、耳穴贴压技术的注意事项是什么?

1. 耳穴贴压的局部感觉为热、麻、胀、痛,如有不适及时通知护士。

2. 每天自行按压 3～5 次,每次每穴 1～2 min。

3. 耳穴贴压脱落后,及时通知医护人员。

4. 耳郭局部有炎症、冻疮或表面皮肤有溃破者及有习惯性流产史的孕妇不宜施行。

5. 耳穴贴压每次选择一侧耳穴,双侧耳穴轮流使用。夏季易出汗,留置时间 1～3 天,冬季留置 3～7 天。

6. 观察患者耳部皮肤情况,留置期间应防止胶布脱落或污染;对普通胶布过敏者改用脱敏胶布。

7. 患者侧卧位耳部感觉不适时,可适当调整。

六十七、耳穴贴压常用按压手法有哪些?

1. 对压法 用示指和拇指的指腹置于患者耳郭的正面和背面相对按压,至出现热、麻、胀、痛等感觉,示指和拇指可边压边左右移动,或做圆形移动,一旦找到敏感点,则持续对压 20～30 s。对内脏痉挛性疼痛、躯体疼痛有较好的镇痛作用。

2. 直压法 用指尖垂直按压耳穴,至患者产生胀痛感,持续按压 20～30 s,间隔少许,重复按压,每次按压 3～5 min。

3. 点压法 用指尖一压一松地按压耳穴,

每次间隔 0.5 s。本法以患者感到胀而略沉重刺痛为宜,用力不宜过重。一般每次每穴可按压 27 下,具体可视病情而定。

六十八、中药热罨包技术的适用范围有哪些?

各种痛症、泄泻、呕吐、腹胀、各种虚寒或寒湿型慢性病及闭合性损伤。

六十九、中药热罨包技术的注意事项是什么?

1. 孕妇及腰骶部、大血管处、皮肤破损及炎症、实症、热症、局部感觉障碍处、出血性疾病忌用。

2. 操作时间:10~15 min/次,1~2 次/d,勿剧烈活动。

3. 温度适宜,不宜过烫。一般温度为 50~70℃,用药时间每次间隔 5 h。感觉局部温度过高或出现红肿、丘疹、瘙痒、水疱等情况,应及时告知医护人员。

4. 注意患者保暖,多饮温开水,保持心情舒畅。

七十、糖尿病患者监测血糖的意义有哪些?

血糖监测是糖尿病管理中的重要组成部分,通过血糖监测结果可以了解疾病控制情况,以及饮食、运动、药物治疗对糖尿病的影响,及时调整治疗方案,控制血糖长期达标,预防或延缓并发症的发生、发展。

七十一、哪些时段需要自我监测血糖?

空腹血糖、餐后 2 h 血糖、餐前血糖、晚间或临睡前血糖。

七十二、哪些糖尿病患者适宜自我监测血糖?

服用口服降糖药的患者,实行胰岛素强化

治疗的患者,全部用胰岛素治疗的患者,不稳定糖尿病患者,反复出现低血糖和酮症的患者,妊娠糖尿病患者,肥胖患者。

七十三、血糖仪使用的注意事项有哪些?

测试之前调整血糖仪的编码,初次使用一瓶试纸要标注使用日期,轮换选择测试部位,刺破皮肤后勿用力挤压,保持血糖仪的清洁,切记不要用水清洗血糖仪。

七十四、血糖试纸保存的注意事项有哪些?

应保存在密封的原装容器中,放在干燥、避光的环境中;每次取出试纸后应立即盖紧瓶盖;旧试纸瓶要及时丢弃,不要用旧试纸瓶存放消毒棉球,以免瓶盖混淆使试纸受潮;注意试纸的失效期。

七十五、胰岛素笔注射的操作步骤有哪些?

注射前洗手,核对胰岛素类型及剂量,检查胰岛素笔,正确安装胰岛素笔芯,预混胰岛素需充分摇匀。安装针头,按常规消毒注射部位皮肤,待干,将胰岛素笔竖直向上轻弹笔芯,排尽笔芯内空气,直至第一滴药液滴出。调节注射剂量,根据针头型号选择合适的注射手法捏皮,注射。注射后针头停留在注射部位至少 10 s。注射完毕快速拔针,用干棉签按压片刻直至不出血为止。再次检查针头的完整性,弃去针头。

七十六、什么是胰岛素泵?

胰岛素泵是一个形状、大小如同手机,采用人工智能控制的胰岛素输入装置,通过持续皮下输注胰岛素,最大程度模拟胰岛素的生理性分泌模式,而达到更好控制血糖的一种胰岛素治疗方法。

七十七、如何使用胰岛素泵?

注射部位常取下腹部,避开腰带周围、腰围

处及距脐 4～5 cm 处,新注射部位与上一次部位相隔 2～3 cm 以上。安装时使用 75% 乙醇溶液消毒,垂直进针,胶布固定。3～5 天(冬季可适当延长至 5～7 天)更换一次注射部位及导管,如注射部位出现红肿、出血、脱出,应及时更换导管及注射部位,且 2～3 个月内避开该部位及该部位 3 cm 区域内进行注射,直至该区域皮肤恢复正常。

七十八、超声引导下甲状腺结节细针穿刺技术的流程是什么?

首先明确穿刺的适应证和禁忌证,穿刺前进行必要的实验室检查(血常规、传染四项、凝血功能检查),检查穿刺部位的皮肤情况(有无皮肤黏膜出血倾向及进针部位皮肤是否完整)。指导患者进行反复练习呼气后屏气动作,以配合穿刺。使用抗凝药物、抗血小板药物的患者需要停药至少 3 天及以上,给予必要的解释和说明,签署知情同意书,在超声引导下进行甲状腺结节细针穿刺及送检标本,交代术后注意事项。

七十九、甲状腺细针穿刺细胞学检查注意事项有哪些?

1. 穿刺前常规检查血常规和凝血指标。

2. 术前 1 周停用抗凝药物如华法林、阿司匹林、氯吡格雷等。

3. 穿刺前不需要禁食,但不宜进食太饱,最好穿易于敞开颈部的衣服。

4. 医师穿刺时,请尽量不要说话或做吞咽动作,一般实性结节穿刺需 15～20 min,囊肿、硬化大概需要 30～60 min。

5. 甲状腺结节患者进行细针穿刺治疗后,医师将于穿刺处放置敷料,24 h 后取下,建议患者 3 天内避免用水冲洗颈部,清洁面部时减少水量以防伤口感染,同时避免剧烈运动和举重物。

参考文献

[1] 尤黎明,吴瑛.内科护理学:5 版[M].北京:人民卫生出版社,2012.

[2] 吴惠平,付方雪.现代临床护理常规[M].北京:人民卫生出版社,2018.

[3] 丁炎明,陈青,张大双.临床常见疾病健康教育手册内科分册[M].北京:人民卫生出版社,2017.

[4] 钱培芬,沈贻萍,王维.内分泌科护理基本知识与技能[M].北京:科学出版社,2010.

[5] 中国老年学和老年医学学会,中国老年学学会心脑血管病专业委员会.中国慢性疾病防治基层医生诊疗手册 糖尿病学会分册[M].北京:北京大学医学出版社,2016.

[6] 纪立农,郭晓蕙,等.中国糖尿病药物注射技术指南(2016 版)[J].中华糖尿病杂志,2017,9(2):79.

[7] 国家中医药管理局.护理人员中医技术使用手册[M].北京:中国中医药出版社,2015.

[8] 中华医学会.临床诊疗指南内分泌及代谢性疾病分册[M].北京:人民卫生出版社,2005.

[9] Li G, Zhang P, Wang J, et al. The long-term effect of lifestyle interventions to prevent diabetes in the China Da QingDiabetes Prevention Study: a 20-year follow-up study[J]. Lancet, 2008, 371(9626): 1783 - 1789. DOI: 10.1016/S0140 - 6736(08)60766 - 7.

[10] Knowler W C, Fowler S E, Hamman R F, et al. 10-year follow-up of diabetes incidence and weight loss in the Diabetes Prevention Program Outcomes Study[J]. Lancet,2009, 374(9702): 1677 - 1686. DOI: 10.1016/S0140 - 6736(09)61457 - 4.

[11] 中华人民共和国卫生行业标准.WS 397 - 2012 糖尿病筛查和诊断[M].北京:中国标准出版社,1992.

[12] 中华医学会内分泌学分会.中国成人 2 型糖尿病预防的专家共识[J].中华内分泌代谢杂志,2014,30(4):277 - 283. DOI: 10.3760/cma.j.

issn.1000 - 6699.2014.04.001.

[13] Jia W P, Pang C, Chen L, et al. Epidemiological characteristics of diabetes mellitus and impaired glucose regulation in a Chinese adult population: the Shanghai Diabetes Studies, across-sectional 3-year follow-up study in Shanghai urban communities ［J］. Diabetologia, 2007, 50(2): 286 - 292. DOI: 10.1007/s00125 - 006 - 0503 - 1.

[14] Garber C E, Blissmer B, Deschenes M R, et al. American College of Sports Medicine position stand. Quantity and quality of exercise for developing and maintaining cardiorespiratory, musculoskeletal, and neuromotor fitness in apparently healthy adults: guidance for

prescribing exercise[J]. Med Sci Sports Exer, 2011, 43(7): 1334 - 1359. DOI: 10.1249/MSS. 0b013e318213fefb.

[15] Dempsey P C, Larsen R N, Sethi P, et al. Benefits for type 2 diabetes of interrupting prolonged sitting with brief bouts of light walking or simple resistance activities ［J］. Diabetes Care, 2016, 39(6): 964 - 972. DOI: 10.2337/dc15 - 2336.

[16] Biswas A, Oh P I, Faulkner G E, et al. Sedentary time and its association with risk for disease incidence, mortality, and hospitalization in adults: a systematic review and meta-analysis ［J］. Ann Intern Med, 2015, 162 (2): 123 - 132.

第七节 神 经 内 科

一、什么是脑卒中?

脑卒中是指急性起病,由于脑局部血液循环障碍所导致的神经功能缺损综合征,症状持续时间至少24 h以上,包括脑梗死、脑出血、蛛网膜下腔出血等。如脑缺血的症状持续数分钟至数小时,最多不超过 24 h,且无 CT 或 MRI 显示的结构性改变,则称为短暂性脑缺血发作。脑卒中引起的神经系统局灶性症状和体征与受累脑血管的血供区域一致。但出现弥漫性脑功能障碍时,如心搏骤停引起的全脑缺血,则不属于脑卒中的范畴。

二、脑卒中分哪几类?

脑卒中通常分为缺血性脑卒中(包括短暂性脑缺血发作、脑梗死)和出血性脑卒中(包括脑出血、蛛网膜下腔出血)两大类。

三、脑卒中发病率为什么居高不下?

1. 错误的观念和不健康的生活方式是导致这一问题最主要、最基础的原因。我国居民生活上存有许多误区,如膳食、运动、嗜好等方面。

2. 高血压、血脂异常、高血糖都可以诱发脑卒中,这些慢性非传染性疾病又统称为生活行为方式病。它涉及日常生活的方方面面,对人们的健康影响重大。同时因为它的普遍性,许多人并不觉得生活行为对健康的影响有多重要。所以,错误的观念和不健康的生活方式成了"隐形杀手"。

3. 某些常见的器质性病变如心脏卵圆孔未闭、房颤,也可以引发脑卒中。

四、脑卒中是否可防可治?

大部分脑卒中是可以预防的。我们要改正

错误的观念和不健康的生活方式,有意识地避免脑卒中的危险因素;另外,对体内已经形成的病理变化,如颈动脉斑块造成狭窄等,要引起重视,定期进行脑卒中筛查,及早发现疾病问题,做到早诊断、早治疗,就可以有效地防止脑卒中的发生。

脑卒中发生后,在3～6 h内对患者进行包括溶栓治疗在内的有效救治措施,能够挽救部分尚未坏死的脑组织,极大地改善患者预后,降低死亡率和致残率,部分患者的病情可以完全恢复不留任何后遗症。

五、预防脑卒中从什么时间开始?

预防脑卒中要从幼年开始。因为,动脉硬化的病理改变往往从儿童时期就已经开始,并随年龄的增长而逐渐加重,主要与食物中的脂肪含量过高、高糖导致肥胖有关。

高脂血症和肥胖是引起动脉硬化的主要原因。从幼年开始,适当控制高胆固醇及高糖食品的摄入,多吃水果、蔬菜;养成不偏食、不过量饮食的习惯;积极参加各种体育运动,养成良好的生活习惯,对人的一生极为有益。

六、青年人是否不必担心得脑卒中?

脑卒中的主要患病人群是中老年人,临床资料显示2/3以上的脑卒中首次发病者是60岁以上的老年人,但这并不能说明年轻人就可以高枕无忧。现在,脑卒中已经出现"年轻化"的趋势。年轻人患脑卒中的危险因素除了高血压、酗酒、吸烟、夜生活过度、高脂肪饮食外,还有代谢异常(如高同型半胱氨酸血症)、血液病、心脏疾病、先天性疾病、免疫系统疾病等因素,因此,纠正不健康的生活方式,积极筛查致病因素并给予相应治疗是青年人远离脑卒中的关键。

七、脑卒中发病与季节有什么关系?

脑卒中在春、夏或秋、冬季节变化时容易发作。每年进入冬季,气温一下降,不少老人就会因防备不及而发生脑卒中等疾病。天气变冷时特别是冬春季节,气温偏低,人体血管收缩明显,血压增高,容易发生心脑血管事件。夏季天气较热,血管相对处于扩张状态,一般人认为发生脑卒中的概率会减少,其实也不尽然。当气温较高时,人体大量出汗以降低体温,水分消耗多,容易造成体内缺水,血液相对黏稠,血流减慢,也容易诱发脑卒中。

八、日常生活中应注意哪些问题以预防脑卒中?

生活饮食习惯与脑卒中的发生关系密切,如高盐高脂饮食、吸烟、饮酒、缺乏体育锻炼等都已证实是导致脑卒中发生的危险因素。因此,脑卒中的预防要以"健康四大基石"为主要内容,即"合理膳食,适量运动,戒烟限酒,心理平衡"。

还应注意以下4点:

(1)高血压患者应注意控制血压,坚持规律服用降压药。

(2)高胆固醇血症患者应注意控制胆固醇,坚持服用降血脂药物。

(3)糖尿病患者应积极控制血糖。

(4)心房纤颤或有其他心脏疾病的患者应控制心脏病等危险因素。

日常生活行为要注意以下10点:

(1)饮食要清淡。

(2)适度增加体力活动。

(3)克服不良嗜好,如吸烟、饮酒、久坐等。

(4)防止过度劳累、用力过猛。

(5)老年人应防止过快改变体位、便秘。

(6)注意气候变化。

(7)每天饮水要充足。

（8）看电视、上网等时间不要太长。

（9）保持情绪平稳。

（10）定期进行健康体检，发现问题早防早治。

九、吸烟、饮酒对脑卒中发病有什么影响？

吸烟是脑卒中的独立危险因素，香烟中的尼古丁可使血管痉挛、心跳加快、血压升高、动脉加速硬化、促进血小板聚集，使血液凝固性和黏稠度增高，以致血流缓慢，为脑卒中创造了条件。

酒中的主要成分是乙醇，对组织细胞有损害作用，能损害大脑细胞和麻醉大脑皮质，可使人智力下降、胆固醇升高、动脉加速硬化。过量饮酒后血浆中的儿茶酚胺浓度升高，导致血压升高，这样容易造成管壁薄弱的脑动脉破裂而造成脑卒中。

十、如何用"FAST"快速识别脑卒中？

F（face）：观察患者脸是否对称，让患者微笑，观察有无口角歪斜。

A（arm）：让患者举起双手，观察两只手臂能否平行举起，是否感觉一只手没有力气或根本无法抬起。

S（speech）：聆听患者的语言，是否说话困难或言语含糊不清。

T（time）：如果上述三项有一项存在，请您立即拨打急救电话"120"。

十一、急性缺血性脑卒中最有效的治疗方法是什么？

急性缺血性脑卒中最有效的治疗方法是在时间窗内给予血管再通治疗，包括重组组织型纤溶酶原激活剂（rt‐PA）或尿激酶静脉溶栓和机械取栓，救治成功率与发病时间密切相关。

十二、对疑似卒中的患者为什么必须快速检测血糖？

对每一位疑似卒中的患者必须快速检测血糖，因为低血糖会导致类卒中样发病。如低血糖应尽快纠正，对于血糖低于 3.3 mmol/L（60 mg/dl）的患者给予葡萄糖口服或注射治疗。对无低血糖者进行过多葡萄糖输液可能加重脑组织损伤，因此建立静脉通路补液时，应使用无糖的等渗溶液。

十三、急性缺血性脑卒中静脉溶栓治疗需要做哪些化验检查？

若初步诊断患者是急性缺血性脑卒中，应在静脉溶栓时间窗内立即化验检查，包括血常规、血型、凝血功能、血糖、肾功能、电解质、急诊头颅影像检查及心电图检查，溶栓治疗开始前必须取得血糖结果，其余检查无须等待结果，再行溶栓。

十四、早期静脉溶栓的特点有哪些？

早期静脉溶栓是急性缺血性脑卒中常用治疗方法，具有操作简单、方便快捷、易于掌握、无须特殊器械、准备时间短、静脉滴注给药创伤小、患者依从性高等特点。

十五、缺血性脑卒中静脉溶栓的药物有哪些？

1. 3～4.5 h 内使用注射用阿替普酶。

2. 6 h 内使用注射用尿激酶。

注意：注射用阿替普酶剂量分为 20 mg/支和 50 mg/支两种剂量，每支药物配有相应的溶剂。尿激酶分为 10 万单位/支和 25 万单位/支两种剂量。在配置药物时严格对药物剂量进行核对，确保用药准确。

十六、阿替普酶与尿激酶有何区别？

尿激酶属于第一代溶栓药物，能促使纤维蛋白凝块降解，也能进一步降解血液循环中凝血因子Ⅴ、纤维蛋白原等，但也具有较高出血风险。rt‐PA 是一种常见糖蛋白，能对纤溶酶原进行激活,促使其进一步转变为纤溶酶,从而溶解血栓,再通闭塞血管,使得缺血区血供恢复,避免缺血组织出现不可逆损伤,rt-PA 具有较强特异性,特别是在溶栓后 6~8 h。

十七、缺血性脑卒中静脉溶栓的适应证有哪些?

1. 发病 3 h 内应用 rt-PA(重组人组织型纤溶酶原激活物)

(1)年龄≥18 岁。

(2)症状出现<3 h。

(3)有缺血性脑卒中导致的神经功能缺损症状。

(4)患者或家属签署知情同意书。

2. 发病 4.5 h 内应用 rt-PA

(1)年龄≥18 岁。

(2)症状持续 3~4.5 h。

(3)有缺血性脑卒中导致的神经功能缺损症状。

(4)患者或家属签署知情同意书。

3. 发病 6 h 内应用尿激酶

(1)年龄 18~80 岁。

(2)症状出现小于 6 h。

(3)有缺血性脑卒中导致的神经功能缺损症状。

(4)意识清楚或嗜睡。

(5)脑 CT 无明显早期脑梗死低密度改变。

(6)患者或家属签署知情同意书。

十八、缺血性脑卒中静脉溶栓的禁忌证有哪些?

1. 颅内出血(包括脑实质出血、脑室内出血、蛛网膜下腔出血、硬膜下/外血肿等)。

2. 既往颅内出血史。

3. 近 3 个月有重大头颅外伤史或卒中史。

4. 近 1 周内有在不易压迫止血部位的动脉穿刺。

5. 近 3 个月有颅内或椎管内手术。

6. 颅内肿瘤、巨大颅内动脉瘤。

7. 活动性内脏出血。

8. 急性出血倾向:包括血小板计数低于 $100×10^9$/L 或其他情况。

9. 口服抗凝药 INR>1.7 或 PT>15S。

10. 24 h 内接受过低分子肝素治疗。

11. 48 h 内使用凝血酶抑制剂或 Xa 因子抑制剂,各种敏感的实验室检查异常(如 APTT、INR、血小板计数、ECT;TT 或 Xa 因子活性测定等)。

12. 血糖<2.8 mmol/L 或>22.22 mmol/L。

13. 血压:收缩压≥180 mmHg 或舒张压≥100 mmHg。

14. 头部 CT 或 MRI 提示大面积脑梗死(梗死面积>1/3 大脑中动脉供血期)。

15. 近 2 周内有大型外科手术。

16. 近 3 周内有胃肠或泌尿系统出血。

17. 主动脉弓夹层。

十九、缺血性脑卒中静脉溶栓药物如何配置?

注射用阿替普酶:剂量为 0.9 mg/kg(最大剂量 90 mg),先静脉推注 10%(1 min),其余 90% 的剂量用生理盐水稀释后连续静滴,60 min 滴完(使用输液泵控制速度),结束后用生理盐水冲管,确保给药剂量准确。rt-PA 为粉针,配有溶解剂,50 mg 配有 50 ml 的溶解剂,20 mg 配有 20 ml 的溶解剂,因此剩余 90% 剂量的 rt-PA 视剂量用生理盐水稀释成 200 ml 溶液(遵医嘱)。rt-PA 必须单独建立静脉通路,不可与其他药物共用通路,肝素亦不可。

尿激酶:发病 3 h 内,100 万 U;发病 3~6 h,150 万 U 或 100 万~150 万 U,溶于生理盐水 100~200 ml 中,持续静滴 30 min(使用输液

泵控制速度），结束后用生理盐水冲管，确保给药剂量准确。

二十、静脉溶栓过程中需要观察什么?

监测血压控制在 150/90 mmHg（根据患者基础血压调节），血氧饱和度控制在 94% 以上，否则面罩吸氧。密切观察是否有牙龈出血、鼻出血、皮下出血等出血倾向，观察有无头痛、恶心，有无发憋、气短及口唇、舌水肿等，rt - PA 静脉溶栓的并发症多发于用药的 45 min 左右，因此密切观察病情至关重要。

二十一、静脉溶栓期间的血压监测要求是什么?

1. 1 h 内，2～5 min 测量血压 1 次。

2. 2 h 内，每 10 min 测量血压 1 次。

3. 6 h 内，每 30 min 测量血压 1 次（根据血压情况随时调整）。

4. 24 h 内，每 60 min 测量血压 1 次。

二十二、静脉溶栓结束后为患者做哪些健康宣教?

溶栓结束后要求严格 24 h 卧床，在床上大小便，必要时留置尿管，进食低盐、低脂、易消化饮食。减少家属的探视，避免患者情绪激动而影响血压情况。注意观察有无头晕、头痛、恶心、牙龈及皮肤黏膜出血、舌体肿大、喉头水肿等症状，如有不适立即通知医师。同时观察患者的病情与入院时的变化情况，及时通知医师。合理安排陪床家属，患者 24 h 后需再次行头部 CT 检查，及时预约并合理安排人员协助检查。

二十三、静脉溶栓患者 24 h 检查无出血后应该做什么呢?

口服阿司匹林 300 mg，1 次/d（根据医嘱调节剂量）。尿激酶溶栓患者需加注低分子肝素钙 4 100 IU，2 次/d。其他口服药物遵医嘱服用。

二十四、服用立普妥（阿托伐他汀钙片）的注意事项?

1. 用药期间应定期检查血胆固醇和血肌酸磷酸激酶，应用本品时血氨基转移酶可能增高。

2. 本品治疗过程中如发生血氨基转移酶增高达正常高限的 3 倍，或血肌酸磷酸激酶显著增高或有肌炎、胰腺炎表现时，应停用本品。

3. 应用本品时如有低血压、严重急性感染、创伤、代谢紊乱等情况，须注意可能出现的继发于肌溶解后的肾功能衰竭。

4. 肾功能不全时应减少本品剂量。

二十五、什么是脑梗死?

脑梗死又称缺血性脑卒中，指各种原因引起脑部血液循环障碍，缺血、缺氧所致的局限性脑组织缺血性坏死或软化。

二十六、脑梗死的危险因素有哪些?

不可干预的危险因素：年龄、性别、种族、遗传等。

可以干预的危险因素：高血压、糖尿病、血脂异常、心脏病、无症状颈动脉狭窄、不当的生活方式（如酗酒、缺乏锻炼、肥胖、膳食不营养）、偏头疼、睡眠呼吸障碍、高凝状态等。

二十七、脑梗死的早期表现有哪些?

肢体乏力、肢体麻木、言语不清、口角歪斜、眩晕伴恶心呕吐、单眼突然发黑、呛咳、复视、偏盲（双眼同一侧看不见东西）、走路不稳、动作不协调等。

二十八、脑梗死患者出院后应注意什么?

1. 鼓励患者从事力所能及的家务劳动,日常生活不过度依赖他人,改变不良生活方式,坚持每天进行 30 min 以上的慢跑、散步等运动。气温变化时注意保暖。

2. 进食高蛋白质、高维生素、低盐低脂、低热量清淡饮食,多食新鲜蔬菜、水果、谷类、鱼类和豆类,保持能量供需平衡,戒烟、限酒。

3. 遵医嘱服药,不得擅自停药或改药,控制血压、血糖、血脂,如发生牙龈出血、皮下出血、排黑便等症状应及时就医。

4. 每天坚持康复训练,并与康复治疗师保持联系,以便及时调整康复训练方案。

5. 遵医嘱定期门诊复查血压、血糖、肝功及神经功能恢复情况。

6. 出现头晕、头痛、视物模糊、言语障碍、肢体麻木、无力等症状时及时就诊。

二十九、什么是短暂性脑缺血发作?

短暂性脑缺血发作(TIA)是由颅内动脉病变致脑动脉一过性供血不足引起的短暂性、局灶性脑功能缺失或视网膜功能障碍,表现为供血区神经功能缺失的症状和体征。症状一般持续 10～15 min,多在 1 h 内缓解,最长不超过 24 h,不遗留神经功能缺损症状,影像学检查无责任病灶,但可反复发作。

三十、短暂性脑缺血发作的原因?

与动脉粥样硬化、动脉狭窄、心脏病、血液成分改变及血流动力学变化等有关。

三十一、短暂性脑缺血发作有什么表现?

1. 大脑中动脉供血区的 TIA:缺血对侧肢体的单瘫、轻偏瘫、面瘫、舌瘫、偏身感觉障碍、失语、空间定向障碍。

2. 颈内动脉主干 TIA:一过性黑矇、失明和/或对侧偏瘫及感觉障碍。

3. 椎-基底动脉系统 TIA:眩晕、平衡障碍、眼球运动异常和复视。

三十二、怎样预防短暂性脑缺血发作?

控制三高(高血压、高血脂、高血糖),防止血液黏稠;控制体重,避免肥胖;生活规律,避免过劳;消除精神压力,保持乐观情绪;低盐低脂饮食,少食辛辣刺激食物;戒烟酒。

三十三、什么是脑出血? 患者发病时有哪些症状?

脑出血指原发性非外伤性脑实质内出血,也称自发性脑出血。

患者发病时可有昏迷、肢体障碍、感觉障碍、头痛、呕吐、步态不稳、言语障碍等症状。

三十四、脑出血的诱发因素有哪些?

1. 精神刺激 由于过分激动,使交感神经系统兴奋,肾上腺素增加,心跳加快,血管急剧收缩,诱发血管破裂。

2. 过度劳累 由于担负任务过重,精神极度紧张或过度疲劳,极易诱发脑出血。

3. 不良生活习惯 如酗酒、暴饮暴食、饱食后洗澡等。

4. 气候变换 气候变换影响人体神经内分泌的正常代谢,使血液黏稠度、血浆纤维蛋白质、肾上腺素均升高,毛细血管痉挛性收缩和脆性增加,血压升高,造成血管破裂。

三十五、患者脑出血时,家属需如何应对?

1. 保持镇静并立即将患者平卧,千万不要着急将患者送往医院,以免路途震荡;可将其头偏向一侧,以防痰液、呕吐物吸入气管。

2. 迅速松解患者衣领和腰带,保持室内空气流通,天冷时注意保暖,天热时注意降温。

3. 可用冷毛巾覆盖患者头部,因血管在遇冷时收缩可减少出血量。

4. 患者大小便失禁时应就地处理,不可随意移动患者身体,以防出血加重。

5. 在患者送往医院途中,车辆应尽量平稳行驶,以减少颠簸震动,同时将患者头部稍稍抬高。

三十六、脑出血预后如何?

脑出血的预后与出血量、出血部位及有无并发症有关。轻型病例治疗后可明显好转,甚至恢复工作;脑干、丘脑和脑室大量出血预后较差。

三十七、什么是帕金森病?

帕金森病属于神经内科中的运动障碍疾病,又叫震颤麻痹,是一种常见于中老年的神经系统变性疾病,临床上以静止性震颤、运动迟缓、肌强直和姿势步态异常为主要特征。

三十八、帕金森的表现有哪些?

最常见的症状为静止性震颤,依次为步行障碍、肌强直和运动迟缓。症状多从一侧的上肢开始,逐渐进展到同侧下肢、对侧上肢及下肢。患者感受到的最早的不适可能是肢体震颤和僵硬。

三十九、帕金森病遗传吗?

帕金森病多数是不遗传的,仅 1/10 为家族性帕金森病,而后者又分为仅有 2～3 个家庭成员发病的小家系和极少数的大家系帕金森病两种,家族性帕金森病患者临床表现与散发性帕金森病不同。

四十、帕金森病静止性震颤发作的特点?

多始于一侧上肢远端,呈现有规律的拇指对掌和手指屈曲的不自主震颤,类似"搓丸"样动作。具有静止时明显震颤、运动时减轻、入睡后消失等特征。

四十一、帕金森病运动迟缓有哪些表现?

自主运动的减慢,或自发运动的减少,多表现为开始的动作困难和缓慢,如行走时启动和终止均有困难。面部表情呆板,"面具脸",双眼凝视和瞬目动作减少,笑容出现和消失减慢,低声调。手指很难完成精细动作,系腰带、鞋带等很难进行,手写字号越来越小,难以辨读。

四十二、帕金森病的肌强直具体表现有哪些?

1. 多从一侧的上肢或下肢近端开始,逐渐蔓延至远端、对侧和全身的肌肉。肌强直与锥体束受损时的肌张力增高不同,后者被动运动关节时,阻力在开始时较明显,随后迅速减弱,呈所谓折刀现象,故称"折刀样肌强直",多伴有腱反射亢进和病理反射。

2. 本病患者的肌强直表现为屈肌和伸肌肌张力均增高,被动运动关节时始终保持阻力增高,类似弯曲软铅管的感觉,故称"铅管样肌强直"。

3. 多数患者因伴有震颤,检查时可感到均匀的阻力中出现断续停顿如同转动齿轮感,称为"齿轮样肌强直",这是由于肌强直与静止性震颤叠加所致。

四十三、帕金森病的异常步态指什么?

早期走路时患侧上肢摆臂幅度减小或消失,下肢拖拽;随病情进展,步伐逐渐变小变慢,启动、转弯时步态障碍尤为明显;晚期有坐位、卧位起立困难,有时行走中全身僵住,不能动弹,称为"冻结"现象;有时迈步后碎步、往前冲,越走越快,不能及时止步,称为"慌张步态"。

四十四、帕金森病有哪些不易观察的症状?

1. 讲话缓慢、吐字不清、流涎、吞咽困难。

2. 自主神经系统的症状:包括顽固性便秘、夜间大汗、直立性低血压。

3. 精神症状:抑郁症、思维迟钝、视幻觉等。

四十五、帕金森病的预后怎么样?

虽然帕金森病目前无法根治,可能严重影响患者的日常生活和工作,甚至致残,但帕金森病本身不是一种致命的疾病,及早确诊帕金森病、及早预防运动障碍、治疗精神症状和痴呆都有助于提高帕金森病患者的生活质量。

四十六、帕金森病患者日常生活应注意哪些?

1. 日常生活穿平底皮鞋或布鞋,要求防滑性较好,不要穿拖鞋,避免脱落甚至绊倒自己,不要穿系带鞋,不要穿胶底鞋,避免摩擦系数过高。

2. 坐带扶手的高脚椅子。床不宜太高或太低,方便起卧。

3. 床头灯的开关要设置在顺手的地方。

4. 室内应铺设防滑地板和地砖,潮湿后尽可能擦干。

5. 浴缸内或沐浴地板上铺一层防滑的橡胶垫,浴缸处设有安全扶手便于抓扶,卫生间设置扶手便于坐下和站起,室内地面平坦,减少台阶,床旁备用助行器。

6. 多食含酪氨酸食物如瓜子、杏仁、芝麻、脱脂牛奶等,可促进脑内多巴胺合成。此外,本病因同时合并自主神经功能紊乱,容易出现便秘及皮肤油脂分泌过多,出院后宜多食富含纤维素和易消化的食物如新鲜蔬菜、水果、蜂蜜、多饮水等,适当控制脂肪摄入。症状较重伴咀嚼、吞咽功能障碍者进食时宜慢,防止吸入性肺炎的发生。

四十七、三叉神经痛的疼痛特点是什么?

1. 发作性剧痛　疼痛程度非常剧烈,似触电、刀割、火烧样疼痛。

2. 持续时间短　疼痛的发作来去突然,持续数秒至几分钟不等,间歇期完全正常。

3. 发作有"扳机点"　只要触碰某个位置就能诱发疼痛。

4. 周期性发作　疼痛有缓解期,缓解期可达数十天,然后又开始发作一个周期。

四十八、长期服用卡马西平有哪些不良反应?

可见头晕、嗜睡、口干、恶心、步态不稳、肝功能损害、精神症状、皮疹、白细胞减少等,多数在数日后消失。

四十九、如何区别牙疼和三叉神经痛?

一是看是否有牙齿本身疾病,如龋齿、牙龈炎等。二是看疼痛是持续性还是阵发性的,三叉神经痛往往是阵发性的。

五十、患者可以做些什么以缓解三叉神经痛?

冬季是引发三叉神经痛的最重要季节,可以保暖,避免受凉。

按摩缓解法:按压拇指和示指指蹼之间的合谷穴,按压 1 min,怀孕者禁忌。冰袋按摩可中断信号沿神经通路传导,被温度信号取代。

五十一、生活中如何预防三叉神经痛?

1. 保持室内光线柔和,周围环境安静、安全,避免因周围环境刺激而产生焦虑。

2. 保持正常作息和睡眠,维持情绪稳定。

3. 吃饭、漱口、说话、刷牙、洗脸动作宜轻柔，不用太冷、太热的水洗脸和漱口。

4. 食物宜软，忌生硬、油炸、辛辣食物。

5. 注意头面部保暖，避免局部受冷、受潮。

五十二、面神经炎患者有哪些表现？

1. 多见于单侧，主要表现为患侧面部表情肌瘫痪，额纹消失，不能皱额蹙眉。

2. 眼裂不能闭合或闭合不完全。

3. 患侧闭眼时双眼球向外上方转动，露出白色巩膜。

4. 患侧鼻唇沟变浅，口角歪向健侧。

5. 会出现吹口哨、鼓腮漏气。

6. 食物易滞于患侧齿龈，口水或汤水可从患侧口角漏出等。

五十三、面神经炎预后怎么样？

约80％的患者在1～2个月恢复。1周内味觉恢复者及年轻患者多预后好；老年患者伴乳突疼痛或合并糖尿病、高血压、动脉硬化等预后较差；完全性面瘫恢复时间较长，一般需2～8个月甚至1年，且完全恢复正常的可能性较小。

五十四、面神经炎患者出院后应注意什么？

1. 保持健康心态，生活有规律，避免面部长时间吹冷风、受凉或感冒。

2. 清淡软食。

3. 保持口腔清洁，预防口腔感染。

4. 保护角膜，防止角膜溃疡。

5. 面瘫未完全恢复时注意用围巾或高领风衣适当遮挡、修饰。

五十五、多发性神经病的诱发因素有哪些？

本病可由多种原因引起，常见于药物、化学品、重金属及乙醇中毒，营养缺乏或代谢障碍性疾病，自身免疫性疾病以及癌性感觉神经元病等。

五十六、多发性神经病的临床表现是什么？

主要为肢体远端对称性分布的感觉、运动和/或自主神经障碍。其程度随病情发展而加重，受累区域亦随之由远端向近端扩展，当病情缓解时则自近端向远端恢复，程度亦减轻。

五十七、多发性神经病如何治疗？

1. 中毒所致（如农药中毒）者应采取措施阻止毒物继续进入人体内，加速排泄和使用解毒剂等。

2. 药物引起者应立即停药。

3. 重金属和化学中毒者应立即脱离中毒环境。

4. 急性中毒者应快速补液，促进排尿、排汗和通便等。

5. 营养缺乏和代谢性障碍所致者应积极治疗原发病，如糖尿病控制血糖、尿毒症采用透析治疗等。

6. 乙醇中毒者应戒酒。

五十八、多发性神经病患者的出院指导有哪些？

1. 每天坚持适度的运动和肢体功能锻炼，防止跌倒、坠床、外伤、烫伤和肢体挛缩畸形。

2. 每晚睡前用温水泡脚，以促进血液循环和感觉恢复，增进睡眠。

3. 糖尿病周围神经病者应特别注意保护足部，预防糖尿病足。

4. 有直立性低血压者，起坐、站立时动作要慢，注意做好安全防护。

5. 定期门诊复查，当感觉和运动障碍症状加重时应立即就诊。

五十九、锥体外系损害有哪些症状？

舞蹈样动作、手足徐动和肌张力障碍为主，

并有面部怪容、张口流涎、吞咽困难、构音障碍、运动迟缓、震颤、肌强直等。

六十、什么是肝豆状核变性?

是铜代谢障碍导致基底核变性和肝功能损害的疾病。临床特征为进行性加重的锥体外系症状、角膜色素环、肝硬化、精神症状等。

六十一、肝豆状核变性治疗的首选药物及不良反应有哪些?

D-青霉胺是本病的首选药物。常见的不良反应为胃肠道反应(如恶心、呕吐、上腹不适等)和皮肤变脆、易损伤;长期服用可导致自身免疫性疾病,如肾病、溶血性贫血、再生障碍性贫血、骨髓抑制等;孕妇以及肾功能不全者忌用。

六十二、如何预防肝豆状核变性?

1. 饮食指导:食用含铜量低的食物,如精白面、牛奶、萝卜、土豆、藕、小白菜、橘子、苹果、桃子、瘦猪肉、鸡鸭肉(去皮、去油)等;避免含铜量高的食物,如豌豆、蚕豆、玉米、坚果类、茄子、芋头、香菜、软体动物类(鱿鱼、牡蛎、乌贼)、贝壳类、螺类、甲壳类动物,各种动物的肝和血以及巧克力、可可、蜂蜜、咖啡等。避免使用铜制食具和炊具。

2. 保持情绪稳定和平和心态,避免负性情绪刺激而使病情反复或加重。

3. 生活起居有规律,保证充足睡眠,坚持适量运动和锻炼。避免疲劳和过度紧张。

六十三、肝豆状核变性的预后怎样?

本病预后取决于治疗的早晚、发现本病时肝脏的情况以及肝脏疾病进展的速度。如能早期诊断并及时治疗,一般较少影响生活质量和生存期;如不及时积极治疗,多数病情持续进展,晚期常因严重肝硬化、肝衰竭或并发感染而

死亡;有些病例可早期死于急性重型肝炎。

六十四、什么是重症肌无力?

重症肌无力是一种神经-肌肉接头传递障碍的获得性自身免疫性疾病,主要由于神经-肌肉接头突触后膜上乙酰胆碱受体受损引起。

六十五、重症肌无力的特点及症状有什么?

典型的特点:受累骨骼肌活动后疲劳无力,眼部受累最常见,经休息或用胆碱酯酶抑制剂可以缓解。

典型症状:一只眼或双眼眼皮下垂、斜视或复视、发音障碍、吞咽困难、咀嚼困难、面部表情匮乏、肢体近端无力、呼吸急促、咳嗽无力等。

六十六、重症肌无力患者饮食应注意哪些?

1. 给予患者高蛋白质、高热量、高维生素、富含钾/钙的饮食。

2. 避免摄入干硬、粗糙食物。

3. 进食时应尽量取坐位。

4. 进餐前充分休息或在服药后 15～30 min 产生药效时进餐。

5. 进餐时如感到咀嚼无力,应适当休息后再继续进食。

6. 当咽喉、软腭和舌肌群受累出现吞咽困难、饮水呛咳时,不能强行服药和进食,以免导致窒息或吸入性肺炎。

六十七、重症肌无力患者活动及康复锻炼应注意什么?

1. 轻症者适当休息,避免劳累、受凉、感染、创伤。病情进行性加重者须卧床休息。

2. 将患者经常使用的生活用品放在患者容易拿取的地方,以减少能量消耗。

3. 坚持身体活动,活动时尽量使用床档、扶手等辅助设施,以节省体力,避免摔伤。路面

防滑,防止跌倒。

六十八、重症肌无力患者出院后需要注意什么?

1. 建立健康的生活方式,生活规律,保证充分休息和睡眠,避免精神创伤、外伤,保持情绪稳定,勿受凉感冒。饮食合理,睡眠充足,避免劳累、感染、情绪抑郁和精神创伤等诱因。

2. 正确服药,避免漏服、自行停服和更改药量。

六十九、什么是病毒性脑炎? 临床表现有哪些?

是一组由各种病毒感染引起的脑膜急性炎症性疾病,临床以发热、头痛和脑膜刺激征为主要表现。

七十、病毒性脑炎的诱发因素有哪些? 如何预防?

诱发因素:很多病毒都可以引起脑炎,其中最为常见的病毒是柯萨奇病毒和埃可病毒,其他有单纯疱疹病毒、水痘病毒、腮腺炎病毒、风疹病毒、麻疹病毒、EB 病毒等。

预防措施:首先预防全身性的感染,预防感冒,增加机体抵抗力及免疫力,口周围、眼周围及鼻部有感染要及早、彻底治疗,预防肠道病毒感染。

七十一、病毒性脑炎的饮食指导?

患者在高热阶段应吃半流食,易消化吸收,如粥、面条、面片汤、蒸蛋羹等。高热控制后,应改为高蛋白质饮食,以补充热量。

七十二、病毒性脑炎患者出院后应注意什么?

1. 保持乐观情绪,生活规律。

2. 睡眠充足,避免劳累、感染、情绪抑郁和精神创伤等诱因。

3. 根据季节、气候适当增减衣服,避免受凉感冒。

4. 按医嘱正确服药,避免漏服和更改药量。

5. 病情变化及时就诊。

七十三、什么是运动神经元病?

是一系列以上、下运动神经元改变为突出表现的慢性进行性神经系统变性疾病。

七十四、运动神经元病的临床表现有哪些?

对于不同的患者,首发症状可以有多种表现。多数患者以不对称的局部肢体无力起病,如走路发僵、拖步、易跌倒、手指活动(如持筷、开门、系扣)不灵活等。也可以吞咽困难、构音障碍等球部症状起病。少数患者以呼吸系统症状起病。进入病程后期,除眼球活动外,全身各运动系统均受累,累及呼吸肌出现呼吸困难、呼吸衰竭等。患者肌萎缩,双手成鹰爪型,双下肢无力萎缩,行走困难,呼吸困难,吞咽困难,咀嚼无力,构音不清。

七十五、怎样预防运动神经元病?

1. 生活调理　生活作息要有规律,在日常生活中,要密切注意天气的变化,防止出现感冒等,特别是在流感季节远离公共场所。

2. 体育锻炼　适当的体育锻炼也可以达到预防神经元病的效果,可以打太极拳或保健气功等一系列有氧运动,增强体质,提高免疫功能。

3. 精神调节　神经元病的特点是持续时间较长,一旦感冒或劳累后加重,就有可能引起神经元病的复发。第一次治疗运动神经元病要有战胜疾病的信心,积极配合医师治疗,采取有效的预防措施,时刻保持乐观的生活态度。

七十六、什么是多系统萎缩病？

多系统萎缩病（MSA）是成年期发病、散发性的神经系统变性疾病。50～60岁发病多见，平均发病年龄为54.2岁（31～78岁），男性发病率稍高，缓慢起病，逐渐进展。

七十七、多系统萎缩病的临床表现有哪些？

1. 自主神经功能障碍　往往是首发症状，也是最常见的症状之一。常见的临床表现有尿失禁、尿频、尿急和尿潴留，男性勃起功能障碍、体位性低血压、吞咽困难、瞳孔大小不等、哮喘、呼吸暂停和呼吸困难。男性最早出现的症状是勃起功能障碍，女性为尿失禁。

2. 帕金森综合征　主要表现为运动迟缓，伴肌强直和震颤，双侧同时受累，但可轻重不同。

3. 小脑性共济失调　临床表现为进行性步态和肢体共济失调，从下肢开始，以下肢的表现为突出，并有明显的构音障碍和眼球震颤等小脑性共济失调。

4. 其他
（1）20％的患者出现轻度认知功能损害。
（2）常见吞咽困难、发音障碍等症状。
（3）睡眠障碍。
（4）部分患者出现肌肉萎缩，后期出现肌张力增高、腱反射亢进和巴宾斯基征，视神经萎缩。少数有眼肌麻痹、眼球向上或向下凝视麻痹。

七十八、怎样预防多系统萎缩病？

有家族史者可以进行遗传咨询和必要检测，尽量避免长期接触有机溶剂、重金属、农药等。

七十九、什么是急性脊髓炎？

为脊髓白质脱髓鞘或坏死所致的急性脊髓横贯性损害。常在感染后或疫苗接种后发病，特征性表现为病变水平以下肢体瘫痪、传导束性感觉障碍和排便障碍。

八十、急性脊髓炎的常见病因有哪些？

多数为病毒感染或接种疫苗后引起的机体自身免疫反应。多数患者在出现脊髓症状前1～2周有发热、上呼吸道感染、腹泻等病毒感染症状或疫苗接种史。过劳、受凉、外伤等常为发病诱因。

八十一、急性脊髓炎饮食指导有哪些？

1. 给予高蛋白质、高维生素且易消化的饮食，多吃瘦肉、豆制品、新鲜蔬菜、水果和含纤维多的食物，供给足够的热量与水分，以刺激肠蠕动，减轻便秘和肠胀气。

2. 如有吞咽困难应抬高头部，以防食物呛入气管。

3. 当患者需要喂食时，要注意速度及温度。

4. 当患者需要鼻饲时，要注意保证营养。

八十二、什么是脊髓亚急性联合变性病？

脊髓亚急性联合变性病简称为亚急性联合变性病（SCD），是由于维生素 B_{12} 的摄入、吸收、结合、转运或代谢障碍导致体内含量不足而引起的中枢和周围神经系统变性的疾病。

八十三、脊髓亚急性联合变性病的临床表现有哪些？

多在中年以后隐匿起病，男女无明显差异，呈亚急性或慢性病程，逐渐进展。在神经症状出现前，多数患者出现贫血表现，部分胃酸缺乏患者合并轻度或严重贫血，出现倦怠、无力、心慌、头晕、腹泻、轻微舌炎及水肿等，部分患者神经症状可早于贫血。伴胃肠道疾病时患者食欲减退、便秘或腹泻、黏膜苍白等。神经症状常表现为手指及足趾对称的感觉异常，如刺痛、麻木及灼烧感，呈持续性，下肢较重，少数患者有对称的手套、袜套样感觉减退。

八十四、脊髓亚急性联合变性病的治疗方法？

纠正或治疗导致维生素 B_{12} 缺乏的原发病因和疾病，如纠正营养不良，改善饮食结构，补充含 B 族维生素的食物，如粗食、蔬菜和动物肝脏，并应戒酒，治疗肠炎、胃炎等导致吸收障碍的疾病。

八十五、服用维生素的注意事项？

维生素应饭后服用，肠道内食物可使维生素缓慢通过，较完全地被吸收而起到理想的治疗效果。

八十六、什么是急性播散性脑脊髓炎？

急性播散性脑脊髓炎是指继发于麻疹、风疹、水痘、天花等急性出疹性疾病，或预防接种后，因免疫机能障碍引起中枢神经系统内的脱髓鞘疾病。病毒感染或免疫接种通常作为本病直接病因或诱发因素。病理改变以散发于脑或脊髓内的多发性脱髓斑块为特征。

八十七、急性播散性脑脊髓炎的表现有哪些？

临床表现多样，常有头痛、发热、惊厥、昏迷，也有偏瘫、失语、视力障碍、尿潴留等。

八十八、什么是多发性硬化？常见症状有哪些？

是以中枢神经系统白质炎性脱髓鞘病变为主要特点的自身免疫病。多发于青、中年，女性多于男性。

常见症状有神经功能障碍、肢体感觉障碍、肢体运动障碍、共济失调、复视、单眼或双眼视力减退或失明、大小便障碍、感觉异常、情绪变化等。

八十九、多发性硬化的治疗方法有哪些？

皮质类固醇是多发性硬化急性发作和复发的主要治疗药物。继发进展型多发性硬化选用免疫抑制剂。

九十、什么是偏头痛？

偏头痛是临床上常见的头痛类型之一。以反复发作性的头痛为特点，发作间歇期正常。偏头痛是一种常见的慢性神经血管性疾病，多起病于儿童和青春期，中青年期达发病高峰，人群中患病率为 5%～10%。

九十一、偏头痛患者日常如何护理？

1. 注意保暖　偏头痛会因寒冷而诱发，因此保暖是必需的，特别是对于头部的保暖。在冬天尽量减少在户外活动时间，保证室内温度，而一些在户外进行的运动也尽量能够调整为室内进行或改为其他运动，外出尽量戴上帽子，注意头部保暖。

2. 不要长时间接触电脑、电视　长时间面对电脑屏幕会受到电磁辐射，而长时间的电磁辐射会导致患者眼睛的疲劳，患者的眼睛疲劳极易引起偏头痛的发作。

3. 劳逸结合　避免过度劳累，可以选择泡温水浴、做瑜伽等放松运动来避免偏头痛的发作。

九十二、什么是癫痫？

癫痫是由不同原因导致的脑部神经元高度同步化异常放电的临床综合征，异常放电神经元的位置不同及异常放电波及的范围差异，导致患者的发作形式不一,可表现为感觉、运动、意识、精神、行为、自主神经功能障碍或兼有之。

九十三、癫痫患者如何用药?

1. 确诊后尽早治疗。一般 6 个月内发作 2 次以上者即应开始用药。

2. 尽量单药治疗。只有单药治疗确实无效时,再考虑合理的联合治疗。

3. 规律服药。合理换药或停药,避免自行调药、停药以及滥用药物。

4. 停药后复发,可用原方案重新治疗,多数仍然有效。

九十四、如何区别癫痫大发作和癫痫小发作?

癫痫大发作是常见的一种癫痫发作,症状为患者意识丧失,然后表现为突然全身肌肉强直,上肢伸直或屈曲,手握拳,下肢伸直,头转向一侧或后仰,眼球向上凝视。呼吸肌强直致呼吸暂停,面唇发绀。唇、舌或口腔黏膜有咬伤。约持续 20 s,进入阵挛期,全身肌肉呈节律性抽搐,频率开始较快,随之逐渐减慢,随最后一次痉挛后抽搐停止。还可伴尿失禁、全身大汗。持续约 1 min。

癫痫小发作为失神性小发作,会出现短暂的意识丧失,终止之前的行为活动。面色苍白,不抽搐不跌倒,手中所持物会跌落等,发作时间较短,一般不会超过 30 s。

九十五、癫痫突然发作时应如何处理?

1. 保持呼吸道通畅,癫痫大发作时呼吸道分泌物较多,易造成呼吸道阻塞或吸入性肺炎。自大发作开始,应将患者头偏向一侧,以便分泌物自然流出。

2. 切忌用力过度、强行按压,以免造成肌肉关节的人为损伤或骨折。

3. 防止舌咬伤,最好抢在出现先兆症状时将一缠有纱布的压舌板或中空的橡胶棒放在患者上、下磨牙之间,以防阵挛期患者将自己的舌头咬破。不要放在门齿之间,以免堵塞呼吸道或门齿脱落。

4. 癫痫发作时将假牙取掉,解开腰带、衣领,收走周围的利器以防患者自伤。

九十六、癫痫患者怀孕后如何用药?

如果癫痫症状很轻,发作频率和程度都对自己和孩子没有很重的威胁,可以考虑怀孕之前或者怀孕后的 10 周内停止用药,但对于强直阵挛性大发作的患者,不能冒险尝试停药,而应该坚持服药。服药应该尽量采用单一种药,同时补充大剂量的叶酸。也不要过度害怕胎儿致畸的可能,因为正常胎儿出生后发生畸形的概率也高达 3%,即使服用抗癫痫药物,胎儿畸形的概率可能只增加 1 倍。

九十七、什么是周期性瘫痪? 常见诱因有哪些?

是以反复发作的骨骼肌迟缓性瘫痪为特征的一组疾病,与血钾代谢异常有关。

诱发因素:疲劳、寒冷、饱餐、酗酒、感染、创伤、焦虑、精神刺激、月经前期以及注射胰岛素、肾上腺素、糖皮质激素或大量输注葡萄糖。

九十八、低钾型周期性瘫痪特征是什么?

常于饱餐后、夜间睡眠或清晨起床时发现肢体肌肉对称性不同程度的无力或完全瘫痪,下肢重于上肢、近端重于远端,也可从下肢逐渐累及上肢。

九十九、周期性瘫痪临床表现是什么?

1. 青壮年男性多见,常有饱餐、饮酒、疲劳等诱因。

2. 常于饱餐后夜间睡眠或清晨起床时起病。

3. 对称性四肢无力,下肢重于上肢,近端重于远端;可出现呼吸肌瘫痪或心动过速或过缓,甚至室颤死亡。

4. 血清钾降低(<3.5 mmol/L),ECG(心电图)低钾改变,肌电图运动电位时限短、波幅低。

一〇〇、低钾性周期性瘫痪患者护理指导要点有哪些?

1. 发作期卧床休息,发作间期鼓励患者在耐受范围内适当活动,如有心脏损害症状时应限制活动。日常活动和锻炼时注意安全,防止受伤。

2. 发作时以口服补钾为主,口服补钾以氯化钾为首选;也可静脉滴注氯化钾,注意静脉补钾的速度与浓度。发作频繁者,发作间期可按医嘱服用钾盐和螺内酯预防发作。

3. 部分患者发作频繁易产生焦虑心理,应详细告知本病的病因、前驱症状、诱因以及自我防护措施,使患者保持良好心态,正确对待疾病。

4. 生活规律,避免各种诱发因素,如剧烈运动、过度疲劳、受冻、精神刺激、低钾饮食。

5. 定期复查。

一〇一、怎么预防周期性瘫痪?

1. 建立健康的生活方式,坚持适当运动,劳逸结合。勿受凉和剧烈运动,避免感染和创伤等诱因。保持愉悦心情和良好情绪。

2. 避免摄入高糖和高碳水化合物,忌饮酒,限制钠盐摄入,适当增加富钾食物。

3. 告知患者及家属疾病发作前先兆表现和发作期及间歇期用药,如有口渴、出汗、肢体酸胀疼痛等不适应及时就医。遵医嘱服药,不可自行增减药物。

一〇二、什么是吉兰-巴雷综合征?

是一种自身免疫介导的周围神经病。主要损害多数脊神经根和周围神经,也常累及脑神经。急性或亚急性起病,病前1~3周常有呼吸道或胃肠道感染症状或疫苗接种史。首发症状为肢体对称性无力,自远端渐向近端发展或自近端向远端加重。

一〇三、吉兰-巴雷综合征患者饮食需要注意哪些?

多食高蛋白质、高热量、高维生素且易消化的软食,禁食辛辣的、海鲜等食品,戒除烟酒。因肌无力活动减少,且服用激素使骨质脱钙而疏松,要多食含钙食物(如大豆、牛奶等),并适量补充钙剂。如有吞咽困难,应抬高头部,以防食物呛入气管。当患者需要鼻饲时,需要注意保证足够的营养。

一〇四、吉兰-巴雷综合征患者如何进行康复锻炼?

病情稳定后,指导家属及患者进行早期功能锻炼,有步骤、循序渐进地进行,以达到最佳康复效果。疾病恢复后制订计划进行合理的户外运动。

一〇五、吉兰-巴雷综合征用药指导?

肾上腺皮质激素应用:激素治疗期间同时服用钾盐,并注意激素治疗的并发症,如肥胖、消化道溃疡、骨质疏松、高血压等,应用激素的原则是时间要充分,剂量要足,减量或停药不宜过快。

血浆置换法:适用于免疫功能增高者,通过血浆置换,除去血浆中的自身循环抗体和免疫复合物有害物质,但费用昂贵,有一定危险性,严重者使用。在置换过程中注意观察患者有无寒战、皮肤瘙痒潮红、荨麻疹等。

一○六、吉兰-巴雷综合征患者出院后需要注意什么？

1. 加强营养，需要喂食者，在喂食中一定要注意速度及温度要适中，这样才能保证足够营养和水分，又可防止吸入性肺炎的发生。在恢复期开始后，一般出汗较多，应及时给予擦洗。

2. 加强瘫痪肢体的护理，鼓励患者加强主动运动锻炼，从而不断促进神经、肌肉功能的恢复。

3. 平时应避免淋雨、受凉、疲劳和创伤，注意预防并积极治疗感冒或感染。定期检查身体，按医嘱服药。当患者出现咳嗽、咳痰、发热、呼吸困难、烦躁、胃部不适、腹痛、柏油样大便、肢体肿胀疼痛等症状时，应及时就诊。

一○七、什么是阿尔茨海默病？临床表现有哪些

是发生于老年和老年前期、以进行性认知障碍和行为损害为特征的中枢神经系统退行性病变。

表现为记忆障碍、失语、失用、失认、视空间能力损害、抽象思维和计算力损害、人格和行为的改变等。

一○八、如何照顾阿尔茨海默病患者？

1. 要有专人按时安排患者吃饭、服药、休息和外出活动，最好设置一个时间表。

2. 将药品放在固定的地方，并贴上标明物品名称、用法、剂量的标签。

3. 在衣柜和抽屉上贴上标签，上面写明里面的物品名称。

4. 在显而易见的地方贴上提示字条，以免患者外出时忘记关掉家用电器的电源、煤气阀门和大门等。

5. 给患者带上写有家庭地址、联系电话和回家路线用的卡片，以备不时之需。

6. 将重要电话号码做成卡片放在显眼的位置，还要在电话号码的旁边贴上该号码使用者的照片。

7. 老年人的睡眠需求普遍较少，患者家人要注意培养患者的睡眠规律，尽可能多地在白天安排脑力和体力锻炼活动，夜晚按时就寝。

一○九、什么是高压氧治疗？

在高压（超过常压）的环境下，呼吸纯氧或高浓度氧以治疗缺氧性疾病和相关疾患的方法，即高压氧治疗。

一一○、高压氧治疗的适应证是什么？

一氧化碳中毒、缺血性脑血管病、脑损伤、脑出血恢复期、周围神经损伤、面神经炎、脑瘫、周围血管疾病、眩晕症、脊髓损伤等。

一一一、什么情况下不能进行高压氧治疗？

未经处理的气胸、纵隔气肿、肺大泡、活动性内出血及出血性疾病、血压高于 160/90 mmHg、感冒、发热、腹泻、月经期、恶性肿瘤、颅内病变诊断不明者、有氧中毒和不能耐受高压氧者。

一一二、高压氧治疗时需要注意什么？

1. 进舱时禁止携带易燃易爆物品，穿纯棉无口袋服装进舱。禁止携带体外起搏器、助听器，进舱前请排空大小便。

2. 指导患者正确使用吸氧面罩。

3. 指导患者捏鼻闭嘴鼓气的方法、张口嚼口香糖做吞咽的动作。治疗前反复练习。

4. 患者如对橡胶面罩过敏应提前告知医护人员。

5. 进舱前不要饱食、饥饿和酗酒，不宜进食产气的食物和饮料，一般情况下，最好在饭后

1～2 h进舱。

6. 治疗过程中产生不适症状应立即使用呼叫装置通知舱外的医护人员,不要随意使用舱内的阀门装置,并根据医护人员的指示进行操作。

7. 减压治疗过程中自如呼吸,绝对不能屏气。

8. 减压时出现便意、腹胀等现象,这是由于减压时胃肠道内的气体膨胀、胃肠蠕动加快所致。

9. 减压出舱后有皮肤瘙痒、关节疼痛等不适立即通知医护人员,以便及早发现减压症状并及时处理。

一一三、什么是腰椎穿刺术?

腰椎穿刺术是将腰椎穿刺针通过 L3～L4 或 L4～L5 间隙刺入蛛网膜下腔进行抽取和注射的一种临床诊疗技术。它是神经内/外科常用的诊疗技术。也可用于腰穿置管,从管内注入药液,对患者起到直接治疗的作用。

一一四、为什么做腰椎穿刺术?

做腰椎穿刺术的目的是抽取脑脊液进行检验,同时测定颅内压高低,为某些神经系统疾病的诊断提供重要依据。是观察与判断病情的重要指标。

一一五、行腰椎穿刺术前需要准备什么?

患者术后需要绝对卧床休息,因此术前准备好适合的大小便器;穿着宽松、易于更换的纯棉服饰;配合医务人员练习侧卧位,其背部和床面垂直,屈髋抱膝;沐浴或清洁皮肤,排空膀胱。

一一六、腰椎穿刺过程中需要注意什么?

1. 放松心情,摆好侧卧位,听从医师的指挥,配合医师即可。

2. 穿刺过程中避免咳嗽,注意保暖。

一一七、腰椎穿刺结束后需要注意什么?

1. 操作结束后去枕平卧 4～6 h,对避免术后低颅压性头痛有一定意义。卧床期间不可抬高头部,但可适当转动身体。穿刺后头痛是最常见的并发症,多发生在穿刺后 1～7 天,可能为脑脊液量放出较多或持续集落刺激因子(CSF)外漏所致低颅压性头痛,可适当延长卧床时间,如有不适及时通知医护人员。

2. 注意观察伤口有无渗液及渗出液性质、颜色及量,保持局部敷料清洁、干燥,24 h 内不宜淋浴。

3. 卧床期间使用大小便器的时候注意避免便器划伤皮肤。

4. 多饮水,防止穿刺后低颅压性头痛(颅压高的患者除外)。

一一八、什么是全脑血管造影术?

全脑血管造影术是通过经颅外不同途径注入造影剂,再行 X 线摄片可清楚地显示颈内动脉、椎基底动脉、颅内大血管及大脑半球的血管图像,还能确定血管的变化及病灶的位置,是诊断脑卒中病变的金标准。

参考文献

[1] 尤黎明,吴瑛.内科护理学：5 版[M].北京：人民卫生出版社,2012.

[2] 中国老年医学会急诊医学分会,中华医学会急诊医学分会卒中学组,中国卒中学会急救医学分会.急性缺血性脑卒中急诊急救中国专家共识(2018 版)[J].中华急诊医学杂志,2018,27(7)：721－728.

[3] 宇双群,熊焰火.阿尔茨海默病患者的家庭护理指导工作[J].中国中医药现代远程教育,2010,2：120.

[4] 王秀霞,祁标,等.病毒性脑炎患者的健康教育

及效果评价[J].吉林医学,2010,1(31):381.

[5]李华.急性脊髓炎的护理对策及效果观察[J].中国医药指南,2017,2(15):293.

[6]贾建平.神经病学:6版[M].北京:人民卫生出版社,2008.

[7]中华医学会神经病学分会,中华医学会神经病学分会脑血管病学组.中国急性缺血性脑卒中诊治指南 2018.中华神经杂志,2018,51(9):

666-682.

[8]中国卒中学会科学声明专家组.急性缺血性卒中静脉溶栓中国卒中学会科学声明[J].中国卒中杂志,2017.12(3):267-284.

[9]贾建平,陈生弟.神经病学:7版[M].北京:人民卫生出版社,2013.

[10]李乐之,路潜.外科护理学:6版[M].北京:人民卫生出版社,2017.

第八节　神　经　外　科

一、哪些脑卒中高危人群应该筛查?

1. 危险因素

(1)高血压或者正在服用降压药物。

(2)高胆固醇血症或者正在服用降血脂药物。

(3)糖尿病。

(4)年龄超过 50 岁。

2. 一般危险因素

(1)心房纤颤或有其他心脏疾病。

(2)呼吸睡眠暂停。

(3)直系亲属中有过脑卒中或心脏病史(父亲、母亲、兄弟姐妹、儿女)。

(4)吸烟。

(5)大量饮酒。

(6)缺乏体育运动,每周不能坚持 3 次(每次至少 20~30 min)。

(7)膳食中含饱和脂肪酸或油脂过多。

(8)肥胖。

(9)男性。

(10)牙龈经常出血、肿痛,牙龈萎缩,牙齿松动、脱落。

(11)缺血性眼病史。

(12)突发性耳聋。

具有以上 2 项主要危险因素,或具有 1 项

主要危险因素和 2 项以上(包括 2 项)一般危险因素,或既往有脑卒中/TIA 的病史者,建议接受脑卒中筛查。

二、如何判断是否发生了急性脑卒中?

1. 症状突然发生。

2. 一侧或双眼视力丧失或模糊。

3. 双眼向一侧凝视。

4. 视物旋转或平衡障碍。

5. 一侧面部麻木或口角歪斜。

6. 说话不清或理解语言困难。

7. 一侧肢体(伴或不伴面部)无力、笨拙、沉重或麻木。

8. 既往少见的严重头痛、呕吐。

9. 上述症状伴意识障碍或抽搐。

三、脑卒中症状出现后应该怎么办?

1. 如果发现出现脑卒中症状,要保持安静,卧床休息,通知周围人或家人,并且让了解病情的家属陪同入院以便给医师提供详细病史。

2. 紧急拨打急救电话。尽快选择能治疗脑卒中的专业医院。脑卒中最佳治疗时机是发病后 3 h 内,不能等待自我转好,以免失去了最佳治疗时间。搬动最好用担架,途中避免颠簸。

3. 家庭紧急处理。如果家里有血压计，测量并记录血压。注意不要给患者用一些不能确定的药物以免出现药物的不良反应或者因为脑卒中患者的吞咽问题造成呛咳、误吸，增加治疗的麻烦。

四、脑卒中患者为什么需要康复治疗？

脑卒中患者常存在各种后遗症和功能障碍，包括肢体活动不利、感觉麻木、言语不清、吞咽困难、大小便失禁等，导致患者生活不能自理，甚至长期卧床。临床急救治疗主要在于挽救患者生命力和减少并发症，而这些后遗症的处理则需要及时的康复治疗。康复治疗就是综合应用各种治疗手段，尽可能纠正或改善脑卒中各种后遗症，提高患者的生活处理能力，包括独立穿衣、吃饭、洗漱、步行等，提高患者的生活质量，从而使患者可以重返社会。此外，康复治疗还有助于减轻体重、改善糖/脂质代谢及控制血压、纠正不良行为模式等，从而降低脑卒中再次发作的风险。

五、脑卒中卧床患者如何预防便秘发生？

便秘是脑卒中卧床患者常见并发症之一。可采取以下方法加以预防。

1. 注意饮食调整。脑卒中患者一旦经口进食，最好选择高纤维、能增加粪便体积的食物，增加水分的摄入防止粪便干燥。

2. 养成良好的习惯

（1）养成定时排便的习惯，排便时间最好在早晨起床之后，或早餐后 20 min，即使此时没有便意，也最好排一次大便，促进正常排便反射的形成。

（2）排便时最好精神集中，环境安静没有干预。

（3）避免用力排便。

（4）可利用胃结肠反射选择餐后排便。

（5）如发生大便嵌结，可用手辅助患者排便。

（6）可在上述措施的基础上辅助应用治疗便秘的药物或灌肠。

六、脑卒中患者出现便秘应如何处理？

由于大便秘结而过分用力排便，使腹腔压力增高，心脏收缩加强，血压升高而易诱发脑卒中。因此出现便秘必须给予时处理。

1. 嘱患者避免过分用力排便。

2. 按顺时针方向（由右下腹向上再向左向下至左下腹）按摩腹部，促进肠蠕动。

3. 每天饮白开水 2 000～2 500 ml。

4. 指导患者食用含纤维素多的食物，可促进肠蠕动，预防大便干燥。

5. 遵医嘱口服通便药物或使用开塞露。

6. 对于干硬的大便，可戴上手套用手指或小勺将大便掏出。

7. 用温热水擦洗肛周皮肤，促进收缩。

七、脑卒中卧床患者如何预防压力性损伤？

压力性损伤是重症脑卒中患者的常见并发症之一，特别是长期卧床患者更容易发生，采取适当的方法可以预防压力性损伤的发生。

1. 定时变换体位，每 1～2 h 翻身 1 次，骨隆突处垫软枕。

2. 如有大小便失禁，呕吐及出汗情况及时擦干，保持干燥，及时更换衣服、床单、褥子并保持平整舒适。

3. 更换体位及取放便盆动作轻柔，避免拖拽时损伤皮肤。

4. 翻身时观察皮肤情况，检查有无异物压在身下。

5. 饮食注意营养，增加皮肤抵抗力。

八、脑卒中患者突然发生晕厥应如何处理？

晕厥就是短暂的意识丧失。这是由于供给

大脑的血液突然减少所引起的。晕厥前可有突然头晕眼花、浑身无力、面色苍白、出虚汗，但也可能没有先兆，突然晕倒。患者可有双眼凝视、抽搐、大小便失禁等现象。处理方法如下。

1. 患者出现晕厥先兆表现时，应立即蹲下或坐下，最好取平卧位躺下，以免摔伤。

2. 如果患者呼吸、脉搏存在，让患者躺下，把双脚垫高过胸，有利于改善脑部的血液供应。

3. 松解患者的衣服，打开窗户，使其呼吸通畅。

4. 如果患者清醒后仍有下列症状，应尽快呼叫急救车或送医院。这些症状是：大汗淋漓，持续头痛、头晕，口唇青紫或面色苍白，不断地恶心、呕吐，胸痛、胸闷，脉搏过快、过慢或脉律不整齐，血压明显低于或高于平时水平等。

5. 即便症状完全缓解，也要送患者去医院检查晕厥的原因。

九、家人突发脑卒中如何及时呼救？

单独出现或同时出现多个脑卒中症状时，要立即拨打急救电话“120”，并说明以下情况：

（1）您或其他现场联系人的姓名和电话号码。

（2）患者的大致情况，如姓名、性别、年龄、发病原因及主要症状。

（3）要求急救车到达的具体地点和该地点附近的明显标志，如建筑物或公交车站等。

（4）待急救电话的接听者告诉您可以挂电话时您再挂断，然后马上派人去等候急救车，同时保持您或其他现场联系人的电话畅通。必要时不要放下电话，及时询问并听从医师指导进行处理。

十、家人突发脑卒中应采取哪些急救措施？

患有高血压、心脏病或糖尿病的患者，突然头晕、头痛或晕倒，随后出现口眼歪斜、流口水、说话含混不清或呕吐、一侧肢体瘫痪等症状，就很可能是脑卒中，要立即采取以下措施：

（1）拨打急救电话。

（2）应使患者仰卧，头肩部垫高，呈头高脚低位，以减少头部血管的压力；将头偏向一侧，以防止痰液或呕吐物引起阻塞，如有阻塞应设法抠出，保持呼吸道通畅。如患者未清醒，切忌盲目给患者喂水或饮料。

（3）解开患者领口纽扣、领带、裤带、胸罩，如有假牙也应取出。

（4）如果患者是清醒的，要注意安慰患者，缓解其紧张情绪。宜保持镇静，切勿慌乱，不要哭喊或呼唤患者，避免造成患者的心理压力。

（5）不要舍近求远，脑卒中患者早期处理一刻千金，必须分秒必争，不要只顾到有名气的医院而延误抢救时间。

（6）在没有医师明确诊断之前，切忌给患者服用药物，如止血剂、安宫牛黄丸等，也包括平时服用的降压药，防止病情加重。

整个运送过程中家属最好尊重急救医师的建议。

十一、如何正确搬运脑卒中患者？

搬运脑卒中患者时要使用正确的方法，防止因不正确的手法而加重患者的病情。具体方法如下：2～3人同时用力，1人托住患者头部和肩部，使头部不要受震动或过分扭曲，另1人托住患者的背部及臀部，如果还有1人，则要托起患者腰部及双腿，3人一起用力，平抬患者移至硬木板床或担架上，放置到有足够空间的车上。不要在搬运时把患者扶直坐起，勿抱起患者或背扛患者。切忌直接放置患者到自驾车或出租车后座上，因为自驾车和出租车后座太柔软，可能会使患者在运送过程中受到进一步的损害。

十二、癫痫为什么要早治疗？

1. 癫痫发作可能会损伤大脑、影响智力。癫痫是大脑神经元细胞受损，导致异常放电的一种常见的脑部疾病。每一种发作（大发作或是短时间意识丧失的小发作）都是大脑神经细胞的异常放电，都会对脑细胞造成损伤，这些神经细胞的损伤，不但会引起癫痫患者的记忆障碍、性格改变、智力下降，而且还可使癫痫发作更加频繁。

2. 癫痫发作会导致意外发生，影响患者人身安全。

（1）如果癫痫突然发作，容易造成舌咬伤、窒息、跌倒、坠床等意外，如果患者正从事游泳、驾驶、高空作业的话，还可能造成溺亡、车祸、高处坠落伤等。

（2）如果患者出现癫痫状态持续无法控制的话，可能由于癫痫的持续发作导致严重的后果。而且，部分癫痫发作也可能影响呼吸、血压、脉搏等，对其他组织器官有潜在的危害。

3. 癫痫发作对患者心理危害极大。癫痫容易反复发作，服药周期较长，有些需终身服药。疾病原因可能导致患者记忆力减退、智能降低，造成性格孤僻、易冲动暴怒、多疑、恐惧、自卑负面心理，严重影响患者的生活质量甚至危及生命。

十三、服用抗癫痫药物有哪些不良反应？

1. 胃肠道反应　恶心、呕吐、腹泻、食欲减退。

2. 神经功能反应　感觉障碍、头痛、头晕、性功能减退。

3. 内分泌反应　乏力、电解质紊乱。

4. 皮肤损害　红疹、皮肤瘙痒。

十四、抗癫痫药物治疗期间患者应注意什么？

1. 药物从常用量的最低剂量开始，逐渐增

至发作控制理想而又无严重毒副作用为宜。

2. 给药次数应根据药物特性及发作特点而定。

3. 一般不随意更换、间断、停止西药，癫痫发作完全控制 2～3 年后，且脑电图正常，方可逐渐减量停药。

4. 应定期进行药物浓度监测，适时调整药物剂量。

5. 由于抗癫痫的中成药中普遍含有西药成分，而且药物成分不明，故一般不支持用中成药治疗。

6. 不能盲目换药、加药。家属要督促患者定时服药，即使休止期也不要间断服药，不规律服药是不能控制癫痫发作的主要原因。

十五、癫痫患者手术治疗的目的是什么？

目的是减少癫痫发作对患者受教育和社会关系的影响，减少源于癫痫发作的残障或死亡，预防癫痫发作的意外伤害和可能的智力行为下降，减轻癫痫对患者的心理影响。

十六、已做完手术的癫痫患者还需要长时间服药吗？

手术治疗的目的是完全控制或者缓解癫痫发作。因此，为了确保手术效果、防止癫痫患者的病情复发，术后仍需服用抗癫痫药。同时，癫痫患者要严格遵守医嘱，出院后仍按时按量服用抗癫痫药、定期检查血常规、肝功能、血清中抗癫痫药的浓度等，切勿自行停药或减量。

十七、癫痫患者在饮食上要注意哪些？

1. 少吃辣椒、葱、蒜等辛辣食品。

2. 不要一次性大量饮水和食用含过多食盐的食物。

3. 多食粗粮、蔬菜水果、鱼、虾、蛋、奶及含

维生素 B_6、维生素 K、钙、镁等元素的食物,少吃油煎肥腻食物,限制钾的摄入量。

4. 避免过饥过饱、暴饮暴食。

5. 禁烟酒、少饮浓茶、咖啡、可乐等具有兴奋性和刺激性的饮料。

6. 癫痫患者禁止食用含糖多的食物和刺激性食物,应避免食用诱发癫痫的食物,如羊肉、狗肉、雄鸡、野鸭、鲤鱼等"发物"均不宜食用;烈酒、浓茶、咖啡应绝对禁止;胡椒、辣椒、芥末、大葱、大蒜等辛辣调味品也应适当限量。

十八、癫痫患者的家庭护理?

1. 如出现发作性的抽搐、意识丧失等症状,须到医院就诊。一旦确诊为癫痫,应在专科医师指导下服药,不可轻易换药或停药,以免频繁发作,甚至持续状态。

2. 患者要有良好的生活规律和饮食习惯,避免过饱、劳累、便秘、睡眠不足和情感冲动,食物应清淡为主,不食辛辣,少喝浓茶、咖啡,戒烟酒。

3. 参加适当的体力或脑力劳动,避免参与带有危险性的工作或活动,如攀高、游泳、驾驶汽车及炉火旁或高压电机旁作业。

4. 大多数癫痫发作是可以通过药物控制的,要有耐心,不自卑,树立战胜疾病的信心。

5. 由于长期服药,难免产生一些药物不良反应,应定期到院复诊,检查血常规与肝功能。

十九、脑出血的病因有哪些?

发病年龄常在 50～70 岁,多数有高血压病史,其次有脑动脉瘤、脑动脉硬化等,在用力、激动等因素使血压突然升高的情况下,血管易破裂而导致出血。

二十、什么是高血压脑出血?

因高血压病伴发的脑小动脉病变在血压骤升时破裂所致的出血,称为高血压脑出血。

高血压是脑出血的最常见的和主要病因,但高血压和脑血管病变都不足以引起脑血管破裂出血。脑出血的发病是在原有的高血压病和脑血管病变基础上,血压骤升所致。因此控制血压、保持血压的稳定对于高血压患者非常重要。

二十一、脑出血患者应注意什么?

1. 卧床休息 4 周,患者一切生活所需包括吃饭、喝水、擦浴、大小便等均在床上进行,护士或护工及时提供帮助,每 2 h 更换体位 1 次。

2. 保持心情愉快,稳定情绪,积极配合治疗高血压,控制血压,使血压保持在正常范围。

3. 出现短暂性失语,患者会很难受,应指导患者不要焦急,有医师、护士指导进行语言训练。

4. 饮食上多吃清淡易消化的食物,不吸烟、不饮酒。

5. 病情稳定后,在医护人员的指导下进行瘫痪肢体的被动和主动运动,配合针灸疗法以便促进肢体功能的恢复。

二十二、怎样预防脑出血?

1. 稳血压 早期发现并及时治疗高血压,定期检查,确诊后就应坚持服药治疗。

2. 调情志 保持乐观情绪,减少烦恼,悲喜勿过,淡泊名利,知足常乐。

3. 戒烟酒 酒和烟都能使血管收缩、心跳加快、血压上升、加速动脉硬化。冠心病、高血压患者应戒烟酒。

4. 择饮食 饮食要注意低脂、低盐、低糖。少吃动物的脑、内脏,多吃蔬菜、水果、豆制品,配适量瘦肉、鱼、蛋。

5. 避劳累 避免体力和脑力劳动过度,超负荷工作可诱发脑出血。

6. 防便秘　大便燥结,排便用力,极易使脆弱的小血管破裂而引发脑出血。预防便秘,多吃一些富含纤维的食物。也可做适当的运动及早晨起床前自我按摩腹部。

7. 不蹲便　蹲便时下肢血管会发生严重屈曲,加上屏气排便,腹内压力增高,可使血压升高,就有可能发生脑血管意外。而坐便不会引起血压升高,可降低脑出血发生的风险。

8. 防跌倒　老年人多有脑动脉硬化,血管壁较脆弱,跌倒后有发生颅内血管破裂的危险。因此,行动时要特别小心。

9. 饮足水　要维持体内有充足的水,使血液稀释。平时要养成多饮水的习惯,特别是晚睡前、晨起时,饮1～2杯温开水。

10. 适寒冷　寒冷天是脑出血好发季节,血管收缩,血压容易上升,要注意保暖,使身体适应气候变化。还要根据自己的健康状况进行一些适宜的体育锻炼,如散步、做广播体操等,以促进血液循环。

11. 重先兆　脑出血会有一些先兆症状,如无诱因的剧烈头痛、头晕、晕厥,突感肢体麻木、乏力或一时性失明,语言交流困难等,应及时就医检查治疗。

二十三、高血压非药物治疗有哪些?

1. 避免情绪激动及不良环境的刺激。
2. 限制食盐的摄入量,每天在 6 g 以内。
3. 戒烟、限制饮酒。
4. 坚持适度运动,减轻体重,目标比标准体重轻 5%。
5. 饮食调节,许多蔬菜、水果都有协同降压药物的作用。蔬菜类:木耳、海带、芹菜、菠菜、豌豆等。水果类:苹果、香蕉、柿子、洋桃、桑葚等。

二十四、降压药物服用时的注意事项?

1. 服药时间　正常人血压呈明显的昼夜波动,夜间血压最低,晨起活动时血压迅速升高,在上午 6～10 时及下午 4～8 时各有一高峰。

每天服用 3 次的药物应分别在起床后、午饭后、下午 5～6 点前服用。

每天服用 2 次的药物应在起床后、下午 5～6 点前服用。

每天服用 1 次的药物应在起床后尽早服用。

2. 注意事项
(1) 高血压患者应坚持按医嘱服药,不可擅自停用降压药物。
(2) 服药期间应定时测量血压,控制血压在正常范围。
(3) 服药后如出现头晕等不适,应立即平卧,防止体位性低血压的发生。

二十五、脑出血患者术前需要注意哪些方面?

1. 患者应绝对卧床休息,尽量保持情绪的稳定。
2. 保持大小便通畅,忌用力排便,必要时用缓泻剂促进患者排便;避免用力咳嗽,避免情绪激动。
3. 戒烟戒酒,练习深呼吸,练习有效咳嗽。
4. 练习床上翻身,练习床上大小便。
5. 沐浴、更衣,保持皮肤及头发清洁。准备术日晨备皮。
6. 术前晚保持良好的睡眠,如入睡困难,请告知护理人员,必要时遵医嘱服用镇静剂。

二十六、脑出血患者术后需要注意哪些方面?

1. 术后患者所使用的仪器、装置,家属请勿随意调节。
2. 每 2 h 协助翻身叩背。如果需要咳痰,应在护士指导下进行有效咳嗽,咳嗽无力时给予吸痰。

3. 麻醉清醒之后,如果患者恢复神志清醒,可在术后第 2 天开始遵医嘱进食,给予清淡、粗纤维食物,避免便秘。意识障碍、吞咽困难的患者,遵医嘱从胃管给予流质饮食。

4. 活动时勿折叠术野引流管,防止引流管脱出。

5. 如有肢体功能障碍,应积极主动地在医务人员的指导下进行肢体康复功能锻炼。

二十七、脑出血患者开始锻炼的时机?

50%～60%的患者在脑出血之后可以恢复到生活自理,80%可以重新获得行走的能力。脑出血发生后,应在急性期生命体征稳定就立即开始。脑出血患者在发病前 3 个月功能改善最明显。即便如此,康复锻炼也应持续更长时间,以防功能减退。

二十八、脑出血患者锻炼的原则是什么?

早期开始,先主动,后被动,瘫痪肢体各个肌肉、关节都要锻炼到。不能过分劳累,要在患者能承受的范围内,要重视对患者的心理治疗。应重视对于深静脉血栓形成的预防,应重视对于脑出血复发和脑出血并发症的治疗。

二十九、脑出血患者锻炼的方法包括哪些?

1. 急性期　要绝对卧床休息。每 2 h 翻身 1 次,尽量减少仰卧位。同时保持各肢体于功能位。被动活动关节,幅度从大到小。患者也可用健侧帮助患肢进行被动运动,以避免健侧肢体功能退化。按摩可促进血液、淋巴液回流,对肢体功能恢复也有帮助。

2. 恢复期　①良肢位的摆放;②上肢的关节活动度训练;③下肢的关节活动度训练。

三十、脑出血患者如何进行意识训练?

音乐疗法:了解患者平时喜欢的音乐,用收录机或耳机给患者播放喜欢的音乐。音量以常人听清楚不刺耳为宜,每天 4 次。每次持续 30 min,音乐响起时,患者从内心深处更容易产生对生活的向往,在精神上更容易与音乐产生共鸣。

三十一、脑出血患者进行步行训练的注意事项?

1. 能下床活动的患者要积极自行行走。
2. 应在护士及家属的陪伴下进行活动。
3. 每天 4～5 次,每次以不感到疲劳为宜。
4. 鞋子要轻便防滑,大小要适合。
5. 要在宽敞场所行走,防止被人撞倒。

三十二、为什么甘露醇要快速静脉点滴?

甘露醇作为渗透性利尿剂,通过提高血-脑和血-脑脊液间渗透压差,使脑组织水分向血管内移动,从而减轻脑水肿,降低颅内压。如滴数过慢,就不能迅速提高血浆渗透压,也就不能利用渗透压的改变达到组织脱水的目的。因此甘露醇需要在 15～30 min 内快速滴入。

三十三、脑出血患者出院后需要注意哪些方面?

1. 心理指导　鼓励患者坚持康复训练,保持乐观的情绪和平静的心态。无功能障碍或轻度功能障碍的患者,尽量从事一些力所能及的工作。不要强化患者角色。

2. 服药指导　坚持服用抗高血压、抗癫痫、抗痉挛等药物,不可擅自停药、改药,以免病情波动。

3. 血压测量　患者家属应掌握血压测量方法,坚持每天按时测量血压,有利于血压的观察和控制。

4. 饮食指导　应给予患者高蛋白质、低盐、低脂、高维生素、高纤维素饮食，保持大便通畅。

5. 定期复查　每3～6个月复查1次，若再次出现症状，及时就诊。

6. 生活指导　注意休息，保持生活作息规律，戒烟戒酒，避免劳累、情绪激动，注意保暖，预防感冒咳嗽发生，防止便秘，减少各种导致高血压脑出血的诱因。

7. 功能锻炼　可遵医嘱坚持进行功能锻炼，功能锻炼时注意循序渐进，量力而为，持之以恒，不能急于求成，防止锻炼不当造成伤害。

三十四、什么是颅内动脉瘤？

颅内动脉瘤是因为动脉局部薄弱、结构变化、外伤等原因导致的动脉局部异常扩张。是自发性蛛网膜下腔出血的最常见原因，动脉瘤的"破裂"常是产生严重症状甚至死亡的主要原因。

三十五、颅内动脉瘤破裂的原因有哪些？

颅内动脉瘤的危害在于动脉瘤破裂后引起的神经功能障碍，严重时甚至危及患者生命。动脉瘤破裂出血的主要原因为血压的波动。有些患者无明显诱因便出现动脉瘤破裂出血，而常见的容易导致动脉瘤破裂出血的诱因有血压波动较大、情绪激动、排便用力、剧烈活动、用力或持续咳嗽、劳累、天气变化、癫痫发作、分娩等。

三十六、如何预防颅内动脉瘤破裂？

1. 严格控制血压，保持血压稳定。

2. 保持大便通畅，多饮水，多食粗纤维食物，便秘时不要用力排便，或适当使用缓泻剂，避免灌肠等容易引起血压变化的行为。

3. 天气变化时，注意预防和治疗感冒，避免咳嗽、打喷嚏。

4. 保持情绪稳定，避免刺激患者。住院期间应减少人员探视，保持安静舒适的休息环境。

5. 患者应注意休息，避免剧烈活动或体力劳动。已发生出血的患者应严格卧床休息。保守治疗的患者功能锻炼应循序渐进，适可而止，不能增加患者的体力负担。

6. 生活规律，饮食清淡，禁烟酒。

三十七、颅内动脉瘤患者为什么要进行腰椎穿刺术？

1. 帮助诊断与鉴别脑血管意外等疾病。

2. 测定颅内压和了解蛛网膜下腔是否堵塞等。

3. 化验脑脊液，还有辅助治疗如释放血性脑脊液、鞘内用药等作用。

三十八、颅内动脉瘤患者术前需要注意哪些方面？

1. 根据医嘱做好术前各项检查，询问患者有无药物过敏史，必要时给予术区备皮。

2. 绝对卧床休息，不可坐起、洗头、洗浴、如厕及其他下床活动，尽量满足患者的日常需要，尽可能地为患者提供安静、舒适的环境，减少探视，避免声、光刺激和频繁接触。

3. 注意观察患者意识及有无头痛加剧，恶心、呕吐，有无眼睑下垂、复视、偏瘫、失语等神经系统症状。

4. 协助患者进行床上大小便。对于进行介入治疗后的患者，术后一侧下肢制动，在此情况下进行排尿训练是预防术后排尿困难的有效护理手段。对于害羞患者可以减少陪客数量，再用挂帘遮蔽。也可以尝试使用毛巾热敷小腹部、倾听流水声诱导等方法。

5. 为防止患者再出血，家属应多加安慰，避免精神紧张、情绪波动、屏气、剧烈咳嗽及血压过高等因素。保持大便通畅,因患者使用的脱水剂大量吸收肠道内的水分,加上卧床休息肠蠕动减慢,使大便变得干燥,这时患者应多进粗纤维食物,多饮水,食物中可加些香蕉、香油等润肠食物。每天按摩患者腹部增加肠蠕动的次数。如3天未排大便者使用开塞露或给予灌肠。

6. 动脉瘤的患者多有头疼,是因为血性脑脊液刺激所致,为减轻头疼可以冷敷头部及颈部,并一边与之交谈,一边按摩头部及合谷穴;使患者有节奏地深呼吸,放松全身肌肉,达到缓解的目的。必要时可根据医嘱使用镇静或止痛药品。

7. 注意保暖,避免受凉感冒。

8. 术前晚饮食清淡,夜间 12 点以后禁食禁水。

三十九、颅内动脉瘤患者术后需要注意哪些?

1. 手术后患者病情尚不平稳需转入监护病房,由专人护理,待病情相对平稳后再回到普通病房护理,因患者需安静休养,请家属减少人员探视。

2. 脑血管痉挛是栓塞治疗术中、术后常见并发症之一,患者可出现一过性神经功能障碍,如头痛、血压下降、短暂性意识障碍、肢体瘫痪,都可能是脑血管痉挛所致,应及时报告医师,进行扩容、解痉治疗。持续低流量吸氧,改善脑组织缺氧。

3. 术后 8 h 患者可进食清淡、易消化饮食,鼓励其多饮水。

4. 鼓励患者说出自己的感觉。如有头痛或头痛加重时,提示有再出血及脑血管痉挛发生的可能,及时通知医师处理。

5. 按时按医嘱正确服药,对有癫痫病史的患者,要坚持抗癫痫治疗,不能随意停药;有效

的抗凝治疗可防止血栓形成,对手术非常重要。常用的药物有阿司匹林、波立维,这类抗凝药对胃有刺激性,一般安排在早餐后顿服。对一些影响抗凝治疗的因素,如含乙醇的饮料、复合维生素、维生素 K 等要避免服用。抗凝药有引起出血的可能,要注意患者有无牙龈出血,皮肤有无出血点及瘀斑等,如有发现及时通知医护人员,给予对症处理。

四十、颅内动脉瘤患者出院后需要注意哪些?

1. 心理指导　保持情绪稳定,避免激动、紧张、刺激等情绪波动。

2. 血压指导　保持血压稳定,避免漏服或停用降压药,避免各种不良刺激如用力咳嗽、打喷嚏、用力排便等各种诱发因素。

3. 用药指导　遵医嘱按时、合理用药。血管内治疗术后,部分患者需长期服用抗凝药,如服药期间出现皮肤黏膜或尿便出血及身体其他部位出血,应立即停药就诊。

4. 饮食指导　合理饮食,避免辛辣、生冷刺激性食物和兴奋性饮料,多食新鲜水果、蔬菜,忌烟酒,保持大小便通畅。

5. 生活指导　保持良好的生活习惯,注意起居、饮食、睡眠的规律性。注意休息,避免劳累,适当运动。注意天气变化,预防和治疗感冒,避免咳嗽、打喷嚏。

6. 运动指导　继续进行患肢功能锻炼,可以适量运动如散步等,避免剧烈的运动,避免患者单独外出、攀高、游泳、骑车等。

7. 复查指导　定时复查,一般为 3 个月复查 1 次。掌握自查方法(是否感觉头晕、头痛、手足麻木等)。如若发现头晕、头痛、手足麻木等应及时就医。

四十一、什么是脑动静脉畸形?

脑动静脉畸形是脑血管畸形中最多见的一

种。常表现为癫痫与自发性脑出血，可有肢体瘫痪，严重者可导致死亡。脑动静脉畸形主要是先由头颅 CT 或 MRI 做出初步诊断，最终由脑血管造影确定诊断。

四十二、脑动静脉畸形患者出院后需要注意哪些方面？

1. 应给予低盐低脂饮食，嘱戒烟限酒。

2. 家属注意与患者多交流，鼓励患者多锻炼，坚持康复训练。无功能障碍或轻度功能障碍的患者，应尽量从事一些力所能及的工作。

3. 多鼓励患者保持健康的心态，学会利用各种方式调剂自己的精神、情绪，避免情绪激动。

4. 如果出现头痛、呕吐、神经功能障碍等症状，应及时就诊。

四十三、什么是颅脑损伤？

颅脑外伤是外界暴力直接或间接作用头部所造成的损伤，如车祸、高处坠落、刀砍伤、硬物砸伤等。

四十四、颅脑损伤患者术前需要注意哪些？

1. 需备皮、备血，做抗生素过敏试验及一系列化验，以保证手术顺利进行。

2. 如有脑脊液漏时，请取半卧位。配合医务人员用无菌棉球擦鼻孔和外耳道，请不要自行堵塞或冲洗。

四十五、颅脑损伤患者术后需要注意哪些？

1. 术后患者所使用的仪器、装置，家属请勿随意调节。

2. 每 2 h 协助翻身叩背，如需要咳痰，应在护士的指导下进行有效咳嗽，咳嗽无力时给予吸痰。

3. 手术当天需禁食，次日在医师及护士的

指导下进易消化的流质饮食等。

4. 积极配合医务人员指导的肢体功能锻炼，锻炼时要轻缓、有节奏。

5. 手术后在护士的指导下进行膀胱功能锻炼，以便尽早拔除尿管。

四十六、颅脑损伤术后清醒患者的护理重点是什么？

1. 保持呼吸道通畅，充分给氧，改善脑缺氧。

2. 卧床休息为主，适当活动，避免碰撞和剧烈活动。卧位时注意头颈不要过伸或过屈。病情允许时需抬高床头 15°～30°，有利于颅内静脉回流，减轻脑水肿。病情严重者需绝对卧床休息。

3. 避免做使胸膜腔内压和腹压上升的动作，如屏气、咳嗽、打喷嚏、用力排便等。

4. 饮食以高热量、高蛋白质和富含维生素、纤维素，丰富而易消化的食物为主；避免大量饮水。对于吞咽困难者，需防止进食时误入气管；必要时管饲。

5. 保持大便通畅：3 天无大便患者可用缓泻剂，切忌高压大量灌肠。

6. 对癫痫、高热、烦躁、剧烈头痛、喷射性呕吐等症状明显的患者要及时给予对症处理。

四十七、颅脑损伤术后昏迷患者的护理重点是什么？

1. 保持呼吸道通畅，吸氧，必要时行气管切开。

2. 密切监测生命体征。

3. 协助翻身拍背，鼓励患者有效的咳嗽排痰，防止肺部感染。

4. 勤翻身，防止压力性损伤。

5. 加强基础护理

（1）眼睛护理：若眼睑闭合不全，可使用眼

药水,再用无菌纱布覆盖。

（2）加强口腔卫生。

（3）导尿管护理：每天给予会阴消毒 2 次,此外,还需早晚用温水擦洗。

（4）皮肤护理：每 2 h 翻身 1 次,定时用温水擦身,保持床单和皮肤干洁。

（5）早期康复锻炼。

四十八、脑脊液漏患者的护理要点是什么?

1. 一般需卧床,体位由医师决定。

2. 避免颅内压增高,以促进伤口愈合。

3. 预防感染：保持病房环境清洁,减少人员进出。及时清洗鼻前庭或外耳道的血迹及漏出液,不可填塞冲洗鼻腔或耳道,不使用滴鼻剂或滴耳剂。

4. 脑脊液鼻漏者经保守治疗大部分都能治愈,但漏孔经久不愈或愈合后多次出现复发,时间超过 1 个月,需行脑脊液漏修补术。

5. 进食高热量、高蛋白质、丰富维生素、清淡易消化的软食,宜少量多餐,勿暴饮暴食。禁食烟酒、辛辣、生冷等刺激性食物。勿饮浓茶、咖啡、可乐等兴奋大脑的饮料。

6. 勿挖耳、抠鼻,也勿用力屏气排便、咳嗽、擤鼻或打喷嚏,以免鼻窦或乳突气房内的空气被压入或吸入颅内,导致气颅和感染。

四十九、颅脑损伤患者的出院健康指导有哪些?

1. 饮食指导　高热量、高蛋白质、高维生素、低脂肪易消化食物(如鱼、瘦肉、鸡蛋、蔬菜、水果等),昏迷患者予鼻饲饮食。

2. 药物指导　遵医嘱服药,不得私自停药,出院后 1 个月门诊随访。

3. 生活指导　注意劳逸结合,保证睡眠。

4. 专科指导　有脑脊液漏的患者,勿挖耳抠鼻、用力排便、咳嗽或打喷嚏,防止气颅和逆

行感染。颅骨缺损患者外出时戴好帽子,需有家属陪护防止意外,出院 3 个月后行颅骨修补术。

5. 复诊指导　嘱患者出院 1 个月后来院复诊,如有不适及时就诊。

五十、什么是头皮撕脱伤?

头皮撕脱伤是指头皮大片自帽状腱膜下撕脱。多因头发被机器卷入所致,高速运转的钝物切线打击也可造成。患者大量出血,常伴休克。

五十一、头皮撕脱伤患者大量出血应如何应对?

头皮撕脱伤出血较多,入院前多已进行包扎止血,入院后常见敷料渗湿,如敷料确已渗透应加盖敷料加压包扎;不应轻易更换敷料,以免增加出血量、加重患者休克。

五十二、头皮撕脱伤患者术后采取何种体位防止皮瓣坏死?

患者麻醉未清醒时应取去枕平卧位,平卧位时每 30 min 转动头颅一次,防止枕后回植头皮或皮片压迫坏死。清醒后取半卧位,可促进头皮或皮片下积血的引流,又可避免枕后头皮或皮片受压,减轻因头部加压包扎而致的颜面部水肿,有利于头皮或皮片的成活。

五十三、头皮撕脱伤患者术后应给予何种饮食?

术后应给予高蛋白质、高热量及含丰富维生素的饮食,为了减轻因咀嚼牵拉面部皮肤,导致创面疼痛,开始予流质、半流质饮食,鼓励患者少量多餐,以保证充足的营养供给,增强机体抵抗力。如患者无法进食或进食量极少,应每天给予新鲜血 200 ml 或白蛋白 100 ml,保证患

者营养和正常免疫力,促进回植头皮或皮片存活。

五十四、头皮撕脱伤患者出院后需要注意哪些方面?

1. 保持良好的生活习惯,睡眠充足,忌烟限酒,注意休息,劳逸结合,避免过度劳累和过度用脑。

2. 患者可留长发或戴假发,修饰自身形象,也可选择去美容科行头皮移植术。

3. 保持情绪稳定,避免焦虑、抑郁、紧张及过度兴奋,树立战胜疾病的信心,以促进疾病康复。

4. 出院后 1 个月复查,如有不适及时就诊。

五十五、什么是脑震荡?

脑震荡是指头部遭受外力打击后,即刻发生短暂性的脑功能障碍。

五十六、不同程度脑震荡患者的自我感觉及处理要点有哪些?

1. 轻度脑震荡   受伤后只有短时间的头晕、眼花、眼前发黑,没有其他不舒服。

2. 中度脑震荡   受伤后有些患者数日不能清醒,有头痛、头晕、恶心等现象,症状数日不消失。应立即停止锻炼,卧床安静休息,1～2天后如无其他异常症状,可在 1 周后参加锻炼。

3. 重度脑震荡   患者仰卧在平坦地方,头部冷敷,注意保暖,并及时送往医院。

五十七、脑震荡患者饮食方面有哪些禁忌?

1. 兴奋性饮食,如酒、咖啡、浓茶等应忌用。

2. 生冷、寒凉食物,如冷饮、绿豆、黄瓜、冬瓜、芹菜、荸荠等应忌食。

3. 油腻食物,食后可使脾胃运化失常,导致病情加重,应忌食。

4. 辛辣食物,如辣椒、辣油、芥末、韭菜等应忌食。

五十八、脑震荡患者出院后应注意哪些方面?

1. 饮食指导   多食健脑食品(如动物脑、栗子、核桃等)。

2. 运动指导   保证充足睡眠,适当进行体能锻炼(气功、太极拳等),避免过度用脑和过度劳累。

3. 心理指导   解除思想上对所谓"后遗症"的紧张和忧虑,保持心情愉快。

4. 复诊指导   嘱患者出院 1 个月后来院复诊,如有不适及时就诊。

五十九、什么是颅骨骨折? 主要表现有哪些?

颅骨骨折是指颅骨受暴力作用所致颅骨结构改变,颅骨骨折占颅脑损伤的 15%～20%,颅骨骨折是颅内病损的危险信号。

颅骨骨折主要表现为局部肿胀、压痛,眼、耳、鼻出血和流液、颅神经损伤和受压等症状。

六十、颅底骨折患者应注意哪些问题?

患者应采取患侧卧位,根据自觉症状适当抬高床头 15°～30°,防止漏出液体逆流到颅内。保持鼻腔及耳道清洁、通畅,严禁堵塞和冲洗。定时用生理盐水棉签擦洗,后放无菌棉球以吸附漏出的脑脊液。脑脊液漏液量大时,护理人员会估计漏出量并记录,并可调整头位加以控制。脑脊液鼻漏时,严禁从鼻腔吸痰及插胃管。严禁抠鼻、擤鼻。

六十一、颅底骨折患者术后需要注意哪些?

1. 由于患者术后抵抗力低下,应减少陪伴及探视。可以阻止空气污染及外来细菌的侵入，减少感冒及伤口感染的可能。

2. 卧位：患者清醒后应抬高床头 15°～30°，以利颅内静脉回流，减轻脑水肿，降低颅内压。

3. 严密观察患者意识、瞳孔、生命体征、肢体活动等情况。

4. 术后饮食，一般 24 h 后清醒，吞咽、咳嗽反射恢复，肠鸣音恢复可进流质饮食，以后视胃纳情况可改为半流质、正常饮食。饮食以高蛋白质、高热量、低脂肪、易消化为原则。

5. 手术后多易引起脑水肿，会出现头痛、恶心、呕吐、头面部水肿，指导患者不要担心，一般 7～10 天后会逐渐好转。

6. 由于病情的需要，术后会带有引流管，防止管道扭曲、打折、活动时小心不要脱出。

7. 术后应保持出入量平衡，必要时准确记录入量，指导患者不要饮水过多，以免加重脑水肿。

8. 开颅术后为了起到减压的作用，一般将患者颅骨骨瓣去除或游离，成为骨窗或游离骨瓣。骨瓣去除后脑组织外只有头皮，应加强保护。

9. 对于有偏瘫或失语的患者，应加强肢体功能锻炼和语言训练。

10. 手术后注意加强翻身、咳痰，以防并发症的发生。

11. 后颅窝手术的患者，应在护士的指导下进行翻身（轴线翻身，每 2 h 翻身 1 次），以免引起颈椎错位意外。

12. 手术后 7～10 天伤口可酌情拆线。对颅压较高、头皮有一定张力的伤口及体质虚弱患者的伤口可采取间断拆线，拆线后要观察伤口有无脑脊液漏。

六十二、颅底骨折患者出院后需要注意哪些？

1. 饮食以高蛋白质、高维生素、低脂肪、易消化的食物为宜。

2. 注意劳逸结合，保证睡眠，可适当进行户外活动（颅骨缺损者要戴好帽子外出，并有家属陪护，防止发生意外）。

3. 告知患者颅骨缺损的修补，一般需在脑外伤术后的 6 个月后。

4. 按医嘱服药，不得擅自停药，出院后 1 个月门诊随访。

5. 加强功能锻炼，必要时可行一些辅助治疗，如高压氧等。

6. 颅骨骨折达到骨性愈合需要一定时间。一般成人需 2～5 年，小儿需 1 年。

六十三、什么是颅骨缺损？

颅骨缺损是颅脑损伤患者伤后及术后较常见的并发症，由于脑组织失去了正常颅骨的屏障作用而易受伤，且颅骨缺损能引起各种症状和影响外观，常需行颅骨修补成形术。

六十四、颅骨缺损给患者造成的影响及注意事项？

1. 外观　颅骨缺损会影响患者美观，特别是位于额部，有碍患者头部美观，外出可戴假发、帽子等进行遮挡。

2. 安全　颅骨缺损后，骨窗软组织容易受到外力作用、金属物品的刺激而直接损伤颅脑，因此应尽量少去公共场所，外出戴安全帽。

3. 心理　因大片颅骨缺失造成患者头颅严重畸形，直立时塌陷、平卧时膨隆，早上凹入、晚上凸出，造成患者自卑心理，应告诉周围人颅骨缺损的原因，改变人们观念。同时鼓励患者树立信心。

4. 颅脑功能受损　应大气通过缺损区作用在脑组织上，久而久之势必导致局部脑萎缩，加重脑废损症状，应病情稳定后到医院做影像学复查，及时颅骨修补。

六十五、颅骨成形术后患者出院需要注意哪些方面？

1. 注意观察手术切口情况，保持手术部位皮肤清洁干燥。

2. 一般术后1周拆线，拆线1个月后方能洗头，洗头时勿抓破修补部位皮肤，防止积液、感染。

3. 避免外力撞击颅骨缺补处，外出时可佩戴帽子保护切口。

4. 避免剧烈活动、在阳光下暴晒以及淋雨。

5. 嘱患者出院1个月后来院复诊，如有不适及时就诊。

六十六、什么是脑肿瘤？

脑肿瘤即颅内各种肿瘤，对人类神经系统的功能有很大的危害，一般分为原发和继发两大类。

六十七、脑肿瘤患者术后需要注意哪些方面？

1. 体位　全麻未清醒患者，取平卧位头转向一侧或侧卧位，手术侧向上以避免切口受压。对于意识不清或躁动患者需要加床档保护。生命体征平稳后抬高床头15°～30°，以利颅内静脉回流。手术后体位要避免压迫减压窗，引起颅内压增高。

2. 观察病情　严密观察患者生命体征、意识、瞳孔、肢体活动等情况。注意切口敷料及引流情况，观察有无脑脊液漏，一旦发现应及时通知医师。

3. 保持呼吸道通畅　积极采取保持呼吸道通畅的措施，如翻身、叩背、雾化吸入、吸痰，必要时做好气管切开的准备。

4. 营养和补液　患者意识清醒，吞咽、咳嗽反射恢复可进流质饮食，以后逐渐过渡到普通饮食。

5. 引流管护理　术后注意各种引流管，避免扭曲、脱落。严密观察引流液颜色、性质及量。

6. 手术后并发症的观察和护理

（1）颅内出血：多发生在手术后24～48 h，患者表现为意识清楚后又逐渐嗜睡，甚至昏迷或意识障碍进行性加重，并有颅内压增高和脑疝症状。一旦发现患者有颅内出血征象，应及时报告医师，并做好再次手术止血的准备。

（2）癫痫：手术后因脑损伤、脑缺氧、脑水肿等因素而诱发癫痫，癫痫发作时采取保护性措施，立即松解患者衣领，头部偏向一侧，保持呼吸道通畅，使用牙垫防止舌咬伤，保障患者安全。保持病室安静，减少外界刺激，禁止口腔测量体温，应按时服用抗癫痫药，控制症状发作。

（3）尿崩症：垂体腺瘤等手术累及下丘脑影响抗利尿激素分泌，患者出现多尿、多饮、口渴，每天尿量大于4 000 ml。应准确记录出入液量，发现异常及时通知医师。

六十八、脑膜瘤患者服药注意事项有哪些？

应遵医嘱按时、按量服药，不可突然停药、改药及增减药量（尤其是抗癫痫、抗感染、脱水及激素治疗），以避免加重病情。

六十九、脑膜瘤患者肢体活动障碍时应注意哪些？

1. 给予肢体功能锻炼，偏瘫肢体放置功能位。

2. 感觉障碍者禁用热水袋以防烫伤。

3. 预防压力性损伤，定时翻身叩背，温水擦浴，减轻局部皮肤受压。

4. 保持床位清洁、干燥、无渣屑，减少对皮肤的刺激。

5. 重点预防患者跌倒和坠床,确保安全。

七十、脑膜瘤患者出院后需要注意哪些?

1. 心理护理 鼓励患者树立战胜疾病的信心,积极配合术后治疗和护理,尽快达到恢复身心健康的目的。

2. 饮食指导 加强营养,食用高蛋白质、高维生素、易消化食物(如鱼、瘦肉、鸡蛋、蔬菜、水果等),增强体质,使病后机体早日康复。

3. 药物指导 按医嘱服药,切忌自行停药。

4. 复查指导 定时门诊随访,了解病情的转归。同时加强功能锻炼,为防肿瘤复发,一般每年需做 CT 检查,以便了解病情变化。

5. 生活指导 户外活动需有人陪护,防止发生意外,并注意保暖,以防感冒而引发并发症。

6. 专科指导 手术不能全部切除肿瘤的患者,一般在术后 1 个月内需进行放疗,期间定时查血象,注意营养与休息。脑膜瘤、垂体瘤等属脑内良性肿瘤,手术效果好,痊愈后可正常参加工作。

七十一、什么是颅内胶质瘤?

胶质瘤是神经上皮组织来源肿瘤的统称,主要系神经胶质细胞和神经元细胞在不同分化期中所发生的肿瘤,是最常见的颅内恶性肿瘤。

七十二、胶质瘤易复发吗?

胶质瘤系浸润性生长物,它和正常脑组织没有明显界限,难以完全切除,对放疗、化疗不甚敏感,非常容易复发,是一种高复发的脑部肿瘤疾病,目前没有有效地防复发手段,此病复发时间取决于分化程度和治疗情况。一般传统治疗大多在 1~5 年内复发。定期复诊,复发后积极采取治疗。

七十三、胶质瘤患者术后应用哪些药物?

1. 脱水药物 如甘露醇是脱水降颅压药物,可减轻头痛,需按时快速静脉输入,不宜自行调节滴速。

2. 抗脑血管痉挛药物 尼莫地平、尼莫同都是钙通道拮抗剂,可减少迟发性血管痉挛导致的缺血并发症,需缓慢输入,防止低血压现象。这类药物一般使用周期为术后 5~7 天,对血管损伤较大,应注意保护血管,防止静脉炎的发生。如输液过程中患者出现血压明显下降、面色潮红、发热现象,立即报告护士。

3. 消炎药 根据过敏试验结果选择合适的消炎药,防止颅内感染。

4. 神经营养药 通过增强脑血管的张力和增加脑血流量改善脑代谢,同时通过抗氧化作用提高大脑皮质抗氧化能力,达到保护脑的目的,从而促进神经功能的恢复。

七十四、胶质瘤患者化疗的注意事项有哪些?

1. 密切观察病情:脑胶质瘤患者在化疗后可能会出现一些不良反应,须密切观察患者的病情,帮助患者及时减轻不适,患者出现异常时要及时告诉医师,立刻进行处理,防止病情恶化。

2. 做好清洁护理:脑胶质瘤患者在化疗期间的抵抗力比较差,很容易发生各种感染,要做好清洁护理,比如口腔、皮肤的清洁等,要早晚刷牙,饭后用淡盐水漱口,预防口腔溃疡。勤换衣物,经常擦拭身体,预防化疗期间发生细菌或病毒感染。

3. 生活要有规律,戒烟戒酒,忌吃刺激性食物,饮食应该清淡,经常变换花样,提高患者食欲。

4. 保持病房干净整洁,空气清新,室内要经常开窗通风,减少人员探视,以防交叉感染。

5. 适当散步、慢走，保持愉悦的心情。

七十五、胶质瘤患者怎样注意饮食与营养？

高蛋白质、低盐、低脂、高维生素、高植物纤维素的饮食习惯有助于提高患者的免疫力，增强体质。应禁止饮酒，可以服用部分复合维生素。

七十六、胶质瘤患者如何进行功能锻炼？

具有功能缺失的胶质瘤患者应积极进行功能恢复锻炼或康复治疗，肢体和语言功能的恢复需要进行长时间的功能锻炼才有效果。但是应避免过度锻炼，影响精神状态和体力。

七十七、胶质瘤患者家庭服用替莫唑胺的注意事项有哪些？

替莫唑胺（蒂清）一般在家庭服用，在医师的指导下根据不同的方案选择不同的服用剂量。药品最好密封、避光、冷藏保存，一般在饭前口服，温开水送服，每天定时服用。辅助以口服的止吐药物可以有效地减轻服用药物后产生的恶性、呕吐等不良反应。服用化疗药物期间要根据医师的指导定期来院复查血常规，观察药物的不良反应，并及时与医师沟通，调整药物服用的方法和剂量。

七十八、胶质瘤患者家庭服用替莫唑胺，患者的血常规应注意哪些方面？

家庭服用替莫唑胺往往需要定期进行血常规检查，观察药物的不良反应。血常规结果单中白细胞计数（WBC）、红细胞计数（RBC）、血小板计数（PLT）和血红蛋白含量（HGB）是最常用的判定化疗药物不良反应的指标。如果上述治疗明显低于参考值，应及时与医师联系。

七十九、中医中药对胶质瘤的作用有哪些？

中医中药在单纯消除肿瘤上往往效果并不理想，目前尚没有中药治疗胶质瘤有效的直接证据，但是传统中医学从整体观出发，抗瘤与扶正相结合，在增强患者免疫力、降低放化疗不良反应等方面具有独到的疗效，协同西医消除肿瘤，达到改善症状、控制病情发展、抑制肿瘤、提高生存质量、最终实现延长患者生命目的。

八十、胶质瘤患者什么时候复查？

手术和放射治疗后的化学治疗期间一般每2个月进行1次 MRI，每次化疗前后要定期进行血常规的检查。化疗结束后一般每3个月或6个月进行1次 MRI，如果有不适症状发生，随时进行影像学检查。

八十一、胶质瘤患者反生哪些特殊情况应立即复诊？

1. 癫痫反复发作，严重的头痛、恶心呕吐或原有的神经功能缺失加重。

2. 踝部或腿的肿胀，尤其是单侧的肿胀，怀疑深静脉血栓形成。

3. 出现发热、寒战、反常的头痛、胸腹痛等感染征象。

4. 出现反常的鼻腔、牙龈出血及不明原因的皮疹症状。

八十二、肿瘤复发时，应怎样应对？

胶质瘤或其他颅内恶性肿瘤一旦复发应尽早与医师联系，制订妥善的应急治疗方案。肿瘤复发并非不能继续治疗，可以通过再次手术或放化疗进行挽救，正规化、个体化的综合治疗方案往往会使复发的患者受益。

八十三、什么是垂体腺瘤？

垂体腺瘤是蝶鞍区常见的良性肿瘤，约占颅内肿瘤的10％，近年来有增多趋势。

八十四、垂体瘤患者出现视力障碍时应注意什么？

有视力障碍的患者应专人守护，加强生活护理，不能让患者单独活动，防止患者因视力原因发生摔倒、烫伤等意外。

八十五、垂体瘤患者经鼻蝶入路垂体瘤切除术前需注意什么？

1. 心理护理　针对患者的心理状态，详细介绍手术治疗方案及预后效果，使患者对疾病有一定认识，消除紧张、恐惧心理，能以良好的心态接受和配合手术治疗。

2. 皮肤准备　经鼻蝶手术患者需剪鼻毛，操作时动作轻柔，精力集中防止损伤鼻黏膜而致鼻腔感染，观察有无口腔问题，如有感染存在暂停手术。练习张口呼吸。

3. 防术后感染　术前3天遵医嘱常规使用抗生素。银离子液漱口，用0.25%氯霉素眼药水及新麻液滴鼻，4次/d，2～3滴/次，滴药时采用仰头平卧位使药液充分进入鼻腔。

八十六、垂体瘤患者经鼻蝶入路垂体瘤切除术后应用药物的注意事项有哪些？

1. 脱水药物　甘露醇是渗透性脱水剂，可降低颅内压，减轻头痛，使用时需要快速输入，15～30 min滴完，不能自行调节滴速。

2. 抗脑血管痉挛药物　尼莫地平、尼莫同都是钙通道拮抗剂，可预防和治疗脑血管痉挛所致缺血并发症。使用时患者可能出现血压下降、面色潮红、发热等现象，一般不需特殊处理。如血压下降明显或较低，可酌情对症处理。另外，尼莫同对血管刺激较大，患者容易出现化学性静脉炎，可更换输液部位，选择粗大的血管进行输液，并酌情使用喜疗妥涂抹。

3. 抗生素　手术患者可预防性地使用抗生素，或根据细菌培养及药敏试验结果使用抗生素。

4. 抗利尿药　患者出现尿崩后，可遵医嘱使用垂体后叶素、去氨加压素、垂体后叶粉等抗利尿剂，缓解尿崩症状。使用这些药物后需注意观察患者尿量有无减少，有无尿少或尿闭现象出现。

八十七、垂体瘤患者经鼻蝶入路手术后为什么要取半坐卧位？

经鼻蝶入路手术后让患者采取半坐卧位，目的是依靠大脑本身的重量，使脑组织紧贴硬脑膜，促进漏口早期愈合，可预防或减少脑脊液鼻漏。

八十八、垂体瘤患者经鼻蝶入路手术后如何进食？

术后6 h后可给予流质饮食，少量多餐，逐步调整为半流食、普食。

八十九、垂体瘤患者经鼻蝶入路手术后如何进行基础护理？

1. 皮肤护理：按时翻身，避免局部长期受压，预防压力性损伤。

2. 保持呼吸道通畅，翻身时叩背，鼓励咳嗽排痰，预防肺部并发症。

3. 口腔护理：经鼻蝶手术患者术后只能张口呼吸，容易出现口干，加之术前后的禁食，应保持口腔清洁，可进行口腔护理，使用润唇膏保护嘴唇，减轻患者不适。

4. 鼻腔护理：经鼻蝶术后鼻腔填塞条不能自行取出，避免出现出血、鼻漏。3～5天后根据患者情况由主治医师取出填塞物。取出纱布后，患者鼻腔可能会有少量分泌物流出，一般在1周内停止，可让患者取坐位或半坐位，使鼻腔分泌物流出,避免因分泌物逆流引起感染。同时不能用手抠鼻,不能冲洗鼻腔,不能用力擤鼻涕,以免造成出血和感染。

5. 保持会阴部清洁,预防泌尿系感染。术后1～2天患者卧床,可在床上大小便。保持大便通畅,必要时使用缓泻剂。

九十、垂体瘤患者经鼻蝶入路手术后如何进行康复训练?

术后有功能障碍的患者可适当进行康复训练。活动时注意循序渐进,量力而为。训练步骤:被动运动→翻身→床上坐起→床边坐起→床边站立→扶床行走→扶墙行走→室内行走。

九十一、垂体瘤患者经鼻蝶入路手术出院后应注意哪些?

1. 专科指导 平时观察尿量变化,注意有无头痛、视力改变的现象,定期抽血复查肝肾功能、电解质、激素水平等,术后3个月复查头颅MRI。经鼻蝶手术的患者注意有无脑脊液漏发生。如有异常及时就诊。

2. 药物指导 按时、定量服药,不能自行停药、更换药物或增减药量(尤其是激素治疗)。

3. 饮食指导 加强营养,多食高蛋白质、高营养、富含维生素、易消化的食物。

4. 生活指导 生活规律,注意休息。注意安全,行动不便或视力障碍者需家人陪伴以防跌倒、撞伤、烫伤等意外发生。经鼻蝶手术患者术后注意不要抠鼻、用力擤鼻涕、咳嗽等。

九十二、什么是听神经瘤?

神经瘤起源于听神经鞘,是一典型的神经鞘瘤,由于神经本身没有参与,故恰当称谓应为听神经鞘瘤,是常见颅内肿瘤之一,好发于中年人,高峰在30～50岁,无明显性别差异。

九十三、听神经瘤患者术后如何护理?

1. 取健侧卧位,头与躯干保持水平位置,翻身时需有人托扶头部使头颈成直线,避免扭转。动作要轻稳,避免头部过屈和用力过猛,造成脑干移位而发生呼吸骤停危象。

2. 术后应鼓励患者咳嗽、咳痰,对排痰不畅者要定时彻底吸痰。

3. 观察伤口渗血情况,保持敷料清洁干燥,防止伤口感染。

4. 预防眼部并发症,手术后伴有面神经、三叉神经损害时,患者常表现为患侧或双侧眼睑闭合不全,易发生角膜溃疡,严重者有失明的危险。必须每天清除眼部分泌物,白天用抗生素眼药水滴眼,晚上临睡前涂金霉素眼膏。

九十四、听神经瘤患者术后饮食方面需要注意什么?

1. 术后24 h禁饮食,如无呛咳现象,可逐渐进流食或半流食。如吞咽困难不能进食者,3天内可行鼻饲。

2. 加强营养,给予高热量、高蛋白质、高维生素流食及新鲜蔬菜汁或果汁,防止发生便秘导致颅内压升高。

九十五、什么是三叉神经痛?

有时也被称为"脸痛",是致病因子使三叉神经脱髓鞘产生异位冲动或伪突触传递所致而引发的神经剧烈疼痛。

九十六、三叉神经痛急性发作期患者应注意哪些?

1. 由于本病为突然、反复发作的阵发性剧痛,患者非常痛苦,加之咀嚼、哈欠、讲话都可能诱发,所以应指导患者保持愉快心情,生活有规律、合理休息、适度娱乐。

2. 选择清淡、无刺激性的软食，严重者可进流质食物，并保证碳水化合物、脂肪、蛋白质、钙、水溶性维生素的摄入。

3. 帮助患者尽可能减少刺激因素，如保持周围环境安静、室内光线柔和，避免因周围环境刺激而产生焦虑情绪，以致诱发或加重疼痛。

4. 鼓励患者依据其文化程度运用指导式想象、听轻音乐、阅读报纸杂志等方法充分的分散注意力，逐步达到精神放松乃至疼痛减轻。

九十七、三叉神经痛患者日常生活中需要注意哪些？

生活应有规律，保证能够充分休息，鼓励患者参加一些体育、娱乐活动。要学会运用想象、分散注意力、适当按摩疼痛部位等技巧减轻疼痛。注意头、面部保温，尽可能避免头面部受冷刺激，尽可能减少如洗脸、刷牙、剃须、咀嚼等刺激因素。

九十八、三叉神经痛患者服用药物的注意事项有哪些？

1. 卡马西平可导致头晕、嗜睡、口干、恶心、步态不稳、肝功能损害、皮疹和白细胞减少等。每1~2个月检查1次肝功能和血常规。

2. 哌咪清可于治疗后4~6周出现手颤、记忆力减退、睡眠中出现肢体不随意抖动等，有些症状可于数天后自行消失，患者不要随意更换药物或自行停药。

九十九、三叉神经痛患者出院后需要注意哪些？

1. 患者出院后无特别忌口，合理进食，加强营养。可适当进食富含蛋白质、维生素及纤维素的食物。避免辛辣刺激性食物。

2. 出院后适当休息，3个月后可从事体力活动。

3. 避免着凉感冒，保持大便通畅。

4. 由于手术仅解除了面神经根部压迫，面神经本身的脱髓壳区需要一定时间的修复才能使面神经功能恢复正常，面肌抽搐才能彻底停止，一般在6个月以内，所以术后随访非常重要。

5. 遵医嘱按时服药，自我观察疗效。

一○○、什么是面肌痉挛？

又称面肌抽搐，表现为一侧面部不自主抽搐。抽搐呈阵发性且不规则，程度不等，可因疲倦、精神紧张及自主运动等而加重。起病多从眼轮匝肌开始，然后涉及整个面部。本病多在中年后发生，常见于女性。

一○一、面肌痉挛的治疗方法有哪些？

1. 药物治疗　各种抗癫痫、镇静、安定剂等药物，如苯妥英钠、卡马西平、苯巴比妥、地西泮等，对少数患者可减轻症状，同时配合维生素 B_1、维生素 B_{12} 肌内注射效果更好。

2. 手术治疗　微血管减压术是治疗面肌痉挛的主要和首选方法，属面神经非损伤性手术，最大优势是既能解除面肌痉挛，又不造成面神经功能障碍。

3. 肉毒素注射　在短期内可收到一定效果，但维持时间较短，为12~18周，要多次注射维持疗效，每年需注射4次，其并发症是眼睑下垂、面瘫和复视。

一○二、面肌痉挛患者的术前护理有哪些方面？

1. 心理护理　长期不自主的面容常影响人际交往，给患者带来痛苦和心理压力。护士应耐心解答患者提出的问题，详细解释手术目的、方法及术后注意事项，解除患者的心理疑虑，增强信心，正确认识和接受手术。

2. 术前准备　完善相关术前检查，术前

8 h禁食、水,术前洗澡,备皮,术前1天做抗生素皮试,术晨遵医嘱,术中带药。

一〇三、面肌痉挛患者的术后护理有哪些方面?

1. 全麻后护理常规　观察生命体征及意识、瞳孔、肢体活动、反射,特别注意呼吸、血压的变化,警惕颅内高压的发生。

2. 伤口观察及护理　观察伤口有无渗血渗液,若有应及时通知医师并更换敷料,术后第7天伤口拆线换药。

3. 疼痛护理　评估患者疼痛情况,如发生颅内高压,遵医嘱给予脱水剂或激素,提供安静舒适的环境,做好疼痛程度评估。

4. 各种管路护理　做好尿管护理,拔尿管后关注排尿情况。

5. 体位　术后床头抬高,以利于静脉回流减少脑水肿。

一〇四、面肌痉挛患者在饮食方面应注意哪些?

1. 面肌痉挛患者要多吃蔬菜,既可增强体质,又可增强抗病能力。避免刺激性的食物,如咖啡、浓茶、烟酒等。

2. 龙眼肉与红枣、粳米同煮粥,用于养心益智、健脾补血,也是美味的面肌痉挛食疗方法,适合于面肌痉挛不止、心烦失眠、食少体倦等症患者。

3. 薏米扁豆粥可使面部络脉贯通,适于脾虚湿困、经络受阻之证,因此也是很好的面肌痉挛食疗方法。

4. 适当多吃一些鱼类、豆类、水果、蔬菜等。

5. 患者不吃辛辣刺激性食物,这些食物会影响患者病情的恢复,更重要的是这些食物会严重刺激患者的味觉系统并影响到面部神经,加剧病情的发作频率。

一〇五、什么是颈动脉狭窄?

颈动脉狭窄是作为血液由心脏通向脑及其他部位主要血管的颈动脉出现狭窄的症状。

一〇六、颈动脉狭窄的手术治疗方法有哪些?

颈动脉内膜剥脱术、颈动脉硬化支架血管成形术。

一〇七、颈动脉内膜剥脱术和颈动脉硬化支架血管成形术哪种更好?

颈动脉内膜剥脱术和颈动脉硬化支架血管成形术都是恢复颈动脉血流的很好方法,两者各有利弊。当狭窄病变位于颅外段手术可及的部位时,首选颈动脉内膜剥脱术。如果出现如下情况,应考虑采取颈动脉硬化支架血管成形术:① 当狭窄病变位于颈部较高位置;② 狭窄病变位于颅内段,通过手术方法无法达到;③ 病变位于手术可及的区域,但患者合并有严重的临床状况,不能耐受手术;④ 行颈动脉内膜剥脱术后再狭窄。

一〇八、什么是颈动脉内膜剥脱术?

颈动脉内膜剥脱术是由外科医师将堵塞在颈动脉内的动脉粥样硬化斑块去除的外科操作过程。此手术可以改善或恢复缺血区域脑组织的血流,起到预防脑卒中或缓解脑卒中症状的作用。

一〇九、哪些患者适合接受颈动脉内膜剥脱术?

不论是已经发生脑卒中的患者,还是有一过性脑卒中的患者,如突然的肢体无力、黑矇等,持续时间很短,或还没有出现任何脑卒中症状的患者,如果检查发现有一根或多根颈动脉

狭窄在 $70\%\sim99\%$，就适合接受颈动脉内膜剥脱术。

一一〇、颈动脉内膜剥脱术后患者需要注意哪些？

1. 由于术中全身肝素化，术后抗凝治疗，血液处于持续低凝状态，切口易出血，注意伤口有无渗血及皮下血肿形成。

2. 术后全麻未清醒时予去枕平卧，头偏向健侧，保持呼吸道通畅，避免颈部过度活动引起血管扭曲、牵拉及吻合口出血。

3. 注意患者有无声音嘶哑、咳痰困难等脑神经麻痹症状。

一一一、什么是颈动脉硬化支架血管成形术？

颈动脉硬化支架血管成形术是近十年来开展的一种新的微创性、低侵入性、低风险性介入治疗，手术成效高且施行简易。在患者股动脉硬化处做一个穿刺小孔，将保护装置通过导管送至颈部动脉硬化，再置放支架，即可将已呈现硬化、狭窄的颈动脉硬化撑开。整个手术耗时不长，成功率超过 98%，能有效降低因颈动脉狭窄导致缺血性脑卒中的概率，住院时间缩短，适用于年长、不适合接受大型外科手术的患者。

一一二、颈动脉硬化支架血管成形术后患者需要注意哪些？

1. 术后注意穿刺点周围皮肤颜色、温度、足背动脉搏动及伤口敷料情况，预防穿刺部位皮下血肿形成。

2. 指导患者咳嗽时用手压紧伤口，以免增加穿刺处张力。注意局部有无渗血、肿胀。如出现局部肿胀且有波动，需进一步行超声检查。

3. 术后注意有无头痛、癫痫、谵妄，也可出现面及眼痛、恶心、呕吐、意识障碍、高血压等，警惕高灌注综合征发生。

4. 术后患者应卧床休息，抬高患肢制动，防止栓子脱落，促进静脉回流，预防下肢静脉血栓形成。

一一三、什么是脑脓肿？

脑脓肿是指化脓性细菌入侵脑组织引起的化脓性脑炎、脑化脓及脑脓肿包膜形成，并形成局限性脓肿。少部分也可是真菌及原虫侵入脑组织而致脑脓肿。常见的致病菌为金黄色葡萄球菌、变形杆菌、大肠杆菌和链球菌。

一一四、脑脓肿患者饮食方面需要注意什么？

给予高热量、高蛋白质、高维生素、易消化饮食，吞咽困难者予鼻饲饮食，以改善患者全身营养状况，增强机体抵抗力。

一一五、脑脓肿患者生活方面需要注意哪些？

加强个人卫生，防止口腔疾患。积极彻底治疗邻近部位慢性感染病灶，如耳、鼻部慢性炎症。加强营养，饮食宜清淡，注意劳逸结合，逐步提高活动耐受力。

一一六、什么是脑积水？

脑积水是由于颅脑疾患使得脑脊液分泌过多或循环、吸收障碍而致颅内脑脊液量增加、脑室系统扩大或蛛网膜下腔扩大的一种病症。

一一七、脑积水的典型症状是什么？

头痛、呕吐、视力模糊，视神经盘水肿，偶伴复视、眩晕及癫痫发作。

一一八、脑积水患者术前术后注意事项有哪些?

1. 对患儿或智力低下、缺乏自制力者,务必清除床边杂物,防止意外事故发生,一般情况下如需外出必须有家长陪同。

2. 术前日患者理全发,入院后注意休息,如有不适之处需及时向医师护士诉说。

3. 清洁腹部皮肤,术前 12 h 禁食,6 h 禁饮,排空大便,做好术前准备工作。

4. 术后 6 h 可取半卧位,24 h 后下床活动,使术后的脑脊液因体位而循环,减少导管发生阻塞的可能。

5. 分流术后可能会出现腹痛腹胀,指导患者不必紧张,轻者不必处理,较重时与医务人员联系,以便及时处理。

一一九、脑积水患者术后的体位指导?

1. 术后取仰卧位,全麻未清醒前平卧,头转向一侧。

2. 麻醉清醒、血压平稳后,头部抬高 30°或取半坐卧位,以利于颅内静脉回流及有利于脑脊液流入腹腔。

一二〇、脑积水患者术后饮食指导有哪些?

1. 手术当天禁食。

2. 术后第 2 天肠鸣音恢复后可进流质或半流质饮食,早期不宜进产气食物如可乐、牛奶等。

3. 如无腹泻、腹胀等不良反应可逐渐过渡到普食。饮食宜为高蛋白质、高热量、富含维生素、易消化、适合患者口味的饮食。目的是保证营养,提高机体抵抗力,促进伤口愈合。

一二一、脑积水患者出院后需要注意哪些?

1. 头部、腹部伤口拆线后,如伤口愈合好,2 周可洗头、沐浴,动作轻柔,避免抓破切口。

2. 遵医嘱定时定量服药,不可擅自停药。

3. 劳逸结合,避免过重的体力劳动和运动。

4. 合理饮食,注意饮食卫生,保持二便通畅,禁烟禁酒。

5. 定期门诊随访,指导患者如出现头痛、呕吐、腹痛、胃肠道不适等表现,及时来院就诊。

6. 对于需按压分流管阀门的患者,指导其正确的挤压方法,即缓慢压下阀门后迅速放开,以保持分流管引流通畅。

一二二、什么是脑脊液漏?

脑脊液漏是指各种原因造成颅内外沟通,脑脊液随脑搏动外溢的现象。分为外伤性及非外伤性两种,外伤性脑脊液漏约占 90%。在脑脊液漏中,鼻漏发生率约为 80%,耳漏约为 20%,且易自行闭合。

一二三、脑脊液漏患者如何促进漏口愈合?

1. 体位要求:脑脊液漏者可借助脑的重力作用压闭漏口。一般均采用头高 30°,借助重力作用使脑组织移向颅底,贴附在硬膜漏孔区,促使局部粘连而封闭漏口,有利于颅内静脉回流或减轻脑水肿。头高位持续在脑脊液漏停止 3~5 天。

2. 避免颅内压升高:颅内压增加使颅内外压力差加大,可促使脑脊液外流,使漏口不易愈合,还有可能诱发新的脑脊液漏。因此在护理过程中保持颅内压的平稳、防止颅内压骤升是十分重要的。

3. 避免情绪激动,保持大小便通畅,控制癫痫发作,及时有效降压治疗。

一二四、脑脊液漏患者怎样预防感染?

1. 抗生素的应用　根据细菌培养选用合适的抗生素,最好选用能透过血脑屏障的抗生素静脉途径用药。

2. 局部的清洁　及时清洁鼻前庭血迹和

分泌物。定时清洁并消毒漏口周围的皮肤和黏膜。不可擤鼻、挖鼻、填塞、滴药、冲洗。禁忌经口鼻吸痰、插胃管。因口腔与耳道、鼻腔均有管道相通，应加强口腔护理，定时用口泰或呋喃西林漱口，防止交叉感染。

3. 环境的要求　防止交叉感染。

4. 避免腰穿　以免颅内压骤然降低后，已外漏污染的脑脊液反流致颅内感染。

一二五、脑脊液漏患者的护理要点是什么？

脑脊液漏患者的护理重点在于及时发现、早期治疗，积极预防逆行性感染，避免颅内压增高，促进漏口尽早闭合。同时，做好患者的心理护理和健康教育工作，争取患者配合是顺利康复的重要保证。

一二六、什么是椎管内肿瘤？

椎管内肿瘤也称脊髓肿瘤，是指脊髓、神经根、脊膜和椎管壁组织的原发性和继发性肿瘤。肿瘤发生于胸段者最多，其次为颈段、腰骶段及马尾神经处。

一二七、椎管内肿瘤患者出院健康指导有哪些？

1. 了解患者心理反应，给予鼓励，增强疾病恢复的信心，并说明功能的恢复会有各种可能性，如痊愈、好转、部分好转，但也有恶化的可能，使家属思想上有所准备。

2. 预防压力性损伤，按时翻身，保持皮肤及床单的清洁平整。动态行压力性损伤风险评估，对已产生的压力性损伤应积极治疗，对症处理。

3. 感觉麻木或感觉消失的肢体应当心烫伤。瘫痪肢体要保持功能位，预防关节畸形、足下垂等。

4. 指导患者使用轮椅，帮助其树立生活的信心，尽早参加社会活动。

5. 保持大小便通畅，有导尿管应保持尿道口的清洁，做好保留导尿护理。便秘时可用开塞露纳肛或口服轻泻剂。

6. 指导患者肢体功能锻炼，做到自动运动与被动运动结合，用健侧肢体带动瘫痪肢体做被动运动，或由家属帮助完成关节活动，促进肢体功能恢复，并指导患者自我护理的方法。

7. 养成良好的生活习惯，加强营养、进高蛋白质（鸡、鱼、蛋、奶等）、高维生素、高热量、高纤维素（韭菜、芹菜等）、易消化的饮食，多食水果、蔬菜，忌浓茶、咖啡、辛辣食物。

一二八、什么是颈动脉海绵窦瘘？

颈动脉海绵窦段动脉壁或该段分支破裂，形成与海绵窦之间直接沟通的动静脉瘘称之为颈动脉海绵窦瘘。

一二九、颈动脉海绵窦瘘患者怎样做好眼部护理？

1. 勿用手揉眼，洗脸时避免水进入眼内。白天用氯霉素眼药水滴眼，4～6 次/d，1～2 滴/次。

2. 夜间可涂红霉素眼膏，外敷纱布。滴眼的正确方法为：患者平卧，眼向上看，头后仰，两眼睑上下翻开，挤入眼膏后再闭合并上下牵拉，便于药膏进入结膜囊内发挥作用，预防眼部感染。

3. 保持室内光线柔和，白天可适当遮挡窗户，外出时戴墨镜，避免强光刺激。

一三〇、颈动脉海绵窦瘘患者出院后应注意些什么？

1. 生活指导　保持良好的生活习惯，注意起居、饮食、睡眠的规律性。注意休息，避免劳累、剧烈活动，以免引起栓塞材料的脱落而导致疾病复发。注意天气变化，预防和治疗感冒，避免咳嗽、打喷嚏。

2. 心理指导　保持情绪稳定，避免激动、紧张、刺激等情绪波动。

3. 血压指导　保持血压稳定,避免漏服或停用降压药,避免各种不良刺激如用力咳嗽、打喷嚏、用力排便等各种诱发因素。

4. 用药指导　遵医嘱按时、合理用药,血管内治疗术后,患者需长期服用抗凝药,如服药期间出现皮肤黏膜或尿便出血及身体其他部位出血,应立即停药就诊。

5. 饮食指导　合理饮食,避免辛辣、生冷等刺激性食物和兴奋性饮料,多食新鲜水果、蔬菜,忌烟酒,保持大小便通畅。

6. 复查指导　定时复查,一般为 3 个月复查 1 次。掌握自查方法(是否感觉头晕、头痛、手足麻木等),如若发现头晕、头痛、手足麻木等应及时就医。

一三一、什么是烟雾病?

烟雾病是一种病因不明的、以双侧颈内动脉末端及大脑前动脉、大脑中动脉起始部慢性进行性狭窄或闭塞为特征,并继发异常血管网形成的一种脑血管疾病。由于这种颅底异常血管网在脑血管造影图形上形似"烟雾",故称为"烟雾病"。

一三二、烟雾病患者出院后应注意哪些?

1. 遵医嘱服用药物。

2. 进食高热量、高蛋白质、富含纤维素、维生素丰富、低脂肪、低胆固醇食物,增强机体抵抗力,促进康复。

3. 神经功能障碍者坚持康复训练。症状好转后可逐渐转入正常生活、学习与工作,利于早期恢复。

4. 随诊,定期复查。

一三三、脑血管搭桥手术

脑血管搭桥手术就是在脑动脉的狭窄或闭塞处建立新的通道恢复血液供应,改善临床症状,减少脑梗死发生。当前,最常用的是颅内外动脉吻合术。这种手术先在颅骨上打开一个骨瓣,在显微镜下用非常细的缝线,将直径仅有几毫米的颅内、颅外血管缝合,接通血管,使得颅外血管里的血液可以通过这条途径流入脑内,使缺血区的血液循环得到改善,避免发生脑梗死,达到恢复脑功能的目的。

一三四、为什么要行气管切开术?

对于需要较长时间机械通气的患者,气管切开是常选择的人工气道方式。由于气管切开后气流不经过上呼吸道,因此与气管插管相比气管切开具有许多优点:可减少呼吸道并发症;易于固定;易于呼吸道分泌物引流;附加阻力低,且易于实施呼吸治疗措施;不影响经口进食,可做口腔护理;患者耐受性好。气管切开对于患者来说是个有创操作,待患者病情平稳后,绝大多数患者可以逐渐封闭气管切开处,恢复为正常通气。

一三五、气管切开患者的家庭护理需要注意哪些问题?

1. 呼吸困难的处理:患者如发生呼吸困难,家属应拔出内套管,若呼吸困难缓解则为内套管被分泌物堵塞,应清洗消毒内套管后重新放入;若呼吸困难不能缓解应滴入 0.9% 生理盐水冲洗吸痰,多能排除呼吸困难。若仍不能缓解应立即送医院。

2. 伤口出血或痰中带血:吸痰时患者剧烈咳嗽,痰中可带少量血丝,如伤口出鲜血或气管套管内涌出大量鲜血则为危险征兆,应立即送院。

3. 伤口周围溃烂:多为套管与分泌物刺激所致。可用 0.9% 生理盐水棉球擦洗干净,涂以 0.5% 碘伏,并保持所垫纱块清洁干燥,及时更换纱块。若伤口裂开,糜烂发臭,应请医师诊治。

4. 保持套管系带松紧适宜,系带与皮肤间以容纳 1 指为宜。清洗消毒后换上新的消毒纱布垫，厚薄适当。外套管一定要在气管内，避免套管移位或脱落。

一三六、气管切开套管消毒方法?

内套管 4 h 换 1 次，可常规备 2 只套管换用，可防止 1 只内套管因消毒时间长致再放入困难。内套管在消毒前应用专用刷子，消除内部的痰块及其他堵塞物后消毒煮沸 30 min(用于金属套管)，塑料套管清洗后用含氯消毒液浸泡 30 min。纱布和棉球可用纸包好，用高压锅蒸 30 min，不打开纸包待干后备用。另外家中备 1 瓶 75% 酒精，用于消毒伤口周围。

一三七、什么是脑血管造影术?

是经股动脉插管，在透视下将不同型号的导管运用抽捅、捻转等手法运送进两侧颈总动脉、颈内动脉、颈外动脉及椎动脉内，分别注射造影药物。能显示动脉瘤的部位、形态、数目，囊内有无血栓，动脉硬化及动脉痉挛的范围、程度，有无颅内血肿或脑积水，瘤蒂大小是否适于夹闭等，此外还可了解血管形态的正常与变异、侧支循环等。

一三八、脑血管造影术前应注意哪些?

1. 全脑血管造影术多采取局麻的方式，患者是在完全清醒的状态下进行，术中存在一定的痛苦是可以忍受的，应加强患者心理护理。

2. 造影前为患者做血、大小便常规、肝、肾功能、出凝血时间、血糖及心电图等各项检查，以了解全身情况，排除手术和造影剂的禁忌证。

3. 因造影时要采取平卧位，并且必须保持不动，造影后术侧肢体要伸直制动 24 h，应嘱患者练习伸胯平卧 24 h，直腿抬高、直腿翻身和床上排便。

4. 造影前 1 天做药物过敏试验，双侧腹股沟清洁、备皮、测量血压。术前晚 12 时后禁食、禁饮，必要时留置导尿管。

5. 在穿刺部位对侧上肢建立留置针静脉通道，嘱患者在造影当天着宽松衣物，

6. 嘱患者注意保暖，避免受凉感冒。

一三九、脑血管造影术后应注意哪些?

1. 造影结束后，患者带动脉鞘回病房，主管医师在观察患者病情后给予拔鞘，局部伤口垂直压迫 15~20 min 后用无菌敷料包扎，动脉压迫止血带固定。术侧肢体伸直制动 24 h 后方能下床活动。

2. 股动脉穿刺处有无皮下血肿或出血，穿刺处敷料加压包扎是否完好，有无渗出。

3. 观察足背动脉搏动情况及下肢皮温肤色情况，每 30 min 1 次，连续 4 次。如足背动脉减弱，观察足趾及甲床颜色有无发紫或发凉，并及时通知医护人员。

4. 嘱患者保持穿刺侧肢体伸直，不可弯曲，平卧 6 h，下肢制动 24 h。

5. 造影术后咳嗽、排便时用手紧压伤口，避免腹压增加，可减少手术并发症。

6. 嘱患者多饮水，以利于排泄造影剂。全麻患者可根据医嘱补液，或胃管内注水。术后 4 h 进食低盐、低脂、易消化、不含高维生素 K 的食物。

一四〇、开颅手术前患者应注意哪些?

1. 嘱患者术前一天洗澡，修剪指甲，换干净衣裤。

2. 遵医嘱做抗生素皮试，配血(术前 1 天)。

3. 嘱患者术前 12 h 禁食，8 h 禁水。

4. 嘱患者手术当天摘掉假牙、贵重物品交予家属。

5. 遵医嘱肌内注射术前用药。

一四一、开颅手术前患者应做哪些宣教?

1. 术后麻醉清醒后 4~6 h 方可饮水，8 h

后可进流食。

2. 嘱患者身上各种管路及连接的仪器不能拔除,不慎脱落应及时通知护士。

3. 患者不可随意触碰伤口。

4. 患者清醒后抬高床头 15°～30°,减轻脑水肿。

5. 告知患者如有头痛剧烈、肢体活动不灵活及言语困难,及时通知医护人员。

参考文献

[1] 李乐之,路潜.外科护理学:5 版[M].北京:人民卫生出版社,2012.

[2] 吴士文.神经内科:应该知道的神经科那一点事[M].北京:中国科学技术出版社,2016.

第九节 肾 内 科

一、肾病综合征的定义?

肾病综合征是指各种肾脏疾病引起的大量蛋白尿(尿蛋白量>3.5 g/24 h)、低蛋白质血症(人血白蛋白>30 g/L)、高度浮肿、高脂血症为临床表现的一种综合征,其不是一个独立的疾病,而是多种肾脏疾病的共同表现。

二、肾病综合征的临床表现有哪些?

1. 水肿 水肿为最常见症状,呈可凹性,水肿出现前和水肿时尿量减少。

2. 大量蛋白尿 尿蛋白>3.5 g/d,主要为肾小球滤过膜对血浆蛋白的通透性增高,使原尿中蛋白含量增多,形成大量蛋白尿。

3. 低蛋白质血症 主要为大量清蛋白自尿中丢失所致。

4. 高血压和低血压 成人肾病综合征约20%～40%有高血压,部分患者存在血容量不足(低蛋白质血症、利尿等),可产生低血压。

5. 营养不良 患者出现毛发稀疏、干脆及枯黄,皮肤皓白,消瘦等。

三、肾病综合征患者常用药物及注意事项有哪些?

1. 糖皮质激素 激素的使用原则为起始足量,不良反应有满月脸、水牛背、水钠潴留、高血压、血糖升高、尿排钾增多、肌无力、消化道溃疡、精神兴奋、烦躁失眠、免疫力下降易发感染、骨质疏松等。服药时注意:① 饭后服用,同时服用保护胃黏膜药物,如铝碳酸镁、奥美拉唑、耐信、雷尼替丁等;② 按时按量服用,不要擅自更改剂量或者突然停药;③ 注意口腔、皮肤清洁及饮食卫生,保暖,预防感染。

2. 细胞毒性药物 环磷酰胺为最常用药物,不良反应有骨髓抑制,引起白细胞、血小板下降,恶心、呕吐、食欲下降、脱发、出血性膀胱炎等。用药时适量多饮水,避免药液外渗,观察尿液颜色。

3. 环孢素 不良反应有肝、肾毒性、高血压、高尿酸血症、多毛及牙龈增生等,用药过程中定期检测肝肾功能。

四、肾病综合征患者的每天摄水量及钠摄入有何要求?

钠的摄入每天不超过 3 g,严重水肿者则不超过 2 g/d。

水的摄入量按进液量＝前 1 天尿量＋500 ml 计算。观察生命体征及体重的变化,每周测体重 2～3 次。准确记录 24 h 出入量。

五、肾病综合征患者如何做好休息与活动?

中度以上的水肿、高血压、肉眼血尿或少尿,每天尿量在 400 ml 以下,或出现严重并发症时需卧床休息。眼睑面部水肿者枕头应稍高些;严重水肿者应经常更换体位;胸腔积液者宜半卧位;阴囊水肿宜将阴囊托起。当症状和体征减轻或消失,则可以适当活动。患者经治疗后若病情稳定,可以参加轻松的运动,根据病情及身体条件选择适合自己的运动方式,如散步、打太极拳、练气功等。运动量的大小、时间的长短应视患者情况而定,一般以不感到劳累为宜。

六、肾病综合征为什么需要行肾穿刺检查?

由于肾病综合征是由多种不同的临床病理类型的肾小球疾病所组成,各种疾病的用药、治疗用药、病程均不一样,通过肾穿刺活检术可以使超过 1/3 患者的临床诊断得到修正,可以使将近 1/3 患者的临床治疗方案得到修改,可以更为准确的评价肾脏病患者的预后。

七、肾病综合征的预后怎样?

不同临床病理类型的肾病综合征预后差别较大,早期体检发现、早期规范治疗可有效减少并发症,保护肾功能,提高生活质量。

八、肾病综合征患者在饮食方面需要注意哪些?

1. 蛋白质的摄入　患者均有大量蛋白尿,尿蛋白以丢失白蛋白为主,由此导致低蛋白质血症,使血浆胶体渗透压下降,从而使水肿顽固难消,机体抵抗力也随之下降。应根据肾脏的功能,调整蛋白质的摄入量。在无肾功能衰竭的情况下,成人应保证每天摄入 90～100 g 蛋白质,但在有肾功能不全或氮质血症的情况下,必须限制蛋白质的摄入,每天 20～40 g,以维持机体的正氮平衡。不管蛋白质限制与否,摄入的蛋白质必须是高生物价的优质蛋白质,以满足机体的必需氨基酸。

2. 钾、钠及水分的摄入　根据尿量及水肿情况,调节钾、钠及水分的摄入。24 h 尿量＞1 000 ml 且无明显水肿者可以给低盐饮食,每天摄入钠 2～4 g;如尿量＜500 ml 或有高血压、水肿、心力衰竭时,应限制钠盐在 1～2 g/d。

3. 维生素、钙及微量元素的摄入　肾病综合征患者由于肾小球滤过膜通透性增加,尿中除丢失蛋白外,同时丢失与蛋白结合的某些微量元素及激素,间接可以造成缺钙、镁、锌等,应注意从药物或食物中补给。

九、急性肾小球肾炎的定义?

急性肾小球肾炎是以急性肾炎综合征为主要临床表现的一组原发性肾小球肾炎,患者会突发血尿、蛋白尿、水肿等具体症状。

十、急性肾小球肾炎患者应注意哪些?

1. 急性期应绝对卧床休息 4～6 周。病情稳定后可做一些轻体力活动,避免劳累和剧烈活动,待完全康复后才能恢复正常的体力劳动。

2. 急性期应严格限制盐的摄入,一般＜3 g/d,对于特别严重的患者应完全禁盐。每天进水量为不显性失水量(约 500 ml)加上 24 h 尿量,进水量的控制应本着宁多勿少的原则。

3. 观察尿液的颜色、性状、水肿的部位、特点、程度,详细记录 24 h 尿量,必要时记录 24 h 出入量。

4. 保护好水肿的皮肤,做好全身皮肤黏膜的清洁。对于水肿较严重的患者应避免穿紧身衣服,卧床休息时宜抬高下肢,指导患者经常变换体位,用软垫支撑受压部位,并适当予以按摩。

十一、导致慢性肾小球肾炎的病因有哪些?

1. 细菌　溶血性链球菌致肾炎菌株最为多见,可造成呼吸道、皮肤感染。

2. 病毒　各型肝炎病毒、麻疹、水痘和肠道病毒感染后出现肾炎。

3. 寄生虫　恶性疟疾、血吸虫病等。

4. 螺旋体　立克次体感染等。

十二、慢性肾小球肾炎的临床特点有哪些?

本病特点是病程长,可以有一段时间的无症状期,呈缓慢进行性病程,基本表现是水肿、高血压、蛋白尿、血尿和不同程度的肾功能损害。

十三、慢性肾小球肾炎患者的家庭护理应注意哪些?

慢性肾炎病程较长,易反复发作,家属应关心体贴患者,鼓励其树立与疾病做斗争的信心,密切配合治疗,战胜疾病。监测血压,避免受凉、潮湿,注意休息。避免剧烈运动和过重的体力劳动,防治呼吸道感染。注意个人卫生,预防泌尿道感染,如出现尿路刺激征时及时就诊。

十四、肾小球肾炎患者日常生活应注意哪些?

1. 适当多饮水、不憋尿。

2. 按计划坚持每天体力活动和体育锻炼,控制体重,避免感冒。

3. 当喉部、扁桃体等有炎症时,需立即在医师指导下采用抗生素彻底治疗。

4. 避免滥用药物,定期复查尿常规和肾功能。

十五、肾小球肾炎患者饮食应注意哪些?

1. 水、钠摄入　钠的摄入应低于 3 g/d,水肿严重者则应低于 2 g/d。水的摄入量可按前一天的总尿量加 500 ml 计算。

2. 蛋白质的摄入　控制蛋白质的摄入量也可达到低磷目的。一般为每天 0.6 g/kg 体重,其中一半为优质蛋白质,如鸡蛋、瘦肉、牛奶等。

3. 能量的摄入　每天摄入能量 30～35 kcal/kg,其中脂肪供能在 30% 以下,其余除蛋白质外,由糖提供。

4. 补充各种维生素及微量元素　如维生素 A、维生素 B、维生素 C、维生素 D、维生素 E、维生素 P 及微量元素铜、锌、铁等。可给予新鲜蔬菜、水果、坚果等。

十六、急性肾损伤的定义?

急性肾损伤是指各种病因导致的肾功能急剧进行性减退而出现的一组临床综合征,如果及时去除病因和及时诊治,多数患者肾功能可完全恢复正常。

十七、什么会导致急性肾衰竭?

1. 有效循环血量减少,肾脏灌注量减少所致的肾缺血。

2. 急性肾小管坏死、急性肾间质病变,肾小球和肾血管疾患。

3. 急性尿路梗阻。

十八、急性衰竭有什么表现?

1. 胃肠道表现为食欲减退、恶心、呕吐、腹胀、腹泻等,更甚者可发生消化道出血。

2. 有出血倾向和轻度贫血现象。

3. 出现意识障碍、躁动、抽搐、昏迷等尿毒症脑病症状。

4. 除感染的并发症外,还可出现呼吸困难、咳嗽、胸闷、胸痛等。

5. 水、电解质、酸碱失衡可导致高血压、肺水肿、心力衰竭、心律失常、心肌病变。

十九、急性肾衰竭饮食上注意哪些?

高热量、高维生素、低盐、低蛋白质、易消化饮食。少尿期应严格控制入水量,日进水量约为前 1 天排出量加 500 ml。限制含钾、钠、镁、磷丰富的食物,如香蕉、橘子、菠菜、花生等。多尿期蛋白质可逐日加量,以保证组织的需要。嘱患者进食含钾丰富的食物,以避免出现低钾血症。

二十、急性肾衰竭如何做好皮肤护理?

严重水肿患者应卧床休息,抬高下肢。衣着宽松、清洁,保持皮肤清洁、干燥、勿搔抓,避免擦伤和受压,清洗时不要过分用力,预防破溃。

二十一、怎样治疗急性肾衰竭?

1. 积极治疗原发病,去除病因。
2. 营养支持。
3. 保持出入量平衡。
4. 纠正电解质和酸碱平衡紊乱。
5. 治疗其他系统出现的症状。
6. 必要时进行透析治疗。
7. 定期复查肾功能,避免肾毒性药物。

二十二、慢性肾衰竭的定义?

慢性肾衰竭是发生于各种慢性肾脏疾病终末期的一种临床综合征,以代谢产物的潴留、水电解质紊乱、酸碱平衡失调和全身各系统症状为主要表现。

二十三、慢性肾衰竭的主要症状是什么?

1. 胃肠道表现是最早出现的症状,初期以厌食、腹部不适为主,以后出现恶心、呕吐、腹泻、口腔黏膜出血,甚至有消化道大出血。

2. 血液系统表现主要为贫血,贫血程度与肾功能下降程度密切相关。另一表现是出血倾向,常有皮肤瘀斑、鼻出血、月经过多、外伤后严重出血、消化道出血等。

3. 疲乏、失眠、注意力不集中是慢性肾衰竭的早期症状之一。

4. 皮肤瘙痒是常见症状,有时难以忍受;尿毒症面容:面部肤色常较深且萎黄,有轻度浮肿感。

5. 水、电解质、酸碱平衡失调可导致水肿、高血压、心律失常、心力衰竭等。

二十四、慢性肾衰竭的病因有哪些?

常见病因包括原发性肾脏疾病如慢性肾小球肾炎、慢性肾盂肾炎等,以及继发性肾脏疾病如糖尿病肾病、高血压肾损害、狼疮性肾炎等。

二十五、慢性肾衰竭是尿毒症吗?

慢性肾衰竭按照肾小球滤过率(GFR)的损害程度分为 5 期:1 期 GFR 正常或升高,伴肾脏损害;2 期轻度 GFR 下降,伴肾脏损害;3 期中度 GFR 下降;4 期重度 GFR 下降;5 期肾衰竭,即尿毒症。

二十六、如何为慢性肾衰竭患者进行生活指导?

1. 改善不良生活习惯　长时间上网、熬夜、吸烟、少动、膳食不平衡、酗酒、生活不规律等是导致肾病的罪魁祸首。因此慢性肾衰患者在日常生活中应注意饮食的合理性、积极预防各种感染、避免劳累和服用损害肾脏的药物。同时,要积极治疗原发病,延缓患者肾功能不全的进展,密切监测肾功能的改变。

2. 运动　慢性肾功能衰竭患者应保持一定的体力活动,可根据具体情况制订相应的运动计划。参加适量活动,有助于患者身体素质的提高及维持健康的身心状态。但需注意不能进行重体力劳动。

3. 复查　定期复查,遵医嘱按时调整用药方案。当患者出现感冒、感染、血尿、血压血糖水平控制不佳或出现明显的心慌、气短、乏力等症状时应及时就医。

二十七、什么是尿路感染?

由细菌直接侵袭引起。可分为上尿路感染和下尿路感染。上尿路感染主要是肾盂肾炎,下尿路感染主要是膀胱炎。

二十八、尿路感染的感染途径有哪些?

1. 上行感染(逆行感染)　最为常见,尿道口正常寄生菌一般不引起感染,当机体抵抗力下降、尿道黏膜损伤或入侵菌的毒力大、致病力强时,细菌可侵入尿道并沿尿路上行而发生尿路感染。

2. 血行感染　感染灶的细菌经血流到达肾脏(败血症)。

3. 淋巴管感染　更为少见,通过淋巴管交通支。

4. 直接感染　十分罕见,外伤或邻近肾脏的脏器有感染时,细菌直接侵入肾脏。

二十九、如何预防尿路感染的发生?

1. 保持规律生活,避免劳累,坚持体育运动,增加机体免疫力。

2. 多饮水、勤排尿是预防尿路感染最简单而有效的措施,每天应摄入足够水分,以保证足够的尿量和排尿次数。

3. 注意个人卫生,尤其是女性须保持外阴及肛周皮肤的清洁,勤换内裤。

4. 注意性生活卫生。

5. 防止尿液潴留,有尿意时及时排尿,不要憋尿。

三十、什么是肾盂肾炎?

肾盂肾炎是由细菌直接引起的肾盂、肾盏和肾实质的感染性炎症。本病好发于女性,女∶男约为 10∶1,尤以婚育年龄女性、女幼婴和老年妇女患病率更高。本病多累及一侧肾脏,也可累及两侧肾脏。

三十一、什么原因可导致肾盂肾炎?

肾盂肾炎最常见的致病菌是革兰阴性杆菌,尤以大肠杆菌最为常见,占 60%～90%。大约 5%～10% 的肾盂肾炎是由革兰阳性球菌引起,多见于伴有尿路结石的肾盂肾炎。金黄色葡萄球菌常见于败血症所致的血源性肾盂肾炎。留置导尿或曾行尿路器械检查的患者常有绿脓杆菌感染。

三十二、肾盂肾炎有哪些分型? 各分型的症状有哪些?

1. 急性肾盂肾炎

(1) 泌尿系统症状:常有尿频、尿急、尿痛等尿路刺激症状,可伴有腰痛、肾区压痛或叩击痛、上腹部压痛等。

(2) 全身感染症状:多为急性起病,寒战、高热(体温可达 39℃ 以上)、头痛、恶心、呕吐、食欲不振,甚至腹痛、腹泻,如高热持续不退,往往提示并存有尿路梗阻、肾脓肿或败血症等。

(3) 尿液变化:尿液外观混浊,可见脓尿或血尿。

2. 慢性肾盂肾炎

(1) 尿路感染表现:多数患者有反复发作的尿路刺激症状,部分患者为间隙性无症状性细菌尿,出现尿频、排尿不适等下尿路症状,以及轻微的腰腹部不适。

(2) 慢性间隙性肾炎的症状:表现为多尿、夜尿等肾小管浓缩功能减退症状,这种患者容易出现脱水。

三十三、肾盂肾炎患者的饮水量有什么要求？

鼓励患者多饮水，保证每天尿量不少于2 000 ml。做到多饮水、勤排尿。

三十四、什么是多囊肾？

又名 Potter(Ⅰ) 综合征、Perlmann 综合征、先天性肾囊肿瘤病、囊胞肾、双侧肾发育不全综合征、多囊肾、肾脏良性多房性囊瘤、多囊病。为肾实质中有无数的大小不等的囊肿，大者可很大，小者可肉眼仅能可见，使肾体积整个增大，表面呈高低不平的囊性突起，囊内为淡黄色浆液，有时因出血而呈深褐色或红褐色。

三十五、多囊肾的临床表现有哪些？

1. 肾肿大　两侧肾病变进展不对称，大小有差异，至晚期两肾可占满整个腹腔，肾表面布有很多囊肿，使肾形不规则，凹凸不平，质地较硬。

2. 肾区疼痛　为其重要症状，常为腰背部压迫感或钝痛，也有剧痛，有时为腹痛，疼痛可因体力活动、行走时间过长、久坐等而加剧，卧床后可减轻，肾内出血、结石移动或感染也是突发剧痛的原因。

3. 血尿　约半数患者呈镜下血尿，可有发作性肉眼血尿，此系囊肿壁血管破裂所致，出血多时血凝块通过输尿管可引起绞痛，血尿常伴有白细胞尿及蛋白尿，尿蛋白量少，一般不超过1.0 g/d，肾内感染时脓尿明显，血尿加重，腰痛伴发热。

4. 高血压　在血清肌酐未增高之前，约半数出现高血压，这与囊肿压迫周围组织、激活肾素-血管紧张素-醛固酮系统有关。

5. 肾功能不全　本病迟早要发生肾功能不全，个别病例在青少年期即出现肾衰竭。

6. 多囊肝。

三十六、多囊肾患者应注意哪些问题？

1. 避免剧烈的体育活动和腹部创伤，以防囊肿破裂。

2. 病情观察：观察患者尿液变化，有无肉眼血尿，有无伴随腰腹部疼痛；监测血压变化，有无体温升高、心率加快等感染征象；监测肾功能进展及血红蛋白变化，观察有无心悸、乏力、胸闷等心血管疾病表现。

3. 戒烟戒酒，忌咖啡、浓茶及巧克力；给予易消化、高维生素、低脂饮食；高血压者限制盐的摄入。

4. 注意个人卫生，女性尤其保持外阴清洁，积极防治尿路感染，如有尿路刺激征表现及时通知医师，遵医嘱行尿培养检查。

5. 疼痛护理：卧床休息，安抚患者，转移患者对疼痛的注意力；疼痛持续或较重时，遵医嘱给予止痛药物治疗。

三十七、什么是 IgA 肾病？

IgA 肾病又称 Berger 病，是一种特殊类型的肾小球肾炎，多发于儿童和青年，发病前常有上呼吸道感染，病变特点是肾小球系膜增生，用免疫荧光法检查可见系膜区有 IgA 沉积。

三十八、IgA 肾病的临床表现有哪些？

临床上 40%～50% 的患者表现为肉眼或显微镜下血尿，35%～40% 的患者表现为显微镜下血尿伴蛋白尿，其余表现为肾病综合征和肾功能衰竭。IgA 肾病是世界范围内一种常见的肾小球疾病，我国 IgA 肾病的发病率占原发性肾小球疾病的 26%～34%。男女之比大约是 2：1。以血尿为主的 IgA 肾病目前尚无特效的治疗。由于 IgA 肾病的病理类型及肾小球受损程度的差异较大，因此应严密观察患者肉眼血尿发作的频率、蛋白尿的程度。

三十九、护理 IgA 肾病患者的注意事项有哪些?

1. 急性发作期患者应以卧床休息为主;病情稳定后可适当活动,避免劳累,尽量少去公共场所;鼓励患者深呼吸,有效咳嗽;保持病室的安静和整洁,避免着凉、潮湿。

2. 给予优质蛋白质饮食,饮食应均衡,避免暴饮暴食。

3. 观察用药后患者体温是否下降,感染症状是否减轻和消失,同时关注抗生素的不良反应。

4. 合并高血压者,积极控制高血压对保护肾功能极为重要。用药时注意监测血压及定期检测血肌酐及血钾水平。

5. 做好心理护理,使患者保持良好的心态,正确对待疾病。

四十、利尿剂呋塞米的适应证、不良反应及注意事项是什么?

适应证:预防急性肾功能衰竭、高钾血症及高钙血症、急性药物毒物中毒、稀释性低钠血症。

不良反应:水、电解质紊乱,胃肠道反应。

注意事项:无尿或严重肾功能损害者、高尿酸血症或有痛风病史者、严重肝功能损害者、低钠血症患者慎用。

四十一、利尿剂氢氯噻嗪的适应证、不良反应及注意事项是什么?

适应证:水肿性疾病、高血压、肾石症、中枢性或肾性尿崩。

不良反应:水电解质紊乱、高血糖、高尿酸血症。

注意事项:孕妇慎用、哺乳期妇女不宜服用。

四十二、保钾利尿剂螺内酯的适应证、不良反应及注意事项是什么?

适应证:水肿性疾病、高血压、原发性醛固酮增多、低钾血症。

不良反应:高钾血症、胃肠道反应。

注意事项:高钾血症患者禁用。

四十三、醋酸泼尼松片的适应证、不良反应及注意事项是什么?

适应证:主要用于过敏性与自身免疫性炎症疾病。

不良反应:并发感染、大剂量易引起糖尿病、消化道溃疡。

注意事项:真菌感染者、对本品及肾上腺皮质激素类药物有过敏史患者禁用。

四十四、环磷酰胺注射液的适应证、不良反应及注意事项是什么?

适应证:环磷酰胺以联合化疗和单剂治疗可用于白血病、急性或慢性淋巴细胞性和髓性白血病、恶性淋巴瘤、何杰金氏病、非何杰金氏病、浆细胞瘤、转移性和非转移性的恶性实体瘤、卵巢癌,睾丸癌、乳腺癌、小细胞肺癌、成神经细胞瘤、Ewings 肉瘤、关节病、系统性红斑狼疮、硬皮病、全身性脉管炎、器官移植时的免疫抑制治疗。

不良反应:骨髓抑制、胃肠道反应、泌尿道反应。

注意事项:凡有骨髓抑制、感染、肝肾功能损害者禁用或慎用,多饮水,密切观察骨髓功能,注意非血液学毒性,现配现用。

四十五、注射用重组人促红细胞生成素适应证、不良反应及禁忌证是什么?

适应证:肾功能不全所致贫血,包括透析及非透析患者。

不良反应：头疼、低热、乏力；过敏反应、血压升高、随着血细胞比容增高，血液黏度可明显增高。

禁忌证：未控制的重度高血压患者；对本品及其他哺乳动物细胞衍生物过敏者，对人血白蛋白过敏者；合并感染者，宜控制感染后再使用本品。

四十六、蔗糖铁注射液的适应证、禁忌证及注意事项是什么？

适应证：口服铁剂不能耐受的患者；口服铁剂吸收不好的患者。

禁忌证：非缺铁性贫血；铁过量或铁利用障碍；已知对单糖或二糖铁复合物过敏者。

注意事项：如果本品注射速度太快会引发低血压。谨防静脉外渗漏。禁止按摩以避免铁的进一步扩散。

四十七、骨化三醇胶丸的适应证、不良反应及注意事项是什么？

适应证：肾性骨病、骨质疏松、佝偻病和软骨病、甲状腺功能减退症。

不良反应：恶心、呕吐、头痛、嗜睡、无力、肌肉酸痛、骨痛等。

注意事项：高钙血症、维生素 D 中毒者禁用。

四十八、碳酸钙片的适应证、不良反应及注意事项是什么？

适应证：钙剂补充，预防骨质疏松。

不良反应：嗳气、便秘。

注意事项：高钙血症、高尿酸血症患者禁用。

四十九、硝苯地平控释片的适应证、不良反应及注意事项是什么？

适应证：高血压；冠心病慢性稳定型心绞痛。

不良反应：头晕、水肿。

注意事项：禁用于心源性休克；禁用于怀孕 20 周内和哺乳期妇女。

五十、盐酸特拉唑嗪片的适应证、不良反应及注意事项是什么？

适应证：适用于轻度或中度高血压治疗，还适用于良性前列腺增生（BPH）引起的症状治疗。

不良反应：无力、体位性低血压、头晕、瞌睡、鼻充血、鼻炎。

注意事项：服药期间请勿服用西地那非（万艾可）、他达拉非（希爱力）、伐地那非（艾力达），以免发生严重低血压。

五十一、复方 α-酮酸的适应证、不良反应及注意事项是什么？

适应证：改善蛋白质代谢，预防和治疗因慢性肾功能不全而造成蛋白质代谢失调引起的损害，延缓肾脏病进展。

不良反应：高钙血症。

注意事项：与钙剂、活性维生素 D 合用增加高钙血症的发生率；四环素、喹诺酮类、铁剂、氟化物等会影响复方 α-酮酸的吸收，不应与其同时服用。

五十二、葡萄糖酸钙注射液的适应证、不良反应是什么？

适应证：治疗钙缺乏，急性血钙过低、碱中毒及甲状旁腺功能低下所致的手足搐弱症；过敏性疾患；镁中毒时的解救；氟中毒的解救；心脏复苏时应用（如高血钾或低血钙，或钙通道阻滞引起的心功能异常的解救）。

不良反应：静脉注射可有全身发热，静注过快可产生心律失常甚至心跳停止、呕吐、恶心。可致高钙血症，早期可表现为便秘、嗜睡、持续头痛、食欲不振、口中有金属味、异常口干等,晚期征象表现为精神错乱、高血压、眼和皮肤对光敏感、恶心、呕吐、心律失常等。

五十三、注射用托拉塞米的作用、不良反应是什么?

作用:利尿作用、排钠作用、排钾作用。

不良反应:常见的有头痛、眩晕、疲乏、食欲减退、肌肉痉挛、恶心呕吐、高血糖、高尿酸血症、便秘和腹泻;长期大量使用可能发生水和电解质平衡失调。个别患者可出现皮肤过敏,偶见瘙痒、皮疹、光敏反应,罕见口干、肢体感觉异常、视觉障碍。

五十四、经皮肾穿刺活检术术前准备包括哪些?

1. 向患者说明肾穿刺的必要性、安全性,简要讲解手术过程。

2. 指导患者配合医师进行吸气、呼气、屏气锻炼及卧床排尿。

3. 术前1天患者需沐浴,尤其注意背部及肾区皮肤的清洁;如患者不便,应协助清洗。

4. 注意休息,控制血压。

5. 术前排空膀胱、测量血压。

五十五、经皮肾穿刺活检术术后护理包括哪些?

1. 患者需绝对卧床24 h。平卧12 h,如无肉眼血尿、持续性腰痛、腹痛、脐周痛,12 h后可翻身。

2. 监测生命体征:术后每30 min监测血压、心率、呼吸1次,血压波动大或血压降低,应给予对症处理,注意观察有无脉搏细速、大汗等出血性休克的表现。2 h后如生命体征平稳可改为每1 h监测1次生命体征。

3. 术后嘱患者多饮水,以利于血凝块排出,防止出血所致尿路梗阻,观察小便颜色。

4. 注意观察穿刺局部伤口敷料有无渗血。

5. 卧床期间进食易消化饮食,防止腹胀及消化不良。

6. 经常巡视患者。给予生活护理,满足患者的基本生活需要,减少患者躯体活动。

7. 倾听患者主诉,如患者主诉剧烈腰痛,应及时告知医师。

8. 术后24 h如病情平稳可下床活动。起床时应注意排空大小便,起床缓慢,避免腰部剧烈活动。

9. 肾活检后第3天复查B超,观察肾周有无血肿。

五十六、经皮肾穿刺活检术的意义是什么?

1. 明确诊断　通过肾穿刺活检术可以使超过1/3患者的临床诊断得到修正。

2. 指导治疗　通过肾穿刺活检术可以使将近1/3患者的临床治疗方案得到修改。

3. 估计预后　通过肾穿刺活检术可以更为准确地评价肾脏病患者的预后。

五十七、什么是腹膜透析?

腹膜透析是利用人体自身的腹膜作为透析膜的一种透析方式。通过灌入腹腔的透析液与腹膜另一侧毛细血管内的血浆成分进行溶质和水分的交换,清除体内潴留的代谢产物和过多的水分,同时通过透析液补充机体所必需的物质。通过不断地更新腹透液,达到肾脏替代或支持治疗的目的。

五十八、如何做腹膜透析患者的置管护理?

(一)置管术前准备

1. 心理护理:向患者解释透析的目的、置管位置、手术方式、手术过程,以取得患者合作。

2. 皮肤准备:术前1天让患者洗澡,不能自理的患者由护士协助清洁皮肤。多毛者可备皮。

3. 术前尽量排空肠腔、膀胱,避免手术误伤。

4. 备齐用物(碘伏帽、腹带、腹透液加热至 37℃)。

(二)腹透置管术后护理

1. 患者腹膜透析置管术后回病房,密切观察生命体征及管路连接情况,观察手术切口有无渗血、渗液、腹腔内有无不适及切口疼痛情况,保持切口清洁干净,并用腹带加压包扎。注意术后导管制动,防止导管移动,利于导管出口处的愈合、减少渗漏及导管相关感染的发生率。

2. 在腹膜透析液冲洗腹腔时,注意灌入和引出液体的速度,观察引出液颜色、出量等情况;进食易消化食物,保持大小便通畅;术后次日,鼓励患者下床活动,以减少腹膜透析液引流不畅。在出口处未完全愈合前,用透气性能好的无菌纱布覆盖,每天按时换药,对渗液、出汗较多或感染患者,应加强换药,严格无菌技术操作,保持切口敷料干燥。加强皮肤护理,每天用温水清洗皮肤,禁止用手抓挠皮肤,以免划伤引起感染。

(三)腹膜透析患者置管的健康教育

1. 严格无菌操作规范,严格记录腹透超滤量及时间。

2. 患者房间每天紫外线消毒 2 次,每次 40 min。

3. 按要求为患者行腹膜平衡试验(PET)、透析充分性(KT/V)测定。

4. 保持大便通畅,防止便秘或腹泻。

5. 给予易消化、高热量、高维生素、优质蛋白质饮食。对于水肿和高血压患者应限制水和钠的摄入。

6. 教会患者学会正确测量血压及体重,并做好记录。

7. 每天换药,换药时注意观察出口处有无红肿、有无分泌物,观察透出液的颜色、量及性质,并做好记录,如有异常及时就诊。

8. 告知患者及家属,在透析过程中,如出现出入液不畅,应及时检查腹透管是否被扭曲、受压、堵塞或腹膜透析管移位等,遵医嘱给予变换体位、反复冲洗或停止透析等。

(四)并发症护理

1. 注意患者有无腹痛、腹胀等不适,注意腹透液的清亮度,排出液的性状、颜色,有无絮状沉淀。及时留取标本,如有感染遵医嘱应用抗生素。

2. 密切观察患者有无出液不畅等情况,检查管路有无打折、堵塞、漂浮。如有异常情况及时通知医师。

3. 注意观察导管出口处皮肤是否有感染,如有红、肿、热、分泌物,及时留取分泌物培养。

五十九、腹膜透析患者的随访

随访是腹膜透析治疗的重要环节,可为患者提供科学、专业的技术服务和指导,以提高患者对治疗的依从性及生活质量。定期给患者进行电话和微信回访。随访内容:了解患者一般情况、评估腹膜透析疗效、腹膜透析导管出口情况、腹膜透析相关并发症和处理情况,为腹膜透析患者解答疑惑问题和健康指导等,提醒患者及家属按时复查,如发现异常,及时就诊。

六十、动静脉内瘘术前护理有哪些?

1. 心理护理　向患者说明进行动静脉内瘘术的原因和最终目的,以及形成瘘管的方法、意义。同时要告诉患者在治疗中有可能出现哪些并发症,让患者对治疗有明确的认识,这样可以消除患者的恐惧、焦虑心理,让患者主动积极地进行治疗。

2. 对患者进行皮肤护理　要保护手术一侧的肢体皮肤,让皮肤保持清洁的状态,防止术后感染。

3. 选择血管　要选择分支少、直径较粗、通畅的血管进行动静脉内瘘术。这样的血管能够让患者动脉血液充分的引流，可以满足合理透析的需要。在临床上通常都是选择非惯用肢体进行桡动脉-头静脉内瘘成形。保护术侧肢体避免动静脉穿刺、测血压。

六十一、动静脉内瘘术后护理有哪些？

1. 术后患者平卧时抬高术侧肢体，勿用力受压，可在手臂下垫小软枕，用来减轻患肢酸胀的情况。禁止术侧肢体测量体温和血压，穿刺颈动脉，让动静脉内瘘减少刺激，增强使用时间。内瘘术侧肢体不可负重，睡觉时不要压迫术肢。

2. 术后24 h内密切关注患者的切口位置是否有渗血的情况，观看静脉动脉的内瘘通畅情况。使用听诊器查看患者血管是否有杂音，触之是否有搏动情况，局部伤口是否疼痛，末梢血运是否良好等，发现异常及时通知医师。

3. 术后24 h术侧手臂可进行腕关节活动和适当的握拳活动，这样能够预防血栓的形成，促进血液的循环情况。为了让内瘘尽快成熟，术后1周且伤口无渗血、无感染、愈合好的情况下，每天术侧手握橡皮球或橡皮圈数次，每次3～5 min，每天重复10～20次。

4. 每天用听诊器观察动静脉内瘘部位有无血管杂音，触之是否有搏动，保持内瘘术侧肢体清洁，每3天换药1次，局部敷料包扎不能过紧，防止敷料潮湿，不要随意去除敷料，以免伤口感染，10～14天拆除缝线。

六十二、半永久颈内静脉置管的健康教育？

1. 置管当天应观察敷料有无渗血、置管的周围有无红肿疼痛，出现特殊情况应及时与医师联系。

2. 嘱患者不可擅自在家换药，不可随意打开导管末端的盖帽或夹子。

3. 日常生活应注意个人卫生，勤换内衣。

4. 嘱患者最好采用盆浴的方法，也可指导患者使用造口袋保护外露导管及伤口敷料进行淋浴。

5. 穿脱衣裤时动作应轻柔，避免不慎将导管拔出，如果导管不慎被拔出，应立即用原有敷料内面覆盖原留置导管处的伤口，用手按压止血至少15 min，并及时来医院请医护人员进行处理。

6. 告知患者透析导管只能专门用于血液透析，不可用作其他用途。

7. 如果导管留置在股静脉，卧床时要保证床头角度＜40°，应尽量减少下地走动的次数，防止血液回流造成管内凝血阻塞。

8. 导管留置在颈静脉时，避免头部的猛烈扭转，防止固定插管的缝线与皮肤脱落。扭转头部时，应保持头、颈、肩一同扭转。

六十三、腹膜透析适应证有哪些？

腹膜透析适用于急/慢性肾衰竭、高容量负荷、电解质或酸碱平衡紊乱、药物或毒物中毒等疾病，以及肝衰竭的辅助治疗，并可进行经腹腔给药、补充营养等。

六十四、腹膜透析的绝对禁忌证有哪些？

1. 慢性持续性或反复发作性腹腔感染、腹腔内肿瘤广泛腹膜转移导致患者腹膜广泛纤维化、粘连。

2. 严重的皮肤病、腹壁广泛感染或腹部大面积烧伤患者，无合适部位置入腹膜透析导管。

3. 难以纠正的机械性问题，如外科难以修补的疝、脐突出、腹裂等，会影响腹膜透析有效性或增加感染的风险。

4. 严重腹膜缺损。

5. 精神障碍又无合适助手的患者。

六十五、腹胀透析置管术后早期应注意哪些？

1. 鼓励患者术后早期下床活动，以减少腹膜透析液引流不畅的情况。

2. 术后制动以利于导管出口处的愈合,减少渗漏、功能不良及导管相关性感染的发生率。

3. 术后可遵医嘱使用抗生素。

4. 在伤口完全愈合之前,应用透气性好的无菌纱布覆盖,通常待伤口拆线时再行清洁换药,但遇渗液、出汗较多、感染或卫生条件不良时,应加强换药。

六十六、腹膜透析的并发症有哪些?

1. 腹膜透析导管功能障碍,如导管移位、导管堵塞等。

2. 腹腔内压增高所导致的疝、渗漏等。

3. 糖、脂代谢异常等。

4. 腹膜功能衰竭。

5. 营养不良、心血管并发症、钙磷代谢紊乱等并发症。

6. 腹膜炎、出口处感染。

六十七、应在什么环境更换腹膜透析液?

1. 洁净干燥。换液的地方一定要干净,要暂时关上风扇和门窗,防止灰尘飞扬或进入室内。桌面应擦拭干净。

2. 光线充足。可以采用自然光源或人工光源。

3. 建议家里不要养宠物,不允许宠物透析时在场或在放置透析物品的房间里。

4. 换液时不要接电话。

5. 用于换液的房间,需定期进行消毒。

六十八、腹膜透析换液后还有哪些事情要做?

1. 检查透出液:正常情况下引流出来的透析液是淡黄色透明液体,偶尔会有一些白色棉絮似的线条样物浮在里面,这些絮状物叫做纤维蛋白,少量的纤维蛋白是正常现象,不必担心。如果透出液混浊不透明,或怀疑有血时,应该保留并且报告给医护人员。

2. 称量透析液:称一称透出液有多重,然后填进腹膜透析记录本里。

3. 记录引流时间:如果引流时间太长,超过 30 min,先记录下来。如果连续几次换液仍无改善,要向医护人员咨询。

4. 处理透析液和用过的物品:剪开引流袋,把废液倒入厕所马桶。小心不要让液体四处飞溅,然后用水冲洗。如果患者有肝炎,冲马桶前应该用漂白粉浸泡一下。

5. 将其他物品妥善收好。

参考文献

[1] 叶任高,陆再英.内科学:6 版[M].北京:人民卫生出版社,2004.

[2] 丁炎明.肾内科护理工作指南[M].北京:人民卫生出版社,2015.

[3] 吴丹艳.动静脉内瘘术前术后护理[J].大家健康(学术版),2015(5):200.

[4] 廖春丽.腹膜透析患者护理研究进展[J].系统医学,2017(12).

第十节　泌尿外科

一、皮质醇增多症的临床表现有哪些?

1. 肥胖　呈向心性,主要在头面部、后颈、锁骨上窝及腹部有大量脂肪堆积,形成具有特征的"满月脸""鲤鱼嘴""猪眼""水牛背""罗汉腹"等表现,伴有体重增加。

2. 皮肤变化　头面部皮肤较薄、细嫩、温暖、潮湿、油腻,皮下血管明显可见,呈多血质面容;下腹部两侧、大腿前和内侧、股、臀部、腋窝等处常出现粗大的紫红色条纹,称为紫纹。

3. 高血压和低钾血症　特点为高血容量、低肾素、低醛固酮性高血压。由于尿钾排出增加,可出现低钾血症、高尿钾及轻度碱中毒。

4. 糖尿病及糖耐量降低　皮质醇增多症患者糖尿病发病率高于普通人群,为 60%~70%。

5. 骨质疏松与肌肉消瘦　患者常诉腰背痛、骨痛、身高缩短。

6. 性功能紊乱　女性表现为月经不调、不育,成年男性表现为阳痿或性功能低下;少年儿童出现腋毛和阴毛。

7. 其他　患者机体抵抗力下降,容易发生感染性疾病;可出现失眠、注意力不集中、记忆力减退、忧郁等精神症状。

二、皮质醇增多症患者术后出院应注意什么?

1. 学会自我护理,避免情绪激动,注意活动安全,防止外伤;注意个人卫生,预防感染。

2. 进食高蛋白质、高钾、高钙、低钠、低脂肪饮食,避免刺激性食物,戒除烟酒。

3. 遵医嘱坚持服药,切勿自行加减药量;遵医嘱根据血压使用扩血管药物调整血压。

4. 定期复诊,监测血皮质醇水平、复查B超。

三、什么是原发性醛固酮增多症?

原发性醛固酮增多症是肾上腺皮质分泌过量的醛固酮激素,引起以高血压、低血钾、高血钠、低血浆肾素活性和碱中毒为主要表现的临床综合征。

四、原发性醛固酮增多症患者术后出院应注意什么?

1. 注意安全,环境宽敞,减少障碍物,防止磕碰与跌倒,切忌远行,鼓励患者自理生活、饮食起居。家属应多关心照顾患者,防止意外发生,特别是心理支持尤为重要。

2. 少数患者术后血压仍很高,主要是因为高血压继发血管病变引起,应遵医嘱用药,必要时到院就诊。

3. 遵医嘱定期复查血醛固酮及 B 超。

五、嗜铬细胞瘤危象患者有哪些表现?

在骤发高血压或持续性高血压阵发性加剧的基础上,同时伴有下列 1 项或多项症状,即可诊断为嗜铬细胞瘤危象:

1. 发作时有剧烈头痛、呕吐、视力下降且血压>220/180 mmHg。

2. 伴有短暂意识丧失、抽搐、脑出血等明显高血压脑病症状。

3. 严重心律失常、心力衰竭、心肌损害等心脏损害症状。

4. 剧烈腹痛、消化道出血、急性溃疡穿孔等消化系统症状。

5. 高热,体温>39℃。

6. 出现休克或高、低血压反复交替出现。

六、儿茶酚胺增多症患者术后出院应注意什么?

1. 预防外伤及感染,尽量避免诱发阵发性高血压的因素,如突然的体位变化、情绪激动、取重物、咳嗽、挤压腹部等。

2. 坚持遵医嘱服药,切勿自行加减药量。

3. 学会自我监测血压变化,血压不稳定时应及时到医院就诊,并根据医嘱服用扩张血管药物以调整血压。

4. 定期到医院复查儿茶酚胺等指标,了解病情变化。

七、什么是肾癌三联征?

肾癌三联征即腰痛、血尿、肿块,目前同时具备"三联征"表现的患者已很少见。腰痛常为钝痛或隐痛,多由于肿瘤生长肾包膜张力增加或侵犯腰肌、邻近器官所致;血块通过输尿管时可发生肾绞痛。肿瘤较大时在腹部和腰部易被触及。血尿常为无痛性、间歇性,表明肿瘤已经侵犯肾盏、肾盂。

八、肾肿瘤切除术后患者应注意什么?

1. 患者出院后可适当活动,循序渐进,肾部分切除或肾脏肿瘤剜除术的患者需要遵医嘱卧床休息,避免重体力劳动,保持心情愉悦、生活规律。

2. 进食清淡易消化的优质蛋白质、多饮水,避免进食辛辣、高脂肪、高胆固醇的食物,避免吸烟、饮酒及喝浓茶。

3. 慎用对肾脏功能有损害的药物。

九、什么情况下需行肾穿刺活检术?

1. 不宜手术治疗的肾癌患者或不能手术治疗的晚期肾癌患者,全身系统治疗前行穿刺活检明确病理诊断,有助于选择治疗用药。选择消融治疗的肾癌患者,消融前应行肾肿瘤穿刺活检获取病理诊断。

2. 影像检查诊断为肾癌且适于手术治疗者,不主张术前做肾肿瘤穿刺活检。

十、健康人如何保护自己的肾脏?

1. 首先在饮食上要注意,不要过多地进食高蛋白质、高钠饮食,蛋白质每天每千克体重1.5～2 g已足够满足常人健康的需要。

2. 不宜饮水过多,每天尿量保持在1 500～2 000 ml。喝白开水更有利于健康。

3. 尽量不用或少用肾脏毒性强的药物,尽量避免或减少与肾毒性强的各种毒物接触。患肾脏疾患后,应在专业医师指导下用药。

4. 戒烟忌酒。

5. 妇女月经期、妊娠期、产褥期等尤其要注意个人卫生,预防尿路感染。养成规律性定期排尿的习惯,切忌强忍憋尿。

6. 提倡健康性生活,洁身自爱,预防性病危害肾脏。

7. 体格瘦弱修长者要加强锻炼,提高腰腹肌收缩力,预防肾下垂。

8. 定期检查身体,特别是尿液化验、肾功能化验,早期发现,及时诊治各种肾脏疾病。

十一、肾囊肿的病因是什么?

单纯性肾囊肿病因不明确,绝大多数为非遗传性疾病,近年来研究认为可能由肾小管憩室发展而来。极少数为遗传病,可能是常染色体显性遗传。

多囊肾分为常染色体隐性遗传多囊肾(RPK)及常染色体显性遗传多囊肾(DPK)。RPK的基因定位于6号染色体;而DPK的基因定位于16号和4号染色体。DPK预后不佳,平均生存4～13年。

十二、肾囊肿的临床表现有哪些?

1. 腰腹不适或疼痛 疼痛的特点为隐痛、钝痛。

2. 血尿 可表现为镜下血尿或肉眼血尿。

3. 腹部肿块 有时为患者就诊的主要原因,60%～80%可触及肿大的肾脏,肾脏越大,肾功能越差。

4. 蛋白尿 一般量不多,24 h尿内不会超过2 g,故不会发生肾病综合征。

5. 高血压 囊肿压迫肾脏造成肾缺血,使肾素分泌增多,引起高血压。

十三、如何选择肾囊肿治疗方法?

直径≤3 cm 的无症状肾囊肿不需处理,可定期复查。

直径 3~5 cm 的肾囊肿可在超声引导下经皮穿刺硬化治疗,但硬化剂可能引起集合系统狭窄,远期复发率较高。

肾囊肿体积较大有压迫症状、囊肿穿刺有可能损伤周围脏器、穿刺治疗失败者可考虑外科手术。腹腔镜肾囊肿去顶术具有切口小、损伤小、住院时间短等优势,逐渐被广泛采用。

十四、肾结核患者抗结核药的停药标准是什么?

在抗结核药治疗过程中,必须密切注意病情的变化,定期进行各种有关检查,病变如已痊愈则可考虑停止用药。目前认为可以停药的标准如下:

1. 全身情况明显改善,血沉正常,体温正常。

2. 膀胱刺激症状完全消失。

3. 反复多次尿液常规检查正常。

4. 24 h 尿浓缩查抗酸杆菌,长期多次检查皆阴性。

5. 尿结核菌培养检查结核分枝杆菌为阴性。

6. 泌尿系造影检查病灶稳定或已愈合。

7. 全身检查无其他结核病灶。

在停止用药后,患者仍需继续长期随访观察,定期做尿液检查及泌尿系造影检查至少3~5 年。

十五、什么是经皮肾镜取石术?

是近年兴起的一种治疗泌尿系结石的新技术,利用特殊内腔镜和腔内碎石、取石设备通过经皮肾造瘘来完成治疗。经皮肾镜取石术一般

需要在麻醉下进行,在 X 线或超声指导下穿刺直达肾盏或者肾盂,然后将穿刺通道扩张至需要大小,经此通道放入肾镜,直视下将结石取出或用特殊碎石设备将结石击碎后取出。碎石后要留置肾造瘘引流管引流尿液。

十六、经皮肾镜取石术的适应证是什么?

主要治疗肾及输尿管上段结石,以及开放手术难以处理的结石,如复发性结石、合并盏颈狭窄的肾小盏结石、憩室内结石、鹿角形结石、体外冲击波碎石后严重石街都可采用经皮肾镜取石术治疗。

十七、体外冲击波碎石治疗的适应证及禁忌证有哪些?

适应证:适用于直径≤2 cm 的肾结石及输尿管上段结石。输尿管中下段结石治疗的成功率比输尿管镜取石低。

禁忌证:结石远端尿路梗阻、妊娠、出血性疾病、严重心脑血管疾病、主动脉瘤、尚未控制的泌尿系统感染等。过于肥胖、肾位置过高、骨关节严重畸形、结石定位不清等。

十八、体外冲击波碎石术后患者应注意什么?

1. 多饮水,增加尿量,帮助碎石排出。

2. 根据结石所在部位不同,改变体位对帮助排石有一定帮助。

(1)下盏结石:采用头低位,并叩击背部。

(2)蹄铁形肾结石:由于解剖上的发育异常,输尿管跨过峡部由前面下行,因此采取俯卧位。

(3)肾巨大结石碎石:因短时间大量碎石突然充填输尿管而发生堵塞,故不宜立即下床活动,采取卧床 2~3 天或患侧在下的侧卧位。

3. 排尿时注意有无碎石排出,尿液可经过

自做滤过网收集碎石。

十九、为什么代谢异常的患者容易发生泌尿系结石？

1. 形成尿结石的物质增加　长期卧床、甲状旁腺功能亢进者尿钙增加；痛风患者、使用抗结核药物和抗肿瘤药物者的尿酸排出增加。内源性合成草酸或肠道吸收草酸增加引起高草酸尿症。摄钠过多易致高钙尿。尿液中钙、草酸或尿酸的排出量增加，易形成尿结石。

2. 尿 pH 改变　碱性尿中易形成磷酸盐及磷酸镁铵沉淀；酸性尿中易形成尿酸结石和胱氨酸结晶。

3. 尿中抑制晶体形成的物质不足　如枸橼酸、焦磷酸盐、酸性黏多糖等。

4. 尿量减少　使尿中盐类和有机物质的浓度增高。

二十、草酸钙结石患者为什么不宜过度限制钙质的摄取？

饮食中的钙在肠道中会与草酸结合，可降低草酸的吸收。但超高钙饮食也可能使血钙、尿钙增加，进而在肾脏形成草酸钙结石的机会也会增加。所以钙质的摄取应该适当，过高过低都不好。

二十一、草酸钙结石患者的饮食指导？

1. 避免吃含草酸多的食物，如菠菜、苋菜、蕹菜、香菜、甜菜、芦笋、浓茶、草莓、坚果类、巧克力、麦麸、扁豆等。

2. 避免含钙高的食物，如豆腐、牛奶。

3. 避免大量蛋白质的摄入，因大量摄入动物蛋白质可增加尿净酸负荷，从而减少肾远曲小管对钙的重吸收，引起高钙尿。

4. 避免高维生素 C 摄入，维生素 C 摄入量＞500 mg/d 时，尿中草酸含量随之增高；

＞2 g/d 时，可能诱发草酸钙结石的形成。

二十二、预防尿石症药物有哪些？

根据结石成分，血、尿钙磷、尿酸、胱氨酸和尿 pH，应用药物预防结石发生。草酸盐结石患者可口服维生素 B$_6$ 以减少草酸盐排出；口服氧化镁可增加尿中草酸盐的溶解度。尿酸结石患者可口服别嘌醇和碳酸氢钠，以抑制结石形成。

二十三、结石患者为什么要多饮水？

不论结石为何成分，多喝水都会使尿液稀释，防止结石形成，且有加速尿液排出的作用。到底要喝多少水才够呢？每天 2 000 ml？还是 3 000 ml？或是更多？这个问题的答案，重点不在喝多少水，而是在排多少尿。足够的尿量，才能够达到预防结石的效果。因此，每天的水分摄取量要足够使肾脏制造至少 2 000 ml 的尿量才够。但是，慢性肾衰竭（尿毒症）、心脏衰竭患者必须控制体内水分，所以，应由医师指示适当的饮水量。

二十四、肾损伤非手术治疗的原则是什么？

适用于肾挫伤、轻型肾裂伤及无其他脏器合并损伤的患者。

主要措施包括：

（1）绝对卧床休息至少 2 周。

（2）早期合理应用广谱抗生素。

（3）补充血容量，给予输液、输血等支持治疗。

（4）给予抗菌药物，预防继发感染。

（5）在明确诊断除外胸腹等其他脏器损伤后可合理应用镇痛、镇静和止血药物。

（6）严密观察生命体征、局部肿块、血尿情况、血红蛋白及血细胞比容。

（7）尿液比色测定，每次排尿留取部分标本置于透明试管行比色对比，并注意血红蛋白的变化，直至出血停止、病情平稳。

二十五、肾积脓患者用药的注意事项有哪些？

1. 遵医嘱正确使用抗菌药物，并观察用药后的疗效及药物不良反应。

2. 注意避免使用对肾功能有损害的药物，如氨基糖苷类药物、第一代头孢菌素等。

二十六、输尿管肿瘤有哪些临床表现？

1. 血尿　多为无痛性肉眼血尿或镜下血尿，常间歇性反复出现，为早期症状；有时尿液中可见条索状血块，可连续几天出血，出血停止后尿液变为正常颜色，活动或劳累后可诱发出血。

2. 疼痛　出现腰部或输尿管方向的放射性钝痛或胀痛；如果输尿管肿瘤形成的血块下行可引起肾绞痛，血块堵塞可发生剧烈绞痛；如肿瘤扩散至盆腔或腹部器官，引起的疼痛常为广而固定的刀割样疼痛，常为晚期症状。

3. 肿块　为癌肿阻塞输尿管所致，可发生肾积水而扪及包块，可有脊肋角压痛。

4. 其他　有尿频、尿急、尿痛等膀胱刺激症状；少见体重减轻、乏力、骨痛等全身症状。

二十七、泌尿系结石手术患者出院后应注意什么？

1. 多饮水，每天饮水 2 500～3 000 ml 以上，促进代谢物质排出，减少晶体堆积，预防结石形成和促进小结石排出。

2. 适当多运动，如跳绳等，使结石借本身重力向下移动以促进其排出。

3. 少吃含钙高及草酸多的食物，如菠菜、土豆、番茄、动物内脏、牛奶、巧克力、坚果、红茶等；避免大量摄入动物蛋白质、精制糖和动物脂肪，因摄入过多可增加结石形成机会；不宜饮

酒，酒会增加尿中草酸含量并引起尿浓缩。

4. 术后留有"双 J"管的患者，出院后应注意多饮水，避免剧烈运动和重体力劳动，不做四肢及腰部伸展动作，以及突然的下蹲动作，以免引起"双 J"管移位、脱出和血尿。术后 1 个月来院拔管。

5. 肾功能不全的患者定期复查肾功能。

6. 出院后出现下列不适症状，应来医院检查：

（1）肉眼血尿，经多饮水、多休息无自行改善，并进行性加重。

（2）尿量突然减少。

（3）体温增高。

7. 肾脏碎石取石术后的患者，注意休息，避免过多运动及重体力劳动。

二十八、膀胱癌有哪些表现？

1. 血尿　大多数患者出现间歇性、全程、无痛性肉眼血尿。

2. 膀胱刺激征　表现为尿频、尿急、尿痛一组症状。

3. 排尿困难、尿潴留　膀胱内肿瘤增大或堵塞膀胱出口时可出现类似症状。

4. 晚期症状　体重减轻、肾功能不全、腹痛或骨痛。

二十九、膀胱癌手术后为什么要定期做膀胱镜检查？

定期做膀胱镜检查可以及时了解膀胱癌有无复发，以便早发现，采取有效措施，避免肿瘤向更大的范围发展。因此，定期做膀胱镜检查是很重要的。

三十、经尿道膀胱肿瘤电切手术患者出院后应注意什么？

1. 术后适当锻炼，加强营养，多饮水，注意尿色，出现血尿及时就诊，禁止吸烟。

2. 依照医护人员指导进行盆底肌肉的训练。

3. 对于浸润性膀胱癌术后应定期复查肝、肾、肺等脏器功能，及时发现转移病灶。膀胱癌保留膀胱的患者，术后需定期复查膀胱镜。

4. 应遵医嘱按时服药，请勿随意自行停药或者减量，应在医师指导下决定减量或换药，如有不适反应随时到门诊就诊。

5. 定期门诊复查，遵医嘱接受膀胱灌注治疗。

6. 应多食高维生素、高蛋白质、粗纤维的食物，少食动物脂肪和高胆固醇食物，禁烟，保持大便通畅。

三十一、膀胱痉挛的形成原因及减轻方法是什么？

形成原因：与手术创面的部位、大小、尿管刺激、引流不畅等有关。

减轻方法：首先保持引流管引流通畅，其次做深呼吸使全身放松，多饮水稀释尿液，减少刺激，严重时可遵医嘱口服或肌内注射解痉止疼药。

三十二、腺性膀胱炎非手术治疗的方法有哪些？

1. 去除诱发因素　腺性膀胱炎是膀胱长期慢性刺激引起的，因此首先找到这些刺激因素，如膀胱结石、前列腺增生、膀胱颈梗阻以及作用于膀胱的化学物质，并加以去除。

2. 抗感染治疗　感染既是腺性膀胱炎的诱发因素，也是并发症。根据细菌培养及药敏试验结果选择应用敏感药物，足量足疗程用药，控制膀胱慢性感染。

三十三、膀胱损伤因排尿异常而置管患者出院后应注意什么？

因膀胱破裂行手术修补后 1 周内不能自行排尿，需留置导尿或膀胱造瘘，对此类患者应加强留置导尿管或膀胱造瘘管的护理。

1. 留置导尿管　定时观察，保持引流管通畅，防止逆行感染；定时清洁、消毒尿道外口，鼓励患者多饮水。遵医嘱 8～10 天后拔除导尿管。

2. 膀胱造瘘管　定时观察，保持引流通畅，造瘘口周围定期换药。拔管时间一般为 10 天左右，但拔管前需先夹闭此管，观察患者排尿情况，良好后再拔除膀胱造瘘管，拔管后造瘘口适当堵塞纱布并覆盖。

三十四、醉酒为什么容易引起膀胱破裂？

引起自发性膀胱破裂的原因很多，其中醉酒是我们日常生活中引起自发性膀胱破裂常见的原因。

1. 酒精进入体内直接抑制大脑皮质的高级神经中枢，使尿意感觉迟钝；并间接地抑制了脊髓初级排尿中枢，膀胱逼尿肌松弛，尿道括约肌收缩，加重了尿潴留。

2. 过量饮酒使全身血液循环加快，肾脏有效血流灌注增加，加上酒精的渗透性利尿作用，膀胱内尿量迅速增加，膀胱出现过度充盈、膨胀，膀胱壁变薄，更加重了尿潴留。

3. 当变动体位，如呕吐、做排尿动作或跌倒腹部受撞击等，均可使膀胱内压升高，造成膀胱破裂。

4. 膀胱顶部为腹膜覆盖，缺少外部筋膜组织的支持，当膀胱充盈时此处最容易破裂。

三十五、膀胱结石的病因有哪些？

1. 原发性膀胱结石多与营养不良、低蛋白质饮食有关。原发性膀胱结石的发生多见于 10 岁以下的男孩，有明显的地区分布差异，主要分布于经济落后区，主要由营养不良所致。

2. 继发性膀胱结石主要继发于下尿路梗

阻、膀胱异物等，与泌尿系统梗阻和反复尿路感染有关。

三十六、什么是压力性尿失禁?

压力性尿失禁，是指当腹压增高时(如用力、打喷嚏、咳嗽、大笑或提取重物时)出现不由自主地尿液自尿道外口渗漏。此病多发于女性，高发于经产妇及高龄女性，青少年少见。偶发尿失禁不应视为病态，只有频繁发作的尿失禁才是病理现象。

三十七、什么是尿瘘?

女性尿瘘是指患者的泌尿系统与其他系统之间有异常通道，主要为泌尿生殖瘘。由于长期阴道漏尿，影响生活及劳动。女性尿瘘包括膀胱阴道瘘、输尿管阴道瘘、膀胱阴道瘘合并直肠阴道瘘、尿道阴道瘘等。分娩损伤是引起女性尿瘘的主要原因。此外，外伤、妇科手术、性行为损伤逐渐成为女性尿瘘的常见病因。

三十八、前列腺癌的发病病因是什么?

前列腺癌的发生与遗传因素有关，如果家族中无前列腺癌患者，其相对危险度为 1，绝对危险度为 8；而遗传型前列腺癌家族成员患前列腺癌的相对危险度为 5，绝对危险度为 35～45。此外，前列腺癌的发病与性活动、饮食习惯有关。性活动较多者患前列腺癌的风险增加。高脂肪饮食与发病也有一定关系。此外，前列腺癌的发病与种族、地区、宗教信仰可能有关。

三十九、前列腺癌患者内分泌治疗有哪些?

T3、T4 期的前列腺癌，可行抗雄激素内分泌治疗，又称药物去势。通常使用以下药物：

1. 人工合成的促黄体生成素释放激素类似物，能反馈性抑制垂体释放促性腺激素，使体内雄激素浓度处于去势水平，起到治疗前列腺癌的目的。常用药物有如醋酸戈舍瑞林、醋酸亮丙瑞林等。

2. 雄激素受体阻滞剂能阻止双氢睾酮与雄激素受体结合，在中枢有对抗雄激素负反馈的作用。有甾体类药物，如环丙孕酮、醋酸甲地孕酮和醋酸甲羟孕酮；非甾体类药物，如尼鲁米特、比卡鲁胺和氟他胺。

四十、前列腺癌患者血 PSA 检查最佳时机?

PSA 是由前列腺产生的一种属于激肽释放酶家族的丝氨酸蛋白酶，检查最佳时机为：

1. 射精 24 h 后。

2. 直肠指诊、膀胱镜检、导尿等操作 48 h 后。

3. 前列腺按摩 1 周后。

4. 前列腺穿刺 1 个月后。

5. PSA 检测时应无急性前列腺炎、尿潴留等。

四十一、前列腺癌患者口服比卡鲁胺的护理注意事项有哪些?

1. 对本药过敏者及妇女、儿童禁用。中、重度肝损伤患者可能发生药物蓄积，应慎用。

2. 不良反应

(1) 心血管系统：心力衰竭。

(2) 消化系统：食欲缺乏、口干、腹泻、恶心、呕吐、便秘、腹痛、胃肠道胀气，暂时性肝功能改变。

(3) 中枢神经系统：头晕、失眠、嗜睡、性欲减低。

(4) 呼吸系统：呼吸困难。

(5) 泌尿、生殖系统：勃起功能障碍、夜尿增多。

(6) 乳房触痛和男性乳房女性化。

(7) 皮肤：脱发、皮疹、瘙痒、面色潮红、多毛。

（8）代谢及营养：糖尿病、高血糖、周围性水肿、体重增加或减轻。

（9）其他：胸痛、头痛、骨盆痛、寒战、贫血。

3. 已经接受抗凝血治疗的患者如果开始服用本药，应密切监测凝血酶原时间。

四十二、前列腺癌患者的饮食指导有哪些？

保持良好的饮食习惯，戒烟、限酒，避免高脂饮食，少吃红色肉类；多吃豆类、谷物、蔬菜、水果等富含纤维素的食物。

四十三、对前列腺增生患者如何进行用药指导？

前列腺增生患者药物治疗适用于梗阻症状轻、残余尿<50 ml者。常用药物包括α_1受体阻滞药、5α-还原酶抑制剂。

1. α_1受体阻滞药：常用特拉唑嗪等，该类药主要不良反应为头晕、直立性低血压，故应指导患者睡前服用，用药后卧床休息，改变体位时动作要慢，预防跌倒，同时与其他降压药分开服用，避免对血压的影响。

2. 5α-还原酶抑制剂：常用非那雄安、度他雄安等，该类药主要不良反应为勃起功能障碍、性欲低下、男性乳房女性化等。起效缓慢，停药后症状易复发，告知患者应坚持长期服药。

四十四、前列腺癌的高危筛查内容包括什么？

年龄在50岁以上的男性，每年应做1次专科检查，包括直肠指诊、PSA检测和经直肠超声检查，对可疑者行前列腺穿刺活检。

四十五、前列腺电切术后膀胱冲洗的目的是什么？

前列腺电切术后进行膀胱持续冲洗，可将膀胱内的血液和组织碎块及时引流出来，避免血凝块堵塞管腔造成膀胱过胀，引起出血，并能预防感染。

四十六、前列腺电切术后膀胱冲洗的注意事项有哪些？

1. 操作时注意保持无菌。

2. 固定好引流管，防止尿管脱出。

3. 保持冲洗通畅，避免引流管打折、弯曲。

4. 观察冲洗液的颜色，准确记录冲洗的出入量。

5. 重视冲洗液造成的膀胱周围外渗。

四十七、前列腺电切术后如何预防继发出血？

前列腺电切术后创面需1~2个月才能完全愈合，因此患者在此期间内应避免温水坐浴、剧烈活动。要多吃蔬菜，避免咳嗽及便秘等腹压增高的因素，禁止灌肠或肛管排气，以免造成前列腺窝的继发性出血。

四十八、前列腺增生手术患者出院后应注意什么？

1. 保持大便通畅，进食易消化、含纤维素多的食物预防便秘，避免排便用力引起继发性出血。如果便秘可口服缓泻剂。

2. 适当休息，术后3~6个月避免剧烈活动，如跑步、爬山、骑自行车、性生活等，以免造成前列腺窝创面压力增高而继发性出血。

3. 戒烟戒酒，忌辛辣刺激性食物，防止前列腺充血水肿，引起尿潴留。

4. 多饮水，以减少尿液对创面的刺激。

5. 出院后出现排尿困难、血尿等及时就诊。

6. 如有溢尿现象，要有意识地经常锻炼盆底肌，以尽快恢复尿道括约肌功能。

7. 前列腺切除术后常会出现逆行射精，但不影响性功能。少数患者可出现勃起功能障碍,可先采取心理治疗,同时查明原因,再做针对性治疗。

四十九、前列腺炎患者应注意哪些问题?

1. 不要滥用抗生素。

2. 避免饮酒和食用辛辣食物,多饮水,选择高蛋白质、维生素丰富、易消化的饮食。

3. 避免久坐和长时间骑自行车,避免劳累后坐在凉地上。

4. 养成良好的生活习惯和健康的生活方式,注意劳逸结合。调节适度的性生活,避免强制性地中断射精。

5. 注意休息,不要着凉。锻炼身体,增强体质,提高机体的抵抗能力。体育锻炼对症状重的患者能转移注意力。

6. 热水坐浴,每晚 1 次,可改善局部的血液循环;前列腺按摩,每周 1 次,以促进炎性前列腺液的排出。

五十、男性尿道结石好发于哪些部位? 诊断方法有哪些?

尿道结石绝大多数来自肾和膀胱,结石容易嵌顿前列腺部尿道、球部尿道、舟状窝或尿道外口处。尿道狭窄、尿道憩室或有异物存在,也可在尿道内形成结石。男性前尿道结石可沿尿道触及,后尿道结石也可经直肠指检触及。B超和 X 线检查可以进一步明确其位置和结石大小。

五十一、尿道肉阜患者出院后应注意什么?

由于本病系中老年女性常见病,故应注意更年期心理保健,耐心讲解更年期的生理卫生知识,保持开朗、舒畅的心情,生活规律,劳逸结合,使机体处于健康的生理、心理状态,以避免复发。出院后要注意个人卫生,保持会阴部清洁。穿宽松衣裤,1 个月内禁止性生活。嘱患

者出院后 15 天、1 个月、1 年返院复查。

五十二、尿道损伤患者出院后应注意什么?

1. 多饮水,预防感染。

2. 坚持尿道扩张,以防瘢痕性尿道狭窄,扩张间隔时间为 1 周、半个月、1 个月、3 个月、6 个月。

3. 尿道扩张后应用抗生素 2～3 天。

4. 如出现排尿费力,应及时来院就诊。

五十三、阴茎癌的病因是什么?

阴茎癌绝大多数发生于包茎或包皮过长的患者,包皮垢及慢性炎症刺激是阴茎癌的重要原因。此外,阴茎癌相关病因还包括患有阴茎硬化性苔藓、疣、湿疣、人乳头状瘤病毒感染及包皮环切不彻底的患者。

五十四、隐睾的患者为什么要早诊断、早治疗?

隐睾治疗应该在 2 岁以前完成。在新生儿时期发现的隐睾可以定期观察,如果小儿至 6 个月时睾丸还未降至阴囊内,则自行下降的机会已很小,应考虑激素或手术治疗。治疗的目的在于改善生育能力,改变外观缺陷,避免患儿心理和精神上的创伤,减少睾丸恶变发生。

五十五、睾丸肿瘤的病因是什么?

睾丸肿瘤的发病原因主要包括先天性因素、获得性因素和其他因素。

1. 先天性因素　包括隐睾或睾丸未降、家族遗传、Klinefelter 综合征、睾丸女性化综合征及雌激素分泌过量、内分泌障碍等。

2. 获得性因素　包括睾丸损伤、职业和环境、营养不良和局部温度升高等。

3. 其他因素　种族、患者母亲妊娠时体重增加程度和雌激素水平、患者出生时的体重、年

龄、社会地位、生活习惯、受教育程度、血清胆固醇水平等均与睾丸肿瘤发病有关。

五十六、什么是睾丸鞘膜积液?

睾丸鞘膜积液是围绕睾丸的鞘膜腔内液体积聚超过正常量而形成的囊肿病变,可见于各种年龄,是一种临床常见疾病。

五十七、精索静脉曲张手术患者出院后注意什么?

1. 注意休息,生活要有规律,保持心情舒畅,避免疲劳。术后 3 个月内避免重体力劳动、剧烈劳动及持久站立等。

2. 禁烟、酒,忌刺激性食物。多饮水,多吃新鲜蔬菜、水果及富含纤维素的饮食。保持会阴部清洁卫生,防止感染。

3. 患者出院后 1 个月来院复诊。

五十八、睾丸扭转的病因是什么?

睾丸通过被称为睾丸系膜的组织与阴囊相连,由睾丸系膜将睾丸固定于阴囊。有的胎儿在发育时就会产生一侧或两侧睾丸系膜过长,出生后,睾丸与精索的活动度就很大,万一遇上突然用力或猛烈震荡等情况,睾丸与精索就会发生 360°以上的扭转。青春发育期生殖器官血液循环加快,导致精索内轻微的静脉曲张,诱发睾丸"转体";男性运动过度导致睾丸过度活动,手淫手法不当导致提睾肌的强烈充血、收缩等都可能是诱发该病的原因。

五十九、肾性高血压非药物治疗应注意什么?

主要是改善生活方式,消除不良习惯和控制各种危险因素,措施包括以下方面:

1. 超重者或肥胖者要加强饮食控制和运动锻炼,以减轻体重。

2. 吸烟、嗜酒者要彻底戒除烟酒。

3. 在饮食控制方面,食盐的摄入必须严格限制,每天摄盐量不超过 3 g;蛋白质的摄入适当限制,低于发病前摄入量的 1/4 至 1/3,主要食用优质蛋白质如牛奶、鸡蛋、鱼及瘦猪肉等;多食含钾食物,主要是各类新鲜蔬菜和水果。

4. 在运动项目的选择上,避免强烈、运动量大的项目,以低运动量的有氧运动为主,如散步、体操、太极拳等。

5. 避免精神刺激、情绪激动和过度劳累,尽量做到平和心态、劳逸结合。

六十、急性肾盂肾炎出院后注意事项有哪些?

1. 要多饮水、勤排尿,不憋尿是预防本病最简便有效的措施,特别是妇女、幼儿。

2. 注意外阴部的清洁,养成良好的卫生习惯。特别注意月经期、妊娠期的卫生。最好每天换 1 次内裤,内裤要用纯棉制品,经常煮沸消毒,并经日晒最好。无论大小便,都要用流动水(最好是温开水)从前向后冲洗外阴部,然后用煮沸过的干净毛巾从前向后擦干净。女婴要特别注意尿布的清洁。

3. 积极防治全身性疾病,如糖尿病、重症肝病、慢性肾病等;解除尿路梗阻如泌尿道结石、肿瘤,前列腺肥大,尿路狭窄等易患因素。

4. 本病治疗期间及停药后的复查随访非常重要。在用药第 3 天和停药时,均应做尿常规和细菌培养。停药观察期间,每周复查尿常规和细菌培养 1 次,共 2～3 周,停药后第 6 周再复查 1 次。随访 6 个月以上均为阴性方为治愈。

六十一、多尿、少尿及无尿是如何界定的?

1. 24 h 尿量长期在 2 500 ml 以上称多尿。

2. 24 h 尿量持续少于 400 ml 或每小时尿量少于 17 ml 称少尿。

3. 24 h 尿量少于 100 ml 或 12 h 内无尿者称无尿。

六十二、何为尿潴留？发生原因是什么？

尿潴留是指膀胱胀满不适而不能自动排出尿液的状态。

引起尿潴留的原因有梗阻性、神经源性、药物性、精神性四大类。

六十三、尿潴留患者首次放尿的注意事项有哪些？

首次排尿不得超过 1 000 ml，以免由于腹压突然降低引起虚脱，或因膀胱内压力突然降低而引起膀胱黏膜急剧充血导致血尿。

六十四、体内有"双 J"管的患者应注意什么？

应注意多饮水，避免剧烈运动和重体力劳动，不做四肢及腰部伸展动作，以及突然的下蹲动作，以免引起"双 J"管移位、脱出和血尿。置管后 1 个月来院拔管。

六十五、如何治疗男性勃起功能障碍？

纠正病因、消除危险因素、改善阴茎的勃起状况使患者获得满意的性生活。在病因和危险因素不明确情况下，尽快恢复阴茎的勃起功能是治疗的目的。

1. 非手术治疗

（1）心理治疗：解决心理问题，进行松弛训练、性感集中训练等行为疗法。

（2）药物治疗：口服药物治疗方便、无创，是首选的治疗方法。5 型磷酸二酯酶抑制剂是首选的一线治疗药物。雄激素替代治疗适用于雄激素低下者，主要目标是改善性欲和性唤起。

（3）真空装置和缩窄环：将阴茎套入特制的圆筒，由真空负压将血液吸入阴茎，阴茎胀大后，在阴茎根部放置缩窄环，组织血液回流，维持阴茎勃起。除阴茎畸形外，几乎所有患者都可使用此装置。

2. 手术治疗　包括阴茎勃起假体植入术和血管手术，只有在其他治疗方法均无效的情况下才被采用。

六十六、男性勃起功能障碍用药注意事项有哪些？

5 型磷酸二酯酶（PDE5）抑制剂（如西地那非）有短暂的、轻至中度的颜面潮红及头痛、消化不良等主要不良反应。应指导患者性交 1 h 前服用西地那非并告知可能出现的不良反应。长期、规律服用硝酸酯类药物如硝酸甘油的患者禁忌使用此类药物，以免发生严重低血压。红霉素、西咪替丁等可导致西地那非半衰期延长，应注意观察药物反应。

六十七、男性不育辅助检查有哪些？

1. 实验室检查

（1）精液检查：包括对精子和精浆的检查。检查前禁欲 3～7 天，尽可能在实验室采用手淫法取精液，全部收集到干净玻璃容器内，不要使用避孕套和塑料瓶。标本应保温，在 30 min 内送检。应间隔 1～2 周重复检查 2～3 次。

（2）内分泌检查：包括血清睾酮、黄体生成素、尿促卵泡素和催乳素等，可鉴别下丘脑-垂体-睾丸性腺轴的功能异常。

（3）微生物学检查：若精液白细胞超标，则应检测与不育相关感染的细菌、支原体和衣原体。

（4）免疫学检查：对精子活力低下或异常凝集者应做抗精子抗体检测。

2. 影像学检查　输精管精囊造影可判断输精管和射精管的梗阻部位和范围，检查为有创性,故仅在考虑梗阻性无精子症行阴囊探查术时进行。如怀疑颅内垂体病变,可行 CT 或 MRI 检查。

3. 睾丸活检　无精子症或少精症患者,睾丸体积在 15 ml 以上可行睾丸组织活检。

六十八、对男性不育症患者的健康教育内容有哪些?

1. 心理护理及生活干预

(1) 对于存在较大精神压力的患者,建议其主动减轻工作、生活中的压力,适当的运动进行自我调节,减少紧张情绪,保持乐观的心态;保持适当的运动,可以每天运动 30~45 min。

(2) 向有吸烟、饮酒以及熬夜习惯的患者说明吸烟、饮酒和熬夜对男性生育功能的危害以及相关机制,让其戒烟、戒酒和避免熬夜。

(3) 规律、健康的性生活,尽量避免婚外性、滥交,以免传染性病,对已感染者及时有效地治疗。

(4) 养成好的卫生习惯,男性应每天清洗包皮、阴囊;要尽量避免穿紧身而透气性差的裤子、骑自行车、驾车、坐沙发等。

(5) 健康饮食,补充维生素,应着重多摄入蔬菜水果和海产品,并定期摄入动物肝脏。

2. 随访复查

(1) 规律服用药物,持续 3~5 个月。

(2) 定期复查精液常规,若无好转甚至恶化需要及时就诊。

(3) 精索静脉曲张手术后避免早期活动及长期站立,以防止复发。

(4) 泌尿生殖系统感染者,应定期复查尿常规、前列腺液等。

六十九、什么是尿动力学检查?

尿动力学主要是根据流体力学原理,采用电生理学方法及传感器技术,来研究贮尿和排尿的生理过程及其功能障碍。包括正常排尿生理学、泌尿系梗阻性疾病、神经源性膀胱、非神经源性膀胱尿道功能障碍、遗尿症和尿失禁等。尿动力学检查方法分为上尿路尿动力学及下尿路尿动力学。通过检查,结合临床所见,对排尿功能障碍性疾病的临床诊治有重要的意义。

七十、膀胱灌注的注意事项有哪些?

1. 膀胱灌注前需行血、尿常规检查。

2. 灌注前尽量少饮水,以减少尿液对灌注药物的稀释;灌注后多饮水,治疗结束后自行排尿。

3. 膀胱灌注方法:插入尿管后,向膀胱注入药物,患者采取平、俯、左侧、右侧卧位各 15 min,将药物与膀胱壁充分接触。

4. 复查:每隔 3 个月复查 1 次膀胱镜;2 年后每隔 6 个月复查 1 次膀胱镜。

七十一、什么是膀胱镜检查?

膀胱镜检查是指将膀胱镜经尿道插入膀胱以直接观察膀胱和尿道内病变的检查方法。也可向输尿管口插入输尿管导管分别收集双侧肾盂尿和进行逆行性泌尿系统造影,使肾盂和输尿管的影像更为清晰。通过膀胱镜还可进行肿瘤切除、碎石和前列腺增生切除术。

七十二、膀胱镜检查后注意事项有哪些?

1. 注意休息,观察排尿情况,如无血尿,可在检查后 2 h 下地活动。

2. 检查后可出现尿路疼痛不适症状,尤其是排尿时明显,出现轻微血尿或尿道口少量出血,一般 1~3 天逐渐消失,不需做特殊处理;若疼痛明显,可遵医嘱应用解痉镇痛药物以缓解疼痛。

3. 多饮水,以利于尿道冲洗;少食辛辣刺激性食物。

4. 保持外阴部清洁,预防感染。监测体温,出现高热可遵医嘱给予对症处理。

5. 检查后 2 周内禁止性生活。

七十三、膀胱造瘘管患者出院后应注意哪些情况？

保持膀胱造瘘管的通畅及造瘘口敷料的干燥。观察造瘘口外皮肤情况，每个月到医院更换造瘘管，每周更换引流袋，如有污染，随时更换。指导患者尿袋下口放尿，尿袋不可高于造瘘口，更换尿袋时应先放尿后换袋，防止尿液反流造成逆行感染。可用别针将尿袋固定在衣裤上，外出时可将尿袋装在专用布袋中，高度适宜。鼓励患者多吃清淡、易消化的食物，保持大便通畅，以免排便用力、腹压过高引起伤口渗血和瘘管脱出。多饮水，每天饮水量要分配均匀，起到稀释尿液冲洗尿路的作用。

七十四、前列腺穿刺活检前需要做哪些准备？

1. 接受抗凝治疗，服用阿司匹林患者应停止使用数天后再穿刺活检。

2. 穿刺前使用抗生素，术前晚 24 时以后禁食、水，术晨清洁灌肠。

七十五、什么是尿道扩张术？

尿道扩张术是将金属探条由细到粗依次插入尿道内，逐渐扩张尿道，使其狭窄段变粗，达到排尿通畅的目的。其适应证为探查尿道狭窄程度、治疗和预防尿道狭窄、探查有无尿道结石。其禁忌证为急性尿道炎。

七十六、留置尿管的注意事项有哪些？

1. 患者活动时避免尿管打折、牵拉，防止尿管脱出。

2. 患者下床活动时，尿袋妥善固定，不可高于膀胱水平，如尿袋中尿液过满，及时排空尿袋。

3. 保持尿道口的清洁，如果尿管被大便污染应及时清洁、消毒。

4. 洗澡或者擦身的时候，要注意对尿管的保护，避免将尿管浸入水中。

5. 留置尿管期间，患者应多饮水，这样可以达到自行冲洗的目的，防止尿管堵塞。

6. 护士根据患者的病情定时夹闭尿管，锻炼膀胱括约肌功能。

7. 在留置尿管期间如有其他不适，及时通知护士。

参考文献

［1］李乐之,路潜.外科护理学:6 版［M］.北京:人民卫生出版社,2017.

［2］申海燕,罗迎霞.泌尿外科护理健康教育［M］.北京:科学出版社,2018.

［3］丁淑贞,姜秋红.泌尿外科临床护理［M］.北京:中国协和医科大学出版社,2016.

［4］刘玲,李晓玲.泌尿外科护理手册［M］.北京:科学出版社,2011.

［5］程念珍,王桂兰.泌尿外科分册［M］.长沙:湖南科学技术出版社,2007.

第十一节　老　年　病　科

一、哪些表现出现时应警惕阿尔茨海默病的发生？

1. 记忆缺失：最常见的症状是遗忘新近获取的信息。

2. 完成熟练任务能力下降。

3. 语言问题：时常忘记简单的单词以及常用词的同义词，从而使其言语或书写的话语难以被人理解。

4. 时间、地点定向力障碍：在熟悉的街道上迷路，无法确定自己所在的地点，以及如何到达的该地点，不知道如何回家。

5. 判断力减退。

6. 抽象思维障碍：完全忘记数字，不知道数字究竟有何意义。

7. 时常错放物品。

8. 情绪、行为变化：出现急剧的情绪失控，从平静到流泪、愤怒却毫无原因。

二、如何预防阿尔茨海默病？

1. 养成良好的生活习惯，保持饮食均衡，不要摄入过多的盐及动物脂肪，食盐控制在＜6 g/d。

2. 正确锻炼，适度运动，如慢跑、散步、打太极拳等。

3. 保持对食物的高度兴趣及好奇心，多做自己感兴趣的事，参加公益活动及社会活动等强化脑部神经。

4. 避免消极情绪，保持愉快的心情，正确面对生活的悲欢离合。

5. 预防脑力衰退，积极用脑，正确用脑，多看书，学语言等。

三、阿尔茨海默病患者饮食起居的注意事项？

1. 饮食护理　安排合理膳食，保证足够的营养摄入，宜进食易消化吸收的低盐、低脂、富含维生素、纤维素、蛋白质的食物。多食核桃、芝麻、大枣、木耳等益智食物。保持每餐定时定量，不食辛辣刺激食物，戒烟戒酒，防暴饮暴食。

2. 起居护理　安排合理而有规律的起居生活，要求患者按时起床与就寝，安排安静舒适的睡眠环境，减少一切不良刺激，保证足够的睡眠。

四、如何预防阿尔茨海默病患者意外伤害？

1. 坠床、跌倒的防护

(1) 创造安全的环境：根据患者病情安排患者居住环境，地面保持干燥平坦，加床栏以防坠床。患者穿大小合适防滑的鞋子，呼叫器放在患者易取处。

(2) 使用保护性防护用具：护士应经常与患者及其家属进行沟通，告知其危险性，及时使用护栏，必要时使用约束带。

(3) 使用指示卡：在患者的床头使用警示卡，如小心跌倒等，随时提醒患者及陪护者，做好发生意外损伤的准备。

2. 自杀的防护

(1) 心理护理：首先从社会、从家庭更多地给老人精神上的关爱，不能歧视冷落他们，要让他们积极对待生活。

(2) 专人陪护：发现患者有自杀倾向时应立即通知医护人员及患者家属，密切观察患者的举止行为，稳定患者的情绪，家人24 h陪护，协助医护人员共同防止意外发生。

(3) 加强药品、物品的管理：排除可能导致伤害的危险物品。让患者远离电源、煤气、化学物品。

3. 走失的预防

(1) 提供安全卡：可在患者口袋里放一张写有患者姓名、地址、联系电话的卡片，万一走失便于寻找。

(2) 病历要求：对有走失风险的患者病历上应留有2个以上的联系电话、家庭地址，并告知家属患者外出一定有人陪伴。

4. 自伤、他伤的防护

(1) 基础护理：应慎用热水袋或冰袋。洗澡时防止烫伤，进食时要有人看管，以免呛咳引起误吸。患者所服药品要代为妥善保管送服到口，看服下肚。

（2）加强巡视：保障患者的安全。检查各种管道是否有移位、脱出，并妥善固定。

五、如何提高阿尔茨海默病患者的生活自理能力？

1. 加强生活自理能力　教会患者梳洗、穿衣、进食、认路、认家门等。

2. 鼓励参与社会活动　陪伴患者外出活动，通过与人交谈来加强思维记忆，进行语言、计算能力的训练。

3. 培养兴趣爱好　安排合理的时间看报纸、看电视，与周围环境接触，活跃情绪，陪伴患者适当锻炼，如散步等。

4. 瘫痪的患者要加强肢体功能康复训练，防止关节挛缩、肌肉强直。

六、老年冠心病患者适合在什么时间运动？

对于稳定性冠心病患者来说，适量运动是提倡的，我们一般建议早上十点、下午四五点以及晚饭后散步慢走。但是每个人在什么时间段运动需要根据个人生活习惯来定。

七、为何老年冠心病患者进食不能过饱？

在正常情况下，胃肠道的血管极其丰富，进食后因消化与吸收的需要，心脏必须输出大量血液供给胃肠。这样一来增加了心脏的负担，又使心脏自身的血液循环处于相对缺血状态，便提高了冠心病突发的概率。并且，老年人本身的肠胃消化能力和心血管循环功能就很弱，所以进食过饱对老年冠心病患者来说更危险。

此外，老年人饥饿时也容易出现心慌、头晕、头痛、出汗、视力模糊、眼前发黑、精神抑郁或异常兴奋等低血糖反应，这些也会提高冠心病突发的概率。因此，老年人最好每餐只吃六七分饱，有饿意后再补充少量食物，这样可以保证胃里总有一些食物供给身体需要。这种状态对老年冠心病患者来说是相对最安全的。

八、老年冠心病患者的特点？

老年人随着年龄的增加，生理功能下降，体质弱且慢性疾病缠身，冠心病患病率随之不断递增。在临床中并发症表现多，而冠心病临床特征不明显。在临床中常见有心律失常、心绞痛、心肌梗死、心力衰竭等症状，由于该疾病起病急，因此在病情发作严重时易猝死。老年患者由于身体功能在一定程度上开始逐渐出现退行性变化，相比于中年人，冠心病临床症状表现不明显。

九、如何预防老年人低血糖？

老年人低血糖可以表现为意识改变、行为异常、夜间噩梦、睡眠中不自主大叫、不易叫醒等，且低血糖比高血糖对老年人危害更大。老年糖尿病患者控制血糖的治疗目标是宁高勿低，注射胰岛素前，询问患者食欲情况，确定能否在 30 min 内进餐。意识障碍者根据餐前血糖及能否正常鼻饲等情况，灵活调整胰岛素用量。发生低血糖可给糖水、糖块、饼干等。

十、老年便秘患者日常排便训练指导？

1. 养成定时排便的习惯。排便前饮水500 ml，并散步 10～15 min。

2. 必要时可用缓泻剂，遵医嘱可服用麻仁丸、上清丸、牛黄解毒片等。

3. 精神因素和时间紧张以及环境改变等常可影响正常排便，因此，要注意消除紧张因素。

十一、老年便秘患者饮食方面需要注意哪些？

1. 主食掺粗杂粮，粗加工的谷类如糙米、全麦食物、燕麦片、荞麦、玉米等。

2. 增加蔬菜水果的摄入量，如芹菜、白菜、洋葱、土豆、核桃等,不但食物纤维含量多,且营养丰富。

3. 清晨起床后喝白开水 500 ml,此时喝下的水分 10% 被大肠吸收,部分进入粪便中起到软化作用。

4. 除了极少数以大便干燥、口臭、面红、口渴、腹部胀满等实热证为主要表现的老年便秘患者外,其他老年人可在日常饮食中适当增加核桃仁、羊肉等具有温阳作用的食物入量。

5. 适当增加红枣、蜂蜜、黑芝麻、松子等具有益气养血、润肠通便作用食物的摄入量。

6. 忌烟、酒、浓茶、辣椒、胡椒等刺激类食物。

7. 老年便秘患者应注意多吃一些少渣的半流质食物,如牛奶、米粥、蛋汤和软米饭等,可有效避免或减轻便秘症状。

十二、如何预防老年人便秘?

1. 就寝前仰卧床上,右手掌放于肚脐上,左手掌置于右手背上,以肚脐为中心,按顺时针方向上、下腹按摩 50～100 圈。然后右手掌置于左手背上,以相同方法逆时针方向按摩 50～100 圈,目的是提高和保持排便动力。

2. 在病情和体力允许的情况下,做一些力所能及的活动,如散步、太极拳等。

十三、怎样的环境有助于老年人的睡眠?

1. 室温与光线

(1) 根据老年人的要求和习惯,关闭门窗,调节室内温、湿度:夏季适宜的温度为 25～28℃,冬季为 18～22℃,相对湿度 50%～60%。

(2) 拉上窗帘(最好是深色)遮挡室外光线,关闭照明灯,创造舒适安静的睡眠环境。

2. 通风换气　老人入睡前 1 h,一般通风时间为 20 min,通风后再关闭门窗。

3. 保持环境安静　不要有噪声,各种护理工作应尽量集中在白天,不要在睡眠时间进行。要做到"四轻"。保持房间通道通畅。

十四、如何促进和诱导老年人睡眠?

1. 做好老人皮肤护理　主动协助老人做好睡前个人卫生,如清洁口腔、洗脸、洗手、排空大小便、清洁会阴部和臀部等,确保老人身体舒适。

2. 整理床铺

(1) 铺好被子,枕头应高低舒适,枕高以 6～9 cm 为宜。

(2) 根据季节增减盖被。

3. 保持良好的睡眠姿势。

4. 倾听老人有关睡眠的主诉,协助采取适当的卧位。

5. 及时缓解、消除老人身体的不适。

十五、如何养成良好的睡眠习惯?

1. 晚餐不要过饱或过少。

2. 睡前不要喝咖啡、浓茶等使人兴奋的饮料。

3. 午睡时间不要太长,一般控制在 0.5～1 h 为宜。

4. 保持每天一定时间的力所能及的运动,睡前或饭后以散步为宜。

5. 睡前养成良好的个人卫生习惯,如热水泡脚,协助老人进行温水沐浴等。

6. 老人睡眠时宜穿宽松、柔软的内衣。

7. 指导老人正确的睡眠姿势。

十六、如何在心理上帮助老年人睡眠?

老人有心理压力就会导致睡眠障碍,应密切观察老人的情绪变化。通过与其谈心、倾听老人的诉说、多陪伴老人等多种方式,尤其鼓励老人的亲属多关心老人,给予老人理解和安慰,缓解老人的心理压力,促进睡眠。

十七、老年人易发生哪种骨折？

1. 髋部骨折，具体包括股骨颈骨折和股骨粗隆间或转子间骨折。

2. 胸腰椎骨折。

3. 桡骨远端骨折，即腕关节骨折。

十八、老年人骨折后饮食应注意哪些？

饮食宜全面合理，多食含钙高的食物，注意禁忌。

1. 忌盲目补充钙质，对于长期卧床的骨折患者有引起血钙增高的潜在危险，且同时伴有血磷降低。宜适当补钙。

2. 忌偏食。骨折后机体修复组织原料靠各种营养素，保证骨折顺利愈合的关键就是营养。营养饮食可促进骨痂生长和伤口愈合。

3. 忌不消化食物。骨折患者往往食欲不振，时有便秘，卧床患者更多见。故食物既要营养丰富，又要容易消化及通便，宜多食含纤维素多的蔬菜、香蕉、蜂蜜等。豆制品及高糖食物容易引起卧床患者腹胀不适，如豆奶、豆浆、八宝粥等也不可食用。

4. 忌少饮水。骨折患者因行动十分不便常少饮水以减少小便次数。但卧床患者活动少，肠蠕动减弱，易引起大便秘结、小便潴留，也易诱发尿路结石和泌尿系感染。故卧床骨折患者更应适当多饮水。

十九、老年人骨折后功能锻炼的注意事项有哪些？

1. 鼓励患者积极活动，要循序渐进。活动范围由小到大，次数由少到多。

2. 严格控制不利于骨折端稳定的活动，如前骨折不应做前臂旋转活动等。

3. 功能锻炼以恢复肢体的生理功能为主，如上肢各种活动，以增强手的功能为主。

4. 锻炼时不应急于施行手法牵拉和对骨折部位的被动按摩。锻炼不应让患者感到疲劳，不应使骨折部位发生疼痛。

5. 把功能锻炼的原则、方法、注意事项、重要性等向患者讲清楚，使其能有信心地、主动地、积极地进行功能锻炼。

二十、什么是缓和医疗？

缓和医疗，是指将死亡视为生命的自然过程，对生命期有限的人（年迈的老人和患癌的患者），既不加速也不延缓死亡，而是用系统的方法帮助他们平稳度过这段时光。缓和医疗着重于减轻、解除患者身体上的疼痛以及精神上的痛苦与不安，在于提高患者的生命质量，使其能够无憾无悔、保有尊严地离开人世。

二十一、老年人癌症晚期护理要点有哪些？

1. 做好临终患者的生活护理，增进患者舒适。

（1）为患者创造温暖、安静、舒适、整洁的环境，同时注意室内的绿化和美化。

（2）做好患者的清洁卫生，帮助患者做好口腔、头发、皮肤、大小便护理，定时翻身预防压力性损伤，保持床铺清洁、干燥，及时清除呕吐物和排泄物。

（3）给予良好的饮食护理，了解患者的饮食习惯，尽量满足患者的饮食要求，注意食物的色、香、味，少量多餐，尽量创造条件增进患者食欲。患者不能由口进食时用鼻饲喂食或完全胃肠外营养。

2. 缓解临终患者躯体症状。

3. 控制或减轻疼痛

（1）观察疼痛的性质、部位、程度及持续时间。

（2）协助患者选择减轻疼痛的最有效的方

法。常用的止痛方法有药物止痛及非药物止痛。

（3）护理人员应同情、安慰、鼓励患者，多与患者交谈沟通，稳定患者情绪，分散患者注意力以减轻疼痛。

二十二、内科多系统疾病患者的出院指导有哪些？

1. 保持心情愉快，情绪稳定，避免精神紧张和过度疲劳，与疲劳有关的因素有过饱、热水浴、劳累、吸烟等。

2. 饮食以清淡为宜，多进食低脂、低盐、低胆固醇、富含维生素的食物，多进食蔬菜和水果，不宜饮咖啡、浓茶，禁忌辛辣油炸食物和暴饮暴食，戒烟限酒。

3. 生活起居有规律，保证睡眠充足，养成良好的生活习惯。坚持适度运动和锻炼，注意控制体重，应避免重体力劳动，注意劳逸结合。预防感冒。保持大便通畅，避免大便时用力过度和憋气。

4. 尽量不要单独外出，必须外出时随身携带病情卡片（写明疾病、姓名、地址、联系电话），以便疾病发作时取得联系，利于抢救。

5. 康复训练持之以恒，神经功能的恢复最少需1年，但长期坚持锻炼，数年后仍可部分恢复功能。康复训练最好有专人陪护，不要随意更改训练，定期回医院复查，在康复师指导下开展工作。

6. 遵医嘱正确服药，定期门诊复查，须带上门诊病例及出院记录，门诊医师将根据患者情况及相关检查来调整药物，如有病情变化，应随时到医院就诊。

二十三、老年人的安全防护措施有哪些？

1. 忌情绪不稳。以防突发脑出血、心脏病等意外的发生。

2. 忌吃饭过快。以防发生窒息。

3. 忌站着穿裤。老年人多体弱多病，行动不便，站立不稳，易造成摔伤。

4. 忌用力排便。当排便不顺时，用力排便有可能导致脑出血、心肌梗死等的发生。

5. 忌猛然回头。老年人多有颈部骨质增生性疾病，颈骨急扭很容易压迫血管，出现眩晕、摔倒的意外事件。

6. 参加锻炼要量力而行。不能做像急剧旋转、过分负重以及比较长时间的弯腰低头等动作。在过于炎热、过于寒冷的天气时，最好不要锻炼。锻炼时如感到胸闷、头晕、眼花或心跳过速等反常现象，应立即停止活动。

7. 要避免快速变换体位。尤其要避免快速站立，以避免脑缺血的发生。

8. 不攀高。由于骨质疏松，一旦摔倒极易导致骨折，所以要尽量避免做攀高的动作。

9. 行走注意安全。老年人独自外出不要走得太远，最好有家属陪伴外出，或带手杖。走路时行动要缓，步子要小，还要注意路面情况以避免绊脚摔倒。

10. 乘车安全。为防止被挤伤，老年人最好不去挤公共汽车。必须乘车时最好有人陪伴。

二十四、如何预防老年人跌倒？

1. 认知与平衡训练

（1）老人坚持阅读、保持兴趣爱好，这些都对记忆力、注意力分配有帮助。日常的运动锻炼对平衡功能有一定帮助。

（2）如果发现老人已经有步履蹒跚、步态不稳、注意力经常不集中、反应迟钝的表现，应进行更专业、更有针对性的认知训练及平衡、步态功能训练。

2. 运动锻炼　鼓励老人选择自己喜欢的运动，如果可能，还可以将多种运动结合起来锻炼体力、增强力量和平衡功能。

3. 钙和维生素 D 的补充

（1）50 岁及以上人群每天推荐钙摄入量为 1 000～1 200 mg，除饮食中摄入钙外，可选择服用钙片。补钙常用的是碳酸钙 D_3 片，每天 1～2 片是不错的补钙方案。

（2）能做到小剂量多次服用效果更好。

（3）排查骨质疏松，补充活性维生素 D 及其类似物，如骨化三醇或 α-骨化醇。

4. 药物合理应用 老年人可能同时服用多种药物，要注意有些药物服用后可能增加跌倒的危险。

5. 改善家庭环境

（1）把每天要服药品放在方便取用的地方。

（2）保持行走过道干燥无水渍。

（3）浴室地面铺设防滑垫，浴室和洗手台设置扶手。

（4）白天保持室内光照充足，设置夜灯方便老人起夜。

（5）家中的线路、插线板不要任意放置。

6. 其他

（1）步行时选择舒适的平底鞋。

（2）佩戴合适度数的老花镜。

（3）选择符合人体工学的拐杖、轮椅等辅助器具。

二十五、如何避免老年人走失？

1. 制作身份卡片。在老人的衣服口袋里放入制作的身份卡片，卡片上面记录老人的个人信息或家人的联系方式，及主要病症处理方法等内容。

2. 给老人制作一些防走失胸牌、胸卡、提示牌等标志物，标识牌上写上老年人的住址、亲属联系电话、烦请好心人帮忙等话语，平时给老人带在脖子上或是胸前。可以选择防走失衣服，把老人家人的联系方式绣在衣服上，或是用染料写在衣服上。

3. 强化老人的记忆。平时要经常教会老人记住家人的电话或工作单位，或教会老人记住户籍所在地的具体地址，或教会老人记住家周围的标志性建筑，如大型商场、菜市场、学校、公园或小区名称等。

4. 市场上也推出了一些防走失定位手环，这种手环提供求助标识，当走丢时遇上好心人士可以联系老人家人，手环也会向家人发送老人的位置坐标信息，随时掌握老人位置信息，帮助家人快速寻找老人。

5. 给老人配置一个手机，在手机上贴一个标注家人联系方式的信息卡片，在通信录里存上家人的联系电话，手机的待机画面也可设置为标注家人信息的图片。

6. 要掌握老人的去向，多关心老人，让老人熟悉周边环境及一些标志性的建筑物，并多给老人拍一些近期的生活照。

7. 外出购物、游玩或在比较拥挤的公共场所，应与老人牵行，还要告诉老人在与家人失散时应该在原地等待，不应该到处乱走。

二十六、如何避免老年人误吸与误食？

老年人的食物以清淡、易消化、富有营养为主，少量多餐，进食时间充裕，进食体位合适（坐位或半卧位），应该将食品、非食品分开放在不同的地方防止老年人误食，进食液体食物时每口不宜过多，对有吞咽困难的老年人，把食物加工成糊状为佳，不易引起呛咳。老年人内服药与外用药应分开放，标记鲜明，发给时向老人讲清楚，以免误食；对老年人做好药物安全指导，同时重视对其家属进行有关安全用药知识的宣教，使他们学会正确协助和督促老年人用药，防止发生用药不当造成的意外。

二十七、如何避免老年人皮肤受损?

1. 老年人感觉功能减退,对温度的敏感度降低,在使用热水袋、冰袋或洗澡时注意水温的调节,严格掌握温度和时间,热水袋应避免直接接触皮肤,以免烫伤。老年人的皮肤接触到50℃以上热水或其他热体时极大可能会造成烫伤。

2. 经常更换卧位,避免局部皮肤受压过久致血液循环障碍而发生压力性损伤。加强营养,避免因营养不良导致的低蛋白质水肿,使皮肤存在受损危险。

3. 对于大小便失禁的老年人,每次排便后要用温水清洗会阴及肛门,动作要轻柔。腹泻的患者,可以涂抹皮肤保护剂,防止肛周皮肤红肿破溃。

二十八、老年人常见的心理障碍有哪些?

1. 离退休综合征。
2. 空巢综合征。
3. 焦虑状态。
4. 高楼住宅综合征。

二十九、老年人心理健康的标准是什么?

1. 与外界环境保持接触。
2. 保持个性的完整与和谐。
3. 具有一定的学习能力。
4. 充足的安全感。
5. 充分地了解自己。
6. 生活目标结合实际。

三十、什么是老年抑郁症?

老年抑郁症是老年期最常见的功能性精神障碍,以持久的抑郁心境为主要临床特征,其临床表现以情绪低落、焦虑、迟滞和躯体不适为主,且不能归同于躯体疾病和器质性病变。初

次发病高峰在50～60岁,80岁以上初发者少见,男女比例1∶2。

三十一、老年抑郁症有哪些表现?

1. 情感低落。
2. 思维迟缓。
3. 意志活动减退。
4. 自杀观念和行为。
5. 躯体症状。
6. 疑病症状。

三十二、如何对老年抑郁症患者进行心理护理?

1. 调整心情 治疗老年抑郁症调整心情的方法,在临床上我们称之为心理治疗法,主要包括行为治疗、认知行为治疗、短程心理动力治疗和回忆治疗等。这些方法的过程各有不同,但是最终都是要达到使老年抑郁症患者调整心情的目的。

2. 行为疗法 在对老年抑郁症的治疗方面,行为治疗强调情绪和行为之间的关系,认为抑郁产生的原因是存在太多令人不愉快的事件,缺少令人愉快的事件。因此,在行为治疗的过程中,应该教会患者监控自己的情绪,记录下生活中令人愉快和不愉快的事件。在使用认知行为疗法治疗抑郁症时,还需耐心倾听患者各种不适,鼓励患者表达抑郁情绪,在此基础上帮助患者分析自己对环境和自身的认识,让患者明白自己的认知模式存在问题,从而矫正自身的错误认知。然后督促患者练习更换自己的错误认识,建立起健康正确的态度。

3. 动力治疗 短程心理动力治疗一般应该遵循的标准是患者能够察觉到自己有焦点冲突,能够从感情关系上理解思考冲突,有强烈的求治动机。患者在生活中至少能与一个人建立密切的关系,在治疗中就较易与治疗师建立治

疗关系,也能容易耐受因治疗激发的焦虑重视。严重的抑郁症患者一般不适合采用短程心理动力治疗。

4. 回忆疗法　回忆疗法是一种简便易行的心理干预方法。国外专家针对老年抑郁症患者实施回忆性干预的效果进行了系统评价,认为回忆疗法是一种可实行的、有价值的干预方法,能在一定程度上缓解老年人的抑郁情绪。

三十三、如何增强老年人心理健康?

1. 参加体育锻炼　体育锻炼不仅可以改善和加强老年人的生理功能,增强体质,增加抵抗疾病的能力,而且还可丰富晚年生活,增添生活乐趣,使精神振奋、心情愉快,提高信心,增强主动、积极安排好晚年生活的勇气和兴趣,从而增强老年人的心理功能。但是,体育锻炼的项目一定要适合老年人的体质状况,否则害多益少。

2. 树立老有所为、老有所用的观点　正确认识和对待离退休,要有足够的思想准备,尽快适应离退休所带来的社会定位和社会角色的变化。用丰富的人生、工作、社会经验充分发挥余热,让自己老有所用,为社会做贡献,让生活更轻松。不要纠缠在以往工作和人情变化,要立足新起点,以新的态度对待新生活。

3. 正确评价自我健康状态　老年人对自我健康状态的评价往往缺乏客观性,赋以主观意念较多,表现为:① 同是一种疾病老年人的自我感受平均比中年人更糟;② 心理因素是造成感受欠佳的最重要因素,这种不佳感受随着年龄增大而逐渐加重。老年人生理功能衰老、体弱是事实,但如果对自然健康状态做出过分的脱离实际的悲观评价,会导致心理压力过大、影响健康。

4. 保持积极的精神状态　积极的精神状态主要为进取心、希望、理想等,对老年人防止心理衰老、保持心理健康具有重大意义。一个人有了进取心、理想,并充满希望和奋发向上,就能老而不衰,充满活力。老年人最好正视现实,向往未来,少回顾过去,并可以多看一些喜剧性的节目,多参加一些愉快的聚会,"笑口常开,笑脸常驻",保持沉静乐观,愉快知足。

5. 多用脑,勤思考　大脑是主宰人体各器官的司令部,大脑的衰老必然导致各个脏器的衰老,并且大脑对人类的知识、智慧和思维具有重大影响。因此,老年人更要多用脑、勤思考,使脑细胞和组织器官不萎缩。

6. 正确对待生死　随着年龄增长、一步步向死亡靠近,老年人应克服恐惧和伤情,应用唯物辩证的观念看待人生,把生死看成一切生物演变与发展的必然规律。应顺应自然,正确对待、克服恐惧心理,在有限的生活道路上,找到生活的意义和乐趣。

7. 处理好家庭与第三代人的关系　家庭是温馨的港湾,是感情的热土。老年人在家庭中的地位角色在默默变化,老年人应正确对待这些变化,使家庭的作用不但不减反而增加。由于社会竞争大、压力大、工作忙、时间紧,所以老年人的主导作用在减退。子女赡养老人、尊重老人固然重要,而老年人的理解和宽容作风也不可忽视。

三十四、动态血压监测是测量左手臂还是右手臂?

1. 在安静休息后的状态下,首次左右两侧都测量,记录数值。

2. 如果首次测量左右手臂血压值差异大于 10 mmHg,推荐选择血压高的一侧手臂测量动态血压,测量时尽量保持伸展和静止状态,才能得出更准确的数值。

三十五、动态血压监测的适应证有哪些?

1. 正在应用药物治疗的高血压患者,近期血压控制不佳或波动过大。

2. 首次诊断为高血压病的患者。

3. 偶测血压升高,需要判断是否存在高血压病的患者。

4. 不明原因头疼,需要判定是否存在隐性高血压病的患者。

5. 见到医师就心慌,属于假性高血压病的"白大衣高血压"患者。

6. 老年高血压、血压波动过大、用药困难的患者。

以上几类患者需要进行 24 h 动态血压监测,以协助诊断和治疗。

三十六、动态血压监测的注意事项是什么?

动态血压佩戴需要 24 h,患者按要求配合即可。

1. 给患者佩戴好之后,首先要先手动测量 1 次血压,检查仪器是否处于良好状态。

2. 在测量过程中患者不要说话、活动,以免影响测量的结果。自然放松即可。

3. 首次手动测量完之后,仪器将按照设定模式自行测量。

4. 佩戴此仪器不影响患者任何活动(吃饭、洗碗、走路、运动、说话等),仪器在测量时袖带会充气,袖带充气时患者暂停活动(吃饭、洗碗、走路、运动、说话等),使身体自然放松即可,每次测量的时间不超过 1 min。

5. 患者佩戴此仪器时不要折叠充气管,否则此次测量为不成功测量,将没有数值。白天可以斜挎在肩膀上,夜间睡觉时可以将仪器放在枕边或是身体的一侧。

6. 出现报警时不要惊慌,及时找护士协助解除报警并查找原因。

三十七、动态血压监测的意义是什么?

1. 了解测血压的干扰因素,避免情绪、运动、进食、吸烟、饮酒等因素影响血压,较为客观、真实地反映血压情况。

2. 动态血压可获知更多的血压数据,能实际反映血压在全天内的变化规律。

3. 对早期无症状的轻高血压或临界高血压患者,提高了检出率并可得到及时治疗。

4. 动态血压可指导药物治疗。在许多情况下可用来测定药物治疗效果,帮助选择药物,调整剂量与给药时间。

5. 判断高血压患者有无靶器官(易受高血压损害的器官)损害。有心肌肥厚、眼底动态血管病变或肾功能改变的高血压患者,其日夜之间的差值较小。

6. 预测 1 天内心脑血管疾病突然发作的时间。在凌晨血压突然升高时,最易发生心脑血管疾病。

7. 动态血压对判断预后有重要意义。与常规血压相比,24 h 血压高者其病死率及第一次心血管病发病率,均高于 24 h 血压偏低者。特别是 50 岁以下,舒张压<105 mmHg 而以往无心血管病发作者,测量动态血压更有意义,可指导用药,预测心血管病发作。

参考文献

[1] 李小寒,尚少梅.基础护理学:5 版[M].北京:人民卫生出版社,2012.

[2] 尤黎明,吴瑛.内科护理学:5 版[M].北京:人民卫生出版社,2012.

[3] 黄津芳.住院病人健康教育指南:3 版[M].北京:人民军医出版社,2015.

[4] 曹伟新.外科护理学:3 版[M].北京:人民军医出版社,2002.

第十二节　普通外科

一、女性患者如何自检是否罹患乳腺疾病？

定期的乳房自我检查有助于及早发现乳房的病变，20 岁以上的妇女宜每个月进行 1 次乳房自我检查。检查时间最好选在月经周期的第 7～10 天，或月经结束后 2～3 天，已经绝经的女性应选择每个月固定的一天检查。检查方法有以下两种。

1. 视诊　站在镜前取各种姿势（两臂放松垂于身体两侧、向前弯腰或双手上举置于头后），观察双侧乳房的大小和外形是否对称；有无局限性隆起、凹陷或皮肤橘皮样改变；有无乳头回缩或抬高等。

2. 触诊　患者平卧或侧卧，肩下垫软薄枕或将手臂置于头下进行触诊。一侧手的示指、中指和环指并拢，用指腹在对侧乳房上进行环形触摸，要有一定的压力。从乳房外上象限开始检查，依次为外上、外下、内上、内下象限，然后检查乳头、乳晕，最后检查腋窝有无肿块，乳头有无溢液。若发现肿块和乳头溢液，及时到医院做进一步检查。

二、乳腺癌术后注意事项有哪些？

1. 术后取平卧位，待麻醉清醒、血压平稳后取半卧位，以利于呼吸和引流。

2. 引流管注意防止脱出、打折、受压，若引流液为新鲜血液立即通知医务人员处理。

3. 指导患者进行患侧上肢功能锻炼。

4. 术后禁食水，6～8 h 后进食清淡、易消化食物。

5. 病情允许后可以早下床活动，避免长期卧床。

三、乳腺癌患者出院后注意事项？

1. 饮食与活动　加强营养，进食高蛋白质、高维生素、高热量、低脂肪的食物，以增强机体抵抗力。短期内避免患侧上肢搬动或提拉过重物品，继续进行功能锻炼。

2. 避免妊娠　术后 5 年内避孕，防止乳腺癌复发。

3. 坚持治疗　遵医嘱坚持化疗、放射治疗或内分泌治疗。治疗期间因抵抗力低，少到公共场所以减少感染机会。

4. 乳房定期检查　切除一侧乳房患者，检查对侧乳头、乳晕，最后检查腋窝有无肿块，乳头有无溢液。切除双侧乳房患者，检查腋窝有无肿块，若发现肿块和乳头溢液，及时到医院做进一步检查。

5. 复诊　出院 3 个月后复诊，实验室检查复查彩超、X 线等，确认是否有癌肿转移；血液检查复查血常规、肿瘤五项等。根据复诊情况延长复诊时间，5 年后每年复诊 1 次。

四、甲状腺功能亢进患者手术如何正确服用碘剂？

碘剂的作用：抑制蛋白水解酶，减少甲状腺球蛋白分解，逐渐抑制甲状腺素的释放，有助于避免术后甲状腺危象发生。非手术治疗的甲亢患者不宜服用碘剂。

正确服用碘剂：指导患者饭后用冷开水将碘剂稀释后服用，或在用餐时将碘剂滴在食物上一同服用，以减轻胃肠反应。

五、甲状腺疾病术后注意事项有哪些？

1. 术后取平卧位，待麻醉清醒、血压平稳后取半卧位,以利于呼吸和引流。

2. 引流管注意防止脱出、打折、受压,若引流液为新鲜血液立即通知医务人员处理。

3. 保持呼吸道通畅,预防肺部感染。

4. 术后 6～8 h 可给予少量温开水或凉水,若无不适,逐步给予流食到软食,避免食物过热。

5. 特殊药物的应用,如碘剂的服用。

6. 学会合理安排休息与饮食,维持机体代谢需要。

7. 观察患者术后 1～3 天有无并发症:如患者出现呼吸困难及窒息;声音嘶哑、声调变低、喝水呛咳或误咽;手足抽搐;高热大汗、烦躁、谵妄、昏迷等甲状腺危象表现,立即通知医师给予处理。

六、甲状腺疾病患者出现抽搐如何处理?

1. 观察患者抽搐部位、持续时间,以及了解出现症状距离手术的时间。因甲状旁腺损伤及甲状旁腺血液循环障碍导致患者抽搐,一般在患者术后 10～24 h 出现口唇周围麻木、手足抽搐等症状,护士遵医嘱给予 10% 葡萄糖酸钙推注 1.0 g/d 或者口服钙剂治疗,以维持血钙水平正常。

2. 发生抽搐时立即平卧,防止咬伤,注意保暖,放松心情。

3. 症状轻者,口服钙剂、维生素 D_3,等待症状缓解。

4. 严重者口服双氢速甾醇油剂或静脉推注 10% 葡萄糖酸钙或氯化钙 10～20 ml。

5. 应当限制肉类、乳品和蛋类等食品,因其含磷较高,影响钙的吸收。

七、甲状腺疾病患者术前为何进行头低肩高体位训练?

进行头低肩高体位训练是为了使机体适应术时头颈过伸的体位。

八、甲状腺功能亢进突眼患者术前注意事项有哪些?

突眼者注意保护眼睛,常滴眼药水。外出戴墨镜或眼罩以免强光、风沙及灰尘刺激;睡前用抗生素眼膏敷眼,戴黑眼罩或以油纱布遮盖,以免角膜露后干燥受损,发生溃疡。

九、甲状腺功能亢进症手术适应证有哪些?

1. 继发性甲状腺功能亢进症(甲亢)或高功能腺瘤。

2. 中度以上的原发性甲亢。

3. 腺体较大,伴有压迫症状或胸骨后甲状腺肿。

4. 抗甲状腺药物或 [131]I 治疗后复发者。

5. 甲亢对妊娠可造成不良影响(流产、早产等),而妊娠又可能加重甲亢,故妊娠早、中期的甲亢患者凡具有上述指征仍应考虑手术治疗。

十、如何进行基础代谢率测定?

基础代谢率须在清晨、空腹和静卧时测定,计算公式为:正常值为基础代谢率(%)=(脉率+脉压)-111。正常值为 ±10%,+20%～+30% 为轻度甲亢,+30%～+60% 为中度甲亢,+60% 以上为重度甲亢。

十一、甲状腺癌的诱因有哪些?

甲状腺癌是最常见的甲状腺恶性肿瘤,约占全身恶性肿瘤的 1%,目前认为可由电离辐射接触、碘负荷及代谢异常、职业接触多环芳烃类物质等引起,女性多于男性。除髓样癌外,大多数甲状腺癌起源于滤泡上皮细胞。

十二、甲状腺癌术后患者饮食注意事项有哪些?

1. 甲状腺癌患者应吃富有营养的食物及

新鲜蔬菜,避免油腻、辛辣刺激性食物。

2. 术后一般宜吃温凉的流质半流质食物,逐渐过渡为普食。

3. 术后为预防低钙血症,适当限制含磷较高的食物,如牛奶、瘦肉、蛋黄、鱼类,给予高钙低磷食物如绿叶蔬菜、豆制品等。

十三、甲状腺癌术后患者出院指导包括哪些内容?

1. 卧床期间鼓励患者早期活动,促进血液循环和切口愈合。头颈部在制动一段时间后,可开始逐步练习活动,促进颈部功能恢复。颈淋巴结清扫术者,斜方肌不同程度受损,故切口愈合后应开始肩关节和颈部的功能锻炼,随时注意保持患肢高于健侧,以防肩下垂。功能锻炼应至少持续至出院后 3 个月。

2. 指导患者调整心态,保持愉悦心情,积极配合后续治疗。

3. 后续治疗 指导甲状腺全切除者遵医嘱坚持服用甲状腺素制剂,预防肿瘤复发。术后遵医嘱按时行放疗等。

4. 定期复诊 教会患者自行检查颈部。出院后定期复诊,检查颈部、肺部及甲状腺功能等。若发现结节、肿块及时就诊。

十四、胃肠手术前的注意事项有哪些?

1. 心理护理 了解患者认知水平与心理状态,理解和关心患者,告知疾病和治疗的有关知识及手术治疗的必要性,解答患者的各种疑问,使患者能积极配合疾病的治疗和护理。

2. 饮食护理 出现胃肠道症状者遵医嘱暂禁食、禁饮;无症状者给予高蛋白质、高热量、丰富维生素、易消化的饮食。术前 1 天进行流质饮食,术前 12 h 禁食、禁饮。

3. 消化道准备 手术前 1 天晚口服缓泻药,术日晨给予胃肠减压。

4. 呼吸道准备 指导患者腹式呼吸以及有效咳嗽、有效排痰的方法,加以锻炼,预防肺部感染。

5. 手术适应训练 适应半卧位和带引流管更换体位的方法和注意事项,学会在床上使用便器大小便。

十五、胃肠手术前为什么留置胃管?

胃肠手术前通过胃肠减压抽取胃内液体和气体,防止患者在麻醉及手术过程中呕吐、误吸,便于术中操作,减少手术时腹腔污染。

十六、胃大部切除术患者如何预防倾倒综合征?

指导患者调整饮食,即少食多餐,避免过甜、过咸、过浓的流质饮食,宜进食低碳水化合物、高蛋白质饮食;用餐时限制饮水喝汤;进餐后平卧 20 min。多数患者经调整饮食后,症状可减轻或消失。极少数症状严重而持久的患者需要手术。

十七、胃瘫的临床表现有哪些?

常发生在术后 4～10 天,患者出现上腹饱胀、钝痛和呕吐,呕吐含胆汁胃内容物。消化道 X 线造影检查可见残胃扩张、无张力、蠕动波少而弱,造影剂通过胃肠吻合口不畅。

十八、胃肠手术的患者出院后饮食注意事项有哪些?

1. 注意饮食规律,做到定量、定时用餐,不宜过饱,切忌暴饮暴食。

2. 食物容易消化,且营养丰富。

3. 不要吃辛辣刺激性食物如辣椒、芥末等。

4. 注意饮食卫生,避免不洁食物入口。

十九、胃十二指肠溃疡患者出院指导有哪些?

1. 告知患者有关胃十二指肠溃疡的知识。

2. 养成规律的饮食作息习惯,劳逸结合,避免精神高度紧张等。

3. 戒烟、戒酒。

4. 指导药物的服用时间、方式、剂量,说明药物不良反应。避免服用对胃黏膜有损害性的药物,如阿司匹林、吲哚美辛、皮质类固醇等。

5. 饮食宜少量多餐,进高蛋白质、低脂饮食,补充铁剂与足量维生素,少食盐腌和烟熏食品,避免过冷、过烫、过辣及油煎、炸食物。

6. 定期门诊随访,若有不适及时就诊。

二十、急性胰腺炎的临床表现有哪些?

1. 腹痛常于饱餐或饮酒后突然发作,疼痛剧烈,呈持续性、刀割样疼痛,严重时向两侧腰背部放射,以左侧为主。

2. 恶心、呕吐发作早且频繁,呕吐后腹痛不缓解。

3. 腹胀与腹痛同时存在,腹膜后炎症越严重,腹胀越明显。

4. 早期可有中度发热,约38℃,合并胆道感染时可有高热、寒战。

5. 重症胰腺炎可出现休克和脏器功能障碍。

二十一、胰腺炎患者为什么绝对禁食水?

胰腺炎发作后,胰腺可出现水肿、出血或坏死现象,此时摄入食物或水会刺激胰腺大量分泌,加重病情。禁食水有助于使胰腺得到充分休息,从而使受损的胰腺尽快恢复。禁食水期间医师会根据患者需要给予营养支持,以维持机体运转所需的能量。

二十二、胰腺炎患者出院后注意事项有哪些?

1. 指导患者养成良好饮食习惯,规律饮食,少量多餐,进食低脂饮食,少食油腻食物,忌食辛辣刺激性食物。

2. 监测血糖及血脂,必要时使用药物控制。

3. 劳逸结合,保持良好心情,避免疲劳和情绪波动。

4. 积极预防和治疗胆道疾病,戒酒、预防感染、正确服药等,预防复发。

5. 定期复查,出院后1个月、3个月、6个月复查1次。如出现持续性腹痛,阵发性加剧并伴有恶心、呕吐等症状时应及时来院就诊。

二十三、胆囊切除对身体有影响吗?

胆囊切除术后部分患者2周之内餐后有些许胀感,但这些症状基本在1个月左右会逐步消失。正常胆囊具有储存、浓缩、排胆汁的功能。切除胆囊后机体便失去了上述功能,从而可能有以下反应:

1. 脂肪性腹泻,这是因为在食物消化时,没有浓缩的胆汁进入小肠,如果吃进的食物脂肪含量较高(如煎鸡蛋、大肉、炸鱼等)将引起消化不良而产生腹泻。若患者少吃脂肪类食物,常不会引起上述反应。

2. 厌食,消化不良。

3. 胆囊切除后除了影响脂肪消化吸收外,也影响到脂溶性维生素A、维生素D、维生素E、维生素K的吸收,使上述几种维生素储备减少,但每天所吸收的量还是基本能满足机体需要的。

胆囊并不是维持人体正常生活所必不可少的器官。胆囊切除后,经过身体一段时间的适应和代偿,最后对人体消化也不会有重要影响。

二十四、胆囊切除后患者饮食注意事项有哪些?

1. 合理饮食,少量多餐,进食低脂、高维生素、富含膳食纤维饮食;少吃高脂肪的食物,限制烹调用油,在烹调方法上以蒸、炖、煮为主。

2. 忌烟、酒,避免各种刺激性食物。

3. 富含胆固醇的食物如动物的肝、脑、肾、鱼卵、蛋黄等,均少吃为宜。

二十五、胆囊穿刺引流术后注意事项有哪些?

1. 妥善固定引流管,防止脱出。

2. 防止堵塞:避免引流管弯折、受压、扭曲或被泥沙样结石堵塞。

3. 防止逆行感染:当患者平卧时引流袋位置低于腋中线,站立时应低于腹部切口,但不宜过低,防止胆汁流失过多影响脂肪消化和吸收。

4. 学会观察引流管的颜色、性质及量。

5. 观察生命体征,若患者出现发热、腹胀、腹痛等异常表现,通知医师给予处理。

6. 多进食高热量、高蛋白质、高维生素、低脂肪饮食,如肉类、蛋类等,以免发生腹泻。

二十六、什么是门静脉高压?

门静脉高压是门静脉血液回流受阻造成静脉压增高引起的一系列病理变化,可由肝硬化、肝炎、先天畸形、肿瘤压迫、严重右心衰竭等引起,临床表现可见有脾大、脾功能亢进、呕血和黑便、腹水等,门静脉高压可引起食管-胃底静脉破裂,发生急性大出血,呕吐鲜红色血液。

二十七、门静脉高压手术患者出院后注意事项有哪些?

1. 少量多餐,规律进食;进食高热量、高维生素饮食维持足够的能量摄入;进食无渣软食,避免粗糙、干硬及刺激性食物,以免诱发大出血。

(1) 肝功能损害较轻者,可酌情摄取优质高蛋白质饮食(50~70 g)。

(2) 肝功能严重受损及分流术后患者应限制蛋白质摄入。

(3) 有腹水患者限制水和钠摄入,提倡低盐饮食或忌盐饮食。

2. 避免劳累和过度活动,保证充分休息;一旦出现头晕、心慌出汗等症状,应卧床休息,逐步增加活动量。

3. 避免引起腹内压增高的因素,如咳嗽、打喷嚏、用力排便、提举重物等,以免诱发曲张静脉破裂出血。

4. 保持乐观稳定的心理状态,避免精神紧张、抑郁等不良情绪。

5. 用软毛牙刷刷牙,避免牙龈出血,防止外伤。

6. 戒烟、戒酒,少喝浓茶和咖啡。

7. 定期复诊,指导患者及家属掌握出血基本观察方法和主要急救措施,熟悉紧急就诊途径和方法。

二十八、肝囊肿患者发热时如何处理?

1. 病室定时通风,保持空气新鲜,维持室内温度在 18~22℃,湿度在 50%~70%。

2. 患者衣着适量,床褥勿盖过多,及时更换汗湿的衣裤和床单,保持清洁和舒适。

3. 体温不超过 38.5℃时,首先物理降温;如无效或体温超过 38.5℃,遵医嘱给予药物降温。注意保暖。

4. 动态观察体温,患者发生寒战后或体温高于 39℃时,应每 2 h 测定体温,根据患者情况给予物理和/或药物降温,降温过程中注意保暖,观察出汗情况,患者有无因大量出汗引起虚脱或高热惊厥等并发症。

5. 增加摄水量:高热患者每天至少摄入 2 000 ml 液体,以防高渗性缺水,口服不足者应注意加强静脉补液、补钠,纠正液体失衡。

二十九、黄疸患者生活中需注意什么?

1. 保持心情舒畅,多喝水,饮食忌辛辣、油腻的食物,多吃清淡食物、蔬菜水果。

2. 皮肤瘙痒不能用手抓,洗澡宜用温水,不可用刺激性的肥皂、沐浴乳。

3. 尽量穿纯棉的衣服。

三十、肝硬化腹水患者饮食有哪些注意事项?

1. 对于有大量腹水而少尿的患者来说,可吃无盐饮食。病情好转、腹水减少、尿量增多后可吃低盐饮食,每天 1.2~2.0 g 钠盐。除每天的主食副食、水果中含的水分外不能额外饮水,如感口干、烦渴,可饮少许。每天水的总入量包括输液以不超过 1 500 ml 为宜。

2. 应进富含维生素、高热量、高蛋白质、易消化、无刺激性、纤维素少的饮食。

3. 多进食利尿的食物,如红小豆、绿豆、鲫鱼、鲤鱼、冬瓜等。

4. 食物应细软、清淡、易消化,以半流质或软饭为佳,少食多餐。禁食煎炸、油腻、坚硬及易胀气的食物。

5. 蛋白质供给要适量,病情稳定的情况下 1 kg 体重供应 1.5~2.0 g 优质蛋白质。

6. 碳水化合物供给要适中。碳水化合物包括粮食、蔬菜、水果和糖类。

7. 脂肪的供给不宜过多,每天以 40~50 g 含不饱和脂肪酸的植物油为好。

8. 让患者多吃一些含维生素丰富的蔬菜、水果、粗粮、蛋黄、瘦肉、动物肝脏等。同时防止过多食用对肝脏有损害的扁豆、萝卜、蒜、洋葱、菠菜等。

三十一、经皮肝穿刺脓肿置管引流术后注意事项有哪些?

1. 保留导管期间,保持导管引流通畅。避免打折、受压,定期挤压导管,防止导管堵塞。

2. 保持导管固定,如穿刺处辅料松动,立即更换敷料,以防导管脱出。

3. 饮食上应注意清淡,给予流质或半流质的食物,以菜粥、面条汤等容易消化吸收的食物为佳。可多食新鲜的水果和蔬菜,以保证维生素的摄入。

三十二、肝癌或门静脉高压患者如何预防出血?

1. 改善凝血功能,术前 3 天补充维生素 K,适当补充血浆和凝血因子。

2. 患者尽量避免致癌肿破裂出血或食管下段胃底静脉曲张破裂出血的诱因,如剧烈咳嗽、用力排便等致腹内压骤升的动作和外伤等。

3. 应用 H_2 受体阻断剂预防溃疡出血。

4. 加强腹部观察:若患者突发腹痛伴腹膜刺激征,应高度怀疑出血,及时通知医师,积极配合抢救,做好急症手术的各项准备;对不能手术的晚期患者,可采用补液、输血、应用止血剂、支持治疗等综合性方法处理。

三十三、肝癌术后患者出院指导有哪些?

1. 指导患者注意防治肝炎,不吃霉变食物。有肝炎、肝硬化病史者和肝癌高发地区人群应定期做 AFP 检测或 B 超检查,以期早期发现。

2. 告知患者和家属肝癌虽然是严重疾病,但不是无法治疗,应树立战胜疾病的信心,遵医嘱坚持综合治疗。

3. 多吃高热量、优质蛋白质、富含维生素和纤维素的食物。食物以清淡、易消化为宜。若有腹水、水肿,应控制水和食盐的摄入量。

4. 保证足够的睡眠,保持心情愉悦,适当运动,劳逸结合。

5. 出院带药,严格遵医嘱服用,不要擅自增减药量或停药。

6. 若患者出现水肿、体重减轻、出血倾向、黄疸和乏力等症状及时就诊。定期随访，第 1 年每 1～2 个月复查 AFP、胸部 X 线和 B 超 1 次，以便早期发现临床复发或转移迹象。

三十四、如何预防肝癌？

1. 注意饮食饮水卫生，做好食物保管、防霉去毒，不吃或少吃腌制食品。

2. 注射乙型和丙型病毒性肝炎疫苗，预防肝炎和肝硬化。

3. 每年驱虫 1 次。

4. 戒酒。

5. 定期筛查。

三十五、腹部手术患者发生腹胀应如何缓解？

1. 因尿潴留所致的腹胀，指导患者听流水声、放松心情尽早排尿，必要时给予留置导尿。

2. 鼓励患者尽早下床活动，有助于肠功能的恢复。

3. 指导患者用热毛巾或者暖水袋热敷，注意温度要适宜以防烫伤，避开腹部切口。

4. 顺时针方向揉肚子可以缓解腹胀，促进排气。

5. 要合理进食，进少量低脂、易消化流质饮食，不吃牛奶、豆类等产气食物，逐渐过渡到普食，多饮水，多吃蔬菜、水果，增加肠蠕动以促进排便，减少腹胀所导致的不适。

6. 必要时遵医嘱使用甘油灌肠剂。

7. 中医疗法：术后第 1 天至排气前，可选合谷、内关穴、足三里任一穴位进行按摩，每天按摩 2～3 次，每次 10～15 min，按摩力度以患者感到酸麻胀痛为宜。手的拇指第一个关节横纹正对另一手的虎口边，拇指屈曲按下，指尖所指处就是合谷穴。

三十六、腹部损伤患者为什么禁食水、禁灌肠？

腹部损伤患者可能有胃肠道穿孔或肠麻痹，故诊断未明确之前应绝对禁食水、禁灌肠，以防止肠内容物进一步漏出，造成腹腔感染和病情加重。

三十七、疝气手术后注意事项？

1. 手术后去枕平卧 6～8 h，术区盐袋压迫，同侧腘窝处垫软枕，使髋关节微屈，以减轻腹压及切口张力。

2. 术后卧床期间鼓励患者床上翻身及活动肢体，采用无张力修补术后的患者一般术后次日即可下床活动，传统疝修补术后 3～5 天患者可离床活动。

3. 保持切口的清洁干燥，以免造成感染，伤口敷料渗血渗液要及时通知医师进行换药。

4. 咳嗽时用双手轻轻按住切口，保护切口并减轻震动引起的切口疼痛。

5. 保持排便通畅，便秘者及时遵医嘱给予通便药物，避免用力排便。

6. 预防阴囊水肿，术后可用丁字带托起阴囊，并观察肿胀情况。

7. 注意防寒保暖，防止受凉引起咳嗽。

8. 术后 6～12 h，少量饮水或进流食，如无恶心、呕吐，次日可进软食或普食。

三十八、疝气手术后患者出院后注意事项有哪些？

1. 饮食指导　多饮水，进食易消化、高纤维素的食物，以防止便秘引起腹压增高。

2. 活动指导　术后 3 个月内不宜参加重体力劳动或剧烈运动，3 个月后可从事轻便工作。

3. 特别指导　避免引起腹内压增高的因素，如慢性咳嗽、便秘、提举重物等，防止疝复发。

4. 定期随访 若疝复发，应及早治疗。

三十九、结直肠癌手术患者术前注意事项有哪些？

术前补充高蛋白质、高热量、高维生素、易消化、营养丰富的少渣饮食，如鱼、瘦肉、乳制品等；术前3天进少渣半流质饮食，如稀饭、蒸蛋；术前1～2天进无渣流质饮食；或术前3天口服肠内营养乳剂；一般于术前1天进行肠道清洁，肠道准备充分可以防止术后感染，有助于身体早日康复。如果需行肠造口手术，术前可通过图片、模型、视频等了解造口的相关知识和术后可能出现的情况及处理方法，告知患者及家属只要护理得当，肠造口并不会对日常生活造成太大的影响。

四十、结直肠癌患者术后注意事项有哪些？

1. 术后每30 min测量血压、脉搏、呼吸，病情平稳后改为1次/h；术后24 h病情平稳后延长间隔时间。

2. 全身麻醉尚未清醒者除非有禁忌，应取平卧位，头偏向一侧；病情平稳后可改半卧位，以利于患者呼吸和引流；肠造口者，术后2～3天取肠造口侧卧位。

3. 术后禁食水、胃肠减压，术后48～72 h肛门排气或结肠造口开放后，无腹胀、恶心、呕吐等不良反应可拔除胃管，经口进流质饮食；术后1周进少渣半流质饮食，2周左右可进普食，注意补充高热量、高蛋白质、低脂、维生素丰富的食物。尽量避免吃产气食物，如豆制品、甜食；少吃辛辣刺激食物，多饮水。

4. 卧床期间可在床上翻身、活动四肢；术后第1天可下床活动，以促进肠蠕动恢复，减轻腹胀，避免肠粘连。

5. 活动时注意保护伤口，避免牵拉。

6. 术后吸氧3 L/min，患者及家属不得随意调节氧流量，吃饭、喝水前取下鼻导管，以防呛咳。

7. 指导患者及家属心电监护仪旁不要放手机，以免干扰波形；不要放水杯，以防损坏仪器。

8. 患者及家属不得随意调节输液速度。

9. 咳嗽时用双手捂住伤口，防止咳嗽时腹压增大，使伤口裂开。

10. 保持导尿管通畅，拔尿管前先试行夹管以训练膀胱收缩功能（每2 h开放尿管1次，尿液引流完毕夹闭尿管；如未到2 h，感到有尿意也可以开放尿管，尿液引流完毕再夹闭尿管），防止排尿功能障碍。

11. 保持腹腔引流管口通畅，翻身、下床活动的时候勿使引流管扭曲、打折、受压，切忌拔出引流管；下床活动的时候引流袋的位置低于伤口，防止引流液逆流造成感染；保持周围皮肤清洁、干燥，如发现渗血渗液或引流新鲜血液及时通知医师。

12. 如果突发腹痛或腹痛加重，立即通知医师。

13. 留有造口患者取下造口袋时动作应轻柔，以免损伤皮肤。

四十一、结肠癌患者出院后应注意什么？

1. 建议定期进行粪便潜血试验，结肠镜检查做到早诊断、早治疗。

2. 警惕家族性腺瘤性息肉病及遗传性非息肉性结肠癌。

3. 积极预防和治疗直肠的各种慢性炎症及癌前病变。

4. 注意饮食及个人卫生，预防和治疗血吸虫病。

5. 根据个人情况调节饮食，多进食新鲜蔬菜、水果等高纤维、高维生素食物，减少食物中动物脂肪的摄入量，多饮水。避免辛辣、刺激性食物；行肠造口者还需注意控制过多粗纤维及易致胀气的食物等。

6. 鼓励患者规律生活,适当参加体育锻炼,避免重体力劳动,劳逸结合。工作与社交中保持心情舒畅,避免自我封闭,应尽可能地融入正常的生活、工作和社交活动中。

7. 指导患者正确进行结肠造口护理。

8. 行化疗、放疗患者,定期复查血常规,出现白细胞和血小板计数明显下降时,应遵医嘱暂停治疗。

9. 每3～6个月定期门诊复查,行永久造口的患者,若发现腹痛、腹胀、排便困难等造口狭窄征象应及时到医院就诊。

四十二、腹腔镜手术前注意事项有哪些?

1. 术前1天应以清淡、易消化食物为主,术前12 h禁食,术前8 h禁饮,以防引起术后肠胀气。

2. 术前1周停止吸烟,练习有效咳嗽、排痰及床上使用便器的方法。

3. 调整好心理状态,保持愉快的心情。

4. 保证充足睡眠,盖好被褥,切忌着凉。

5. 术前晚或术日晨用棉签蘸肥皂水清洁脐孔内的油垢,用温水洗干净,动作应轻柔,不要擦伤皮肤。

6. 术前应摘下活动假牙、首饰。

四十三、腹腔镜手术后注意事项有哪些?

1. 全身麻醉尚未清醒者除非有禁忌,应取平卧位,头偏向一侧;6～8 h全麻清醒、生命体征平稳后,可改半卧位,以利于呼吸和引流。

2. 卧床期间可以在床上翻身、活动四肢;术后第1天,情况许可时,鼓励患者尽早下床活动,以促进肠蠕动的恢复,减轻腹胀,避免肠粘连;活动时注意保护伤口,避免牵拉,活动时间不宜过长,循序渐进地增加活动量,1个月内不宜从事重体力劳动。

3. 腹腔内出血一般发生在24～48 h,术后保持引流管的通畅,若引流鲜红色血液且连续

2 h出血量＞100 ml/h,应及时通知医师。

4. 术后禁食水,待肛门排气、肠蠕动恢复后可进流食,逐渐过渡到半流质饮食。宜选择易消化的高蛋白质、高维生素、少渣食物,逐渐过渡到普食。

5. 将引流管妥善固定于腹壁,防止翻身、活动时牵拉造成管路脱出,防止引流管扭曲、折叠、受压;平卧时引流管的远端不可高于腋中线,坐位、站立或行走时不可高于引流管口平面。出现引流异常或管道脱出时,及时通知医护人员。

6. 术后伤口疼痛不能耐受者遵医嘱用药,指导有效咳嗽,预防肺部感染。

四十四、痔的分类及临床表现?

1. 内痔　主要表现是便血和痔核脱出,痔核嵌顿时伴有剧烈疼痛。

2. 外痔　主要表现是肛门不适,伴有黏性分泌物流出或局部瘙痒。

3. 混合痔　兼有内痔和外痔临床表现,严重时环状脱出肛门外,在肛周呈梅花状。

四十五、内痔脱出时如何处理?

1. 温水或1∶5 000高锰酸钾溶液坐浴,用清热解毒、活血消肿的中药煎剂坐浴,改善局部血液循环,减轻水肿及预防炎症。

2. 指导卧床休息、放松肛门,减少局部压力,有助于痔核还纳。

3. 尽量将脱出的内痔送回肛门内,必要时可用纱布做成塔形压在肛门处,用胶布或丁字带固定扎紧,以防止再次脱出。

4. 发生痔核嵌顿者,痔核多数较大,及时还纳后应控制大便1～2天,防止痔核再次脱出。

5. 若手法无法还纳时,应及早手术,防止感染和坏死。

四十六、肛周疾病的患者有哪些食物禁忌?

1. 忌食难消化、坚硬的食物,如炒豆子、硬

煎饼等硬性食品。

2. 忌食辛辣刺激性食物。

3. 忌饮酒。

4. 忌食肥甘厚味、炙烤食物,此类食物可刺激直肠肛门部的黏膜皮肤,使充血明显,导致痔疮发生。

5. 忌食味浓及香料多的食物。

四十七、肛周手术后的患者出院后注意事项有哪些?

1. 避免久站久坐久蹲。

2. 尽量定时进餐,多饮水,多吃富含纤维素的新鲜蔬菜和水果,以防便秘,养成良好的排便习惯,保持大便通畅,预防便秘、腹泻。

3. 肛门收缩锻炼,坐位或立位有意识收缩肛门括约肌,做提肛活动,每次收缩 3~5 min,然后放松,如此反复 50~100 次,每天早晚各做 1 遍。

4. 重视肛门卫生,坚持每天睡前清洗肛门及温水坐浴。

5. 及时治疗肛肠疾病。

四十八、胃肠手术术后为什么要按时翻身、叩背?

定时翻身、叩背,有利肺部的活动和全身的血液循环,可使痰液易于咳出,防止肺部感染,避免同一部位长期受压,防止压力性损伤的发生。

四十九、患者手术后为什么体温会升高?

术后由于伤口渗出液及挫伤组织分解产物的吸收,可能有一过性的发热,即吸收热,其程度可因手术创伤的大小而不同。一般术后 48 h 内体温可能在 38℃ 左右,一般 3~5 天可恢复正常。

五十、胃肠患者术前为什么要禁食水?

手术患者通常要求 12 h 禁食禁饮,主要是防止术中呕吐物阻塞呼吸道或术后腹胀,影响舒适和延缓胃肠功能的恢复。术前尽量不要过早禁食水,这样会影响体液平衡。也不要为了加强营养,在术前 1 晚吃得过多或进食难以消化的食物,加重胃肠负担造成外科术后腹胀、便秘。

五十一、胃肠手术后患者进食有什么要求?

1. 肛门排气前禁食水。

2. 排气后拔除胃管,拔胃管当天开始少量饮水,每次 10~20 ml,1~2 h 后如无腹痛腹胀方可第 2 次进水。拔管后第 2 天如无腹痛腹胀等可进流食,每次 50~80 ml;第 3 天根据病情增加食量,每次 100~150 ml,饮食以蛋汤、菜汤、藕粉为宜;第 4 天可进半流食(进食后若无不适者),以稀饭为好。术后第 10~14 天可进软食。

3. 少食产气食物,忌生、冷、硬和刺激性食物。注意少量多餐,开始时每天 5~6 餐,以后逐渐减少进餐次数并增加每餐进食量,逐步过渡到正常饮食。

4. 术后早期(2 周内)禁食牛奶及甜品,以免引起腹胀。

5. 原则是少量多餐,循序渐进,因人而异。

五十二、胃肠手术后为何应采取半卧位?

行胃肠手术患者,术毕回到病房,待全麻清醒、血压平稳后,均应按医嘱给予半卧位,可减轻腹部切口张力,利于呼吸。

五十三、如何为留置腹腔引流管患者进行宣教?

1. 指导患者床上活动时注意引流管的位置,平卧时引流管的高度不能高于腋中线,站立或活动时引流袋不能高于引流管口平面。

2. 告知患者更换体位时动作幅度要小,防止将引流管牵拉、滑脱。

3. 观察引流管周围皮肤有无红肿、皮肤损伤,如发生及时通知医护人员处理。

五十四、保留胃造瘘及空肠造瘘管的患者如何进行喂食?

1. 术后患者无不适,24 h 后开始注入肠内营养液,注意营养液的温度保持在 38~40℃为宜。先从造瘘口注入 50 ml 盐水,4 h 后再注入 50 ml,如无不适,可给予营养液持续匀速泵入。营养液的量应从 100 ml 过渡到 300 ml,浓度从低到高,速度由快到慢,由开始的 20 ml/h 逐渐,最终维持在 60~80 ml/h,如果患者耐受性良好,以 20 ml/h 的速度递增。

2. 清醒患者取坐位或半卧位,昏迷患者抬高床头 30°,喂养完保持 30~60 min,使胃内食物通过重力作用进入小肠,避免搬动患者,以防食物反流或吸入性肺炎。喂食时如果发现患者发绀、呛咳,应暂停喂食。

3. 管饲量每次最大不超过 300 ml。每次管饲前需回抽胃残留物,如残留量>50 ml,表明胃排空时间延迟,管饲时间推后;如残留量>100 ml,考虑患者对营养物不耐受,及时报告医师。

4. 慢速滴注喂养,管径较细的空肠管更容易发生堵塞,因此喂养时应 4 h 用清水冲管 1 次,并注意观察滴速情况。

五十五、全肠外营养(TPN)支持疗法的定义?

经静脉途径供给营养作为手术前后及危重患者的营养支持称为肠外营养;全部营养从肠外供给称为全肠外营养(TPN)。包括丰富的热量、必需氨基酸和非必需氨基酸、维生素、电解质及微量元素,使患者在不能进食的状态下仍然可以维持良好的营养状况,愈合伤口。肠外营养的优点:① 可调节补液配方以纠正水电解质紊乱;② 相对方便;③ 不会误吸;④ 是可靠的途径。

五十六、全肠外营养(TPN)的输注途径有哪些?

1. 经外周静脉(PVC)。

2. 经中心静脉(CVC)。

3. 经外周静脉置入中心静脉(PICC)。

五十七、静脉高营养混合液输注过程中的注意事项有哪些?

1. TPN 液最好现用现配,配置好暂时不用应放置于冰箱以 4~10℃冷藏,储存时间不能超过 24 h。放置时间长则脂肪乳剂稳定性丧失,易产生水油分离现象不能输注,使用前 0.5~1 h 取出置于室温下复温再为患者输注,应在 24 h 内输注完毕。

2. TPN 液应单独建立静脉通路输注,不得与其他药物使用同一静脉通路。

3. 视病情、年龄匀速输注,输液速度控制在 200 ml/h 以下。输入过快可产生高渗性利尿、高渗性非酮性昏迷;输注过慢则不能满足患者机体需要量,可引起低血糖反应;时快时慢影响能量的利用;匀速输注中断时间超过 2 min,导管阻塞的概率增加,如有阻塞,接 10 ml 注射器回抽,尽量将血凝块回抽出来,不可强行推入血管内,回抽后再用生理盐水冲管。

4. 输液过程要观察导管通畅情况,患者活动时防止导管脱出、管路扭曲、牵拉,不要随意调节滴速。

5. 严禁液体输空造成回血引起堵塞,阻力大不可强行注入以免造成血栓脱落引起栓塞。穿刺部位发现异常如红、肿、热、痛以及渗血、渗液,都要及时更换输液部位。如出现静脉炎及时更换输液部位,局部给予 50%硫酸镁溶液湿热敷。

6. 经中心静脉导管输注 TPN 液过程中每 4 h 用 20 ml 生理盐水脉冲式冲管 1 次,输注完毕先充分冲管再进行封管。

7. 封管应采用连续、不间断,边推注边旋转退出针头的正压封管方法。

8. 输注 TPN 液期间应监测患者血常规、血清电解质和肝肾功能的化验结果。

9. 静脉输液管每天更换,连接处用无菌敷料包好。

10. 定期对患者进行营养评估,观察患者 24 h 液体出入量是否平衡。

五十八、肠内营养的优点?

1. 简便安全、经济高效。

2. 符合生理功能。

3. 多种肠道营养剂。

4. 保护肠黏膜结构功能完整,防止细菌移位,刺激消化性激素分泌。

五十九、肠内营养输入注意事项?

1. 输入体内的营养液温度应保持在 37℃左右,过凉易引起胃肠道反应,温度过低时可使用恒温加热器。

2. 输注时,患者取头高 30°～45°或半坐卧位,以减少误吸和反流的发生。

3. 肠内营养输注管和营养液容器应一人一用一弃。

4. 速率可采用重力滴注(间歇或连续)或用胃肠道连续滴注,持续 16～24 h。开始时滴注速度应较慢,为 20～50 ml/h;6 h 后检查患者耐受性,若患者无不适,每 18～24 h 增加 25 ml,最大速度为 100～125 ml/h。输注时应观察患者有无腹痛、恶心呕吐,腹胀等症状,如患者不能耐受,应及时减慢输注速度或暂停输液。

六十、胃肠手术后为什么要持续胃肠减压?

术晨留置胃肠减压以减少胃肠胀气,使手术顺利进行,增加手术的安全性。术后抽出胃肠道的气体和胃液渗血,减轻腹胀,降低缝线处的张力,有利于伤口愈合。

六十一、胆总管切开取石术后放置 T 管的作用?

放置 T 管的目的在于引流胆汁,减轻胆道内压力,使胆管缝合口顺利愈合,引流残余结石,支撑胆道避免胆管狭窄。

六十二、留置 T 管期间的注意事项?

1. 将 T 管妥善固定于腹壁,防止翻身、活动时牵拉造成管道脱出。

2. 观察并记录 T 管引流出胆汁的量、色和性状。正常成人每天分泌胆汁 800～1 000 ml,呈黄绿色、清亮、无沉渣,且有一定黏性。术后 24 h 内引流量 300～500 ml,如胆汁过多,提示胆总管下端有梗阻的可能。

3. 防止 T 管扭曲、折叠、受压。引流液中有血块、絮状物、泥沙样结石必要时定时挤捏,防止管道阻塞。必要时用生理盐水低压冲洗或用 50 ml 注射器负压抽吸,操作时需注意避免诱发胆管出血。

4. 长期带管者,定期更换引流袋,更换时严格无菌操作。平卧时引流管的远端不可高于腋中线,坐位、站立或行走时不可高于引流管口平面,以防胆汁逆流引起感染。引流管口周围皮肤覆盖无菌纱布,保持局部干燥,防止胆汁浸润皮肤引起炎症反应。

六十三、留置 T 管的患者应该注意什么?

穿宽松柔软的衣服,以防管道受压;淋浴时可用塑料薄膜覆盖引流管处,以防感染;避免提举重物或过度活动,以免牵拉 T 管导致管道脱出。出现引流异常或管道脱出时,及时复诊。

六十四、胆囊切除术后 T 管多久拔除?

若 T 管引流出的胆汁色泽正常,且引流量逐渐减少,可在术后 10～14 天试行夹管 1～2天;夹管期间注意观察病情,若无发热、腹痛、黄疸等症状,可经 T 管做胆道造影,造影后持续引流 24 h 以上。如胆道通畅无结石或其他病变,再次夹闭 T 管 24～48 h,患者无不适可予拔管。拔管后,残留窦道用凡士林纱布填塞,1～2 天内可自行闭合。若胆道造影发现有结石残留,则需保留 T 管 6 周以上,再做取石或其他处理。

六十五、气压治疗的意义?

主要通过对多腔气囊有顺序的反复充放气,形成对肢体和组织的循环压力,对肢体的远端到肢体的近端进行均匀有序的挤压,促进血液和淋巴的流动及改善微循环的作用,加速肢体组织液回流,有助于预防血栓的形成和肢体水肿,能够直接或间接治疗与血液淋巴循环相关的诸多疾病。

六十六、留置鼻饲胃管的作用及注意事项有哪些?

胃管是由鼻孔插入,由咽部通过食管到达胃部,多是用来抽胃液,急性中毒时用来洗胃,也可以用来往胃里注入液体提供给患者必需的食物和营养。

鼻饲饮食原则:根据患者情况选择高蛋白质、高纤维、无刺激流食,如米汤、蔬菜汁、果汁、蛋白粉等。

1. 鼻饲前先用注射器抽吸胃液的目的:① 确认胃管在胃内;② 是否有胃潴留,抽出胃内容物＞150 ml 时暂停鼻饲。

2. 鼻饲膳食温度控制在 38～40℃,有条件时可以用温度计测量,无条件可以将鼻饲液滴在上肢前臂内侧试温,以不烫为宜。

3. 卧位选择:将床头抬高至 30°～45°或取端坐位,以避免胃内容物反流和/或胃潴留。

4. 每次注食时动作应缓慢,以免刺激胃黏膜,引起不适。

5. 给予患者注入药物时,应将药物研碎,用温水溶解后再注入。

6. 注食后及时闭合胃管末端,避免灌入空气引起腹胀。

7. 预防堵管

(1) 应用温开水加压冲洗及负压抽吸胃管,并反复挤捏外管道部分。

(2) 调整患者体位时避免胃管脱出。

(3) 注入黏性较大的食物后,用温开水冲管 2～3 次。

(4) 注食后用温开水冲管,以防食物在胃管内停留时间过长发生变质。

8. 鼻饲用物保持清洁、干燥,定时消毒防止感染。

9. 保持口腔清洁:意识清楚患者鼓励刷牙漱口,养成良好的卫生习惯;生活不能自理或昏迷患者每天用棉球清洁口腔,及时清理口、鼻腔分泌物。

六十七、留置胃肠减压的目的及注意事项是什么?

(一) 胃肠减压目的

1. 解除或者缓解肠梗阻所致的症状。

2. 胃肠道手术的术前准备,以减少胃肠胀气。

3. 术后吸出胃肠内气体和胃内容物,减轻腹胀,降低缝线张力和伤口疼痛,促进伤口愈合,改善胃肠壁血液循环,促进消化功能恢复。

4. 通过对胃肠减压吸出物的判断,可观察病情变化和协助诊断。

（二）注意事项

1. 患者床上活动时动作轻缓,防止翻身或活动不慎造成管道扭曲、堵塞、脱出,导管有效长度一般为 55～65 cm,预留足够长度以便患者活动。

2. 留置胃肠减压期间要遵医嘱禁饮、禁食,口干时可用清水或温盐水漱口。胃肠道疾病患者胃管留置时间须视病情决定,待肛门排气、腹胀消失、肠鸣音恢复时应及时告知医护人员,依病情决定是否拔除,患者不可自行拔除,否则重新置管增加痛苦。拔除后可用清水漱口,在医护人员指导下逐渐恢复饮食。

3. 留置胃管后咽部可能出现不适,应经常清水漱口,保持口腔清洁、湿润。

4. 留置胃肠减压期间应注意观察负压装置,保持负压状态(压扁负压装置),并及时更换负压装置。

5. 拔管时应屏住呼吸,反折捏紧胃管,避免拔出时误吸。

参考文献

［1］李乐之,路潜.外科护理学:6 版［M］.北京:人民卫生出版社,2017.

［2］张兵,李超,孙荣昊.甲状腺癌病因分析及诊治现状［J］.中华临床医师杂志(电子版),2013,7(12):5456 - 5458.

［3］崔速南,王桂玲,李新立,等.肝炎肝硬化腹水患者的饮食治疗［J］.山东医药,2002(25):26 - 27.

［4］樊倩红.快速康复外科护理在结肠癌患者围术期护理中的应用［J］.护理实践与研究,2016,13(4):81 - 82.

第十三节　胸　外　科

一、胸部损伤后如何进行腹式呼吸?

方法如下:仰卧,手轻按伤口,吸气时保持胸部不动,腹部上升鼓起,呼气时尽量将腹壁下降呈舟状;呼吸动作缓慢、均匀,每分钟 8～12 次或更少。

二、胸部手术前为什么要戒烟?

吸烟可刺激呼吸道,引起细支气管收缩,减弱气管内纤毛对黏液的清除能力,易引起痰液淤积,影响术后排痰。开胸手术尤其是手术侧肺术中是萎缩不通气的,加上手术中揉搓伤,对健康肺组织是一种损伤,手术后如果排痰不充分极容易出现肺不张,乃至肺部感染,感染概率明显增高。所以,胸部手术前患者要戒烟,理论上要求胸科手术患者术前戒烟至少2～4 周。

三、肺癌术后应给予何种卧位?

患者意识未恢复时取平卧位,头偏向一侧,以免呕吐物、分泌物吸入而致窒息或并发吸入性肺炎。血压稳定后,采取半卧位。肺叶切除者,采用平卧位或左右侧卧位。肺切除术或楔形切除术者,应避免手术侧卧位,最宜选择健侧卧位,以促进肺组织扩张。全肺切除术者,避免过度侧卧,可采取 1/4 侧卧位,以防纵隔移位和压迫健侧肺而导致呼吸循环功能障碍。若有血痰或支气管瘘者,取侧卧位并通知医师。避免采用垂头仰卧位,以防因横膈上升而妨碍通气。

四、肺癌术后患者如何活动和做哪些功能训练？

1. 早期床上活动,按摩肢体并协助翻身拍背;术后第 1 天在协助下开始做肩臂的主动运动(如抬臂、抬肩、手摸对侧肩、举手过头等),1 周后可自行上举。

2. 鼓励患者早期下床活动,目的是预防肺不张,改善呼吸循环功能,增进食欲,振奋精神。术后第 1 天如生命体征平稳,鼓励及协助患者下床或在床旁站立移步;带有引流管者妥善保护;严密观察患者病情变化,出现头晕、气促、心动过速、心悸和出汗等症状时,立即停止活动。术后第 2 天起,扶持患者围绕病床在室内行走 3～5 min,以后根据患者情况逐渐增加活动量。

五、肺癌患者出院注意事项？

1. 出院返家后,仍应进行呼吸运动及有效咳嗽。

2. 保持口腔卫生,避免出入公共场所或与上呼吸道感染者接近,避免居住或工作于布满灰尘、烟雾及化学刺激物品的环境,戒烟。

3. 保持良好的营养状况,每天保证充分的休息与活动。

4. 若有伤口疼痛、剧烈咳嗽及咯血等症状,或有进行性倦怠情形,应返院追踪治疗。

5. 使用化疗药物治疗过程中,注意血象的变化,定期返院复查血细胞和肝功能等。

六、食管癌患者术前 1 周为什么给予抗生素溶液口服？

食管癌可导致不同程度的梗阻和炎症,术前 1 周遵医嘱给予患者分次口服抗生素溶液可起到局部抗炎抗感染作用。

七、食管癌患者术前如何调整饮食？

术前 3 天改为流质饮食,术前 1 天禁食。

八、食管癌患者术前进食后有滞留或反流应该怎么处理？

对进食后有滞留或反流者,术前 1 晚遵医嘱予以生理盐水 100 ml 加抗生素经鼻胃管冲洗食管及胃,减轻局部充血水肿,减少术中污染,防止吻合口瘘。

九、结肠代食管手术患者术前做何准备？

结肠代食管手术患者术前 3～5 天口服抗生素,如甲硝唑、庆大霉素或新霉素等;术前 2 天进食无渣流质饮食,术前晚行清洁灌肠或全肠道灌洗后禁饮禁食。

十、食管癌患者术前为什么要保持口腔卫生？

口腔卫生差会使细菌或霉菌在口腔内滋生,易造成局部感染,影响术后吻合口愈合,故应保持口腔清洁,进食后漱口,并积极治疗口腔疾病。

十一、食管癌患者术后什么时候可以进食？

停止胃肠减压 24 h 后,若无呼吸困难、胸内剧痛、患侧呼吸音减弱及高热等吻合口瘘的症状时,可开始进食。

十二、食管癌患者术后如何进食？

第 1 天先试饮少量水,逐渐增加,如无明显不适,第 2 天可进食无渣流食。如患者无腹胀等不适,术后 2～3 天后可给半流质。手术 3 周后患者若无特殊不适可进普食,但仍应注意少食多餐,细嚼慢咽,防止进食量过多、速度过快。避免进食生、冷、硬食物(包括质硬的药片和带骨刺的肉类、花生、豆类等),以免导致后期吻合口瘘。

十三、食管胃吻合术后患者进食后出现呼吸困难是怎么回事？

食管胃吻合术后患者可能有胸闷、进食后呼吸困难。告知患者是由于胃拉入胸腔，肺受压暂不能适应所致。指导患者少食多餐，经1～2个月后，此症状多可缓解。

十四、食管癌、贲门癌切除术后若发生胃液反流时采取什么体位好？

嘱患者饭后2 h内勿平卧，睡眠时将枕头垫高。

十五、什么是纵隔肿瘤？

纵隔肿瘤是临床胸部常见疾病，包括原发性肿瘤和转移性肿瘤。原发性纵隔肿瘤包括位于纵隔内各种组织结构所产生的肿瘤和囊肿，但不包括从食管、气管、支气管和心脏所产生的良、恶性肿瘤。转移性肿瘤较常见，多数为淋巴结的转移，纵隔淋巴结转移病变多见于原发性肺部恶性肿瘤，如支气管癌。肺部以外者则原发于食管、乳房和腹部的恶性肿瘤最为常见。

十六、纵隔肿瘤患者饮食应注意什么？

应食清淡、易消化食物，注意不要吃带气的食物。生活中要多食用碱性食物，如葡萄、茶叶、海带、柠檬等，以改善患者的酸性体质，忌辛辣食物。

十七、纵隔肿瘤患者有哪些临床表现？

部分患者可无明显临床症状，体积较大的肿瘤如压迫气管则有气短、咳嗽；压迫食管可引起吞咽困难；压迫上腔静脉可导致面部、颈部和上胸部水肿及静脉怒张；压迫神经可有膈肌麻痹、声音嘶哑、肋间神经痛等。

十八、气胸能自愈吗？

闭合性气胸，如果积气量少于胸腔容积的20％时，一般经过卧床休息、吸氧、不要剧烈咳嗽，2周内可以自行吸收；如积气量超过20％，这一种情况就要进行抽气治疗或者胸腔闭式引流，把胸腔气排出来之后，肺才能舒张。

十九、自发性气胸有哪些主要症状？

自发性气胸的主要症状为患者突然感觉胸部针刺样痛或刀割样痛，吸气时加剧，疼痛可放射到肩、背、上腹部。多伴有咳嗽、胸闷、憋胀感以及随后的呼吸困难。张力性气胸时患者有大汗、肢端厥冷、呼吸增快、发绀，血压降低。体格检查表现随肺萎陷程度而不同，肺压缩较轻者，体检可无阳性发现；肺压缩较重者，可发现患侧胸部触诊语颤减弱，叩诊呈鼓音，呼吸音明显减弱或消失。张力性气胸时，头颈、胸腹部可有皮下气肿。

二十、气胸分为哪几类？

气胸分为闭合性气胸、开放性气胸和张力性气胸。

二十一、不同类型气胸的处理措施有哪些？

1. 闭合性气胸

（1）小量气胸者积气一般在1～2周可自行吸收，无须特殊处理，但应注意观察其发展变化。

（2）中量或大量气胸者，应行胸膜腔穿刺抽尽积气以减轻肺萎陷，必要时行胸腔闭式引流术，排出积气，促使肺尽早膨胀；应用抗生素防治感染。

2. 开放性气胸

（1）紧急封闭伤口：立即变开放性气胸为闭合性气胸，赢得抢救生命的时间。使用无菌敷料如纱布、棉垫，或因地制宜利用身边清洁器材如衣物、塑料袋等在患者深呼气末时封盖伤口，加压包扎固定，并迅速转送至医院。

（2）安全转运：在运送医院途中如患者呼吸困难加重或有张力性气胸表现时，应在患者呼气时暂时开放密闭敷料，排除胸腔内高压气体后再封闭伤口。

（3）住院处理：及时清创、缝合胸壁伤口，并行胸腔穿刺抽气减压，暂时解除呼吸困难，必要时行胸腔闭式引流。

（4）预防和处理并发症：吸氧，以缓解患者缺氧的状况；补充血容量，纠正休克；应用抗生素预防感染。

（5）手术治疗：对疑有胸腔内器官损伤或进行性出血者行开胸探查术，止血、修复损伤或清除异物。

3. 张力性气胸 可迅速危及生命，需紧急抢救，并应用抗生素以防感染。

（1）迅速排气减压：入院前或院内需迅速在患侧锁骨中线与第2肋间连线处，用粗针头穿刺胸膜腔排气减压，并外接单向活瓣装置。紧急状态下可在针柄部外接柔软小口塑料袋、气球等，使胸腔内气体易于排出，而外界气体不能进入胸腔。

（2）安置胸腔闭式引流：闭式引流装置的排气孔外接可调节恒定负压的吸引装置，可加快气体排出，促使肺复张。待漏气停止24h后，X线检查证实肺已复张，方可拔除胸腔引流管。

（3）开胸探查：若胸腔引流管内持续不断溢出大量气体，呼吸困难未改善，肺膨胀困难，提示可能有肺和支气管的严重损伤，应考虑开胸探查手术或电视胸腔镜手术探查。

二十二、如何判断胸腔闭式引流管是否通畅？

密切注意水封瓶长玻璃管中水柱波动的情况，以判断引流管是否通畅。水柱波动的幅度能够反映无效腔的大小及胸膜腔内负压的情况，一般水柱上下波动的范围为4～6cm。若水柱波动幅度过大，提示可能存在肺不张；若水柱无波动，提示引流管不通畅或肺已经完全扩张；若患者出现气促、胸闷、气管向健侧偏移等肺受压症状，提示血块阻塞引流管，积极采取措施，通过捏挤或使用负压间断抽吸引流瓶中的短玻璃管促使其通畅，并立即通知医师处理。

二十三、胸腔闭式引流管脱落怎么办？

1. 引流管周围应用油纱布严密包盖。随时检查引流装置是否密闭及引流管有无脱落，若引流管从胸腔滑脱，立即用手捏闭伤口处皮肤，消毒处理后，以凡士林纱布封闭伤口，并协助医师进一步处理；若引流瓶损坏或引流管连接处脱落，立即用双钳夹闭胸壁引流导管，并更换引流装置。

2. 水封瓶长玻璃管没入水中3～4cm，并始终保持直立。

3. 更换引流瓶或搬动患者时，先用止血钳双向夹闭引流管，防止空气进入；放松止血钳时，先将引流瓶安置在低于胸壁引流口平面的位置。

二十四、肋骨骨折后为什么会出现反常呼吸？有何表现？

多根多处肋骨骨折将使局部胸壁失去完整肋骨支撑而软化，可出现反常呼吸运动，即吸气时软化区胸壁内陷，呼气时外突。若软化区范围较大，可引起呼吸时双侧胸腔内压力不均衡，使纵隔左右扑动，影响换气和静脉血回流，导致体内缺氧和二氧化碳滞留，严重者可发生呼吸和循环衰竭。

二十五、肋骨骨折后如何维持有效气体交换？

1. 现场急救 对于严重肋骨骨折，尤其是胸壁软化范围大、出现反常呼吸且危及生命的连枷胸患者,应协助医师采取紧急措施给予急救。

2. 保持呼吸道通畅　及时清理呼吸道分泌物,鼓励患者咳出分泌物和血性痰;对气管插管或切开、应用呼吸机辅助呼吸者,应加强呼吸道护理,主要包括湿化气道、吸痰及保持管道通畅等。

二十六、急性纵隔炎的常见病因有哪些?

内镜诊疗过程中发生的医源性食管穿孔,是现今急性纵隔炎最常见的原因。当食管本身存在病变时,食管穿孔更容易发生。其他食管创伤性穿孔,包括气管内插管的气囊压迫气管和食管,嵌入异物如义齿、金属性异物以及食管内支架均可能造成食管损伤。此外,支气管镜检查或中心静脉导管尖端穿破血管壁至纵隔也可造成纵隔炎。

二十七、急性纵隔炎有哪些临床表现?

急性纵隔炎典型临床表现为发病突然且病情危重。患者出现寒战、高热,烦躁不安,常取俯卧位。患者呼吸急促,心跳加快,有明显全身中毒症状,且有濒死感。绝大多数患者主诉胸骨后剧烈疼痛,深呼吸或者咳嗽使疼痛加重。如果病变累及纵隔最上部,疼痛可放射到颈部和耳后。后纵隔或下纵隔受累,可出现神经根疼痛,并放射到整个胸部和两侧肩胛之间。

二十八、胸腔镜有哪些并发症?

1. 放置胸壁套管时损伤肺组织、肋间神经和血管。

2. 术后胸内出血和持续漏气,如不能控制需再次开胸处理。

3. 呼吸功能不全,主要因为病例选择不当,或对侧肺有严重病变,不能耐受单侧肺通气造成。

4. 循环系统并发症主要为心律失常,多因缺氧或牵拉迷走神经所致。

5. 恶性肿瘤取出的方法错误而致肿瘤在胸内、胸壁种植。

6. 支气管胸膜瘘的发生极为少见,多与分离胸膜粘连时损伤肺组织或较大支气管有关。

参考文献

［1］李乐之,路潜.外科护理学:5版[M].北京:人民卫生出版社,2012.

［2］张志庸.胸外科医师临床实用手册[M].北京:人民军医出版社,2009.

第十四节　心　脏　外　科

一、心脏由哪几个腔构成? 分别连通什么血管?

心脏由左心房、左心室、右心房、右心室组成。左心室连通主动脉,左心房连通肺静脉,右心室连通肺动脉,右心房连通上、下腔静脉。

二、什么是慢性缩窄性心包炎? 临床表现有哪些?

慢性缩窄性心包炎是由于心包炎症引起的心包纤维及蛋白渗出,导致心包增厚,限制心室舒张及压迫心脏,表现为以心脏舒张功能障碍为主的心功能不全。早期表现为疲劳或气促、伴颈静脉怒张,随着病情发展到后期,出现肝大、腹水、下肢水肿、胸腔积液、呼吸困难、食欲不振和心前区不适等,而且活动后症状更加剧。

三、慢性缩窄性心包炎患者的饮食应特别注意什么?

补充营养,低盐及高蛋白质食品,补充各种维生素,如鱼、瘦肉、蛋、奶、大豆食品等。一定要少量多餐,每顿吃个七八分饱即可,以免加重心脏的负荷。

四、慢性缩窄性心包炎患者出院教育有哪些?

1. 结核性心包炎患者在手术后应坚持抗结核治疗,出院后应坚持按医嘱服药 1.5～2 年,并定时复查,了解心功能情况。

2. 术后恢复期间注意劳逸结合,逐渐恢复工作,不宜参加剧烈的体育锻炼。

3. 绝对戒烟,如有不适随时就诊。

五、什么是先天性心脏病? 种类有哪些?

先天性心脏病简称先心病,是胎儿心脏及大血管在母体内发育异常所造成的先天畸形,是小儿最常见的心脏病。分为:左向右分流型,如动脉导管未闭、房间隔缺损、室间隔缺损;右向左分流型,如法洛四联症、大动脉转位;无分流型,如肺动脉狭窄、主动脉缩窄。

六、什么是法洛四联症?

法洛四联症是右室漏斗部或圆锥动脉干发育不全引起的一种心脏畸形,主要包括 4 种解剖畸形,即肺动脉狭窄、室间隔缺损、主动脉骑跨和右心室肥厚。发绀、喜爱蹲踞和缺氧是法洛四联症的主要症状。

七、法洛四联症术前要注意什么?

1. 注意休息,严格限制患者活动量,避免情绪激动。

2. 预防感染,注意保暖,预防呼吸道感染,注意口腔卫生,防止口腔黏膜感染。

3. 加强营养,根据患者口味进食易消化、高蛋白质、高热量、高维生素饮食。进食避免过饱。对于婴儿,喂养比较困难,吸奶时往往因气促乏力而停止吮吸,且呕吐和大量出汗,故喂奶时可以用滴管来减轻患儿的体力消耗。

八、如何预防小儿先天性心脏病的发生?

加强孕期保健,妊娠早期适量补充叶酸,积极预防风疹、流感等病毒性疾病,并避免与发病有关的因素接触,保持健康的生活方式。

九、先天性心脏病患者术后饮食应注意什么?

1. 术后要注意补充营养,一般没有什么特别禁忌,但应食用有营养、易消化的食品,如瘦肉、鱼、鸡蛋、水果和时令蔬菜等。

2. 尽量避免摄取过多的盐及味精。复杂畸形、心功能低下、术后持续有充血性心力衰竭者要严格控制盐的摄入,并给予易消化的软食。

3. 患者宜少食多餐,食量不可过饱,更不能暴食,以免加重心脏负担。

4. 饮食要新鲜、卫生,以防腹泻加重病情。

5. 小儿要控制零食、饮料的摄入。

6. 应学会记录出入量,维持每天出入量的均衡。

十、先天性心脏病患者出院后如何活动?

注意适当的活动,对于畸形矫正满意、术后恢复较快的患者,出院后一般不限制活动。

活动量以不引起疲劳为度。心功能较差的

患儿更应注意活动要适量,6个月后根据心功能恢复情况逐渐增加活动量,但避免剧烈活动,原则是先户内再户外,活动量由小到大。

十一、先天性心脏病患者出院后生活中应注意什么?

1. 不宜到公共场所活动,防止感染疾病。随天气变化及时增减衣物。

2. 生活要有规律,要注意休息,不要过多看电视和玩耍,保证充足的睡眠,保持室内空气新鲜,每天开窗通风 30 min。

十二、什么是心脏瓣膜? 有什么作用?

正常人体心脏有四个瓣膜:主动脉瓣、肺动脉瓣、二尖瓣、三尖瓣。主动脉瓣位于左心室与升主动脉之间;肺动脉瓣位于右心室与肺动脉之间;二尖瓣和三尖瓣位于心房与心室之间,统称为房室瓣。心像一个血泵,瓣膜类似泵的闸门,保证了心内血液的定向流动。两侧心房和心室的收缩与舒张是同步的,心室收缩时,二尖瓣和三尖瓣关闭,主动脉瓣和肺动脉瓣开放,血液射入动脉;心室舒张时,二尖瓣和三尖瓣开放,主动脉瓣和肺动脉瓣关闭,血液由心房射入心室。

十三、什么是心脏瓣膜病?

心脏瓣膜病最常见的原因是风湿热所致的风湿性瓣膜病,风湿性病变引起心脏瓣膜炎性损害,以致瓣膜粘连、增厚,瓣膜病变加重纤维化、钙化导致心脏瓣膜狭窄和/或关闭不全。发病率最高的是二尖瓣病变,其次为主动脉瓣病变。

十四、二尖瓣狭窄的表现及体征是什么?

活动后呼吸困难,心慌,气短,咳嗽,乏力,咯血,声音嘶哑,吞咽困难,伴有左心衰竭时上述症状加重。二尖瓣面容:口唇发绀,两侧颧骨暗红。右心衰竭时出现颈静脉怒张、肝脏肿大及下肢水肿。

十五、主动脉狭窄的表现及体征是什么?

早期症状不明显,中度狭窄表现为胸闷、气短,重度患者常有胸痛、眩晕、晕厥、心绞痛;左心衰竭时出现呼吸困难等,右心衰竭时肝大、全身水肿。

十六、什么是人造心脏瓣膜?

人造心脏瓣膜分为机械瓣和生物瓣。机械瓣是我国目前使用量最大的人造心脏瓣膜,具有持久性好的优点,需终身抗凝。生物瓣优点是中心性血流、血流动力学优于机械瓣,无须终身抗凝治疗,一般抗凝 3～6 个月。

十七、机械瓣出现卡瓣有何表现? 应怎样急救?

主要表现为突然晕厥,发绀,呼吸困难,无脉,听诊心脏瓣膜声缺如。若出现急性卡瓣,应立即叩击心前区采取急救措施。

十八、心脏瓣膜病患者术前如何调整饮食?

多进含钾的食物,如香蕉、绿叶蔬菜、果汁等。饮食注意搭配,少量多餐,忌烟酒、咖啡及刺激性食物如葱、姜、蒜、辣椒等。

十九、预防术后肺不张的方法有哪些?

心脏手术后最易出现的并发症为肺不张,术前有计划指导患者掌握腹式呼吸及有效咳嗽是预防术后肺不张的关键。具体指导方法详见康复篇。

二十、如何缓解术后胸式呼吸时的不适感?

术后因伤口疼痛胸式呼吸会受到限制,可

改为腹式呼吸,既可有效缓解疼痛等不适,而且能保证肺部的有效通气量。可将双手分别按压胸口和上腹部,肩背部放松,尽量保持胸部平坦,用力抬起和收缩腹部,用口逐渐做深呼吸,要反复多次进行。

二十一、术后气管插管期间如何与患者进行交流?

术后患者需要呼吸机辅助呼吸,不能讲话,气管插管期间可用手语或纸笔与患者进行交流,用点头或摇头来示意。术前能够按照术后实际场景进行演练,可增加术后带管期间沟通的顺畅。

二十二、拔除气管插管后多长时间能饮食?

拔除气管插管 6 h 后才能饮水,在无呛咳及不适时再进食,先是流食,如无恶心、呕吐,可进低盐低脂饮食。

二十三、留置动脉测压管的注意事项?

1. 动脉测压管是术后监测血压的最便捷方法,连接插管、采血、测压、冲洗管道等需严格执行无菌操作,防止感染。

2. 在测压、取血或调试零点等操作过程中,防止气体进入管路。

3. 定时观察动脉穿刺部位有无肿胀,导管有无脱落出血,及远端皮肤的颜色、温度有无异常。

二十四、心脏瓣膜置换术后服用抗凝药的注意事项?

1. 在服药期间必须仔细观察有无出血征象,如有黑便、血尿、呕吐出咖啡样物、鼻出血或牙龈出血、女性患者月经过多等现象,应及时就诊复查 PT,在医师指导下调整抗凝药用量。在日常生活中注意避免外伤和其他引起出血的因素。

2. 有许多药物会干扰法华林的抗凝作用。在日常生活中加以重视,保证安全。抗凝期间应用其他药物必须在医师的指导下服用。

3. 要求每天在同一时间服药,剂量准确。可用闹钟定时,家属发信息督促等,以免忘记;若某日忘记服用,次日服用时不可追加剂量。

4. 服用华法林期间,INR 目标值为 2.0～3.0。

5. 就诊时要告诉医师正在服用抗凝药。

二十五、心脏瓣膜置换术后多久可工作?

术后 3 个月以休养为主;术后 3～6 个月根据患者心脏功能可考虑轻工作,如半天工作、半天休息,但在工作中出现劳累、心慌、气促则应停止,切不可勉强;术后 6 个月由轻工作恢复到正常工作。

二十六、什么是冠心病? 其发病机制为何? 常见的治疗方法有哪些?

冠心病是冠状动脉粥样硬化性心脏病的简称,是中、老年人的一种常见病。冠状动脉粥样硬化导致冠状动脉管腔狭窄或完全堵塞,引起心肌缺血,心肌储备力降低。治疗方法有药物治疗、介入治疗和冠状动脉旁路移植手术(简称冠脉搭桥术)。

二十七、什么是冠状动脉旁路移植术?

冠状动脉旁路移植术是取一段自体静脉血管移植到冠状动脉主要分支狭窄的远端,以恢复病变冠状动脉远端的血流量,改善心肌功能。自体血管主要有乳内动脉、桡动脉、胃网膜右动脉、大隐静脉、小隐静脉等。

二十八、冠脉搭桥患者术前注意事项?

1. 合理低盐、低脂饮食,控制高血脂和高血糖,饮酒者戒酒,控制并测量体重。

2. 训练呼吸功能,做好腹式呼吸的训练。

3. 戒烟,预防呼吸道感染。

4. 术前5～7天停止口服抗血小板药物,如阿司匹林、氯吡格雷等,遵医嘱调整药物剂量。

5. 根据心功能,注意休息,避免心绞痛、心肌梗死、恶性心律失常等心血管事件。

二十九、冠脉搭桥术后患者如何自我保健?

1. 保持正确的姿势　术后患者胸骨愈合大约需要3个月时间,在恢复期内避免胸骨受到较大的牵张,如举重物、抱小孩等。当身体直立或坐位时,尽量保持上半身挺直,两肩向后展。每天做上肢水平上台练习,避免肩部僵硬。

2. 促进腿部血液循环　在腿部恢复期可穿弹力袜来改善下肢血液供应;床上休息时,脱去弹力袜,抬高下肢。

三十、冠脉搭桥患者出院注意事项?

1. 出院后正确服药,定时定量,术后终身服用抗血小板药物,保持桥血管通畅,观察有无皮下出血或便血。随身携带硝酸甘油类急救药物。

2. 保持血压在平稳水平,不要过高也不要过低。学会自测心率,如有异常应遵医嘱用药。

3. 出院后定时复查,如有不适及时就诊,以免延误有效的治疗时机。

4. 注意劳逸结合,逐渐恢复工作,根据自身心脏恢复情况进行适当体育锻炼。

三十一、如何观察冠脉搭桥术后伤口?

一般情况下,手术伤口周围有些麻木、刺痒等感觉属于正常现象。通常搭桥手术下肢会有伤口,并且术后早期手术侧的下肢会有肿胀现象,这些都是正常反应。如果患者下肢肿胀比较严重,可以把肿胀的下肢用枕头或其他软的东西垫高,促进血液回流。平时应避免过多的行走或站立,如果出现伤口发红、疼痛、渗液甚至流脓等现象,应立即与医师联系或去医院就诊。如果没有手术的下肢也出现肿胀的现象也要尽快去医院就诊。

三十二、什么是主动脉夹层?

主动脉夹层是指主动脉腔内血液从主动脉内膜撕裂口进入主动脉中膜,形成的壁内血肿沿着主动脉长轴扩展,使中膜分离,造成主动脉真假两腔分离的一种病理改变。

三十三、主动脉夹层患者术前应注意什么?

1. 绝对卧床,吃喝及大小便都在床上进行,可以床上活动,床上活动时动作要缓慢,防止活动引起血压增高导致动脉瘤破裂。

2. 保持情绪稳定,避免激动,减少家属探视,控制好血压。

3. 术前戒烟2周以上,忌酒。

4. 多食蔬菜、水果、杂粮,保持大便通畅,勿要用力。排便不畅时及时通知医护人员。

5. 勿用力咳嗽、打喷嚏,预防感冒。

三十四、主动脉夹层出院后注意事项?

1. 术后3个月内避免体力劳动,避免剧烈活动或引起血压升高的活动(如抬重物、用力排便等),控制体重。

2. 避免情绪波动,注意生活规律,养成良好的睡眠习惯。

3. 坚持戒烟戒酒。

4. 保持排便通畅。

5. 按时服药,控制血压;监测血压,若出现胸、腹、腰痛症状及时就诊。

6. 定期复查,以观察有无夹层的复发及主动脉瘤的形成等。

三十五、心脏肿瘤如何分类?

心脏肿瘤是一种少见的疾病,分为原发性肿瘤和继发性肿瘤两大类。原发性肿瘤中,良性肿瘤最常见的是黏液瘤,恶性肿瘤最常见的是肉瘤,继发性肿瘤最常见的是肺癌、乳腺癌、淋巴癌、白血病、恶性黑色素瘤。

三十六、心脏肿瘤患者出院注意事项有哪些?

1. 出院后应逐渐增加活动量,不要剧烈活动。

2. 加强营养,保持大小便通畅。

3. 预防感冒,合理安排休息,适当活动,增强机体抵抗力。

4. 定期来院复查,因心房黏液瘤有复发的可能,如出现心悸、气促、晕厥和发热等不适,应及时回院就诊。

参考文献

[1] 万士杰,姚松朝.实用心脏外科手册[M].北京:人民军医出版社,2001.

[2] 李海燕,景在平,毛燕君,等.血管外科实用护理手册[M].上海:第二军医大学出版社,2015.

[3] 李乐之,路潜.外科护理学:5版[M].北京:人民卫生出版社,2012.

[4] 单丽霞,唐贺玲,刘玉欣.外科疾病护理[M].北京:科学技术文献出版社,2008.

[5] 郭加强,吴玉清.心脏外科护理学[M].北京:人民卫生出版社,2005.

[6] 刘淑媛.心血管疾病特色护理技术[M].北京:科学技术文献出版社,2008.

第十五节　血　管　外　科

一、什么是急性动脉栓塞?

急性动脉栓塞是心脏或动脉脱落的血栓或斑块随血流向远端动脉流动,造成动脉管腔堵塞,导致肢体、脏器组织等缺血的急性病变。

二、急性动脉栓塞的观察与指导有哪些?

急性动脉栓塞主要表现是无脉、疼痛、苍白、感觉异常和运动障碍。注意观察患肢皮肤温度、足背动脉搏动、颜色、疼痛、感觉的情况,如症状加剧应及时处理。一旦发生此病,告知患者注意保暖,但不要用热水袋、电褥子等加温,不要热水泡脚,以免加重患肢的缺血性变化。此外还要注意保护患肢的足跟和外踝处,局部受压时间不可过长,避免发生压力性损伤。

三、急性动脉栓塞术后患者在床上应该怎样活动?

术侧肢体需要制动,避免屈膝,膝关节不能打弯,可以让家属轻压膝盖进行翻身。

四、急性动脉栓塞出院后口服抗凝药物要观察什么?

按时口服抗凝药物,用抗凝药期间观察大小便颜色、皮肤黏膜、口腔牙龈有无出血情况,如有异常及时就诊。

五、下肢深静脉血栓是怎么形成的?

是在某种情况下,血液在深静脉腔内不正常凝集并阻塞静脉管腔,导致下肢静脉血流障碍,引起下肢肿胀、疼痛等一系列临床症状。长期卧床、肢体制动、手术、创伤、妊娠、产后或手术后容易导致下肢深静脉血栓形成。

六、下肢深静脉血栓形成有何危险并发症?

1. 出血 主要是抗凝药物使用不当造成的,注意观察患者有无创口渗血或血肿,有无牙龈、消化道或泌尿道出血,监测凝血功能的变化,发现异常立即通知医师,配合抢救。

2. 肺栓塞 若出现胸痛、呼吸困难、咯血、血压下降甚至晕厥,提示可能发生了肺栓塞。

七、下肢深静脉血栓形成入院后有哪些注意事项?

1. 绝对卧床休息,床上活动时避免动作幅度过大,禁按摩、热敷患肢,防止血栓脱落。

2. 抬高患肢高于心脏水平 20～30 cm,促进静脉回流,并可降低下肢静脉压,减轻患肢水肿与疼痛,避免膝下垫硬枕、过度屈髋,避免用过紧的腰带和穿紧身衣物。

3. 皮下注射、输液治疗后,适当延长穿刺点按压时间,防止皮下出血。

4. 保持大便通畅,避免因用力排便引起腹内压增高而影响下肢静脉回流,如超过 3 天不排便,及时通知医护人员。

八、华法林应怎样口服,如果忘记口服能追加药量吗?

按医嘱用量服用,尽量每天同一时间服药,无医师的许可不可改变药物的剂量及品牌。如果前 1 天因遗忘未服药,第 2 天仍按规定量服用,不要追加药量,以免过量中毒。

九、口服华法林药物期间哪些食物要少吃?为什么?

避免维生素 K 的摄入量过大,如鱼肉、肝脏、西蓝花、甘蓝、卷心菜、胡萝卜、西红柿应尽量少吃,不是不能吃,而是不要大量、长时间进食,因为维生素 K 摄入过量会影响药物疗效。

十、下肢深静脉血栓形成出院后需口服抗凝药物多久?

有发病诱因的需口服抗凝药物 3 个月,无发病诱因的口服抗凝药物 6 个月或遵医嘱口服。

十一、什么是颈动脉体瘤?

颈动脉体是一个细小的卵圆形或不规则形的粉红色组织,位于颈总动脉分叉处的外鞘内,借结缔组织连于动脉壁上,属化学感受器。颈动脉体瘤为良性化学感受器肿瘤,棕红色,呈圆形或椭圆形,有完整包膜及丰富的血供。

十二、颈动脉体瘤术前应特别注意什么?

若出现头晕、头疼、黑矇及晕厥等情况,应及时通知医务人员。为保证患者安全,防止外伤,做各种检查时都要有人陪同。

十三、颈动脉体瘤术后注意事项有哪些?

1. 去枕平卧休息,头不可转至患侧,注意颈部制动,24 h 不要转动头颈部,采取轴线翻身,头颈与上半身同时转动,避免栓子及斑块脱落而导致脑梗。

2. 术后 3 天内进温凉软食,禁忌葱、姜、蒜、辣椒等辛辣刺激的食物,避免切口出血。

3. 注意观察引流液的颜色、性质、量,伤口敷料是否被浸湿,如果引流液颜色鲜红、量增多需及时处理。

4. 注意有无吞咽困难、声音嘶哑、饮水呛咳等,一旦出现立即通知医护人员。

5. 注意观察患者神志、瞳孔、肢体肌力、活动等变化,当出现烦躁、头痛、呕吐等颅内压升高症状时,遵医嘱应用甘露醇脱水治疗。

十四、颈动脉体瘤出院后应注意什么?

1. 戒烟、戒酒。

2. 避免劳累及精神高度紧张,养成良好的生活习惯,饮食规律,定时服药。

3. 1个月内避免重体力活动,可适度活动,如散步、气功等。

十五、什么是下肢大隐静脉曲张?

下肢大隐静脉曲张是由于下肢浅静脉瓣关闭不全,静脉内血液倒流,远端静脉淤滞,继而病变静脉壁伸长、迂曲,呈曲张表现的一种状态。多见于从事久站工作、久坐少动者或体力活动强度高者。

十六、下肢大隐静脉曲张临床表现及常见并发症?

临床表现:早期表现为下肢沉重、酸胀、乏力和疼痛。后期表现为下肢静脉曲张,血管隆起,蜿蜒成团。如肢体营养不良,可表现为色素沉着、溃疡、湿疹样改变。

常见并发症:血栓性静脉炎;曲张静脉破裂出血。

十七、大隐静脉曲张术前应注意什么?

1. 多食绿色蔬菜、水果,保持大便通畅,防止便秘。

2. 行走时使用弹力绷带或穿弹力袜,避免久站久坐。

3. 卧床时抬高患肢30°～40°,利于静脉回流。

4. 采取良好坐姿,坐时双膝勿交叉过久,以免压迫影响腘静脉回流。

十八、大隐静脉曲张术后如何活动? 多长时间可以下床?

1. 术后在床上即可行踝泵运动,目的是借腓肠肌收缩,促进小腿静脉回流。弹力绷带包扎过紧,伤口敷料渗血多,小腿疼痛,足部发凉等应及时通知医护人员。

2. 术后8 h即可在床旁活动,术后第1天正常活动,避免久站久坐,防止深静脉血栓形成。

十九、大隐静脉曲张出院后需不需要穿弹力袜?

建议长期穿弹力袜,因为弹力袜可以促进下肢静脉血液的回流。避免过紧的腰带、穿紧身衣物。

二十、什么是多发性大动脉炎?

多发性大动脉炎又称 Takayasu 病、无脉症,为主动脉及其主要分支的慢性进行性非特异性炎性病变,常引起不同部位的狭窄或闭塞,造成病变动脉供血组织的缺血性改变。

二十一、多发性大动脉炎术后如何活动?

头臂型患者术后保持头部的中立位,避免过度旋转头颈部,以免移植的血管扭曲受压,增加血栓形成的机会。胸腹主动脉型、肾动脉型患者行旁路移植术后宜取半卧位,有利于引流液的排出,3～5天后可下床适度活动。行介入治疗的患者,术后平卧,患肢制动,24 h后可下床活动。

二十二、多发性大动脉炎出院后应注意什么?

1. 避免剧烈活动,活动时应遵循循序渐进的原则。

2. 保持良好的心理状态。

3. 使用抗凝、祛聚药物,注意观察有无皮肤黏膜、牙龈出血等情况的发生,定期监测凝血功能。遵医嘱按时、按量服用药物,不能私自停药。

二十三、什么是布-加综合征?

布-加综合征是由肝静脉和/或上段下腔静

脉阻塞性病变引起的一种肝后性门脉高压症。

二十四、布-加综合征会有什么表现?

肝脾大伴脾亢、腹水、腹壁及食管-胃底静脉曲张,以及呕血、便血、黑便、双下肢静脉曲张、色素沉着、下肢肿胀及树皮样改变等。

二十五、布-加综合征术前有哪些注意事项?

1. 卧床休息,取半卧位。

2. 心功能不全时应尽量减少活动,以免增加心脏负担,练习深呼吸运动,以减少呼吸道并发症。

3. 预防便秘,避免因用力咳嗽或排便增加腹腔压力,诱发消化道出血。

二十六、布-加综合征术后需特别注意什么?

1. 注意输液速度,不宜过快,量入为出,必要时记录每小时尿量,监测中心静脉压。

2. 协助患者排痰,痰多时应给予雾化吸入,必要时吸痰。

3. 有腹水者注意腹围的变化,每天测量腹围并记录。

4. 密切观察患者意识,早期发现肝性脑病前期症状,如无意识的动作、答非所问、嗜睡及淡漠等。

二十七、布-加综合征患者出院注意事项?

1. 避免劳累或过度活动,适当锻炼,以散步、太极拳运动为宜。

2. 充足休息,保持心情舒畅,避免情绪波动及引起腹内压增高的因素,以免诱发出血。

3. 室内每天通风,保证空气新鲜。

4. 保持生活作息规律。

5. 注意劳逸结合,进食高蛋白质、高营养、高维生素、低脂饮食,如水果蔬菜,避免进食过热、粗糙、干硬、带骨或鱼刺、油炸以及辛辣食物,以免损伤食道黏膜诱发上呼吸道出血。

6. 按时服用药物,切忌私自改药、停药。

7. 按时复诊,一般出院后 1 个月复查。

二十八、什么是锁骨下动脉窃血综合征?

是指锁骨下动脉起始段狭窄或闭塞,引起椎动脉血液逆流进入锁骨下动脉,造成脑缺血,同时合并有椎-基底动脉灌注不足的现象。

二十九、锁骨下动脉窃血综合征术前应注意什么?

1. 要有家人陪伴,不要剧烈转动头部,避免突然晕倒。

2. 减少患侧肢体活动,患侧肢体避免提重物,避免加重脑缺血。注意患侧肢体保暖。

三十、锁骨下动脉窃血综合征术后应自我监测什么?

有无头痛、肢体发凉、疼痛等,注意观察两侧肢体末梢动脉搏动及血压变化。

三十一、什么是颈动脉狭窄? 有什么表现?

颈动脉狭窄是由于各种原因引起的颈动脉管腔狭窄导致颈动脉血流动力学改变而引起的。表现为脑部缺血症状、短暂性脑缺血发作;少数患者有视力下降、偏盲、复视,甚至突发失明。

三十二、颈动脉狭窄有什么危险性?

斑块或血栓脱落可导致短暂性脑缺血和脑梗死,常见于动脉硬化闭塞症性颈动脉狭窄。

三十三、颈动脉狭窄术前有哪些注意事项?

避免患者剧烈的转动头部,留家属陪伴,以防因一过性脑缺血而出现头晕、眼前黑矇、摔倒等意外。

三十四、颈动脉狭窄术后应如何活动?

穿刺侧肢体制动,制动期间颈部减少活动,

防止支架移位,2周内避免颈部剧烈活动,2周后可适当增加运动。

三十五、什么是下肢动脉硬化闭塞症?

在周围血管,动脉粥样物质的不断扩大和继发性血栓形成,可引起动脉管腔狭窄、闭塞,使肢体出现慢性或急性缺血症状。

三十六、下肢动脉硬化闭塞症的分期及表现?

按 Fontaine 分类划分为四期:

一期:症状轻微期,无明显表现,但可出现肢体发凉麻木、行走易疲劳,颜色苍白,脚趾有针刺感。

二期:间歇性跛行,是动脉硬化症特征性变现,平地行走一定距离后出现臀部和小腿的酸胀疼痛,休息片刻后疼痛症状缓解,又可以行走一定的距离,临床上常以跛行距离 200 m 作为间歇性跛行期的分界。

三期:静息痛;病情继续发展,患肢无法得到最基本的血液供应,血性神经炎将出现持续性的疼痛,夜间更甚,肢体在静止状态下的疼痛是血管性病变的中期表现;当病变继续发展,下肢缺血加重,不行走也发生疼痛。

四期:肢端溃疡、坏疽;脚趾颜色开始变成暗红色,脚趾发黑、干瘪、溃疡和坏死。

三十七、出现静息痛时应特别注意哪些?

东西放于易取处;卧床时及时支好床栏,要有家属陪同,防止患者出现坠床。

三十八、下肢动脉硬化闭塞症的患肢可以热敷吗?为什么?

不可以用热水袋热敷及热水泡脚,以避免烫伤及患肢耗氧量增加而加剧疼痛。患肢的保暖应采取穿袜子或加盖被服的方法,但不宜穿过紧鞋袜以防影响血液循环,减少血管收缩加重缺血。

三十九、下肢动脉硬化闭塞症如何进行行走锻炼?

以普通步速行走直至症状出现,随后稍事休息,待症状缓解后继续锻炼,如此反复运动,可促进侧支循环的建立。

四十、吸烟对血管的危害有哪些?

香烟燃烧产生的一氧化碳会使血液中的氧气含量减少,同时香烟内的一些有害物质也可以进入血液,并进入血管壁,对血管内皮造成严重的损伤。血液中的脂肪成分、血小板在受损部位沉积,就会形成斑块。

四十一、下肢动脉硬化闭塞症介入手术患者出院注意事项?

1. 继续口服抗血小板药物及抗凝药物,严格掌握用药时间及剂量,不可随意减药或停药。

2. 戒烟,饮食以低脂、低盐、低胆固醇为宜。

3. 注意患肢保暖,穿合适的鞋袜,继续步行锻炼。

四十二、什么是腹主动脉瘤?

通常情况下,腹主动脉直径超过 3 cm 可以诊断腹主动脉瘤。常见的症状为疼痛、邻近器官的压迫症状、腹部可触及搏动性包块。

四十三、腹主动脉瘤术前应注意什么?

1. 避免做突然增加腹压的运动,如咳嗽、用力排便/排尿和身体大幅度活动,防止动脉瘤破裂。

2. 入院后严格卧床,防止由于剧烈活动或外伤引起的瘤体破裂。

3. 控制血压,按时服用降压药,定期监测。

四十四、腹主动脉瘤出现什么情况提示有瘤体破裂的危险?

患者感到腰或腹部疼痛剧烈、范围扩大,并有心率加快、脉搏增速、血压降低等休克症状,提示有瘤体破裂的危险,应立即处理。

四十五、腹主动脉瘤患者为什么会出现肢体远端缺血?

腹主动脉瘤常常伴发肢体远端缺血,因为瘤腔内血液淤积容易形成血栓,血栓脱落后会经血运到达下肢远端,堵塞末梢的细小动脉,造成缺血,因此出现足部皮温发凉、颜色发紫、足背动脉不能触及时要及时通知医护人员。

四十六、腹主动脉瘤术后应如何活动?

3月内避免剧烈运动及体力劳动;术后避免剧烈弯腰,以免人工血管或支架打折、移位。

四十七、什么是主动脉夹层,什么表现需警惕患上主动脉夹层?

主动脉夹层是指主动脉内膜或中膜因各种病理原因被撕裂,血流从裂口处进入主动脉壁内,使主动脉中膜出现分层或中膜与外膜分离,继而膨胀扩张成瘤状。胸背部持续撕裂样、针刺状疼痛及闷胀感或腹部持续绞痛,需警惕患上主动脉夹层。

四十八、主动脉夹层术前如何预防瘤体破裂?

1. 血压控制在正常范围内,防止血压突然升高引起瘤体破裂。

2. 卧床休息,防止由于剧烈活动或外伤引起的夹层破裂。

3. 减少增加腹内压的因素,如咳嗽、打喷嚏、便秘、腹泻。

4. 减少家属探视,保持患者情绪稳定。

四十九、主动脉夹层出现什么情况提示有瘤体破裂的危险?

患者感到疼痛加剧、范围扩大、面色苍白、出冷汗、血压下降、脉搏加快等,应疑为动脉瘤破裂,应紧急采取措施及急诊手术。

五十、主动脉夹层患者为什么需要监测肾功能? 如何监测?

患者主动脉夹层累及肾动脉可出现肾血流量下降,导致尿量减少,严重时致肾小球坏死而出现肾衰竭。长期卧床也可因尿盐沉积引起泌尿系统结石,因此护理时应注意以下要点。

1. 每天监测患者的尿量、尿比重、pH,注意观察尿液的颜色、性状、尿量,每天检测尿常规、肾功能和电解质。

2. 遵医嘱给予补液、利尿,预防肾衰竭发生。使用利尿剂时应监测血清电解质及酸碱平衡情况。

3. 指导患者注意休息,改善肾脏血流灌注情况。

五十一、如何观察患者的肢体末梢循环?

应密切观察双侧髂总动脉及足背动脉搏动、皮温、颜色及肢体感觉等情况,注意给予双下肢保暖,改善双下肢的血运。

五十二、如何做好主动脉夹层患者的心理护理?

由于患者突然胸腹部剧烈撕裂样疼痛,伴有濒死感,使患者甚为恐惧、焦虑,加上对监护环境较为陌生且令其绝对卧床,使其更加紧张、忧虑,可引起自主神经功能紊乱,交感神经过度兴奋,导致失眠、烦躁不安等,这对心率、血压的控制极为不利,可促使夹层血肿延伸,易诱发主动脉夹层破裂。因此,护理患者时应评估患者的心理反应及心理需求。该患者经历了急性进展、病情稳定、手术应激、术后康复等复杂病情发展阶段,可有针对性地进行心理疏导。

(1) 主动与患者沟通与交流,充分了解患者的心理状态及需求,并告知患者情绪激动易加重病情使其恶化,要保持良好的情绪。与患者家属进行沟通,多关心爱护患者,减少其孤独感。

(2) 介绍主动脉夹层的常识,讲明手术的意义,使其建立信心,充分发挥其主观能动性,主动配合医护人员,接受治疗。

(3) 请同类疾病手术后患者介绍自己的治疗体会,解除该患者的心理压力,树立治疗信心。

五十三、高血压对主动脉夹层有什么影响?

主动脉夹层患者大多合并有高血压,而且高血压是主动脉夹层最重要的危险因素之一。围术期控制血压是治疗的重点,将血压控制在适宜的水平不仅能缓解患者的疼痛,还能有效防止主动脉夹层破裂。血压过高会加速动脉内膜的剥离,造成主动脉夹层破裂,出现大出血。

五十四、什么是肾动脉狭窄?

肾动脉狭窄是指肾动脉血管床的阻塞性病变,其狭窄可影响肾动脉一侧、双侧或其肾内分支,造成肾组织缺血,进而激活肾素-血管紧张素-醛固酮系统,导致高血压。

五十五、肾动脉狭窄的症状有哪些?

表现为持续性的高血压,肾动脉狭窄越严重,舒张压越高,而上肢及下肢血压也有显著差别。

五十六、常规降压药为什么不能降低肾动脉狭窄患者的血压?

肾动脉狭窄常引起肾血管性高血压,这是由于肾缺血刺激肾素分泌,体内肾素-血管紧张素-醛固酮系统活化,外周血管收缩,水钠潴留而形成,一般只有介入手术后可下降。

五十七、肾动脉狭窄患者行腔内血管成形术后出院时还需口服抗凝药物吗?

肾动脉腔内血管成形术后可能再次出现狭窄或闭塞,出院后应继续定时口服抗血小板聚集药物。

五十八、肾动脉狭窄应如何饮食?

应低盐、低脂饮食,少食多餐,多食富含钾的蔬菜、水果,适量的钾和钙可降低心血管系统对钠盐的敏感性,从而降低血压。

五十九、旋切术治疗下肢大隐静脉曲张的优点?

大隐静脉曲张传统的手术方法切口多、手术时间长、创伤大、术后恢复慢、瘢痕多、不够美观且易复发。大隐静脉旋切术采用 Trivex System 系统进行,该系统带有动力静脉旋切器和可行充盈剥离的灌注照明棒,对浅表曲张静脉及细小分支在近视直视条件下微创剥离,然后通过吸管吸出。该手术所需时间短,切口少而小,出血少,具有微创的优点,缩短了术后康复时间,增加美容效果,被认为是单纯性浅静脉曲张治疗的划时代贡献。

六十、旋切术治疗下肢大隐静脉曲张的术后注意事项?

1. 术后患者最常见问题是腿肿,任何组织创伤后都会有不同程度的水肿,属术后正常现象,抬高患肢、休息后症状会有所减轻。

2. 皮下或多或少都有积血,就像撞伤后的皮肤瘀青,多在 1～2 个月吸收。

3. 微创旋切手术在腿皮下注入大量冲洗液,有些小伤口会有少量渗液,属正常现象,继续用弹力绷带或弹力袜子加压,必要时到医院就诊。

六十一、什么样的静脉曲张适合旋切术?

旋切术适用于深静脉通畅的全部曲张静脉病例,但对合并浅静脉炎、较大血栓性静脉团、溃疡反复复发、硬化剂治疗后复发和局部色素沉着严重的病例应用时,还需结合其他治疗手段。

六十二、半导体激光术治疗下肢大隐静脉曲张的优点?

1. 手术无切口,无出血,创伤微小,只需局部麻醉,手术时间短。

2. 疼痛轻微,麻醉解除后即可下地活动,术后恢复快,不留瘢痕,并发症少。

六十三、什么是硬化剂治疗?

是一种将化学药物注入曲张静脉,使静脉发生无菌性炎症继而发生纤维性闭塞,达到使静脉萎缩的治疗方法。治疗目标为消除静脉曲张,改善病理性血流动力学状况,缓解静脉高压症状,同时满足美容效果。

六十四、泡沫硬化剂治疗静脉曲张术后需注意什么?

弹力绷带加压包扎或穿弹力袜,1 周内不能洗澡,1 周后复诊。

六十五、为什么要做踝肱指数测定?

踝肱指数是踝部动脉收缩压与肱动脉收缩压的比值,可以提示患肢动脉病变的严重程度。

六十六、踝肱指数的测定方法?

应用气囊袖带置于双侧踝部、上臂,用多普勒听诊器测取足背或胫前、胫后以及肱动脉压,两者之比就是踝肱指数,正常时踝肱指数≥0.97。

六十七、下肢深静脉血栓患者如何测量腿围?

应测量双下肢的腿围,测量位置：大腿围为髌骨上缘 15 cm 处,小腿围为髌骨下缘 10 cm 处(图 2-15-1)。

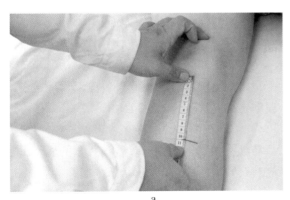

a

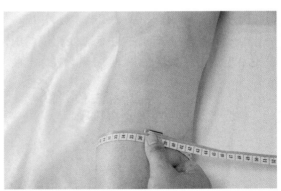

b

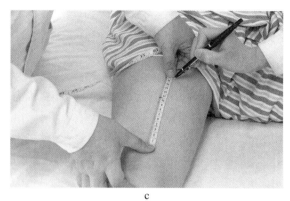
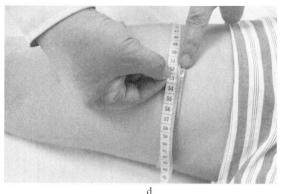

c　　　　　　　　　　　　　　　　　d

图 2 - 15 - 1　下肢深静脉血栓患者腿围测量方法

参考文献

［1］李乐之,路潜. 外科护理学：6 版［M］.北京：人民卫生出版社,2017.

［2］景在平,李海燕,莫伟.血管疾病临床护理案例分析［M］.上海：复旦大学出版社,2016.

［3］（美）辛西娅·瑞比克·克里斯藤森,（美）帕特里夏·路易斯.血管护理核心教程［M］.李海燕,陆清声,冯睿,主译.上海：上海科技出版社,2018.

第十六节　骨　　科

一、锁骨骨折怎样摆放体位?

1. 术前　患者休息时,尽量取低半卧位或平卧位,避免侧卧位;在站立时,用前臂吊带将患肢悬挂于胸前。

2. 术后　卧位时去枕,在肩胛区及患侧胸背侧方垫枕,防止患侧上肢下垂,保持上臂及肘部与胸部处于平行位;平卧位或站立位时,应用前臂吊带将患肢挂于胸前,并且患肢位置不能低于心脏,有效减轻患者的疼痛,帮助患肢恢复。

二、锁骨骨折的观察要点有哪些?

1. 术前　及时观察患肢末端的血运、温度感觉等情况,给予患者必要的心理护理。

2. 术后　观察伤口敷料外观渗血情况,敷料包扎的松紧是否合适,伤口有无渗血、渗液、肿胀及特殊气味;观察上肢皮肤颜色有无发白或青紫、皮温有无降低,感觉是否麻木,如有异常及时通知医师。

三、锁骨骨折患者的饮食指导有哪些?

饮食以易消化、营养丰富、高蛋白质、高钙及维生素丰富的食物为主,宜多吃水果和蔬菜,少食刺激性食物,避免发生便秘。

四、锁骨骨折患者术后怎样功能锻炼?

1. 术后当天,麻醉消失后,指导患者进行握拳、捏小球、伸指、分指运动。

2. 术后第 1 天,指导患者下地进行轻微的活动,进行手腕及前臂训练,腕关节的屈伸、桡侧及尺侧偏、旋转活动、肘关节的屈伸运动。

3. 术后第 2 天,进行患肢握拳活动及肘关节屈伸运动,进行肩关节外展、外旋及后伸运动。

4. 术后 1 周,指导肩关节活动。

5. 术后 2 周,进行主动肘关节及肩关节活动。

五、锁骨骨折后的患者怎样进行出院指导?

1. 患侧肩部及上肢的有效固定位。

2. 坚持进行肩关节及肘关节循序渐进的功能锻炼,避免肩关节周围软组织再损伤。

3. 患肢避免提重物,定期复查,骨折愈合后可负重锻炼。

4. 如患肢出现麻木、颜色改变、温度低或切口处红肿、疼痛等情况,及时复查。

5. 定期门诊复查骨折愈合情况,第 1 个月、第 2 个月、第 6 个月行 X 线复查,了解骨折愈合情况。

六、肱骨干骨折的体位有哪些指导?

1. 术前　功能位石膏托固定后,患者于仰卧位时将患肢抬高,高于心脏水平,利于静脉、淋巴回流,减轻肿胀;站立位时,用前臂吊带将患肢悬挂于胸前,尽量避免搬动,若需搬动,用双手平托患肢,避免疼痛、骨折移位。

2. 术后　术后以平卧位为宜,平卧时,患肢下垫一软枕,使之与躯体平行,促进血液回流,减轻肿胀;站立时,患肢用前臂吊带制动。

七、肱骨干骨折的观察要点有哪些?

1. 术前　① 用石膏或夹板固定患肢,观察伤口及患肢的血运情况,如有异常立即通知医师;② 伴有桡神经损伤者,观察其感觉和运动功能恢复情况;③ 骨折远端皮肤苍白、皮温低,且摸不到动脉搏动,在排除夹板、石膏固定过紧的因素外,应考虑肱动脉损伤和前臂骨筋膜室综合征可能,如前臂肿胀严重,皮肤发绀、湿冷,可能有肱静脉损伤。

2. 术后　观察伤口有无红、肿、热、痛、渗血及渗液,及时更换敷料,记录引流液的颜色、性质、量等,观察肩关节肿胀情况,如发现患肢远端出现青紫、肿胀、剧痛,及时报告医师做相应的处理。术后有垂腕、指掌关节不能伸直,拇指不能外展或手背侧皮肤有感觉麻木等现象,及时通知医护人员。

八、什么是骨筋膜室综合征? 临床表现有哪些?

四肢的肌肉和神经都处于筋膜形成的间隔区之中,这是一个闭合的空间,当其中压力增加时,会影响血液循环及组织功能。骨筋膜室综合征是四肢骨筋膜室内的肌肉和神经因急性缺血而发生的一系列症状和体征。临床表现如下。

1. 疼痛,创伤后早期肢体持续剧烈疼痛,且进行性加剧,是筋膜室内神经受压和缺血的重要表现。当缺血严重、神经功能丧失后,感觉即消失,再无疼痛。

2. 指或趾呈屈曲状态,肌力减弱。

3. 患肢表面皮肤略红,温度稍高,肿胀,有严重压痛,触诊可感到室内张力增高。

4. 当肌肉缺血较久,发生广泛坏死时,可出现全身症状,如体温升高、脉搏加快、血压下降、白红细胞计数增多、血沉加快、尿中出现肌球蛋白等。治疗方法:早期彻底切开受累间隔区筋膜,是防止肌肉和神经发生坏死及永久性功能损害的唯一有效方法。

九、肱骨干骨折后疼痛怎样处理?

术后 3 天内疼痛较剧烈,如疼痛呈进行性加重或波动性,伴皮肤红、肿、热,伤口有脓液渗出或有臭味,应及时通知医师。

十、什么是疼痛?

目前国际疼痛研究学会(IASP)提出的疼

痛新定义为"疼痛是一种与组织损伤或潜在组织损伤相关的感觉、情感、认知和社会维度的痛苦体验"。疼痛的原因可分为温度刺激、化学刺激、物理损伤、病理改变及心理因素。

十一、疼痛如何分类?

疼痛的分类,不同的学者有不同的分类方法。

1. 按疼痛的病程可分为急性痛和慢性痛。

2. 按疼痛性质可分为钝痛(如酸痛、胀痛、闷痛等)、锐痛(如刺痛、切割痛、灼痛、绞痛、撕裂样痛、爆炸样痛等)和其他疼痛(如跳痛、压榨样痛、牵拉样痛等)。

3. 按疼痛部位可分为头痛、胸痛、腹痛、腰背痛、骨痛、关节痛和肌肉痛等。

4. 按疼痛起始部位及传导途径可分为皮肤痛、躯体痛、内脏痛、牵涉痛、假性痛和神经痛。另外还有癌性疼痛,其在癌症早期往往无特异性,不同部位的癌性疼痛其性质和程度均可不同,可为钝痛、胀痛等,而中晚期的疼痛剧烈,不能忍受,需要药物镇痛。

十二、影响疼痛的因素有哪些? 药物镇痛治疗的原则是什么?

影响疼痛的因素分为内在因素和外在因素,内在因素包括人口学特征、宗教信仰与文化、行为作用、以往的疼痛经验、注意力、情绪、对疼痛的态度,外在因素包括环境变化、社会支持、医源性因素。缓解和解除疼痛的方法包括药物镇痛、物理镇痛、针灸镇痛、经皮神经电刺激疗法。

根据世界卫生组织三阶梯镇痛原则,药物镇痛治疗的五项基本原则如下。

1. 口服给药:其特点是方便,能应付各种多发性疼痛,镇痛效果满意,不良反应小,可减少医源性感染,并将耐受性和依赖性减到最低限度。

2. 按时用药:按医嘱所规定的时间给药,下一次剂量应在前次给药效果消失之前给予,以维持有效血药浓度,保证疼痛得到连续缓解。

3. 按阶梯用药:选用药物由弱到强,逐渐升级,最大限度减少药物依赖的发生。

4. 个体化给药:对麻醉药敏感度个体差异性很大,所谓合适剂量就是按满意镇痛的剂量标准的推荐剂量再根据每个人的疼痛程度、既往用药史、药物药理学特点等确定和调整。

5. 密切观察及宣教:对用镇痛药患者要注意密切观察其反应,要将药物正确使用方法、可能出现的不良反应告诉患者,其目的是使患者获得最佳疗效并减轻不良反应。

十三、疼痛护理包括哪些内容?

疼痛护理是疼痛管理的重要内容之一,主要包括疼痛的护理流程、疼痛的评估内容与方法、疼痛的护理措施和疼痛的控制标准等。疼痛的护理流程包括全面并动态评估、实施镇痛、观察并记录、健康教育和随访。

疼痛评估是进行有效疼痛控制的首要环节,不仅要判断疼痛是否存在,还要评价镇痛治疗的效果。疼痛与其他4项生命体征不同,它不具备客观地评估依据,而且疼痛的原因和影响因素较多,个体也存在差异。疼痛评估原则是常规、量化、全面和动态,护士要掌握疼痛评估内容、评估方法及评估记录。评估内容包括疼痛经历和病史、社会心理因素、镇痛效果的评估。评估方法包括交谈法、观察与临床检查、评估工具的使用。疼痛的记录方法可分为两类,即由护士完成的住院患者护理记录和由门诊患者完成的自我护理记录。护士在护理病历的入院评估单、护理记录单及特护记录单关于疼痛的项目中记录患者疼痛情况,记录内容应突出疼痛时间、疼痛程度、部位、性质、镇痛方法和时间、疼痛缓解程度及疼痛对睡眠和活动的影响等方面。

十四、肱骨干骨折后的功能锻炼有哪些?

1. 指、掌、腕关节活动　患肢固定后即可做屈伸指、掌、腕关节动作,患肢做主动肌肉收缩活动,如握拳、腕关节的屈伸及桡尺偏等活动,练习强度和频率以不感到疼痛和疲劳为宜。

2. 肩、肘关节的活动　患肢固定后第 1 天可做肩、肘关节活动。

肩肘关节的前驱、后伸活动:用健手托住患肢腕部,做肩、肘关节前驱、后伸。

肩关节旋转:身体向患侧倾斜,肘关节屈曲 90°以上,用健手握住患侧手腕部,做肩关节旋转动作。

外展、外旋运动:上臂外展、外旋,练习的幅度和频率以不感到疼痛和疲劳为宜。

十五、肱骨干骨折患者怎样进行出院指导?

1. 出院后坚持功能锻炼,活动幅度和力量要循序渐进,利于关节功能恢复。

2. 患肢避免提重物,定期复查,骨折愈合后可负重锻炼。

3. 如出现患肢麻木、手指皮肤颜色改变、皮温低等,或切口红肿、疼痛等情况,及时复查。

4. 定期门诊复查骨折愈合情况,术后 1 个月、2 个月、6 个月行 X 线片复查,了解骨折愈合情况。

十六、尺桡骨骨折的体位指导有哪些?

1. 术前　患肢石膏托外固定,维持在肘关节屈曲 90°、前臂中立位,适当抬高患肢,以促进静脉血液回流,减轻肿胀。

2. 术后　术后根据麻醉情况平卧 4～6 h,卧位时患肢下垫一软枕,促进血液回流,减轻肿胀;站立时,用前臂吊带将患肢悬挂于胸前。

十七、尺桡骨骨折的病情观察要点有什么?

1. 术前　观察患者的左右手活动是否正常,及指端血运、感觉情况。采取患肢石膏托外固定制动,观察末梢血液循环情况,注意手部皮肤温度、颜色、感觉及手指活动情况,避免石膏过紧、过松,观察皮肤受压部位,观察石膏是否有扭曲、变形及断裂情况。

2. 术后　观察患者生命体征,观察术后伤口渗血及引流情况,患者伤肢或手部疼痛、肿胀、活动情况。观察手部皮肤是否出现青紫或苍白,手指是否麻木、有无脉搏及能否伸或分拇指等情况。刺激患者的感觉,对指、掌功能训练,提高手指抓握能力。

十八、尺桡骨骨折术后的功能锻炼有哪些?

从复位开始后 2 周内,可进行前臂和上臂肌肉收缩活动。

第 1 天:用力握拳、松拳、充分屈伸拇指,对指、对掌。

第 4 天:当左臂为患肢,右臂为健肢时,开始用健肢协助患者做肩前屈、肩外展及肩后伸动作;反之方法相同。

第 7 天:手指的抗阻练习,可以捏橡皮泥、拉橡皮筋或弹簧等。

第 15 天:做肩前屈、后伸、外展、内收运动。

3 周内禁忌做前臂旋转活动,以免干扰骨折的固定,影响骨折的愈合。

十九、尺桡骨骨折的出院指导有哪些?

1. 对于行长臂石膏托固定患肢,卧位时患肢垫枕与躯干平行,头肩部抬高;离床活动时,用前臂吊带将患肢悬挂于胸前。

2. 出院后继续进行功能锻炼,遵循"早活动、晚负重"的原则,负重要等到骨折完全愈合后才可以进行。

3. 复诊的指征及时间。有石膏固定的患者,患肢如出现"5P"征,即无脉、疼痛、苍白、感觉异常、麻痹,立即就诊。

4. 骨折后 1 个月、3 个月、6 个月行 X 线摄片复查。

二十、骨盆骨折有哪些并发症?

1. 休克　是骨盆骨折最棘手的并发症之一,严密观察患者的病情,监测生命体征,观察口唇、面色及皮肤温度等变化,及时通知医师。

2. 膀胱、尿道损伤　注意患者排尿和下腹部情况,若下腹部出现疼痛、肿胀、压痛和排尿困难等症状,伴无尿或有少量血尿流出,向膀胱内注入生理盐水后回吸,如注入量多于抽出量,可能是膀胱破裂的征兆;若会阴部肿痛,排尿困难,尿道口有血迹,导尿管有血液流出或难以插入,提示尿道损伤。

3. 腹膜后血肿　发现腹肌紧张、血压降低或肠鸣音消失等症状时,及时向医师报告。

二十一、骨盆骨折术后体位指导有哪些?

术后将患者搬运至病床时,注意保护双下肢;平卧 4～6 h 后,用软枕抬高患肢;6 h 后协助患者翻身,背部垫枕,侧卧 45°,缓解后方切口及背部皮肤压力;俯卧位和平卧位每 2 h 交替 1 次,以控制受压部位皮温,缓解局部皮肤代谢,避免伤口长期受压,导致局部缺血使伤口发生感染。

二十二、骨盆骨折术后并发症的观察要点是什么?

1. 肺部感染　鼓励患者扩胸、深呼吸、咳嗽以及锻炼肺功能。

2. 泌尿系感染　嘱患者多饮水,保持会阴清洁,预防泌尿系感染,若病情允许及时拔出尿管。

3. 便秘　患者少食多餐,多饮水,多吃蔬菜水果和富含纤维的食物,鼓励患者床上活动,刺激肠蠕动,必要时应用药物通便。

4. 下肢静脉血栓　术后尽早进行小腿和踝部活动,按摩肢体,促进血液循环,术后 12 h 给予抗凝药物。

二十三、骨盆骨折患者怎样进行功能锻炼?

1. 麻醉过后,可指导患者行远端肢体活动,如足趾活动、足跖屈背伸运动、按摩患肢小腿肌肉等,以促进血液循环。

2. 术后第 2～3 天,进行股四头肌、小腿三头肌静态收缩练习及足跖屈背伸运动。膝关节用软枕垫高,使下肢抬高 10°～20°。

3. 术后第 5 天,练习抬臀,患者取仰卧位,双腿屈曲,双上肢平放于身体两侧,以脚掌及肩部支撑,靠臀肌及盆腔的力量将臀部抬起离床,持续 5 s 左右。

4. 术后 1～2 周,进行直腿抬高及屈髋屈膝练习,注意各关节的活动范围不宜过大。

5. 术后 3～5 周,加强下肢肌肉收缩练习及髋关节、膝关节的活动,由被动活动逐渐过渡到主动活动。

6. 术后 6～8 周,开始扶拐,患肢不负重行走。术后 10 周,患肢可部分负重。术后 12～14 周,患肢可完全负重。

二十四、骨盆骨折的出院指导有什么?

1. 向患者说明适当活动的必要性,消除其依赖心理,鼓励其逐渐生活自理,嘱患者出院后避免长时间的站立、行走和剧烈活动及重体力劳动,防止发生损伤。

2. 多吃富含植物有机活性碱的食品,如油菜、南瓜、芹菜、白菜等,多补充含钙食品,促进创伤康复。

3. 功能锻炼应遵循循序渐进的原则,在 X 线显示骨折愈合前不主张负重。

4. 术后 3 个月,行 X 线和 CT 复查。术后 6 个月复查且之后每 6 个月复查 1 次,及时复诊。

二十五、股骨干骨折的体位指导是什么?

1. 术前　抬高患肢以利于消肿,适当进行踝关节绕环动作、背伸、趾屈等踝泵运动。锻炼时以不引起疼痛和疲劳为度。

2. 术后　根据麻醉方式及手术要求,患者取平卧位,抬高患肢,以利于血液回流,促进肿胀消退,保持患肢的功能体位,即外展中立位,将床尾微微抬高,足尖向上,膝盖略弯曲,大腿部向外展 20°左右。

二十六、股骨干骨折的术后病情观察要点是什么?

1. 观察患者的神志、伤口渗血情况,患者末梢血供、温度、颜色及感觉等,若患肢肢端的皮肤温度降低、肤色变紫及活动受限,通知医师。

2. 检查引流管的情况,确保妥善固定引流管,防止扭曲、阻塞和脱落,注意观察引流管的量及性质。遵医嘱给予患者镇痛泵或镇痛药物,保证患者的睡眠,促进其机体快速恢复。

二十七、股骨干骨折术后患者怎样进行功能锻炼?

1. 早期。术后 2 周内,麻醉清醒后指导进行上下肢踝泵运动,背伸、趾屈及股四头肌的等长收缩锻炼,使双下肢膝盖部主动向床面压下。

2. 中期。术后 2～3 周,骨折局部肿胀、疼痛已基本消失,此时进行膝关节活动训练和患肢直腿抬高运动与足部蹬床训练;术后 4～7 周,可拄拐下床活动,患肢不负重;术后 8～11 周,可部分负重行走;术后 12 周,可自行行走。

3. 晚期　术后 6 个月,骨折已处于临床愈合期,可进行负重训练。

二十八、胫腓骨骨折的体位指导是什么?

1. 术前　用夹板或石膏临时固定患肢,随时查看夹板或石膏的松紧度及肢体有无麻木、疼痛等,防止发生局部压力性损伤、肢体坏死等严重并发症。

2. 术后　根据麻醉方式及手术要求,将患肢平卧位放置,抬高患肢,以利于血液回流,促进消肿,在腘窝及小腿处垫一薄枕,使膝关节屈曲呈 20°～30°,足踝保持功能位,避免受压,防止足下垂。

二十九、胫腓骨骨折的病情观察要点是什么?

1. 术前

(1)牵引时抬高患肢 15°～30°,保持有效反牵引力,保持牵引有效性。注意针眼有无红、肿、热、痛及渗液等情况,足跟垫水垫或使足跟悬空,以防压力性损伤。

(2)足趾进行背伸、趾屈活动,给予冷敷,保持足处于中立位,促进静脉血液回流,利于肿胀消退。

(3)观察患肢足趾血液循环、感觉、运动情况、足背动脉及胫后动脉搏动情况,观察患者皮肤颜色、温度、肿胀情况,警惕骨筋膜室综合征,如有异常通知医师。

2. 术后　观察伤口渗血情况,患肢末梢供血情况,皮肤温度、颜色及感觉等,检查引流管情况,确保引流管妥善固定,防止引流管扭曲、阻塞、脱落,注意观察引流液的量及性质。遵医嘱给予镇痛泵或镇痛药物。

三十、胫腓骨骨折术后如何进行功能锻炼?

1. 早期　麻醉清醒后,指导其做患肢踝关节绕环运动、背伸趾屈动作及股四头肌等长收缩锻炼。术后 2 周内,主要锻炼股四头肌等长收缩、髌骨的被动运动、踝关节背伸趾屈运动。

2. 中期　术后 2 周后,可逐渐进行骨折下关节活动,主要做直腿抬高运动和膝关节屈伸活动。

3. 晚期　术后 6～8 周,进行全面的肌肉及关节活动,加大活动量及范围,逐渐练习行走。

三十一、胫腓骨骨折患者的出院指导有哪些?

1. 继续进行肢体功能锻炼,加强患肢活动,活动幅度和力量要循序渐进,最大限度地恢复生活功能。

2. 在扶拐下床活动时,注意全脚着地,防止摔伤。

3. 每月进行 X 线复查,在骨折愈合前患肢禁止负重,如有不适及时去医院复查。

三十二、踝骨骨折患者怎样进行体位指导?

1. 术前　抬高患肢并制动,使患肢高于心脏水平位,以利于消肿。在不增加疼痛的前提下,指导患者适当行背伸趾屈等功能锻炼,促进血液循环,消除肿胀。

2. 术后　抬高患肢 3～5 天,以利于血液流动,消除肿胀,根据医嘱决定是否增加床尾的抬高高度。

三十三、踝骨骨折的病情观察要点是什么?

1. 术前　观察患肢的肢端血运、活动、温度情况,如有张力性水疱,妥善处理,避免患者情绪紧张。用石膏固定患肢,观察是否出现血管、神经受压挤压情况,有无疼痛感加剧,或出现足背感觉异常等情况,避免因肿胀受压引发石膏内压力性损伤;防止石膏受潮,注意保持石膏清洁与干燥。

2. 术后　观察伤口部位是否出现红肿、疼痛感是否发生改变、有无波动感,保持引流的通畅,敷料的清洁、干燥,如有渗血、渗液及时更换。使用弹力绷带的患者,观察肢端血运情况,避免绷带过紧导致血运不畅。

三十四、踝骨骨折术后如何进行功能锻炼?

1. 早期　术后 1～2 周,应以股四头肌的收缩运动与足的背伸趾屈动作为主,这样能更好地稳定骨折,还有利于消肿、促进血液循环。

2. 中期　术后 2 周,疼痛减轻、肿胀消退,在医护人员指导下进行患肢膝髋关节的主动活动、股四头肌肌力的练习,逐渐从被动活动转为主动活动。

3. 晚期　在临床愈合期,应重视负重锻炼与患肢关节的相关活动——踝泵运动,确保各关节能够尽早恢复正常的功能与运动范围。

三十五、踝骨骨折患者的出院指导是什么?

1. 保持患肢抬高,直至肿胀完全消退。

2. 坚持康复锻炼,防止出现肌肉萎缩、关节粘连僵硬。坚持早活动、晚负重的原则,防止骨折端移位。

3. 术后 6 周,如骨折愈合良好,可卸掉石膏托,酌情负重行走。术后 8～12 周,可渐进式采取完全负重行走。

三十六、颈椎骨折固定制动方法是什么?

1. 颈托固定　翻身侧卧,将颈托后片紧贴于患者后颈部,一手扶颈托,协助患者平卧,再将前片从颈前对合,扣上搭扣。佩戴时松紧适宜,颈托勿与患者皮肤直接接触。保持颈托清洁,睡眠时坚持佩戴,勿随意取脱。

2. 颅骨牵引或枕颌带牵引　牵引前,宣教牵引的重要性及注意事项；牵引时，保持颈椎固定，辅助骨折脱位复位，床头抬高 20～30 cm；牵引后，保持牵引有效性，观察牵引针孔处有无红肿、分泌物或结痂。

3. 轴线翻身 患者变更体位时，保持头、颈、躯干纵轴方向的一致性，严禁躯干和颈部扭曲旋转。

三十七、颈椎骨折患者术前适应性训练有哪些？

为保证手术治疗效果，颈椎骨折患者术前应重点进行适应性训练，包括气管和食管推移训练、呼吸功能训练、仰卧位及俯卧位训练。

三十八、颈椎骨折术后观察要点是什么？

1. 体位护理 前路手术：平卧位不垫枕头，侧卧位垫 2 个小枕头，沙袋固定颈肩部两侧。颈围护颈，不要做点头或摇头动作。后路手术：平卧位，头下垫 1 个小枕头，颈后伤口部位悬空不受压。

2. 沙袋固定颈肩部两侧，侧卧位垫 2 个小枕头，此种体位坚持至少 3 个月。

3. 轴线翻身，翻身时保持头、颈、脊柱成一直线不可扭转，交替平卧及左右侧卧位。

4. 严密观察伤口引流管的量、颜色、性质及切口渗血情况，如渗血多及时更换敷料，如引流液量多且稀薄、色淡，及时通知医师。

三十九、颈椎骨折术后患者怎样进行康复训练？

1. 术后颈部制动，使用颈围固定 3 个月，以后可解除颈围，循序渐进锻炼颈部肌肉，加强颈椎稳定性。

2. 循序渐进地主动行四肢各关节的功能锻炼，如对指练习、分指握拳练习、肩关节的外旋外展练习及加强颈肌功能锻炼。

四十、颈椎骨折患者的出院指导是什么？

1. 选择适当的枕头，保持颈部及脊柱正常的生理弯曲，避免颈部长期悬空、屈曲或仰伸。

2. 选择合适的颈托，松紧以颈部能小范围活动，不妨碍吞咽、呼吸，但要防止猛烈抖动为宜。

3. 术后颈围制动 3～4 个月，禁忌颈部旋转，加强四肢各关节、肌肉的锻炼。避免弯腰、低头活动，在日常生活中保持正确颈部姿势。

4. 嘱术后 1 个月、3 个月、6 个月、12 个月到医院复诊，根据恢复的情况，给予进一步的治疗和功能锻炼。

四十一、腰椎间盘突出症患者的体位护理有哪些？

1. 术前 指导患者练习轴线翻身，使脊柱维持在一条直线；练习俯卧位，有效增加手术体位的耐受程度。

2. 术后 根据麻醉及手术方式，给予患者平卧位，保持脊柱平直，为患者行轴线翻身，勿屈曲、扭转腰部。

四十二、腰椎间盘突出症患者的术后观察要点是什么？

1. 严密观察患者生命体征的变化，保持平卧位，防止出血。

2. 保持引流管通畅，及时更换引流袋，观察引流液的颜色、性质、量的变化，如有异常及时通知医师。

3. 脊髓神经功能观察：观察双下肢感觉、活动、深浅反射等情况，观察有无触觉和痛觉改变，如术后下肢疼痛加剧、感觉和运动障碍，可能是伤口周围组织充血水肿压迫神经所致。观察双下肢的末梢血运、皮肤的颜色及温度，如有异常及时通知医师。

四十三、腰椎间盘突出症患者术后有哪些并发症?

1. 尿潴留　实施局部热敷、按摩、听流水声等护理措施,无效者可行留置导尿,鼓励患者多饮水,每天饮水在 2 000 ml 以上,做好尿管护理及会阴护理,有效预防泌尿系感染。

2. 脑脊液漏　一般发生在术后 1～5 天内,引流出的血性液体呈进行性增多,颜色逐渐变淡,患者出现头痛、头晕等低颅内压的症状,遵医嘱改负压引流为正压或平压,并采取头低脚高位。

3. 椎间隙感染　腰椎术后最严重的并发症,严密监测患者的体温及双下肢、腰背部的疼痛情况,如发生异常应及时处理。

4. 下肢深静脉血栓形成　患者长期卧床,静脉血流滞缓,若患肢出现下肢疼痛、肿胀的情况,应及时报告医师。腰椎术后第 2 天,要指导患者进行双下肢屈伸运动、直腿抬高运动以及踝泵运动,以促进下肢静脉回流。

5. 便秘、腹胀　指导患者多吃蔬菜、水果、粗纤维食物,喝蜂蜜水,并顺时针按摩腹部,必要时予以开塞露。

6. 压力性损伤　勤翻身,有条件时使用气垫床,保持皮肤干燥,鼓励进食高蛋白质、高热量、高维生素饮食,提高机体抵抗力。

7. 肺部感染　鼓励患者做深呼吸,进行有效咳嗽,必要时用抗生素控制感染。

四十四、腰椎间盘突出症患者术后怎样进行功能锻炼?

1. 踝泵运动　教会患者掌握踝泵运动要领,足趾屈曲、伸直保持 3～5 s,每天锻炼循序渐进,以不觉疲劳为原则。

2. 直腿抬高练习　通过锻炼,促进神经根血液循环,防止神经根粘连。术后第 2 天拔出伤口引流管后可指导患者做直腿抬高训练,两腿左右交替训练。

3. 腰背肌的功能锻炼　五点支撑法、三点支撑法、飞燕式,腰背肌锻炼每天 3～4 次。

四十五、腰椎间盘突出症患者的出院指导有哪些?

1. 出院后卧硬板床,术后 1 个月带腰围下地行走,不可久坐、久立。

2. 正确的站姿和坐姿,坐时腰部贴紧椅背,站立时勿弯腰弓背,保持腰椎正常前凸。避免弯腰用力。检查腰背肌及肢体功能锻炼至少 6 个月以上。早期不做上身下屈及左右过度扭曲的动作,减少脊柱的活动。

3. 建立良好的生活习惯,戒烟、戒酒,加强营养,多吃含钙、磷、维生素 D 较多的食物,促进钙吸收。

4. 出院后定期复查。

四十六、椎间孔镜手术患者术后的观察要点是什么?

1. 术后 2 h 内观察患者穿刺处敷料有无渗血及量的变化,保持穿刺处敷料的干燥;严密观察双下肢感觉运动功能,如出现疼痛加重、双下肢感觉运动障碍,及时通知医师。

2. 尿色的观察:使用显影剂者,部分需经肾脏代谢,因此尿液呈蓝绿色,鼓励患者多饮水,加快药物的排泄,关注肾功能的生化指标。

3. 术后平卧 2 h 后,可系好腰围下床活动。术后以卧床为主,轴线翻身,在床上活动四肢;术后 1 周,在床上进行腰背肌锻炼。

4. 功能锻炼:告知患者活动应循序渐进,术后 6 h,可做踝关节、双下肢膝关节屈伸活动,由被动到主动活动。术后 12 h 可做直腿抬高练习,指导患者做股四头肌等长收缩锻炼,加强腰背肌功能锻炼，增强脊柱稳定性。

四十七、脊柱结核患者的饮食指导是什么？

1. 术前　脊柱结核属于慢性消耗性疾病，术前给予高热量、高蛋白质和高维生素的饮食，避免辛辣和干硬的食物；注重饮食的多样性，少量多餐，增加患者的食欲，提高机体抵抗力。术前患者的白蛋白水平纠正到 35 g/L 以上，血红蛋白水平纠正到 100 g/L 以上。

2. 术后　嘱患者少量多餐，多饮水，早期以易消化、富含维生素的饮食为主，禁食甜点、生冷、油腻及易产气的食物；后期鼓励患者多进食奶类、豆类等富含蛋白的食物，及新鲜水果和蔬菜等富含粗纤维、维生素的食物。

四十八、脊柱结核患者抗结核药物的指导是什么？

术后督促患者继续服药，并说明继续用药的必要性，告知患者用药时间为 12～18 个月。用药期间每个月复查 1 次，发药时做到看服到口，防止漏服、错服。同时，继续观察药物不良反应，及时检测肝肾功能等。

四十九、脊柱结核患者出院指导是什么？

1. 休息与锻炼　绝对卧硬板床休息至术后 3 个月，6 个月内避免弯腰，禁止做脊柱旋转运动；1 年内避免负重，不提重物，减小胸腰椎所承受的压力。逐步增加床上活动，预防并发症。

2. 抗结核治疗　遵医嘱口服抗结核药物 6～18 个月，坚持早期、适量、规律、联合、全程用药原则。向患者及家属讲清药物的使用方法和可能发生的不良反应，如有异常及时与医师联系。

3. 环境要求　应尽量在阳光充足、空气新鲜、温度适宜的地方休息。

4. 心理指导　由于脊柱结核患者出院后治疗时间较长，患者易产生悲观、消极、自卑、抵触治疗的心理，护士应指导患者积极面对出院后治疗，树立战胜疾病的信心，帮助患者保持平和、愉快、舒畅的心情。

五十、膝关节骨性关节炎行人工全膝关节置换术后体位是怎样的？

术后患者取平卧位，并将患肢抬高 30°～60°，应将抬高物置于患者小腿或踝部，严禁在膝关节下方垫枕，保持膝关节在伸直抬高位休息，目的是减轻关节肿胀程度，防止膝关节屈曲挛缩。

五十一、人工全膝置换术后患者怎样进行功能锻炼？

行手术治疗后，应在麻醉清醒后即刻锻炼，早期指导患者进行踝泵锻炼、直腿抬高锻炼、腘绳肌等长收缩锻炼；术后 3～7 天，可指导患者扶双拐或者用助行器下地站立，练习屈膝功能和伸膝功能锻炼；术后 1 周，可指导患者进行腘绳肌肌腱力量锻炼、四头肌肌力锻炼、起坐锻炼及上下楼梯锻炼。

五十二、人工全膝置换术后患者的出院指导是什么？

训练强度应以练习后的疼痛在完成练习 2 h 后消失为准，否则需降低训练强度。

1. 适当的休息与运动。

2. 日常活动应避免膝关节的过度负担，以减少膝关节磨损的机会。

3. 膝关节术后，请尽量避免蹲马步、爬山、跑步、提重物、走远路等。

4. 术后 6 个月，可以游泳、骑脚踏车，逐渐恢复到正常生活。

5. 伤口发炎、出现分泌物、疼痛加剧等及时复诊。

6. 出院后继续进行主动直腿抬高、伸膝、屈膝锻炼,抗阻力锻炼,增强肌力,增加关节活动范围,逐渐减少拐杖和助行器的使用,一般2～3个月后可独立行走。

五十三、股骨颈骨折行髋关节置换术后的体位指导是怎样的?

术后去枕平卧 6 h,保持合适卧位,患肢外展 30°中立位,可在两腿间放置软枕,避免髋关节内收、外旋。术后第 1 天可逐渐摇高床头,由 30°开始逐渐过渡到 90°,术后取平卧位或健侧卧位(中间放置软枕);术后 3 个月左右可患侧卧位。

五十四、髋关节置换术后患者怎样进行功能锻炼?

1. 术后麻醉清醒后,开始患肢股四头肌收缩锻炼,可屈伸足趾、踝部,进行踝旋转动作。进行患肢贴床外展、外旋动作;进行患肢贴床屈膝、屈髋活动,屈髋角度小于 90°;进行直腿抬高锻炼,要求足跟离床、空中停顿 5～10 s。

2. 术后第 2 天,开始进行股四头肌等长收缩锻炼。

3. 术后第 3 天,可在医师指导下坐床边进行练习,坐位时避免髋关节屈曲超过 90°,并且患髋避免屈曲、内收、外旋的动作,以免导致脱位。

4. 术后第 2～3 天,开始练习站立及行走。指导患者正确使用助行器、正确起坐锻炼及床椅转移、正确上下楼梯。

五十五、髋关节置换患者的出院后注意事项有哪些?

1. 不要弯腰穿鞋;不蹲位上厕所;不跷二郎腿;不健侧卧位压到患肢;不坐床头取床尾物;不坐矮凳;上下楼梯时,健侧先上,患侧先下,单拐步行应放在健侧。

2. 预防感染。

3. 在乘飞机安全检查时,出示医疗证明。

4. 控制体重,减少人工关节磨损,避免跌倒。

5. 减少登山、打太极、上下楼梯等运动,推荐散步、骑固定自行车等运动。

6. 加高床、椅、坐厕的高度,避免髋关节屈曲超过 90°。

7. 座椅两边加扶手。

五十六、肩袖损伤行肩关节镜的优势有哪些?

肩关节镜是目前微创关节外科手术的主要治疗工具之一。手术时,通过 5 mm 的皮肤切口进入肩关节,通过光学镜头将肩关节内的组织结构投射到高清显示器上,不仅可以更加明确地诊断肩关节内的病变,而且可以进行有针对性的治疗。

肩关节镜的优势:

① 切口小,软组织损伤小,皮肤瘢痕极小;② 微创手术,手术安全性高,同一关节可行多次手术;③ 关节镜下视野清晰,可同时治疗多种疾病。肩关节镜是肩峰撞击综合征、关节盂唇撕裂、肩袖疾病、肩关节不稳的最佳诊疗方法。

五十七、肩袖损伤行肩关节镜手术后的体位指导是什么?

患肢术后需要固定于外展位至少 4～6 周,外展位可使修补的肩袖组织及肩关节囊处于最小张力状态,利于组织愈合。佩戴固定式肩关节外固定支具,同时选择上肢抬高垫横放于患侧腋下,确保患者肩关节可以外展 30°～60°,前屈 30°左右。

五十八、肩袖损伤术后并发症的应对措施是什么?

1. 肩部肿胀是最常见的并发症,可采取冰袋冷敷,指导患者肌肉收缩和手肘关节活动,促进静脉和淋巴回流,帮助肢体抬高以减轻水肿。

2. 伤口感染,术后对患者伤口进行严密的观察,判断伤口是否存在红肿或积液现象,必要时应用相关的抗生素达到预防感染的目的,降低伤口感染的发生率。

3. 关节内血肿,术后注意加压包扎,做好冷敷处理,加强止血,减少或防止关节内血肿的产生。

五十九、肩袖损伤术后患者怎样进行功能锻炼?

1. 第一阶段(术后 0～6 周)为保护期。手术麻醉消退后,开始动手指、腕关节、肘关节。活动肘关节时,用健手扶持患肢上臂以制动患肩,行肘部屈伸。患肩需严格使用肩关节外固定支具制动,禁止行肩关节主动外展活动。

2. 第二阶段(术后 7～12 周)为早期功能锻炼和肌力增强期。

屈肘展肩训练:以上臂为转动轴,前臂沿水平位尽量内收和外展。

内收探肩训练:患肢屈肘,用健肢托扶患肢,使患肢内收,患侧手尽量探摸健侧肩膀,并逐渐向后擦拭健侧肩部胛部,还原复位。

外展指路训练:患肢抬起向前伸直呈水平位,然后外展 90°后复原。

爬墙实验:面向墙壁站立,患侧手扶墙面,手指向上攀爬,循序渐进。

3. 第三阶段(术后 13 周及以后)为后期肌力强化期。

弹力带锻炼:在手上系 1 根松紧弹力带,利用其松紧弹力作用进行内外旋锻炼,以增加肩关节内外旋转锻炼范围。

划船动作或游泳动作练习:此动作可以把内收、外展、内旋、外旋、前屈、后伸及上举等多方向动作联合起来锻炼肩关节。

哑铃锻炼:患肢持 2～3 kg 的哑铃进行肩关节外展、上举练习。

六十、肩袖损伤术后的出院指导是什么?

1. 肩关节功能的全面康复需要 6～12 个月的时间,制订有效的康复计划。

2. 补充维生素有益于肌腱炎愈合,日常注意肩关节的保暖。

3. 运动前做好充分的准备工作,不要进行引起关节扭伤的动作。

4. 定期复查、随访。

六十一、开放性手外伤术后体位与制动要求是怎样的?

患者取平卧位,患手高于心脏水平位,有利于血液回流,减轻肿胀,减少新生纤维生成,防止关节活动受限。制动有利于术后骨折及肌腱、神经和血管的愈合。固定的时限需根据骨折愈合或肌腱、神经和血管的愈合的要求而定。

六十二、开放性手外伤患者保暖要求是怎样的?

要求室内温暖、安静、舒适,室内温度应维持在 25℃,注意患手的保暖,局部用 60℃的烤灯持续照射 5～7 天,距离 30～50 cm,可促进手部的血液循环,防止血管痉挛。

六十三、开放性手外伤术后的用药护理是怎样的?

及时、准确执行医嘱,正确使用解痉、抗凝药物,以降低红细胞之间凝集作用和血管壁的附着作用,并可增加血容量,降低血液的黏稠度,利于血液的流通及伤口的愈合。用药过程中,注意观察药物的不良反应。

六十四、开放性手外伤术后的观察要点是什么?

观察手术末端皮肤颜色、温度、感觉、毛细血管充盈时间、有无肿胀及肿胀程度。如皮肤苍白或发绀、皮温下降,说明有血液循环障碍,及时报告医师给予处理。对石膏固定的患者,应观察石膏的松紧度、伤口的渗出情况,要注意疼痛的程度及生命体征的变化。

六十五、开放性手外伤术后患者怎样进行功能锻炼?

1. 手部骨折和关节脱位复位后　一般用石膏或夹板固定4～6周,进行未受累指、腕、肘和肩的主动活动。在健手的协助下进行被动屈伸运动;拆除外固定后,进行掌指关节和指间关节的主动屈伸运动、抓空增力运动,促进手功能恢复。

2. 肌腱修复术后　术后3周为固定期,进行未牵涉固定的手指及近端肩、肘关节的主动和被动运动,禁止进行修复肌腱张力增高的主动或被动运动。术后3～4周,肌腱愈合,外固定去除后,可开始关节活动度、肌腱活动度及肌力的练习。

3. 神经修补术后　神经无张力位固定3～4周后,在进行早期康复治疗时,尽早对瘫痪肌肉进行电刺激。停止固定后,继续进行电刺激,在恢复关节活动时,注意避免牵拉修复的神经。

六十六、腕管综合征术后观察要点是什么?

腕管综合征(carpal tunnel syndrome, CTS)又称腕管狭窄征,是最常见的周围神经卡压性疾患。腕管综合征的病理基础是正中神经在腕部的腕管内受卡压,因腕部外伤、骨折、脱位、扭伤或劳损等引起腕横韧带增厚、管内肌腱肿胀、淤血机化使组织变形或腕骨退变增生,管腔内周径缩小,从而压迫正中神经,引起手指麻木无力为主的一种病症。主要症状表现为患者首先感到桡侧3根手指麻木或刺痛,持物无力,以中指为甚。夜间加剧,温度高时疼痛加重,活动或甩手后减轻;寒冷季节患指发凉、发干,手指活动不灵敏,拇指外展肌力差。

行手术治疗后,患肢应高于心脏水平,注意观察患肢末梢循环,肢端颜色、温度、肿胀程度、运动及感觉功能恢复情况。重视疼痛观察,准确评估患者疼痛的性质、时间及程度;鼓励患者表达疼痛的感受,根据疼痛程度合理应用镇痛药物。注意观察伤口,预防切口感染,术后要保持伤口敷料清洁干燥,注意患者主诉,并注意观察生命体征变化。如术后3～5天,患者诉切口疼痛加重,体温升高,局部红肿、压痛明显,则应考虑切口感染,及时通知医师给予处理。

六十七、腕管综合征患者术后怎样进行功能锻炼?

术后告知患者及家属,本病的康复主要依靠患者主动、长期的肌力练习,需要有一定的恒心和毅力。

(1)手抓空锻炼:反复用力握拳、释拳,握拳一定要用力,伸指张开一定要伸直,尽可能张开达最大限度。

(2)分次合指法:打开手掌,依次用力合上每根手指。

(3)拇指锻炼法:拇指屈曲、背伸、内收、外展、对掌运动练习和拇指的旋转环绕锻炼。

(4)腕关节屈伸法:用力握拳,反复做腕关节的掌屈和背伸活动。

(5)手腕旋转法:分别顺时针、逆时针旋转手腕。

(6)肘关节屈伸法:屈前臂、伸前臂。

六十八、腕管综合征术后患者的出院指导是什么?

1. 患者出院后,若有疼痛,遵医嘱口服镇痛药,并服用促进神经功能恢复的药物。

2. 养成良好的生活卫生习惯和饮食习惯,宜进食瘦肉、豆制品、纤维素丰富的新鲜蔬菜、水果及含不饱和脂肪酸较多的饮食。

3. 患者出院后 2～4 周门诊复查。

六十九、糖尿病足实施手术治疗后怎样进行功能锻炼?

1. 适当步行锻炼　每天散步 30 min,以不感觉足部疼痛为宜,尽可能定时、定量、量力而行并持之以恒。

2. 改善下肢血液循环　避免双腿盘坐,平时抬高患肢,以改善下肢血液循环,指导或协助患者从趾尖向上到膝关节轻柔按摩。

3. 患肢护理　在足部伤口愈合后的数周内,嘱患者细心护理足部皮肤,减少步行,步行时速度宜缓、步幅宜小,禁止下肢静脉注射,禁用电热毯、热水毯、理疗及火炉烤脚等,以免烫伤。

七十、糖尿病足术后患者出院指导是什么?

1. 控制糖尿病

(1) 饮食控制:提倡选择粗制米、面和适量杂粮,忌食葡萄糖、蔗糖、蜜糖及其制品,少食胆固醇含量高的食物。

(2) 药物控制:指导患者按时按量正确服用降糖药,不可随意增减,指导患者掌握正确的胰岛素注射方法,根据胰岛素种类确保注射的时间、剂量正确,有计划地更换注射部位以免产生皮下硬结而影响吸收。预防低血糖的发生,如出现低血糖症状,应立即适量进食。

2. 足部皮肤护理

(1) 足部日常检查:指导患者借助镜子观察足底、趾间及足部变形部位情况。

(2) 睡前温水泡脚:水温低于 40℃,泡脚时间为 10～15 min,检查有无渗液或出血。当有破口创面时,禁止泡脚。

(3) 定期修剪趾甲:趾甲应“一”字形修剪,不可斜剪,以免伤及甲沟,趾甲不宜过短,一般与趾间齐平即可,剪后趾甲需打磨平滑。

(4) 选择透气性好的鞋袜:选用大小合适、圆头、防滑、透气性好、有搭扣的鞋,鞋底不宜太薄,鞋子内部较足本身长 1～2 cm。选用浅色、无破损的棉袜,袜口勿太松或太紧,每天更换袜子。

3. 复诊　要求患者做好居家自我监测,包括空腹血糖和餐后 2 h 血糖,每 3～6 个月复查 1 次糖化血红蛋白,至少每年行 1 次双下肢神经、血管检查。当有小伤口或水疱,尤其合并感染时,下肢出现麻木、刺痛或感觉消失时,脚感发凉、趾头变色、疼痛时及时就医。

七十一、跟骨骨折术后功能锻炼是怎样的?

1. 术后当天,进行被动膝关节及足趾屈伸活动。

2. 术后 1 天至 1 周,进行膝关节主动运动及足趾屈伸活动。

3. 术后 2 周,开始扶双拐,患肢避免负重,进行行走练习。

4. 术后 3～5 周,根据骨折愈合情况决定是否负重,患肢从部分负重行走慢慢过渡到完全负重行走。

5. 术后 6 周,开始进行踝关节屈伸练习。

6. 术后 7～8 周,尝试弃拐行走。

七十二、跟腱断裂术后的体位指导是怎样的?

患肢垫软枕抬高 15°～20°,以促进静脉回流。一般术后患肢行膝屈曲 30°、踝跖屈 30°位,过膝石膏固定。密切观察患肢末梢血液循环,若出现患肢青紫或苍白、疼痛加重或麻木等异常情况,立即报告医师检查伤口,调整石膏固定的松紧度,在石膏未干前,嘱患者尽量不要活动膝关节,避免石膏断裂。

七十三、跟腱断裂患者术后怎样进行功能锻炼?

1. 手术当天,抬高患肢,麻醉清醒后可开始足趾主动活动。

2. 术后1天,进行直腿抬高和侧抬腿练习。

3. 术后3~4周,将长腿石膏改为下短腿石膏继续固定,开始膝关节屈伸活动练习。

4. 术后5周,间断去掉石膏,进行踝关节屈伸活动练习,练习完后继续石膏固定。

5. 术后6周,去除石膏,注意加强踝关节屈伸及其他各方向的活动练习。

6. 术后7周,扶双拐垫高后跟行走,逐渐减低后跟的高度;术后2个月,开始穿平跟鞋走,并逐渐丢掉拐杖行走。

7. 术后3个月,逐渐开始正常活动并可开始练习慢跑。

七十四、跟腱断裂术后患者怎样进行出院指导?

1. 保持踝关节处石膏牢固固定,固定时间不少于6周,保持石膏的清洁干燥,恢复弹跳运动的时间不宜过早,6个月内禁止剧烈运动,防止跟腱再次断裂。

2. 按照康复计划坚持功能锻炼,扶拐行走时应正确使用拐杖,注意安全,防止发生意外损伤。

3. 定期门诊复查。

七十五、骨软骨瘤术后体位指导是怎样的?

骨软骨瘤是一种常见的、软骨源性的良性肿瘤。瘤体顶面有软骨帽,中间有髓腔,是从骨侧面突出的骨组织。多见于青少年,随机体生长而增长,当骨骺线闭合后,其生长也停止。骨软骨瘤可分为单发性和多发性两种。病初临床表现为局部进行性增大的硬性无痛性肿块,固

定于骨表面。肿块多位于股骨下端、肱骨上端和胫骨上端,其次为桡骨和腓骨两端,极少发生于关节内或脊柱。

行手术治疗后,可嘱患者抬高患肢,取健侧卧位,上肢屈肘固定于胸前,下肢术后膝关节屈曲15°,距小腿(踝)关节屈曲90°,使其处于功能位。脊柱手术后的患者应平卧,减少不必要的翻身,需要翻身时保持脊柱成一水平位,切忌坐、立或行走。

七十六、骨软骨瘤患者术后怎样进行功能锻炼?

1. 对于上肢手术患者,在手术当天患者麻醉清醒后即可开始胸前固定、用力握拳、伸指运动等,运动量视具体情况可逐渐增加。

2. 对于下肢手术患者,在手术当天患者麻醉清醒后即可开始股四头肌等长收缩及踝关节背伸活动;术后1周,可指导患者主动屈伸各个关节。

3. 对于脊柱手术患者,在伤口疼痛减轻后即可开始双下肢直腿抬高训练,以增强股四头肌及腰背部的力量。

七十七、骨肉瘤患者术后怎样进行功能锻炼?

1. 保肢手术

上肢锻炼法:握拳法,用力握紧拳坚持一会儿,再用力松拳,五指分开伸直;扳指击掌法,用右手拇指逐个扳左手五指,再用左手扳右手;交指伸臂法,双手十指交叉,掌心向外,用力向前推,再向后拉;耸肩法,用力上下耸肩;敲打上肢法,右手握空心掌敲打左上肢,由手部→前臂→上臂→肩部,反复敲打,同时敲打右上肢;双臂外展法,伸直双臂自胸前用力外展,掌心向上,由前向后伸;捶胸法,双手握空心拳,右拳捶左胸,左拳捶右胸。

下肢锻炼法：趾屈背伸法，踝关节背伸后用力趾屈，同时伸屈足趾；股四头肌收缩法，仰卧，双腿伸直绷紧，用力收缩股四头肌；直腿抬高法，伸直下肢，尽力抬高，至少达到 45°；屈伸下肢法，尽力屈曲下肢，然后尽力伸直下肢；髋部外展法，屈曲下肢，外展髋部。

2. 截肢手术　术后 2 周，伤口愈合后开始功能锻炼，用弹力绷带每天反复包扎，均匀压迫残端，促进软组织收缩；按摩、拍打及蹬踩残端，增加残端的负重能力，制作临时义肢，鼓励拆线后尽早使用，可消除水肿，促进残端成熟，为安装义肢做准备。

七十八、骨肉瘤患者术后出院指导是怎样的？

1. 如带有 PICC 应每 7 天到医院进行穿刺部位的换药、冲封管以及更换输液接头，如穿刺部位敷料脱落应到医院及时更换。

2. 在当地医院定期检查血常规，血小板减少者观察有无皮肤瘀点、牙龈出血或鼻出血等症状的发生。

3. 截肢伤口拆线后可佩戴临时义肢，消肿后可佩戴永久义肢。

4. 按计划接受化疗治疗。

5. 出院 1 周后随访 PICC 是否按时换药及复查血常规。

七十九、石膏固定术的目的是什么？

1. 维持固定，保持患肢的特殊体位。

2. 矫正肢体畸形。

3. 肌腱及韧带损伤后起保护作用。

八十、石膏固定期间的注意事项有哪些？

1. 保持石膏清洁、干燥。如果石膏外面染有污物，可用毛巾蘸肥皂水擦洗，但水不能过多，以免石膏软化变形。

2. 防止发生皮肤压力性损伤，应定时翻身。

3. 遵照医护人员的指示进行运动，以保持四肢活动，促进血液循环，减少肿胀，防止肌肉萎缩，也有助于骨折复原。

4. 石膏断裂时，立即回院重新打石膏。

5. 按时复诊，切勿自行更换或拆除石膏。

八十一、牵引的种类包括哪些？

牵引包括皮牵引、骨牵引、兜带牵引。

八十二、牵引的目的是什么？

1. 患肢制动。

2. 保持肢体功能位。

3. 减轻患者的疼痛。

4. 使患者脱位的关节或错位的骨折复位，并维持复位后的位置。

5. 矫正和预防因肌肉挛缩所致的关节畸形。

八十三、牵引期间有哪些注意事项？

1. 股骨颈骨折、粗隆间骨折、髋关节置换术后患肢需保持外展中立位，为防止患肢外旋，可穿丁字鞋。

2. 观察患肢的末梢皮温、颜色、感觉和活动是否正常，足背动脉搏动情况、肿胀情况，有无足下垂等腓总神经受压症状，或患儿无故哭闹不安等情况，若有异常，及时报告医护人员。

3. 加强皮肤护理，每天检查牵引皮肤有无受压、发红、破损。定时协助患者翻身，预防皮肤压力性损伤。

4. 指导患者进行有效咳嗽、咳痰、深呼吸、扩胸运动等，预防肺部感染。

5. 指导会阴清洁及鼓励患者多饮水，预防泌尿系统感染。

6. 保持有效牵引。

7. 加强对牵引针的护理，注意牵引带处皮肤有无受压、有无水疱和溃疡,做好皮肤护理,预防局部感染。

8. 鼓励患者勤翻身,进行抬臀练习及踝泵运动、双下肢股四头肌等长收缩等练习,预防下肢深静脉血栓、肌肉萎缩等并发症。

9. 告知颅骨牵引者,不可随意摇头及点头,头颅两侧各放一沙袋固定,侧卧时牵引装置、头颅及脊柱成一直线。

10. 冬季牵引患肢可用袜套保暖。

11. 观察患肢的末梢皮温、颜色、感觉、活动是否正常,足背动脉搏动情况,肿胀情况,毛细血管充盈情况。若有异常及时报告医师。

八十四、如何保持有效牵引?

牵引过程中,身体不可过度向床头、床尾滑动;牵引绳与患肢在一条轴线上,不可脱离滑轮;不可在牵引绳上放置衣物、被服等物品;牵引绳要保持在沟槽内,牵引锤不可悬空,以保持有效牵引。

八十五、骨牵引时牵引针如何护理?

1. 观察针眼有无红、肿、热、痛,有无渗液,发现针眼处有异常分泌物应立即通知医师,必要时留取标本送细菌培养。

2. 保持牵引架清洁,必要时遵医嘱给予乙醇擦拭。

3. 注意牵引针有无左右偏移,如有偏移应立即通知医师,消毒后调至对称。

八十六、负压封闭引流(VSD)的目的是什么?

1. 全方位引流,减少机体组织对毒素和坏死组织的重吸收。

2. 阻止外部细菌进入创面,保证创面内和皮肤的水蒸气正常透出,将开放的创面变为闭合的创面。

3. 促进局部血液循环,刺激肉芽生长,加快创面愈合时间。

八十七、负压封闭引流(VSD)如何观察是否保持有效负压?

一般维持负压(125～450 mmHg),以创面敷料塌陷、收缩变硬、管形存在、薄膜下无液体聚集、有液体引流出说明负压引流通畅持续有效。

八十八、负压封闭引流(VSD)的注意事项有哪些?

患者不可牵拉、压迫、折叠、私自拔出引流管,不可随意调节负压。

八十九、CPM机的适应证有哪些?

1. 膝关节置换术后。
2. 髌骨、胫骨、股骨骨折。
3. 各种原因引起的膝关节周围肌力减退。
4. 脑卒中引起的膝关节疼痛、挛缩。

九十、使用CPM机的注意事项有哪些?

1. 使用过程中如有伤口渗血、疼痛等不良反应时要及时停止使用并及时处理。

2. 放置负压引流的患者,应用CPM机时应关闭负压引流管,停机时再放开,防止负压作用使引流管内液体回流而造成感染发生。

3. 将患肢放于CPM机支架上,脚套要套实,与水平线呈90°,患肢脚到膝关节距离要与脚套到机器夹角的距离相等,患肢膝关节与机器夹角要处于同一水平线。

4. 使用前调节机杆长度,拧紧旋钮,肢体摆放符合要求,绑好固定带,防止肢体离开机器支架,从而达到要求的活动角度。

九十一、什么是气压治疗?

采用气压袋对肢体从手足末端至躯干中心

反复地压迫和松弛,从而深度按摩肌肉组织,挤压血管瓣膜促使血液与淋巴液回流,同时将血液压入肢端的毛细血管中,重建局部的血液循环,通过改善局部血液循环,带动整个血液循环系统的通畅,预防 DVT,达到恢复肌肉疲劳、缓解神经和肌肉疼痛的治疗目的。

九十二、气压治疗适用于哪些人?

上下肢体淋巴水肿,肢体静脉回流不好,预防深静脉血栓;静脉曲张、偏瘫、瘫痪、长期卧床,防治肌肉萎缩;间歇性跛行、糖尿病足、风湿性关节炎、股骨头坏死老年患者、动脉硬化所致缺血性疾病。

九十三、气压治疗不适用于哪些人?

急性炎症性皮肤病、心功能不全、丹毒、深部血栓性静脉炎、肺水肿、急性静脉血栓、不稳定性高血压。安装有人工心脏的患者禁用。

九十四、气压治疗使用注意事项有哪些?

1. 治疗前准备好棉质裤子或护套,避免套筒直接接触皮肤,引起交叉感染。

2. 治疗过程中如有不适,应立即通知医护人员。

3. 为保证治疗效果,不得擅自操作治疗仪。

4. 治疗前后由护理人员检查、对比治疗局部皮肤情况。

九十五、烤灯的目的有哪些?

1. 改善局部血液循环。

2. 促进肿胀消退。

3. 降低肌张力,缓解肌紧张。

4. 镇痛。

九十六、使用烤灯的注意事项有哪些?

1. 使用烤灯主要是要控制好温度和与患处的距离,温度不要过高,以患处感觉舒服为好,不要靠得太近,以防因为太近而导致灼伤患者的皮肤。

2. 患者取正确舒适卧位,充分暴露照射部位,灯距一般为 40～60 cm,过高达不到治疗的目的,过低容易灼伤患者。灯罩上方不得放报纸、毛巾等物。

3. 若照射胸部、颈部及脸部时,应用纱布遮盖患者的眼睛或戴有色眼镜保护,免受伤害。

九十七、红外线治疗仪的目的有哪些?

1. 保持局部温度。

2. 改善血液循环。

3. 缓解血管痉挛。

4. 促进炎症吸收及镇痛。

九十八、使用红外线治疗仪时患者配合要点有哪些?

1. 告知患者治疗时不要随意变换体位,以免碰触灯具引起烫伤,如感觉过热应立即通知医护人员。

2. 治疗时应避免直接辐射眼部,必要时用浸水棉花或纱布遮盖。

3. 告知患者在治疗过程中如有疲乏无力、睡眠不好、头晕等情况应立即通知医护人员。皮肤感觉障碍、瘢痕植皮部位、缺血肢体治疗时应特别小心并经常询问,观察局部反应,以防烫伤。

4. 告知患者及家属,治疗过程中不得自行操作治疗仪。

5. 治疗前后由护理人员检查、对比局部皮肤治疗情况。

九十九、骨伤治疗仪的目的?

1. 促进骨痂形成,加速骨折愈合。

2. 镇痛、消肿、消炎。

一〇〇、骨伤治疗仪的适应证?

1. 适用于骨伤科、理疗科的各类疾病。

2. 周围神经疾病。

3. 各种生理性、病理学骨折,局部骨质疏松及骨不愈合,骨延迟愈合。

4. 骨折及术后的镇痛、消肿。

5. 各种关节、肌肉疾病。

参考文献

[1] 彭小苑,谷忠建,欧阳艳菲.骨科健康教育手册[M].广东:广东科技出版社,2016.

[2] 高小雁.骨科用具护理指南[M].北京:人民卫生出版社,2013.

[3] 任蔚虹,王惠琴,等.临床骨科护理学[M].北京:中国医药科技出版社,2007.

[4] 陈丽君,陆萍,郑祺,等.骨科疾病健康教育手册[M].浙江:浙江大学出版社,2017.

第十七节 妇   科

一、妇科体检的重要性是什么?

通过积极的预防、普查、监护和保健措施,有利于早期发现、早期控制、早期消灭一些妇科疾病,控制性传播疾病的传播,促进妇女身体健康。

二、生殖系统包括哪些部位?

女性生殖器包括外生殖器:阴阜、大阴唇、小阴唇、阴蒂和阴道前庭;内生殖器:阴道、子宫、输卵管及卵巢。

三、卵巢的大小及功能?

卵巢大小约 4 cm×3 cm×1 cm,重 5～6 g。

功能:卵巢为女性的性腺,产生卵子并排卵和分泌女性激素。

四、子宫的大小形态及功能?

子宫呈前后略扁的倒置梨形,重 50～70 g,长 7～8 cm,宽 4～5 cm,厚 2～3 cm,容量约 5 ml。

五、支持子宫正常位置有几条韧带,其作用是什么?

1. 圆韧带 有维持子宫前倾位的作用。

2. 阔韧带 维持子宫在盆腔的正中位置。

3. 主韧带 固定子宫颈的正常位置。

4. 宫骶韧带 间接保持子宫的前倾位置。

六、基础体温的测定方法是什么?

每晚临睡前将体温计准备在 35℃ 以下,置床头或枕边随手可取处,睡眠 6 h 以上,在次日晨醒后,不要起床,不要活动,不要说话,立即将体温表置于舌下,测量口温 5 min,最好在每天的同一时间段测量体温。将每天测得的体温记录在基础体温单上,最后连成曲线。一般情况下基础体温在排卵后升高 0.3～0.5℃,可以以此作为排卵日期的标志之一。一般要连续测量 3 个月经周期。

七、基础体温的作用是什么?

判断是否排卵、指导避孕,一般卵泡期基础体温为 36.5℃,黄体期上升 0.3～0.5℃,因而出现双相表现,表示有排卵;若单相型体温曲线,提示无排卵。基础体温可看出排出卵子的质量优劣程度,如果基础体温高温期较长,可以持续 13～14 天,那么就表示卵子的质量良好。

八、什么是人工月经周期?

在卵巢功能不足的情况下,按卵巢生理活动的规律人工补充外源性雌激素和孕激素,从而促使卵巢功能恢复和自然行经的方法,称为人工月经周期。

九、采用人工周期的注意事项?

调整人工周期的方法要根据患者的年龄、激素水平、生育要求等而有所不同。体内有一定雌激素水平的各年龄段患者可以采用单纯孕激素治疗;生育期、有长期避孕需求,无避孕药禁忌证者可以应用口服避孕药;孕激素治疗后不出现撤退性出血,考虑是否为内源性雌激素水平不足,可用雌孕激素序贯疗法,常用于青春期患者。采用"人工月经周期"应注意必须在医师的严格指导下进行。

十、月经的正常周期是多久? 每次月经量的正常范围是多少?

正常月经具有周期性及自限性,出血的第1天为月经周期的开始,两次月经第1天的间隔时间称为1个月经周期,一般为21～35天,平均为28天。月经量正常范围是20～60 ml。

十一、月经周期中应注意哪些事项?

1. 保持好心情。
2. 注意观察出血的量、性质、颜色及月经时间。
3. 注意卫生,选择合适的棉质内裤,注意作息。
4. 不吃刺激性食物。

十二、痛经时应注意什么?

1. 卧床休息。
2. 保持心情舒畅。
3. 保持外阴清洁。

4. 注意保暖,月经期避免剧烈运动及过度劳累,适当锻炼。
5. 加强营养,勿食生冷、刺激性大、性质寒凉的食物。

十三、宫内节育器正常放置的位置及含铜节育器常用型号有哪些?

宫内节育器正常放置在子宫底部,下移2 cm为节育器下移。

目前有 T 型环、V 型环、圆形环、母体乐、曼月乐、吉妮环等型号。

十四、宫内节育器放置后重点观察和注意事项有哪些?

1. 放环后休息 3 天,1 周内避免重体力劳动。
2. 2 周内忌性交及盆浴,放环后外阴部要每天清洗,保持清洁,避免感染。
3. 定期 B 超检查,术后 1 个月、3 个月、6 个月、12 个月各复查 1 次,以后每年复查 1 次直至取出。
4. 如果放环后月经量明显增多、月经期明显延长或经常有少量流血以及有严重腰酸腹坠疼痛等不良反应,需到医院随诊。
5. 注意补充营养,多食一些铁质含量丰富的食物,如瘦肉、猪肝、猪腰、鸡蛋及豆制品类,增加蔬菜类和新鲜水果。
6. 含铜套节育环放置年限为 10 年,如果无不良反应,可以延长至 15 年,带铜及激素的宫内节育器一般放置 5～7 年。

十五、哪些妇女不适合放置宫内节育器?

1. 生殖器官炎症者。
2. 生殖道肿瘤者。
3. 子宫出血病症而尚未确定诊断者。
4. 患有全身性严重疾病处于急性阶段者。

5. 宫颈不正常或子宫脱垂者。

6. 子宫畸形者。

7. 宫腔过大或过小者。

8. 置前测量 2 次体温均＞37.5℃者。

9. 血液系统有病变影响血凝,有出血倾向者。

10. 置前血红蛋白＜90 g/L者。

11. 严重痛经者。

12. 妊娠或疑为妊娠者。

十六、宫内节育器需要取出的注意事项有哪些?

1. 月经干净后 3~7 天为宜。

2. 带器早期妊娠行人工流产时,同时取器。

3. 取器之前做超声或 X 线检查,确定节育器位置及种类。

十七、先天性无阴道患者最佳手术时期是何时?

最佳时间为婚前 2 个月,在手术后至婚前要严格按照医嘱每晚应用阴道模具。

十八、先天性无阴道患者如何应用阴道模具,其注意事项是什么?

对准备有性生活的先天性无阴道或有短浅阴道者,可先用机械扩张法。由小到大使用阴道模具局部加压扩张,逐渐加深阴道长度直至能满足性生活要求为止。在使用阴道模具前自行阴道冲洗 1 次,使用后应用含氯消毒剂浸泡 20~30 min后,用专用高压锅煮沸消毒。阴道模具要求全部放入阴道内,夜间放置、日间取出,便于生活和工作。

十九、什么样的患者可以应用氨甲蝶呤保守治疗?

1. 无药物治疗的禁忌证。

2. 输卵管妊娠未发生破裂。

3. 妊娠囊直径≤4 cm。

4. 血 HCG＜2 000 IU/L。

5. 无明显内出血。

二十、应用氨甲蝶呤的注意事项有哪些?

患者需绝对卧床休息,多吃水果、绿叶蔬菜,防止便秘,如有便秘者可用开塞露等。尽量避免腹部按压、用力排便、大声咳嗽等,以免腹部压力增大造成包块破裂,引起内出血及休克。治疗期间出现腹痛、阴道出血及血 β-HCG“反弹现象”均属正常,需保持外阴清洁,少量阴道出血者勤换护垫,防止感染及炎症。

二十一、异位妊娠发生的部位有哪些?

输卵管间质部妊娠;输卵管峡部妊娠;输卵管壶腹部妊娠;输卵管伞部妊娠;卵巢妊娠;腹腔妊娠;阔韧带妊娠;宫颈妊娠。

二十二、卵巢过度刺激征患者的体征有哪些?

轻度:胃肠反应、食欲差、下腹不适、沉重感或下腹轻腹痛。

中度:有明显的下腹胀痛,可有恶心、呕吐、口渴,偶伴腹泻,体重增加≥3 kg,腹腔积液＜1.5 L。

重度:腹腔积液明显增加,尿少、恶心、呕吐、腹胀,严重者无法进食,疲乏,出冷汗,甚至虚脱,大量腹腔积液时呼吸困难,不能平卧,体重≥5 kg。

二十三、卵巢过度刺激征患者每天观察的重点项目有哪些?

1. 每天定时、定位置测量腹围和体重。注意观察患者有无腹痛等情况,以及时发现卵巢囊肿破裂出血或扭转。

2. 应常规每天记录出入量。

3. 注意心肺功能、水/电解质平衡和血凝状态等情况。

二十四、盆腔器官脱垂是什么原因引起的？

1. 妊娠、分娩、产后过早参加体力劳动会影响盆底组织张力。

2. 衰老，随着年龄的增长特别是绝经后出现的支持结构的萎缩。

3. 慢性咳嗽、腹腔积液、腹形肥胖、持续负重或便秘而造成的长期腹压增加。

4. 医源性原因包括没有充分纠正手术时造成的盆腔支持结构的缺损。

二十五、盆腔器官脱垂分哪几度？

0 度：无脱垂。

Ⅰ度：脱垂最远端在处女膜平面上＞1 cm 处。

Ⅱ度：脱垂最远端在处女膜平面上＜1 cm 处。

Ⅲ度：脱垂最远端超过处女膜平面＞1 cm，但＜阴道总长度－2 cm。

Ⅳ度：下生殖道呈全长外翻，脱垂最远端即宫颈或阴道残端脱垂超过阴道总长度－2 cm。

二十六、盆腔器官脱垂应用子宫托的注意事项有哪些？

1. 绝经后期妇女可以行性激素补充疗法和定时应用阴道雌激素霜剂。

2. 子宫托应在每晨起床后放入，每晚睡前取出消毒后备用。

3. 放托后应每 3～6 个月复查 1 次。

4. Ⅲ度子宫脱垂伴盆底明显萎缩以及宫颈和阴道壁有炎症或溃疡者不宜使用。

二十七、高锰酸钾坐浴的注意事项？

1. 正常浓度是 1∶5 000，浓度低时没有作用，浓度太高容易烧伤皮肤。

2. 水温在 41～43℃，坐浴时间是 20 min 左右。

二十八、子宫肌瘤患者未达手术指征要多久随诊 1 次？

子宫肌瘤未达手术指征患者应每 3～6 个月随访 1 次，若出现症状可考虑进一步治疗。随诊项目有血常规、B 超等。

二十九、围绝经期子宫肌瘤患者的治疗方式有哪些？

期待疗法、药物疗法、手术疗法、介入手术。

三十、子宫次全切除与子宫全切的区别在哪里？

子宫切除术是切除宫体和宫颈，子宫次全切除保留宫颈。

三十一、针对子宫内膜异位症应用曼月乐的作用是什么？

曼月乐是小剂量的释放孕激素，直接作用于内膜和异位内膜，也可作用于卵巢，使其处于休眠状态。

三十二、应用亮丙瑞林的作用与不良反应有哪些？

亮丙瑞林是促性腺激素释放激素激动剂，抑制垂体 LH 和 FSH 释放，导致卵巢激素水平明显下降，出现暂时性闭经。

作用是防止复发，不良反应是潮热、阴道干燥、性欲减退和骨质丢失，停药后在短期内排卵可恢复。

三十三、子宫内膜异位症与子宫腺肌症的区别是什么？

子宫腺肌症痛经的症状与子宫内膜异位症

症状相似,但多位于下腹正中且更剧烈,子宫多呈均匀性增大、质硬,经期检查时子宫触痛明显。

三十四、阴道为什么要保持酸性环境?

阴道的酸性环境可以抑制其他病原体生长,而利于阴道乳杆菌的生长。正常情况下,阴道微生物群中以产 H_2O_2 的乳杆菌为优势菌,乳杆菌除维持阴道的酸性环境外,还可抑制或杀灭致病微生物,维持阴道微生态平衡。

三十五、滴虫性阴道炎分泌物的特点为何?

分泌物特点为稀薄脓性、泡沫状、有异味。

三十六、女性如何使用卫生巾?

1. 卫生巾每 2 h 更换 1 次。
2. 慎重选择药物卫生巾,防止过敏现象的出现。
3. 拆开卫生巾前一定要记得洗手。
4. 卫生巾应现用现买,如为储存的卫生巾使用前一定检查有效期,以及有无漏气、霉变、虫卵等。

三十七、女性如何正确选择内裤?

1. 不要选购过紧的内裤。
2. 最好选择白色或浅色纯棉材料的内裤。

三十八、女性在洗浴、温泉、游泳时需注意哪些事项?

1. 外阴炎、阴道炎患者禁止温泉、游泳。
2. 温泉、游泳时避开生理期。
3. 禁止盆浴,可淋浴。
4. 禁止应用公共物品。

三十九、为什么滴虫性阴道炎需要夫妻双方同时治疗?

滴虫性阴道炎主要由性行为传播,性伴侣应同时进行治疗。

四十、辅助生殖技术有哪些?

人工授精、体外受精-胚胎移植、卵胞质内单精子注射、胚胎植入前遗传学诊断/筛查、配子移植技术。

四十一、人工流产术前的检查项目有哪些?

抽血查血常规,传染八项,凝血四项,妇科检查阴道分泌物,彩超,心电图。

四十二、人工流产术的适应证有哪些?

1. 因避孕失败要求终止妊娠者。
2. 因各种疾病不宜妊娠者。

四十三、人工流产术的禁忌证有哪些?

1. 各种疾病的急性期或严重的全身性疾病需经治疗好转后手术者。
2. 生殖器官急性炎症者。
3. 妊娠剧吐、酸中毒尚未纠正者。
4. 术前相隔 4 h 测 2 次体温均在 37.5℃ 或以上者。

四十四、人工流产术后的注意事项有哪些?

1. 术后在观察室休息 1～2 h,注意观察腹痛及阴道流血情况。
2. 嘱患者保持外阴清洁,1 个月内禁止盆浴、性生活。
3. 吸宫术后休息 2 周;钳刮术后休息 2～4 周。有腹痛或出血多者,应随时就诊。
4. 指导夫妇双方采用安全可靠的避孕措施。

四十五、无痛人工流产术的个人准备有哪些?

1. 术前 3 天禁止性生活。

2. 术前 1 天淋浴，手术当天清洗外阴，并携带卫生巾等卫生用品。

3. 手术前禁食 8 h。

4. 需取下隐形眼镜、义齿、手表和饰物，术前严禁化妆，贵重物品请勿带入手术室。

5. 术前排空膀胱。

6. 备好过踝棉袜。

四十六、何为经腹壁羊膜腔穿刺术？

是在妊娠中晚期时用穿刺针经腹壁、子宫壁进入羊膜腔抽取羊水供临床分析诊断，或注入药物或生理盐水用于治疗的一种方法。

四十七、应用依沙吖啶引产的注意事项有哪些？

1. 孕妇排空膀胱后取仰卧位。

2. 药物注射完毕后，以无菌干纱布加压 5 min 后胶布固定，平卧 30 min 无任何异常反应后方可回病房休息。

3. 应用药物后，需大量饮水 2 000～3 000 ml，防止肝肾受损。

4. 24～48 h 后密切观察有无阴道排液、出血或宫缩等情况发生，若有病情变化，及时通知医师。

四十八、引产产后的死胎要如何处理？

正常胎、婴儿遗体应当由其监护人处理，工作人员充分告知其监护人严格按照《殡葬管理条例》妥善处理遗体，签署知情同意书后方可带走遗体。

异常（如有传染风险等）的胎、婴儿遗体应按相关条例由医院处理。

四十九、外阴癌的临床表现有哪些？

1. 症状　最常见的症状是外阴瘙痒、局部肿块或溃疡，合并感染或较晚期癌可出现疼痛、渗液和出血。

2. 体征　癌灶以大阴唇最多见，其次为小阴唇、阴蒂、会阴、尿道口、肛门周围等。若已转移至腹股沟淋巴结，可扪及增大、质硬、固定淋巴结。

五十、外阴癌术后应用烤灯的注意事项是什么？

术后 2 天起，会阴部、腹股沟部可用红外线照射，每天 2 次，提前预热 5 min，距离患处 30～40 cm，每次 20 min，促进伤口愈合。

五十一、外阴癌术后在腹股沟切口放置沙袋的作用是什么？

压迫止血。注意应用弹力纱布妥善固定沙袋位置，松紧度适宜，以能够容纳 1 指为宜。密切观察沙袋外敷料的清洁与干燥，若有渗出液及时更换。

五十二、什么是 HPV 感染？

HPV 又称人乳头瘤病毒，有 160 多个亚型，高危型 HPV 持续感染是诱发宫颈癌的主要危险因素。发现 HPV 感染不要恐慌，妇女一生中均会被 HPV 感染 1 次，通常 80% 会自行消退。

五十三、为了预防 HPV 感染，要注意些什么？

1. 推广 HPV 预防性疫苗接种。

2. 避免与湿疣患者或 HPV 感染者性接触。

3. 固定性伴侣，初次性生活>16 岁。

4. 提高机体免疫力及宫颈局部免疫力。

5. 注意清洁卫生，禁烟，建立健康的生活方式。

五十四、HPV 疫苗接种的相关知识有哪些？

宫颈癌的疫苗是为了防止某几种 HPV 病

毒感染发生宫颈癌,目前市场上有二价、四价、九价疫苗,欧洲推荐疫苗接种年龄为9～26岁,我国推荐的接种年龄为13～45岁,最佳接种是在首次性生活之前。

五十五、子宫颈癌的临床表现?

1. 症状　①阴道流血;②阴道排液;③晚期症状:根据癌灶累及范围出现不同的继发性症状。如尿频、尿急、便秘、下肢肿痛等;癌肿压迫或累及输尿管时,可引起输尿管梗阻、肾盂积水及尿毒症;晚期可有贫血、恶病质等全身衰竭症状。

2. 体征　微小浸润癌可无明显病灶,子宫颈光滑或糜烂样改变。

五十六、宫颈癌的高发人群有哪些?

子宫颈癌与人乳头瘤病毒感染,多个性伴侣,吸烟,性生活过早(16岁),性传播疾病,经济状况低下,口服避孕药和免疫抑制。

五十七、如何做好宫颈癌术后的随访?

治疗后2年内应每3～6个月复查1次;3～5年内每6个月复查1次;第6年开始每年复查1次。随访内容包括妇科检查、阴道脱落细胞学检查、胸部X线摄片、血常规及子宫颈鳞状细胞癌抗原(SC－CA)、超声、CT或MRI等。

五十八、如何解读CA125?

CA125正常值为＜35 U/ml。就妇科疾病而言,CA125数值增高常见于卵巢肿瘤、子宫内膜异位症或恶变。

五十九、卵巢癌的临床表现有哪些?

早期常无症状,晚期主要症状为腹胀、腹部肿块、腹腔积液及其他消化道症状,部分患者可有消瘦、贫血等恶病质表现,功能性肿瘤可出现不规则阴道流血或绝经后出血。

六十、卵巢癌患者每次放腹水的量是多少? 注意事项是什么?

一次放腹水＜2 000 ml,首次放液量＜1 000 ml,不宜过多。放腹水速度宜慢,放液过程中需腹带束腹,并逐渐缩紧腹带,以防腹压骤降、内脏血管扩张而引起休克。

六十一、腹腔内灌注化疗通常使用什么药物? 观察重点是什么?

妇科常用腹腔灌注化疗的药物为顺铂冻干粉,观察重点是腹腔灌注后注意及时变换体位,以使药物作用于全腹腔,防治肠粘连发生,密切观察患者排气、排便的情况,严防完全性或不完全性肠梗阻的发生;以清淡、高蛋白质、多维生素饮食为主,同时密切观察恶心及食欲下降的不良反应。

六十二、葡萄胎的随访时间是如何规定的? 随访内容有哪些?

1. 葡萄胎患者清宫后必须定期随访,以便尽早发现滋养细胞肿瘤并及时处理。

2. 随访内容

(1)定期HCG测定,葡萄胎清宫后每周1次,直至连续3次阴性,以后每个月1次共6个月,然后再每2个月1次共6个月,自第一次阴性后共计1年。

(2)询问病史,包括月经状况,有无阴道流血、咳嗽、咯血等症状。

(3)妇科检查,必要时可选超声、胸部X线或CT检查等。

3. 葡萄胎患者随访期间应可靠避孕。由于葡萄胎后滋养细胞肿瘤极少发生在HCG自然降至正常以后,所以避孕时间为6个月。若发生随访不足 6 个月的意外妊娠,只要 HCG 已经正常,也不需考虑终止妊娠。但妊娠后,应在妊娠早期做超声检查和 HCG 测定,以明确是否正常妊娠,产后也需 HCG 随访至正常。避孕方法可选用阴茎套或口服避孕药。不选用宫内节育器,以免混淆子宫出血的原因或造成穿孔。

六十三、葡萄胎清宫术前的准备有哪些?

1. 签署手术知情同意书。

2. 刮宫前配血备用。

3. 建立静脉通路,备好缩宫素和抢救药品及物品。

4. 测量生命体征。

5. 评价患者有无休克、子痫前期、甲状腺功能亢进及贫血等并发症。

6. 停经＞16 周,应在超声引导下进行清宫。

7. 密切观察呼吸变化,是否有急性呼吸窘迫,防止滋养细胞进入子宫血窦造成肺栓塞。

六十四、子宫内膜癌的临床表现是什么?

1. 阴道流血　主要表现为绝经后阴道流血,量一般不多。尚未绝经者可表现为经量增多、经期延长或月经紊乱。

2. 阴道排液　多为血性液体或浆性液性分泌物,合并感染则有脓血性排液、恶臭。因异常阴道排液就诊者约占 25％。

3. 下腹疼痛及其他　若肿瘤累及宫颈内口,可引起宫腔积脓,出现下腹胀痛及痉挛样疼痛。肿瘤浸润子宫周围组织或压迫神经可引起下腹及腰骶部疼痛。晚期可出现贫血、消瘦及恶病质等相应的症状。

六十五、绝经后的阴道出血见于哪些疾病?

子宫内膜癌、宫颈癌、子宫内膜炎、阴道炎、宫颈息肉、黏膜下肌瘤。

六十六、为什么卵巢癌、子宫内膜癌、宫颈癌腹部切口要间断拆线?

因为癌症患者手术切口长,间断拆线可以减轻伤口张力,防止伤口裂伤。

六十七、女性为何易患阴道炎?

1. 外阴阴道与尿道、肛门毗邻,局部潮湿,易受污染。

2. 生育期妇女性活动较频繁,且外阴阴道是分娩、宫腔操作的必经之道,容易受到损伤及外界病原体的感染。

3. 绝经后妇女及婴幼儿雌激素水平低,局部抵抗力下降,也易发生感染。

4. 长期穿紧身化纤内裤。

5. 不洁性生活。

六十八、何为宫颈碘试验?

用复方碘溶液棉球浸湿子宫颈,富含糖原的成熟鳞状上皮细胞被碘染成棕褐色。柱状上皮、未成熟化生上皮、角化上皮及不典型增生上皮不含糖原,涂碘后往往不着色。在不着色异常图像部位或可疑病变部位取活检送病理。

六十九、什么叫醋酸试验?

用 3％ ～ 5％ 醋酸棉球浸湿宫颈表面 1 min,正常及异常组织中核质比增加的细胞会出现暂时的白色(醋酸白),周围的正常鳞状上皮保留其原有的粉红色。醋酸效果出现或消失的速度随病变类型的不同而不同。通常情况下,病变级别越高,醋酸白出现得越快,持续时间也越长。

七十、宫腔镜检查的最佳时段是何时?

月经干净后 1 周内为宜,此时子宫内膜处于增殖期早期,薄且不易出血,黏液分泌少,宫腔病变易见。

七十一、宫腔镜检查的适应证有哪些?

1. 异常子宫出血。
2. 可疑宫腔粘连及畸形。
3. 可疑妊娠物残留。
4. 影像学检查提示宫腔内占位病变。
5. 原因不明的不孕或反复流产。
6. 宫内节育器异常。
7. 宫腔内异物。
8. 宫腔镜术后相关评估。

七十二、宫腔镜检查的禁忌证有哪些?

1. 绝对禁忌证　① 急、亚急性生殖道感染;② 心、肝、肾衰竭急性期及其他不能耐受手术者。
2. 相对禁忌证　① 体温>37.5℃;② 子宫颈瘢痕,不能充分扩张者;③ 近期(3 个月内)有子宫穿孔史或子宫手术史者;④ 浸润性宫颈癌、生殖道结核未经系统抗结核治疗者。

七十三、宫腔镜检查后的注意事项有哪些?

1. 术后卧床休息 30 min,观察患者生命体征、有无腹痛。
2. 2 周内禁止性交及盆浴。

七十四、宫腔镜手术后水中毒的临床表现有哪些?

又称为过度水化综合征,临床表现为术中不明原因的低血压、高血压、心动过缓、恶心、呕吐、胸痛、胸闷等,继而引发急性左心衰竭、肺水肿甚至脑水肿。

七十五、宫腔镜手术适应证有哪些?

1. 子宫内膜息肉。

2. 子宫黏膜下肌瘤及部分影响宫腔形态的肌壁间肌瘤。
3. 宫腔粘连。
4. 纵隔子宫。
5. 子宫内膜切除。
6. 宫腔内异物取出,如嵌顿节育器及流产残留物等。
7. 宫腔镜引导下输卵管插管通液、注药及绝育术。

七十六、阴道镜的作用是什么?

阴道镜检查是将充分暴露的阴道和宫颈光学放大 5～40 倍,直接观察这些部位的血管形态和上皮结构,以发现与癌相关的病变,对可疑部位行定点活检。阴道镜检查也用于外阴、会阴体及肛周皮肤相应病变观察。

七十七、阴道镜的适应证有哪些?

1. 子宫颈细胞学检查 LSIL 及以上,或 ASCUS 伴高危型 HOV 阳性或 AGC 者。
2. HPV 检测 16 型或 18 型阳性者,或其他高危型 HPV 阳性持续 1 年以上者。
3. 子宫颈锥切术前确定切除范围。
4. 可疑外阴皮肤病变;可疑阴道鳞状上皮内病变、阴道恶性肿瘤。
5. 子宫颈、阴道及外阴病变治疗后复查和评估。

七十八、腹腔镜的适应证有哪些?

1. 急腹症(如异位妊娠、卵巢囊肿破裂、卵巢囊肿蒂扭转等)。
2. 盆腔包块。
3. 子宫内膜异位症。
4. 确定不明原因急、慢性腹痛和盆腔痛的原因。
5. 不孕症。

6. 计划生育并发症（如寻找和取出异位宫内节育器、子宫穿孔等。）

7. 有手术指征的各种妇科良性疾病。

8. 子宫内膜癌分期手术和早期子宫颈癌根治术。

七十九、腹腔镜的禁忌证有哪些？

1. 绝对禁忌证　① 严重的心脑血管疾病及肺功能不全；② 严重的凝血功能障碍；③ 绞窄性肠梗阻；④ 大的腹壁疝或膈疝；⑤ 腹腔内大出血。

2. 相对禁忌证　① 盆腔肿块过大；② 妊娠>16 周；③ 腹腔内广泛粘连；④ 晚期或广泛转移的妇科恶性肿瘤。

八十、后穹窿穿刺术的适应证？

1. 疑有腹腔内出血，如宫外孕、卵巢黄体破裂等。

2. 疑盆腔内有积液、积脓时穿刺抽液检查以了解积液性质，盆腔脓肿穿刺引流及局部注射药物。

3. 盆腔肿块位于直肠子宫陷凹内，经后穹隆穿刺直接抽吸肿块内容物做涂片或细胞学检查以协助诊断。若怀疑恶性肿瘤需明确诊断时，可行细针穿刺活检，送组织学检查。

4. 超声引导下行卵巢子宫内膜异位囊肿或输卵管妊娠部位注药治疗。

5. 在超声引导下经阴道后穹隆穿刺取卵，用于各种助孕技术。

八十一、后穹窿穿刺术的禁忌证？

1. 盆腔严重粘连，直肠子宫陷凹被粘连块状组织完全占据，并已凸向直肠。

2. 疑有肠管与子宫后壁粘连，穿刺易损伤肠管或子宫。

3. 异位妊娠准备采用非手术治疗时应避免穿刺，以免引起感染。

八十二、后穹窿穿刺术的注意事项？

1. 穿刺点在阴道后穹窿中点，进针方向应与宫颈管平行，深入至直肠子宫陷凹，不可过分向前或向后，以免针头刺入宫体或进入直肠。

2. 穿刺深度要适当，一般 2～3 cm，过深可刺入盆腔器官或穿入血管。若积液量较少时，过深的针头可超过液平面，因抽不出液体而延误诊断。

3. 抽吸物若为血液，应放置 5 min，若凝固则为血管内血液；或滴在纱布上出现红晕，为血管内血液。放置 6 min 后仍不凝固，可判定为腹腔内出血。

4. 有条件或病情允许时，先行超声检查，协助诊断直肠陷凹有无液体及液体量。

5. 阴道后穹窿穿刺未抽出血液，不能完全除外宫外孕和腹腔内出血；内出血量少、血肿位置高或与周围组织粘连时，均可造成假阴性。

6. 抽出的液体应根据初步诊断，分别进行涂片、常规检查、药敏试验、细胞学检查；抽取的组织送组织学检查。

八十三、羊膜腔内注射药物引产适应证？

1. 胎儿异常或死胎要求终止妊娠者。

2. 生殖道炎症、妊娠期有反复阴道出血或近期内有阴道出血，为防止上行感染，不宜经阴道操作引产者。

八十四、羊膜腔内注射药物引产禁忌证？

1. 各种疾病的急性阶段。

2. 术前 24 h 内，2 次体温在 37.5℃以上者。

3. 心、肝、肺、肾疾病在活动期或功能严重异常。

4. 有急性生殖道炎症。

八十五、羊膜腔内注射药物引产术后注意事项?

密切观察注射药后反应。一般注药 24～48 h 内即可出现宫缩,要注意宫缩的强度及宫颈扩张情况。当胎儿、胎盘排出后应仔细检查胎盘、胎膜是否完整,如胎盘、胎膜残留立即行清宫术。

八十六、一般诊断性刮宫适应证、禁忌证有哪些?

1. 适应证

(1) 子宫异常出血或阴道排液,需证实或排除子宫内膜癌、宫颈管癌或其他病变如流产、子宫内膜炎等。

(2) 判断月经失调的类型。

(3) 不孕症行诊断性刮宫有助于了解有无排卵,并能发现子宫内膜病变。

(4) 疑有子宫内膜结核者。

(5) 宫腔内有组织残留、反复或多量异常子宫出血时,彻底刮宫有助于明确诊断,并可迅速止血。

2. 禁忌证　急性或亚急性生殖器炎症或盆腔炎性疾病。

八十七、诊断性刮宫有哪些注意事项?

1. 不孕症或异常子宫出血患者应在月经来潮前 1～2 天或月经来潮 6 h 内刮宫,以判断有无排卵或黄体功能不良。

2. 怀疑子宫内膜癌和宫颈癌时,随时刮宫。

3. 不规则出血,可以随时进行诊刮。

4. 诊断性刮宫术后 2 周内禁止性生活、盆浴 1 个月,以防感染。

5. 怀疑子宫内膜结核者,刮宫时要特别注意刮取两侧宫角部,因该部位阳性率较高。

6. 避免反复刮宫,以免引起粘连、炎症导致闭经。

7. 忌生冷辛辣食物,避免受风,接触凉水。多吃一些富含蛋白质、维生素的食品,如新鲜水果、蔬菜、瘦肉、鲜鱼、蛋类、奶或豆制品等,术后应遵医嘱应用抗生素防止感染。

八十八、留置腹腔引流管的作用及注意事项有哪些?

1. 作用　引流脓液、血液,防止术后感染。

2. 注意事项

(1) 做好标识、妥善固定。

(2) 保持引流管通畅,防止引流管打折、弯曲、受压。

(3) 密切观察引流液的颜色、性质和量。

(4) 引流管低于腹腔引流管开口水平位置,防止逆行感染。

八十九、留置阴道引流管的作用及注意事项有哪些?

1. 作用　引流宫腔积液(脓),了解和确定其性质。

2. 注意事项

(1) 做好标识、妥善固定。

(2) 保持引流管通畅,防止引流管打折、弯曲、受压。

(3) 密切观察引流液的颜色、性质和量。

(4) 确保引流管低于耻骨联合水平位置,防止逆行感染。

九十、留置宫腔引流管的作用及注意事项有哪些?

1. 作用　压迫止血,防止宫腔粘连。

2. 注意事项

(1) 做好标识、妥善固定。

(2) 保持引流管通畅,防止引流管打折、弯曲、受压。

（3）密切观察引流液的颜色、性质和量。

（4）下床活动时，引流袋高度要低于耻骨联合水平位置。

九十一、经腹壁羊膜腔穿刺术的适应证有哪些？

1. 治疗

（1）胎儿异常或死胎需做羊膜腔内注射（依沙吖啶等）引产以终止妊娠。

（2）胎儿未成熟，但必须在短时间内终止妊娠，需行羊膜腔内注入地塞米松 10 mg 以促进胎儿肺成熟。

（3）胎儿无畸形而羊水过多，需放出适量羊水以改善症状及延长孕期，提高胎儿存活率。

（4）胎儿无畸形而羊水过少，可间断向羊膜腔内注入适量 0.9% 氯化钠注射液，以预防胎盘和脐带受压，减少胎儿肺发育不良或胎儿窘迫。

（5）胎儿生长受限，可向羊膜腔内注入氨基酸等促进胎儿发育。

（6）母儿血型不合需给胎儿输血。

2. 产前检查　羊水细胞染色体核型分析、基因及基因产物检测。对经产前筛查怀疑孕有异常胎儿的高危孕妇进行羊膜腔穿刺抽取羊水细胞，通过检查以明确胎儿性别、确诊胎儿染色体病及遗传病等。

九十二、女性生殖系统炎症出院指导？

1. 卫生宣教　指导妇女穿用棉质品内裤，以减少局部刺激。告知治疗期间勿去公共浴池、游泳池，浴盆、浴巾等用具应消毒，并禁止性生活。注意经期、孕期、分娩期和产褥期的卫生。

2. 普查普治　积极开展普查普治，指导护理对象定期进行妇科检查，及早发现异常，并积极治疗。

3. 指导用药　患生殖器炎症者常需局部用药，要耐心教会患者自己用药的方法及注意点，在为患者示教会阴区的清洁、用药方法后，请患者反示教至确定其能正确操作为止。此外，向患者讲解有关药物的作用、不良反应，使患者明确各种不同剂型药物的用药途径，以保证疗程和疗效。

4. 传授知识　向患者及家属讲解常见妇科炎症的病因、诱发因素、预防措施，并与患者及家人共同讨论适用于个人、家庭的防治措施，并鼓励其使用。

5. 信息告知　向患者及家属告知相关诊断检查及可能出现的不适。

九十三、子宫脱垂出院指导？

1. 术后 2 个月复查伤口愈合情况，术后 3 个月门诊复查，医师确认完全恢复后方可性生活。

2. 术后休息 3 个月，6 个月内避免重体力劳动，禁止盆浴及性生活。

3. 告知患者办理出院手续的流程。

九十四、子宫肌瘤出院指导？

1. 患者出院后要保持良好心态，适当体育锻炼。

2. 选择高蛋白质、多维生素饮食，以促进体力恢复。

3. 出院休养期间，如出现阴道出血量多、发热、伤口疼痛或红肿、硬结等，及时就诊。

4. 子宫肌瘤剔除术后 1 个月、全子宫切除术后 3 个月应禁止性生活和盆浴。

5. 子宫肌瘤剔除术后 1 个月来院复诊。

6. 有生育要求者，术后应在医师指导下怀孕，术后近期应避孕。

九十五、子宫腺肌症出院指导？

1. 患者出院后要保持良好心态，适当体育锻炼。

2. 选择高蛋白质、高维生素饮食。

3. 出院休养期间，如出现阴道出血量多、发热、伤口疼痛或红肿、硬结等，及时就诊。

4. 全宫切除术后 3 个月、子宫肌瘤剔除术及卵巢囊肿剔除术后 1 个月禁止性生活及盆浴。

5. 妇科手术后 1 个月、全子宫切除术后 3 个月来院复诊。

6. 有生育要求者，术后应在医师指导下怀孕，术后近期应避孕。

九十六、先天性无阴道出院指导？

1. 出院前评估患者是否掌握阴道模具的消毒及放置方法。

2. 鼓励患者出院以后坚持用阴道模具，并每天消毒更换。

3. 青春期女性应用阴道模具至结婚有性生活为止。

4. 要求结婚者，术后应到医院复查，阴道伤口完全愈合后方可有性生活。

九十七、功能失调性子宫出血出院指导？

1. 嘱患者增加休息与营养，避免重体力劳动，以免发生晕厥。

2. 勤换内裤，禁止性交及盆浴。

3. 加强自我会阴护理，用温水冲洗 1～2 次，保持清洁。

4. 遵医嘱使用性激素，不可漏服、自行减量及停药，定期进行肝肾功能的检查，防止引起严重的不良反应。

九十八、妇科急腹症出院指导？

1. 腹部伤口敷料自出院时计算，1 周后自行摘除。

2. 腹部伤口敷料自出院时计算，15 天后可以淋浴，切忌搓擦伤口。

3. 注意个人卫生，保持外阴清洁。

4. 加强营养，多食高蛋白质、高纤维、易消化饮食。

5. 严格按照医嘱行性生活，并定期复查。

九十九、异位妊娠采用 MTX 治疗的出院指导？

1. 输卵管妊娠的预后在于防止输卵管的损伤和感染，因此护士应做好妇女的健康指导工作，防止发生盆腔感染。

2. 指导患者保持良好的卫生习惯，勤洗浴、勤换衣，性伴侣稳定。

3. 发生盆腔炎后须立刻彻底治疗，以免延误病情。

4. 由于输卵管妊娠者中约有 10% 的再发生率和 50%～60% 的不孕率。因此，护士需要告诫患者，下次妊娠时需要及时就医，并且不宜轻易终止妊娠。

一〇〇、卵巢过度刺激综合征出院指导？

1. 饮食护理：补充高蛋白质、高维生素清淡、易消化食物，特别是患者呕吐时，鼓励患者坚持进食，少量多餐。

2. 卧室经常通风，温度、湿度适宜。

3. 保持皮肤清洁。

4. 注意劳逸结合，确诊妊娠后孕期禁止性生活，正确使用保胎药，如有腹痛及阴道出血情况应及时回院检查，必要时住院保胎。

一〇一、宫内节育器放置术出院指导？

1. 术后休息 3 天，避免重体力劳动 1 周。

2. 术后 2 周内禁止性生活及盆浴，保持外阴清洁。

3. 术后 3 个月每次行经或排便时注意有无节育器脱落。

4. 节育器放置后 3 个月、6 个月、12 个月，各复查 1 次，以后每年复查 1 次直至取出。

5. 术后可能有少量阴道出血及下腹不适,嘱若发热、下腹疼及阴道流血量多时,应随时就诊。

一〇二、人工流产手术出院指导?

1. 出院后注意卧床休息,保证良好的心态。

2. 鼓励多食富含维生素、蛋白质、粗纤维食物,保持大便通畅。

3. 暂禁性生活,清宫者至少避孕1个月。

4. 若腹痛持续不止,或伴有阴道流血,或有异味,及时复查。

一〇三、经腹壁羊膜腔穿刺注入依沙吖啶引产的出院指导?

1. 休息1个月,适当活动,禁止性生活、盆浴、剧烈运动1个月。

2. 鼓励多食富含维生素、蛋白质、粗纤维食物,保持大便通畅。

3. 保持外阴清洁,保持良好的卫生习惯。

4. 出现发热、腹痛、阴道流血多于月经量或有异味等不适,及时返院就诊。

一〇四、外阴癌出院指导?

1. 保持外阴清洁干燥,养成良好的卫生习惯。出现外阴瘙痒、疼痛、破溃、出血等,及时就诊。

2. 注意外阴部的颜色改变,如发白、局部黑斑、痣点、紫蓝结节等。

3. 注意外阴部的硬结、肿物,任何异常均要及时就诊,不要随意抠抓。

4. 外阴癌手术后3个月复查,坚持放化疗,按时随诊。

一〇五、子宫颈癌出院指导?

1. 休息3个月,出院后3个月内禁止盆浴、游泳,避免重体力劳动、剧烈运动。

2. 保持外阴清洁,禁止性生活,恢复性生活具体时间待复诊检查后决定。

3. 出现腹部剧烈疼痛,阴道流血量多于月经量或异常分泌物,切口渗液、愈合不良等现象,立即返院就诊。

4. 定期随访　出院后第1年内,出院后1个月首次随访,以后2~3个月复查1次;出院后第2年,每3~6个月复查1次;出院后第3~5年,每6个月复查1次;第6年开始,每年复查1次。

一〇六、卵巢癌出院指导?

1. 休息3~6个月,出院后3个月内避免重体力劳动、剧烈运动,禁止盆浴、游泳、性生活1个月。

2. 出现腹部剧烈疼痛,阴道出血量多于月经量或异常分泌物,切口渗液、愈合不良等现象,立即返院就诊。

3. 定期随访　恶性肿瘤常辅以化疗、放疗,其随访时间为:术后1年内,每个月1次;术后第2年,每3个月1次;术后3~5年,视病情每4~6个月1次;5年以上者,每年1次。随访内容包括临床症状与体征、全身及盆腔检查、B超检查等,必要时做CT或MRI检查;根据病情需要监测血清CA125、AFP、HCG等肿瘤标志物。

一〇七、葡萄胎的出院指导?

保持外阴清洁,禁止盆浴、性生活、游泳、剧烈运动1个月。

参考文献

[1] 谢幸,孔北华,段涛.妇产科学:9版[M].北京:人民卫生出版社,2018.

[2] 谢幸,苟文丽.妇产科学:8版[M].北京:人民卫生出版社,2013.

[3] 郑修霞.妇产科护理学:5版[M].北京:人民卫生出版社,2012.

第十八节 产 科

一、最佳受孕年龄是什么时候？妊娠前应注意哪些问题？

女性的最佳生育年龄为 30 岁以前,最晚也不应该超过 35 岁。男性最佳生育年龄比女性要晚些。

1. 妊娠期准备工作很重要,做好妊娠的思想准备、经济条件,了解家族遗传史,并向专科医师咨询妊娠风险和备孕时机。

2. 选择合适的妊娠时机

(1) 选择最佳生育年龄。

(2) 春末秋初是最好的受孕时节。

(3) 最佳的受孕时间为女性排卵期当天及前 5 天。

(4) 合理安排工作,避免妊娠期间过度劳累。

3. 做好妊娠前检查。

4. 夫妻双方同时调整身体至最佳状态。

二、高龄产妇妊娠前要做哪些准备？

1. 积极补充叶酸。

2. 远离小宠物。

3. 远离香烟、二手烟。

三、什么是产前检查？

产前检查与孕期保健包括对孕妇进行规范的产前检查、健康教育与指导、胎儿健康的监护与评估、孕期营养及体重管理和用药指导等,是降低孕产妇和围生儿并发症发生率及死亡率、减少出生缺陷的重要措施。

四、产前检查的时间分别是什么时候？

推荐的产前检查孕周分别是：孕 6～13 周,14～19 周、20～24 周、25～28 周、29～32 周、33～36 周、37～41 周(每周 1 次)。有高危因素者,酌情增加次数。

五、如何自我监测胎动？

一般孕 20 周开始自觉胎动,胎动于下午和夜间较为活跃。胎动常在胎儿睡眠周期消失,持续 20～40 min。孕 28 周以后,胎动计数<10 次/2 h 或减少 50% 者提示有胎儿缺氧可能。

六、妊娠期体重增长的正常范围？

妊娠期的体重增加应根据每个孕妇妊娠前的体重指数(BMI)而异,如表 2-18-1。

表 2-18-1 妊娠期体重增长建议值

妊娠前体重指数(BMI)	<18.5	18.5～24.9	25.0～29.9	≥30.0
类型	低体重	正常	超重	肥胖
妊娠期增重推荐值(kg)	12.5～18.0	11.5～16.0	7.0～11.5	6.0～9.0

七、乳房的自我护理知识有哪些？

1. 选择和乳房紧密贴合、透气较好的棉质文胸,以乳房没有压迫感为宜以支撑乳房。

2. 保持乳房的清洁,每天用温水清洗乳房,清洗时应轻柔,禁用肥皂或酒精清洗。

3. 平坦或内陷乳头的矫正

(1) 将左、右两手的示指置于乳头两侧水平对称位置,轻柔地将乳头往外推,依顺时针方向对完整乳房做一圈。

(2) 以一手拇指和示指捏住乳头转动并向外拉,另一手撑开乳晕。

4. 有过流产史、早产史症状的孕妇要尽量避免刺激乳头,以免引起宫缩而再次流产。

八、什么是宫缩？

宫缩，即子宫收缩力，是临产后的主要产力，贯穿于整个分娩过程。宫缩能使宫颈管变短直至消失、宫口扩张、胎先露部下降和胎盘、胎膜娩出。具有节律性、对称性和极性、缩复作用。

九、什么是规律宫缩？

产程开始时，出现伴有疼痛的子宫收缩，也称"阵痛"。开始时持续时间较短（约 30 s）且弱，间歇期较长（5～6 min），随产程进展间隔期逐渐缩短为 2～3 min，持续时间为 50～60 s。伴随宫口逐渐开大，胎头下降，这种宫缩称为规律宫缩。

十、总产程及产程分期是怎样的？

总产程即分娩全过程。指从规律宫缩开始至胎儿、胎盘娩出的全过程。临床上分为三个产程。

第一产程又称宫颈扩张期。从规律宫缩开始到宫颈口开全。又分为潜伏期和活跃期：① 潜伏期为宫口扩张的缓慢阶段，初产妇一般不超过 20 h，经产妇不超过 14 h；② 活跃期为宫口扩张的加速阶段，可在宫口开至 4～5 cm 即进入活跃期，最迟至 6 cm 才进入活跃期，至宫口开全。

第二产程又称胎儿娩出期。从宫口开全至胎儿娩出。初产妇最长不超过 3 h，经产妇不应超过 2 h。

第三产程又称胎盘娩出期。从胎儿娩出后至胎盘胎膜娩出，约需 5～15 min，不应超过 30 min。

十一、为什么要在分娩期保持良好的心境？

临产后待产妇精神紧张，常处于焦虑、不安和恐惧的心理状态。这些情绪会使机体发生变化，如心率加快、呼吸急促、肺内气体交换不足，致使子宫缺氧收缩乏力、宫口扩张缓慢；胎先露下降受阻，产程延长，导致产妇体力消耗过多，

促使产妇神经内分泌发生变化，交感神经兴奋，释放儿茶酚胺，血压升高，导致胎儿缺血缺氧，出现胎儿宫内窘迫等。

十二、分娩过程孕妇应该怎样配合？

分娩时孕妇的配合：一般让产妇取仰卧位，双膝屈曲外展，双足蹬在产床上，双手握住产床把手。每次宫缩时，孕妇先深吸气屏住，然后紧闭双唇和声门，如排大便样向下用力，时间尽可能长，也可中间短暂换气后再屏气。宫缩间歇期，孕妇全身肌肉放松，安静休息。下次宫缩再次做屏气动作，以加速产程进展。胎头着冠后，孕妇应在宫缩时张口哈气，在宫缩间歇期屏气用力，使胎头和胎肩缓慢娩出。

十三、产褥期是什么？

产褥期是指从胎盘娩出至产妇全身各器官除乳腺外恢复至正常未妊娠状态所需要的一段时期，通常为 6 周。

十四、产褥期母体有何特点？怎么护理？

1. 母体变化　子宫的变化最大。在胎盘娩出后子宫逐渐恢复至未孕状态的全过程称为子宫复旧，一般为 6 周。

2. 乳房变化　产褥期乳汁分泌主要依赖哺乳时新生儿的吸吮刺激。产后 7 天内分泌的是淡黄色的初乳，7～14 天内分泌的是过渡乳，14 天后分泌的是白色的成熟乳。初乳中含蛋白质及矿物质较成熟乳多，极易消化，是新生儿早期最理想的天然食物。初乳和成熟乳中均含有大量的免疫抗体，有助于新生儿抵抗疾病的侵袭。

3. 血液循环系统变化　产后 3 天的血容量增加 15%～25%，心脏负担加重。白细胞在产后可达 $(15～30)×10^9$/L，但多在 1 周内恢复正常。纤维蛋白原、凝血酶、凝血酶原于产后

2～4周恢复正常。

4. 消化系统　胃酸分泌减少,肠蠕动减慢,产褥期容易发生便秘。

5. 泌尿系统　产后易发生排尿困难及尿潴留。产后1周内尿量增加。

6. 内分泌系统　产妇在产后1周雌激素和孕激素降至未妊娠水平。

7. 腹壁变化　产后腹壁松弛,腹壁紧张度需在产后6～8周恢复。

十五、产褥期应如何合理地休息与运动?

1. 顺产正常分娩的产妇在产后6～12 h内即可起床做轻微活动,产后第2天可在室内随意走动。产后康复锻炼有利于体力恢复、排尿及排便,避免或减少栓塞性疾病的发生,能使盆底及腹肌张力恢复(图2-18-1)。

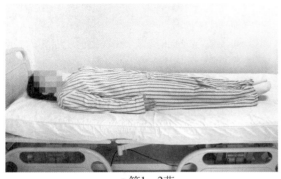

a 第1、2节

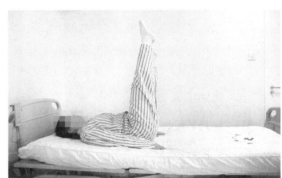

b 第3节

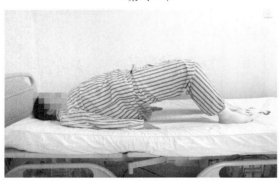

c 第4节

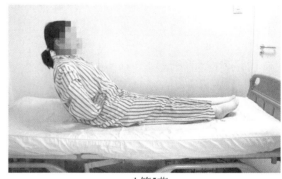

d 第5节

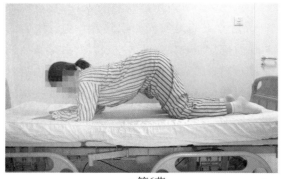

e 第6节

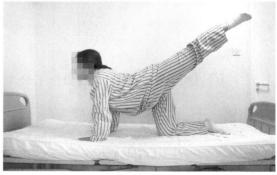

f 第7节

图 2-18-1　产后康复操

产后康复操：运动量由小到大，由弱到强循序渐进练习。一般在产后第2天开始，每1～2天增加1节，每节做8～16次。出院后继续做产后健身操直至产后6周。

第1节：仰卧，深吸气，收腹部，然后呼气。

第2节：仰卧，两臂直放于身旁，进行缩肛与放松动作。

第3节：仰卧，两臂直放于身旁，双腿轮流上举和并举，与身体呈直角。

第4节：仰卧，髋与腿放松，分开稍屈，足底支撑，尽力抬高臀部及背部。

第5节：仰卧起坐。

第6节：跪姿，双膝分开，肩肘垂直，双手平放床上，腰部进行左右旋转动作。

第7节：全身运动，跪姿，双臂伸直支撑，左右腿交替向背后抬高。

2. 剖宫产的产妇可适当推迟活动时间，当麻醉消失、恢复知觉后，就应该进行身体活动了。12 h拔除尿管后应尽早下床走动，增加肠蠕动、早排气，防止肠粘连及血栓形成，促进子宫收缩，利于伤口愈合。

十六、产后体重的变化有哪些？

分娩后新妈妈的体重减轻5～6 kg，在产褥期由于恶露、汗液、尿液、哺乳等因素体重进一步减轻，基本上可以逐渐恢复到妊娠前的水平。

十七、什么是妊娠纹？

妊娠期间肾上腺皮质分泌的糖皮质激素增多，该激素分解弹力纤维蛋白，使弹力纤维变性，加之子宫增大使孕妇腹壁皮肤张力增大，皮肤弹力纤维断裂，多呈紫红色或淡红色不规则平行略凹陷的条纹，称为妊娠纹。

十八、什么是产后宫缩痛？

在产褥早期因宫缩引起下腹部阵发性剧烈疼痛，称为产后宫缩痛。一般在产后1～2天出现，持续2～3天后自然消失，多见于经产妇。

十九、什么是褥汗？如何做好产褥期保暖？

产后1周内皮肤排泄功能旺盛，排出大量汗液，以夜间睡眠和初醒时更明显，不属于病态。但要注意补充水分，防止脱水及中暑。

产妇在产褥期内要注意保暖，室内应该注意定期通风，保持室内空气新鲜。要多喝水，勤换内衣裤。

二十、什么是恶露？出现什么异常现象需及时就诊？

产后随子宫蜕膜脱落，含有血液、坏死蜕膜等组织经阴道排出，称为恶露。恶露有血腥味，但无臭味，持续4～6周，总量为250～500 ml，因其颜色、内容物及时间不同分为血性恶露、浆液恶露、白色恶露。如果产褥期恶露增多，血性恶露持续时间延长并有臭味，应该及时就诊。

二十一、如何护理产后发热的产妇？

1. 感染性发热　遵医嘱使用药物治疗，观察效果，卧床休息，取半坐卧位以利于恶露的引流和炎症的局限，鼓励产妇多喝水，加强营养，鼓励产妇多进食高热量、高维生素、高蛋白质、低脂肪、易消化的食物，保持外阴清洁。

2. 乳汁淤积　教会产妇正确的哺乳方法及挤奶技巧，解除乳汁淤积。

3. 外科吸收热　向产妇及家属做好解释说明，嘱产妇多饮水，保持会阴清洁，加强营养以增强身体抵抗力，同时加强体温观察，汗湿勤换衣物，注意保暖。

二十二、如何预防剖宫产术后肠胀气？

剖宫产产妇回室6 h后鼓励产妇在床上多翻身，防止肠粘连，促进肠蠕动。术后12 h鼓励产妇下床活动,注意防跌倒。剖宫产术后产妇12 h内禁食,之后进食全流质饮食,不进食产气食物如牛奶、豆浆等,待肛门排气后改为普食。

二十三、产褥期会阴护理需注意哪些?

选用对外阴无刺激的消毒液擦洗外阴,每天2～3次,平时应尽量保持会阴部清洁及干燥。会阴部有水肿者,可局部进行湿热敷。会阴部有缝线者,应每天检查切口有无红肿、硬结及分泌物。若伤口感染,应提前拆线引流或行扩创处理,并定时换药。

二十四、自然分娩的产妇会阴部伤口的护理指导有哪些?

1. 保持会阴清洁、干燥,不盆浴,勤换卫生垫,避免让伤口浸泡在湿透的卫生垫里面,促进伤口的愈合。

2. 每天用温水冲洗会阴,尤其是每次大小便后应用温水清洗外阴,应由前向后擦。

3. 取健侧卧位,保持会阴伤口干燥,如自觉伤口剧痛或肛门坠胀感,及时汇报医师。

4. 会阴伤口随着时间慢慢恢复,如果伤口疼痛加重,出现红肿热痛的症状,应及时就诊。

二十五、正常顺产的产妇应注意哪些?

1. 顺产后产妇要注意初次下床要有人搀扶,有并发症的患者要遵医嘱。

2. 产后4 h内要及时排尿,以防尿潴留。要按摩子宫,以促进子宫收缩,减少产后出血。

3. 注意阴道出血量,如果出血多于平时的月经量要及时告知医护人员。

4. 注意个人卫生,饭前便后及喂奶前要洗手,勤换内裤。

5. 要进食高蛋白质、高热量、营养丰富的食物和汤汁,利于乳汁分泌增多。

6. 病室清洁通风,注意保暖,防止着凉。

7. 保持心情舒畅,与婴儿同步休息,保证充足睡眠。

8. 产后要尽早哺乳,喂奶时两侧乳房要交替进行,睡觉时不要挤压乳房,坚持夜间哺乳,按需哺乳,坚持6个月的纯母乳喂养。

9. 产后42天内禁止性生活及盆浴,42天到医院门诊复查。

二十六、剖宫产当日应注意什么?

1. 术后6 h内去枕、禁食、平卧、腹部压沙袋,护士应及时按压宫底,观察出血量,按揉产妇腿部,指导做踝泵运动,做气压治疗,防止下肢静脉血栓。

2. 尿管一般在术后12 h拔除,适当少量多次饮水,多排尿,及时更换卫生纸,保持会阴部清洁。

3. 用温热毛巾清洁乳头,尽早让新生儿吸吮妈妈的奶头,促进早开奶。患儿吃完奶后要侧卧,使吸入胃内的羊水顺嘴角流出,避免呛咳。

4. 6 h后撤去沙袋,协助翻身侧卧,适量活动,促进早排气,避免肠粘连。12 h后可饮少量温开水、米粥等流质食物,禁食奶类、甜食等易产气食物。

二十七、什么是纯母乳喂养?

出生后1 h内开始哺乳、实施24 h母婴同室;除母乳外,不添加任何食物、饮料和水;而且不使用奶瓶、奶嘴和安慰奶嘴。另外,婴儿6个月以上应鼓励母亲继续母乳喂养,同时给婴儿添加辅食。世界卫生组织建议母乳喂养到至少1岁,最好2岁。

二十八、母乳喂养有哪些好处?

母乳喂养对母婴健康均有益处。对婴儿可

以提供满足其发育所需的营养,提高免疫力,促进婴儿牙齿及颜面部的发育,增加母婴感情等。对母亲可促进子宫复旧,推迟月经复潮及排卵时间,降低母亲患乳腺癌、卵巢癌的风险等。

二十九、促进母乳喂养成功的方法是什么?

1. 确保早接触、早吸吮、早开奶。

2. 正确的含接姿势,保证婴儿吸到乳汁。

3. 确保母亲舒适、心情愉快,全身肌肉都要放松,有助于乳汁的分泌与排出。

三十、母亲正确的哺乳姿势和方法?

1. 母亲喂哺时可取坐位、卧位(仰卧位或侧卧位)、站位等,均要体位舒适,全身放松,心情舒畅,避免疲劳,才有益乳汁排出。

2. 婴儿身体要转向母亲,头与身体成一条直线,紧贴母亲身体。母婴胸贴胸,腹贴腹,婴儿下颌紧贴母亲乳房,鼻尖对着乳头,头略微后仰,防止婴儿鼻部受压,影响呼吸。

3. 母亲一手臂抱婴儿背部和臀部,另一手的拇指放在乳房上方,示指放在乳房根部,其余手指自然贴近胸壁呈"C"字形,托起乳房。

4. 母亲用乳头触及婴儿口唇,诱发婴儿的觅食反射,在婴儿口张大、舌向下的一瞬间,将乳头和大部分乳晕送入婴儿口中。

5. 每次喂奶一定要让婴儿先吃空一个乳房后,再吃另一个,下一次喂奶时,先吃上次后的一侧。可使婴儿吃到前奶与后奶的全部营养。也可以防止吃偏乳房。

6. 哺乳中不要强行拉出奶头,要让婴儿吃饱后自动放弃乳头,或用示指轻压婴儿下颌,让婴儿自己张口,温和地中断吸吮。

三十一、婴儿正确的含接与吸吮姿势?

婴儿嘴张得很大,下唇外翻;舌呈勺状环绕乳房;面颊鼓起呈圆形;含接时可见到上方的乳晕比下方多;有慢而深的吸吮,有时会有暂停,能看到吞咽动作和听到吞咽声音。

三十二、为什么要母婴同室?

母婴同室是指产后母亲与婴儿 24 h 在一起,婴儿的治疗、护理等离开母亲的时间不超过 1 h。

1. 有利于按需哺乳,满足婴儿营养需要。

2. 有利于母亲乳汁分泌,保证足够的乳量。

3. 有利于母子感情交流,提高婴儿智力。

4. 有利于母亲护理婴儿,学会护理新生儿的方法。

三十三、怎样保证乳量充足?

1. 母亲要树立信心,保持愉悦的心情。

2. 早吸吮是关键。婴儿出生 30 min 内,母婴皮肤接触 30 min 以上。

3. 母婴同室、按需哺乳。

4. 合理的营养和休息。

5. 坚持夜间哺乳。

6. 母亲喂养和婴儿吸吮的姿势要正确。

7. 不给婴儿添加糖水、果汁、牛奶等辅食,不使用奶瓶和橡皮奶头。

三十四、漏奶怎么办?

不是喂奶时间而乳汁自行流出称为"漏奶"。阵奶来时或喂一侧乳房而另一侧乳房有流奶现象属于正常,只要将乳头折起压迫一会即停。如有漏奶现象,注意内衣不要过紧,勿使乳房受压。

三十五、挤奶的适应证有哪些?

凡是需要手工或电动吸引方式将乳汁排出乳房的情况均称为挤奶,常见原因如下。

1. 新生儿吸不完母亲乳房内的乳汁,影响乳汁再分泌。

2. 一些低体重儿，自己吸奶比较困难，需要母亲将乳汁挤出。

3. 乳房胀痛，而新生儿不能吸奶。

4. 母亲上班时间需要备奶。

三十六、如何正确挤奶？

1. 彻底清洁双手，清洁乳房。

2. 想象自己处在非常愉快的环境当中，以便能产生排乳反射。

3. 用湿热的毛巾敷双侧的乳房 3～5 min，并轻轻地按摩。

4. 挤奶时身体略微前倾，用手将乳房托起。第一步是将大拇指和示指放在乳晕的上、下方，用大拇指和示指的内侧向胸壁处挤压，必须挤压乳头的后方 2 cm 处（即乳晕处）；第二步是有节奏地挤压及放松，并在乳晕周围反复地转动手指位置，需用吸奶器时要注意负压的大小、乳头罩是否合适，如有疼痛、不适应立即查看，以免乳头损伤。

5. 为了保证乳汁分泌，每天挤 8～10 次，白天 2～3 h 挤 1 次，晚上至少 4 h 挤 1 次。

三十七、如何预防哺乳期乳腺炎？

1. 分娩后要早吸吮、勤哺乳，使乳汁排出通畅。

2. 婴儿吸吮时必须吸入全部乳头和大部分乳晕。

3. 母亲要有正确的喂哺体位。

4. 喂奶前要用温水清洗乳头。

5. 婴儿不能及时吃奶，母亲感到奶胀时可将乳汁挤出。

三十八、如何手工挤奶？

准备收集母乳的清洁小杯，洗手，身体前倾，用手托起乳房，大拇指和示指呈"C"字形，放

在离乳头根部 2 cm 处，向胸壁方向挤压，手指固定，不要在皮肤上移动，重复压挤—松弛达数分钟，直到乳汁喷出。沿乳头依次压挤全部乳窦，挤出所有的乳汁。挤奶后在乳头上涂一层乳汁，待其自然干燥，保护乳头。

三十九、乳房按摩的方法是什么？

首先用热毛巾将乳房热敷，然后用指端从上向下越过乳头，轻柔地抚摸乳房，有助于放松并刺激催乳素的释放。其次螺旋式按摩，按摩制造乳汁的腺体和乳腺管。手指并拢，掌侧将乳房按向胸壁，从上部开始螺旋式向下直到乳晕，持续进行按摩整个乳房。最后身体前倾，轻轻摇晃乳房，利用地心引力作用帮助刺激乳汁分泌。

四十、母乳喂养后的健康指导有哪些？

每次哺乳后，将新生儿抱起轻拍背部 1～2 min，排出胃内空气以防吐奶。给患儿喂奶后不要马上逗患儿笑或者进行按摩等活动，将患儿右侧卧位放置，防止吐奶后引起误吸。

四十一、母亲喂哺时应怎样与宝宝进行交流与沟通？

1. 进行肌肤接触。

2. 边哺乳边聊天。

3. 保持目光交流。

四十二、母婴分离时如何保持母乳喂养？

可以使用吸奶器或者手挤奶的方式排空乳房。每天 8～12 次挤奶可以保证乳汁的分泌量，为母婴在一起时提供充足的乳汁做好准备，挤出的乳汁可以送至医院进行喂养或冷冻保存。

四十三、按需哺乳的重要性？

能保证婴儿有足够的营养，有利于婴儿的

正常营养发育。有利于母亲解除奶胀,保持乳汁的正常分泌,保证足够的乳量。

四十四、怎样知道婴儿想吃奶了?

小嘴来回觅食;睡觉时眼球快速运动或小嘴有吸吮动作;哭闹常是饿极的表现。

四十五、如何知道奶够还是不够?

1. 每天满意的母乳喂养 8 次左右。
2. 婴儿每天排尿 5～6 次,排便 2～4 次。
3. 婴儿体重增长及睡眠情况良好。

四十六、乳头疼痛、皲裂的原因是什么? 如何预防与护理?

乳头疼痛包括单纯疼痛与皲裂,常常发生在产后几天,也是母乳喂养中断常见的原因之一。正常情况下,母乳喂养时不应该产生疼痛或皲裂。原因及对策如下。

1. 喂养姿势不当　处理方法:纠正母亲哺乳姿势和婴儿含乳姿势。

2. 婴儿口腔存在畸形　处理方法:检查婴儿口腔是否存在畸形,可转诊到口腔科医师处理。

3. 乳头念珠菌感染　治疗处理:局部抗真菌感染。

4. 婴儿咬乳头　与婴儿进行沟通,告诉婴儿这样母亲不舒服,以减少咬乳头引起的损伤。

5. 离开乳头操作方法不正确　处理方法:正常情况下应该让婴儿自己松开乳头;婴儿不肯松开时将手指轻轻伸入婴儿口中让他/她自己松开。

6. 乳头过度刺激　处理方法:指导母亲不要使用药物性乳膏,避免刺激乳头;避免使用肥皂或毛巾大力擦洗乳头。

7. 乳头雷诺现象　由于乳头部位血管痉挛导致无法得到血液供应而引起疼痛。处理方法:热敷一般可以缓解疼痛,如果非药物治疗无效时可以遵医嘱使用缓解血管痉挛的药物。

8. 吸乳器使用不当　处理方法:使用吸乳器时据自身情况调节压力大小,避免损伤。

如果已经发生乳头皲裂,哺乳后再挤出一些乳汁,涂抹在乳头和乳晕上,待其自然干燥。穿戴宽松的内衣和棉质文胸,必要时放置乳头罩,以利空气流通,促进乳头皲裂愈合。如疼痛剧烈难忍,可暂时停止母乳喂养 24 h,但应当将乳汁挤出,用小杯或小匙喂婴儿。

四十七、乳头扁平或凹陷如何处理?

空针筒法进行纠正:根据乳头大小选择合适的注射器,切掉针头端将注射器的栓子插入,使用针筒圆滑端盖住乳头,向外牵拉形成负压将乳头拉出,注意负压柔和,每次持续 30～60 s,每天数次。可在每次喂哺前使用此法让乳头突出后立即哺乳,效果会更好。

四十八、新生儿各系统的生理特点有哪些?

1. 外观特点　正常新生儿体重在 2 500 g 以上(约 3 000 g),身长在 47 cm 以上(约 50 cm),哭声响亮,肌肉有一定张力,四肢屈曲,皮肤红润,胎毛少,耳壳软骨发育好,指、趾甲达到或超过指、趾端,乳晕清楚,乳头突起,乳房可扪到结节,整个足底有较深的足纹,男婴睾丸下降,女婴大阴唇覆盖小阴唇。

2. 呼吸系统　分娩后新生儿在第一次吸气后紧接着啼哭,肺泡张开。由于呼吸中枢发育不成熟,呼吸节律常不规则,频率较快,40 次/min 左右。由于胸腔较小,肋间肌肉较弱,胸廓运动较浅,主要靠膈肌运动,以腹式呼吸为主。完成胎儿循环向成人循环的转变。

3. 循环系统　新生儿心率波动较大,100～150 次/min,平均 120～140 次/min。

4. 消化系统 足月儿吞咽功能已经完善，但食管下端括约肌松弛，胃呈水平位，幽门括约肌较发达，易发生溢乳和呕吐。出生后 10～12 h 开始排胎粪，约 2～3 天内排完。胎粪由胎儿肠道分泌物、胆汁及咽下的羊水等组成，呈墨绿色，若超过 24 h 还未见胎粪排出，应检查是否为肛门闭锁及其他消化道畸形。

5. 泌尿系统 新生儿出生后 24 h 内开始排尿，正常尿量为每小时 1～3 ml/kg。

四十九、什么是生理性黄疸?

1. 特点

（1）一般情况良好。

（2）足月儿生后 2～3 天出现黄疸，4～5 天达高峰，5～7 天消退，最迟不超过 2 周；早产儿黄疸多于生后 3～5 天出现，5～7 天达高峰，7～9 天消退，最长可延迟 3～4 周。

（3）每天血清胆红素升高 < 85 μmol/L（5 mg/dl）。

2. 生理性黄疸始终是排除性诊断，判定其是"生理"还是"病理"的血清胆红素最高界值，由于受个体差异、种族、地区、遗传及喂养方式等影响，迄今尚不存在统一标准。通常认为，足月儿 < 221 μmol/L（12.9 mg/dl），早产儿 < 256 μmol/L（15 mg/dl）是生理性的。但临床发现，即使早产儿的血清胆红素水平低于此值，也可发生胆红素脑病。因此，采用日龄或小时龄胆红素值进行评估，目前已被多数学者所接受，同时也可根据不同胎龄和生后小时龄，以及是否存在高危因素来评估和判断。

五十、流产的临床表现有哪些?

流产的临床表现主要为停经后阴道流血和腹痛。早期流产表现为先出现阴道流血，后出现腹痛。晚期流产表现为先出现腹痛（阵发性子宫收缩），后出现阴道流血。

五十一、流产的分类有哪些?

临床类型分为先兆流产、难免流产、不全流产、完全流产。此外，还有 3 种特殊情况：稽留流产、复发性流产、流产合并感染。

五十二、什么是先兆流产?

先兆流产是指孕 28 周前出现少量阴道流血，常为暗红色或血性白带，无妊娠物排出，随后出现阵发性下腹痛或腰背痛。妇科检查宫颈口未开、胎膜未破，子宫大小与停经周数相符。

五十三、什么是难免流产?

难免流产是指流产不可避免。在先兆流产基础上，阴道流血量增多，阵发性下腹痛加剧，或出现阴道流液（胎膜破裂）。妇科检查宫颈口已扩张，有时可见胚胎组织或胎囊堵塞在宫颈口内，子宫大小与停经周数基本相符或略小。

五十四、什么是不全流产?

不全流产是指部分妊娠物排出宫腔，还有部分残留在宫腔内或嵌顿在宫颈口处，或排出后胎盘滞留宫腔或嵌顿在宫颈口。妇科检查见宫颈口已扩张，宫颈口有妊娠物堵塞及持续性血液流出，子宫小于停经周数。

五十五、什么是完全流产?

完全流产是指妊娠物已全部排出，阴道流血逐渐停止，腹痛逐渐减轻或消失。妇科检查宫颈口已闭合，子宫接近正常大小。

五十六、什么是稽留流产?

稽留流产又称过期流产，是指胚胎或胎儿已死亡，滞留在宫腔内未能及时自然排出者。妇科检查宫颈口未开，子宫较停经周数小，质地不软，未闻及胎心音。

五十七、什么是复发性流产？

复发性流产是指同一性伴侣，连续发生 3 次及 3 次以上的自然流产。

五十八、什么是先兆早产？

先兆早产是指有规律或不规律宫缩，伴有宫颈管的进行性缩短。

五十九、什么是早产？

早产是指妊娠满 28 周至不足 37 周分娩者。

六十、先兆早产、早产的临床表现有哪些？

1. 先兆早产　规律或不规律子宫收缩，伴有宫颈管的进行性缩短。

2. 早产　出现规律宫缩（20 min≥4 次，或 60 min≥8 次），伴有宫颈的进行性改变；宫颈扩张 1 cm 以上；宫颈展平≥80%。

六十一、什么是胎膜早破？有哪些临床表现？

胎膜早破是指临产前发生胎膜破裂。

孕妇突感有液体自阴道流出或无控制的"漏尿"，不伴有腹痛，少数孕妇仅感到外阴较平时湿润。当腹压增加时，阴道流液增加。阴道窥器检查可见阴道后穹窿有液体聚积，或可见羊水自宫口流出。

六十二、胎膜早破对母儿的影响有哪些？

对母体：增加羊膜腔感染、产后出血、手术产的概率。若突然破膜，有时可引起胎盘早剥。

对围生儿：增加早产、胎儿窘迫、脐带脱垂的风险，围生儿发病率和死亡率增高。

六十三、胎膜早破孕妇应注意哪些？

1. 卧床休息，采取左侧卧位，抬高臀部，尽量避免增加腹压的因素，如咳嗽、打喷嚏等。

2. 保持会阴部清洁，放置吸水性好的消毒会阴垫于外阴，勤换会阴垫，注意观察阴道分泌物的颜色、气味等。

3. 自测胎动。在早、中、晚各测 1 h，然后将 3 h 的胎动次数相加乘 4，即代表 12 h 的胎动数。12 h 的胎动数≥30 次表示胎儿情况良好。12 h 的胎动数＜20 次表示胎儿异常，需及时通知医护人员。

4. 多吃蔬菜水果，预防便秘。

5. 遵医嘱服用抗生素。

六十四、脐带脱垂如何预防？

1. 对胎膜早破、先露部位尚未固定的产妇应嘱卧床休息，严禁自由走动。严密观察产程，增加听胎心音和监护仪监测胎心搏动的次数。

2. 对胎先露未入盆、胎位异常、多胎妊娠和羊水过多者，临产后卧床待产，减少不必要的肛查与阴道检查，勤听胎心。

3. 破膜时，应立即听胎心，若胎心搏动突然变慢、不规则，应立即做阴道检查，查明是何种脐带因素，以期早诊断、早处理。

六十五、什么是胎儿生长受限？

胎儿生长受限指胎儿应有的生长潜力受损，估测的胎儿体重小于同孕龄第 10 百分位的小于胎龄儿。对部分胎儿的体重经估测达到同孕龄的第 10 百分位，但胎儿有生长潜力受损，不良妊娠结局的风险增加，可按照胎儿生长受限进行管理。严重的胎儿生长受限指估测的胎儿体重小于同孕龄第 3 百分位。

六十六、胎儿生长受限（FGR）有哪些临床表现？

子宫底高度连续 3 周测量均在第 10 百分位数以下者，为筛选 FGR 指标，预测准确率达

$13\%\sim86\%$。孕 26 周后宫高测量值低于对应标准 3 cm 以上,应疑诊 FGR;宫高低于对应标准 4 cm 以上,应高度怀疑 FGR。

六十七、什么是胎儿窘迫?

胎儿窘迫指胎儿在子宫内因急性或慢性缺氧危及其健康和生命的综合症状,发生率为 $2.7\%\sim38.5\%$。急性胎儿窘迫多发生在分娩期;慢性胎儿窘迫常发生在妊娠晚期,但在临产后常表现为急性胎儿窘迫。

六十八、胎儿窘迫的处理方法有哪些?

1. 急性胎儿窘迫 取左侧卧位,吸氧,停用缩宫素,纠正脱水、酸中毒、低血压及电解质紊乱,持续胎儿监护。

2. 慢性胎儿窘迫 针对病因,根据孕周大小、胎儿成熟度及胎儿缺氧程度决定处理。一般处理包括取左侧卧位、间断吸氧,加强胎儿监护、注意胎动变化。

六十九、什么是情绪性难产?

情绪性难产是指因精神心理因素发生异常使机体儿茶酚胺分泌过多,产时子宫和胎盘的血液循环减少,最终导致无效宫缩、产程异常。

七十、情绪性难产的诱发因素有哪些?

1. 第一产程 产妇表达或显出恐惧或焦虑,宫缩或检查反应强烈,肌肉高度紧张,痛苦、身体翻滚、对有益的建议表示怀疑。

2. 第二产程 产妇口述和面露担心,喊叫或惊慌,会阴部紧绷、分散性用力不能使骨盆底放松,对看护者的建议拒绝采纳。

七十一、情绪性难产对分娩有什么影响?

如交感神经-肾上腺素系统兴奋,可导致胎儿缺血缺氧,造成胎儿宫内窘迫。也可减少子

宫收缩次数或发生不规则宫缩而使产程延长出现难产和产后出血。

七十二、什么是产后出血?

产后出血是指胎儿娩出后 24 h 内阴道分娩者出血量≥500 ml,剖宫产者≥1 000 ml。

七十三、产后出血的临床表现有哪些?

胎儿娩出后阴道流血,严重者出现失血性休克、严重贫血等相应症状。

1. 阴道流血 胎儿娩出后立即发生阴道流血,色鲜红,应考虑软产道裂伤;胎儿娩出后数分钟出现阴道流血,色暗红,应考虑胎盘因素;胎盘娩出后阴道流血较多,应考虑子宫收缩乏力或胎盘、胎膜残留;胎儿或胎盘娩出后阴道持续流血,且血液不凝,应考虑凝血功能障碍;失血导致的临床表现明显,伴阴道疼痛而阴道流血不多,应考虑隐匿性软产道损伤,如阴道血肿。剖宫产时主要表现为胎儿胎盘娩出后胎盘剥离面的广泛出血,亦有子宫切口出血严重者。

2. 低血压症状 患者头晕、面色苍白,出现烦躁、皮肤湿冷、脉搏细数等。

七十四、产后出血如何预防?

1. 产前预防 加强围产保健,预防及治疗贫血,对有可能发生产后出血的高危人群进行一般转诊和紧急转诊。

2. 产时预防 密切观察产程进展,防止产程延长,正确处理第二产程,积极处理第三产程。

3. 产后预防 因产后出血多发生在产后 2 h 内,故胎盘娩出后密切监测生命体征,包括血压、脉搏、阴道流血量、子宫高度、膀胱充盈情况,及早发现出血和休克。鼓励产妇排空膀胱,与新生儿早接触、早吸吮,以便能反射性引起子

宫收缩,减少出血量。

七十五、什么是羊水栓塞?

羊水栓塞是由于羊水进入母体血液循环,而引起的肺动脉高压、低氧血症、循环衰竭、弥散性血管内凝血(DIC)以及多器官功能衰竭等一系列病理生理变化的过程。以起病急骤、病情凶险、难以预测、病死率高为临床特点,是极其严重的分娩并发症。发病率(1.9～7.7)/10万,死亡率19%～86%。

七十六、羊水栓塞的临床表现有哪些?

1. 典型羊水栓塞　以骤然出现的低氧血症、低血压(血压与失血量不符合)和凝血功能障碍为特征,也称羊水栓塞三联征。

(1)前驱症状:30%～40%的患者会出现非特异性的前驱症状,如呼吸急促、胸痛、憋气、寒战、呛咳、头晕、乏力、心慌、恶心、呕吐、麻木、针刺样感觉、焦虑、烦躁和濒死感,胎心减速,胎心基线变异消失等。

(2)心肺功能衰竭和休克:出现突发呼吸困难和/或发绀、心动过速、低血压、抽搐、意识丧失或昏迷、突发血氧饱和度下降、心电图ST段改变及右心受损和肺底部湿啰音等。严重者,产妇于数分钟内猝死。

(3)凝血功能障碍:出现以子宫出血为主的全身出血倾向,如切口渗血、全身皮肤黏膜出血、针眼渗血、血尿、消化道大出血等。

(4)急性肾衰竭等脏器受损:全身脏器均可受损,除心肺功能衰竭及凝血功能障碍外,中枢神经系统和肾脏是最常见受损的器官。

2. 不典型羊水栓塞　有些羊水栓塞的临床表现并不典型,仅出现低血压、心律失常、呼吸短促抽搐、急性胎儿窘迫、心脏骤停、产后出血、凝血功能障碍或典型羊水栓塞的前驱症状。当其他原因不能解释时,应考虑羊水栓塞。

七十七、什么是产褥感染?

产褥感染指分娩及产褥期生殖道受病原体侵袭,引起局部或全身感染,其发病率为6%。

七十八、产褥感染的临床表现有哪些?

发热、疼痛、异常恶露为产褥感染的三大主要症状。由于感染部位、程度、扩散范围不同,其临床表现也不同。

1. 急性外阴、阴道、宫颈炎,会阴裂伤或会阴侧伤口感染　表现为会阴部疼痛,坐位困难,可有低热。

2. 子宫感染　子宫内膜炎,产妇阴道内有大量脓性分泌物且有臭味。子宫肌炎,产妇表现为腹痛,恶露增多呈脓性,子宫压痛明显,子宫复旧不良,可伴高热、寒战、头痛、白细胞明显增高等全身感染症状。

3. 急性盆腔结缔组织炎、急性输卵管炎　表现为下腹痛伴肛门坠胀,可伴寒战、高热,下腹为明显压痛、反跳痛。

4. 急性盆腔腹膜炎及弥漫性腹膜炎　可出现寒战、高热,下腹或全腹疼痛、按压痛、反跳痛、肌紧张。

5. 血栓静脉炎　盆腔内血栓静脉炎常于产后12周后出现弛张热、下腹疼痛及压痛。下肢血栓性静脉炎患者表现为下肢疼痛、水肿,皮肤发白。

6. 脓毒血症及败血症　可出现寒战、持续高热,全身明显中毒症状,可危及生命。

七十九、会阴伤口感染的临床表现有哪些?

会阴伤口感染表现为会阴部疼痛,坐位困难,可有低热。局部伤口红肿、发硬、伤口裂开,压痛明显,脓性分泌物流出,较重时可出现低热。

八十、会阴伤口感染如何护理?

1. 观察生命体征和伤口、体温的变化和主诉。

2. 取健侧卧位,适当活动。

3. 病房清洁、安静,保持床单清洁、整齐、干燥。

4. 保持会阴部清洁干燥,勤换消毒会阴垫及内裤。

5. 伤口对症护理。

6. 保持二便的通畅及便后的清洁。必要时使用缓泻剂,保持外阴清洁,每天用消毒液冲洗会阴2次,同时保持会阴部干燥。

八十一、产褥感染的注意事项?

1. 产后注意休息、营养和适当的活动,指导产妇定期检查。

2. 教会产妇自我观察,识别产褥感染复发征象(恶露异常、腹痛、发热),如有异常及时就诊。

3. 注意个人卫生,会阴部要保持清洁干净,勤换卫生巾,清洗会阴的用物要清洁和消毒,不能盆浴,可采用淋浴。

4. 指导正确的母乳喂养,保持乳腺通畅,正确护理乳房。

八十二、产前出血一般有哪些原因?

流产、异位妊娠、前置胎盘、胎盘早剥、脐带帆状附着、前置血管破裂、胎盘边缘血窦破裂、宫颈病变、先兆子宫破裂等。

八十三、什么是前置胎盘?

前置胎盘指孕28周后,胎盘位置低于胎先露部,附着在子宫下段、下段达到或覆盖宫颈内口。

八十四、前置胎盘的临床分类有哪些?

1. 完全性前置胎盘或称中央性前置胎盘胎盘组织完全覆盖宫颈内口。

2. 部分性前置胎盘　胎盘组织部分覆盖宫颈内口。

3. 边缘性前置胎盘　胎盘下缘附着于子宫下段,下缘到达宫颈内口,但未超越宫颈内口。

4. 低置胎盘　胎盘位于子宫下段,边缘距宫颈内口<2 cm。

八十五、前置胎盘的临床表现有哪些?

1. 症状　典型症状为妊娠晚期或临产后发生无诱因、无痛性反复阴道流血。前置胎盘出血前一般无明显诱因,初次出血量较少,血液凝固出血可停止;但不排除有初次即发生致命性大出血而导致休克的可能性。阴道流血发生时间、出血量多少以及反复发生次数与前置胎盘类型有关。

2. 体征　一般情况与出血量、出血速度密切相关,大量出血呈现面色苍白、脉搏细弱、四肢湿冷、血压下降等休克表现。反复出血表现为贫血貌。腹部检查:子宫软,无压痛,轮廓清楚,大小与孕周相符。

八十六、前置胎盘孕妇有哪些注意事项?

1. 在保障母儿安全的前提下,尽量延长妊娠时间,提高胎儿存活性。适用于妊娠<36周、胎儿存活、一般情况良好、阴道流血量少、无须紧急分娩的孕妇。一旦有阴道流血,强调住院治疗的必要性,且加强对母儿状况的监测及治疗。

2. 其他　① 出血量大甚至休克,为挽救孕妇生命,无须考虑胎儿情况,应立即终止妊娠;② 出现胎儿窘迫等产科指征时,胎儿已可存活,可行急诊手术;③ 临产后诊断的前置胎盘,出血量较多,估计短时间内不能分娩者,也应终止妊娠;④ 无临床症状的前置胎盘根据类型决定分娩时机。合并胎盘植入者可于孕 36 周及以上择期终止妊娠;完全性前置胎盘可于孕 37 周及以上择期终止妊娠;边缘性前置胎盘可于孕 38 周及以上择期终止妊娠;部分性前置胎盘应根据胎盘遮盖宫颈内口情况适时终止妊娠。

八十七、什么是胎盘早剥?

胎盘早剥指孕 20 周后正常位置的胎盘在胎儿娩出前,部分或全部从子宫壁剥离,发病率约为 1%。

八十八、胎盘早剥的分类有哪些?

1. 主要为底蜕膜出血、形成血肿,使该处胎盘自子宫壁剥离。如继续出血,胎盘剥离面也随之扩大,形成较大胎盘后血肿,血液可冲开胎盘边缘及胎膜经宫颈管流出,称为显性剥离。

2. 如胎盘边缘或胎膜与子宫壁未剥离,或胎头进入骨盆入口压迫胎盘下缘,使血液积聚于胎盘与子宫壁之间而不能外流,故无阴道流血表现,称为隐性剥离。

八十九、胎盘早剥的临床表现有哪些?

典型临床表现是阴道流血、腹痛,可伴有子宫张力增高和子宫压痛,尤以胎盘剥离处最明显。阴道流血特征为陈旧不凝血,出血量与疼痛程度、胎盘剥离程度不一定符合。

九十、什么是羊水过少?

妊娠晚期羊水量少于 300 ml,称为羊水过少。

九十一、羊水过少的临床表现有哪些?

羊水过少的临床症状多不典型。孕妇自我感觉腹部较其他孕妇小,有时候孕妇于胎动时感腹部不适,胎盘功能减退时常伴有胎动减少。检查见宫高、腹围较同期孕周小,合并胎儿生长受限更明显,有子宫紧裹胎儿感。子宫敏感,轻微刺激易引发宫缩。临产后阵痛明显,且宫缩多不协调。胎膜破裂者,阴道漏出清亮或者血性流液或者孕妇内裤变湿等。阴道检查时,发现前羊膜囊不明显,胎膜紧贴胎儿先露部,人工破膜时羊水流出极少。

九十二、羊水过少有什么注意事项?

1. 指导孕妇休息时及时取左侧卧位,改善胎盘血液供应;教会孕妇自我检测宫内胎儿情况的方法和技巧。胎儿出生后应认真全面评估,识别畸形。

2. 观察孕妇的生命体征,定期测量宫高、腹围和体重。评估胎盘功能、胎动、胎心监测和宫缩的变化。

3. 配合治疗:遵医嘱做好阴道助产或剖宫产的准备。

九十三、什么是双胎妊娠?

一次妊娠宫腔内同时有两个胎儿时称双胎妊娠。

九十四、双胎妊娠的分类有哪些?

双胎妊娠分为双卵双胎和单卵双胎两种类型。双卵双胎:由两个卵子分别受精形成两个受精卵,约占双胎妊娠的 70%。单卵双胎:由一个受精卵分裂而成的两个胚胎,约占双胎妊娠的 30%。

九十五、双胎妊娠如何监护?

1. 妊娠期注意监护胎儿生长发育情况及胎方位变化。

2. 分娩期产程中应注意保持产妇良好体

力,严密观察胎心变化,注意宫缩及产程进展。严重妊娠并发症需尽快终止妊娠,如重度子痫前期、胎盘早剥等。

九十六、什么是妊娠期高血压疾病?

妊娠期高血压疾病是妊娠与血压升高并存的一组疾病,发生率为5%～12%。该组疾病包括妊娠期高血压、子痫前期、子痫及慢性高血压并发子痫前期和妊娠合并慢性高血压,严重影响母婴健康,是孕产妇和围生儿病死率升高的主要原因。

九十七、妊娠期高血压疾病的临床表现有哪些?

1. 妊娠期高血压　孕20周后出现高血压,收缩压≥140 mmHg和/或舒张压≥90 mmHg,于产后12周内恢复正常;尿蛋白(一);产后方可确诊。

2. 子痫前期　孕20周后出现收缩压≥140 mmHg和/或舒张压≥90 mmHg,伴有尿蛋白≥0.3 g/24 h,或随机尿蛋白(+)。或虽无蛋白尿,但合并下列任何一项者:① 血小板减少(血小板<100×10⁹/L);② 肝功能损害(血清转氨酶水平为正常值2倍以上);③ 肾功能损害(血肌酐水平>97.2 μmol/L或为正常值2倍以上);④ 肺水肿;⑤ 新发生的中枢神经系统异常或视觉障碍。

3. 子痫　子痫前期基础上发生不能用其他原因解释的抽搐。

4. 慢性高血压合并子痫前期　慢性高血压妇女妊娠前无蛋白尿,孕20周后出现蛋白尿;或妊娠前有蛋白尿,妊娠后蛋白尿明显增加,或血压进一步升高,或出现血小板减少<100×10⁹/L,或出现其他肝肾功能损害、肺水肿、神经系统异常或视觉障碍等严重表现。

5. 妊娠合并慢性高血压　孕20周前收缩压≥140 mmHg和/或舒张压≥90 mmHg(除外滋养细胞疾病),妊娠期无明显加重;或孕20周后首次诊断高血压并持续到产后12周以后。

九十八、妊娠期高血压疾病对母儿有哪些影响?

1. 母亲方面有头痛、恶心、呕吐、胃部疼痛、视物模糊、眼前"斑点"或深肌腱反射亢进、呼吸困难、抽搐、胎盘早剥。

2. 胎儿方面有宫内发育迟缓、持续缺氧和酸中毒。

九十九、什么是子痫?

子痫是妊娠期高血压疾病最严重的阶段,是妊娠期高血压疾病所致母儿死亡的最主要原因,应积极处理。

一〇〇、子痫的处理有哪些?

1. 子痫发作时需保持气道通畅,维持呼吸、循环功能稳定,密切观察生命体征、尿量等,避免声、光等刺激,防坠地外伤、唇舌咬伤。

2. 硫酸镁注射液是治疗子痫及预防复发的首选药物。使用硫酸镁必备条件:① 膝腱反射存在;② 呼吸≥16次/min;③ 尿量≥17 ml/h或≥400 ml/24 h;④ 备有10%葡萄糖酸钙。镁离子中毒时停用硫酸镁并静脉缓慢推注(5～10 min)10%葡萄糖酸钙10 ml。

3. 当收缩压≥160 mmHg和/或舒张压≥110 mmHg时要积极降压以预防心脑血管并发症。

4. 纠正缺氧和酸中毒,面罩和气囊吸氧。

5. 一旦抽搐控制后即可考虑终止妊娠。

一〇一、妊娠期高血压孕妇应注意哪些?

对轻度妊娠期高血压疾病患者,应进行

饮食指导并注意休息,以左侧卧位为主,加强胎儿监护,自数胎动,掌握自觉症状,加强产前检查,定期接受产前保护措施。对重度妊娠期高血压疾病患者,应使患者掌握识别不适症状及用药后的不适反应。还应掌握产后的自我护理方法,加强母乳喂养的指导。同时,注意家属的健康教育,使孕妇得到心理和生理的支持。

一〇二、什么是妊娠合并心脏病?

妊娠合并心脏病(包括妊娠前已有心脏病及妊娠后新发生的心脏病)在我国孕产妇死因顺位中居第 2 位,是最常见的非直接产科死因。

一〇三、妊娠合并心脏病的临床表现有哪些?

识别早期心力衰竭的征象:

1. 轻微活动后即有胸闷、心悸、气短。

2. 休息时心率每分钟>110 次,呼吸每分钟>20 次。

3. 夜间常因胸闷而需坐起呼吸,或需到窗口呼吸新鲜空气。

4. 肺底部出现少量持续性湿啰音,咳嗽后不消失。

患者出现上述征象时应考虑为早期心力衰竭,需及时处理。

一〇四、什么是妊娠合并病毒性肝炎?

病毒性肝炎是由肝炎病毒引起,以肝细胞变性坏死为主要病变的传染性疾病。根据病毒类型分为甲型、乙型、丙型、丁型、戊型等。乙型肝炎病毒主要经血液传播,但母婴传播是其重要的途径。乙型病毒性肝炎在妊娠期更容易进展为重型肝炎,是我国孕产妇死亡的主要原因之一。

一〇五、妊娠合并慢性乙型肝炎的临床表现有哪些?

出现不能用其他原因解释的消化系统症状,如食欲减退、恶心、呕吐、腹胀、肝区疼痛。继而出现乏力、畏寒、发热,部分患者有皮肤巩膜黄染、尿色深黄。可触及肝大,肝区有叩击痛。妊娠晚期受增大子宫影响,肝脏极少被触及,如能触及为异常。

一〇六、妊娠合并病毒性肝炎的母婴传播途径有哪些?

1. 甲型肝炎病毒 经消化道传播,一般不能通过胎盘屏障感染胎儿,母婴垂直传播的可能性极小。但分娩过程中接触母体血液、吸入羊水或受胎粪污染可致新生儿感染。

2. 乙型肝炎病毒 可通过母婴垂直传播、产时及产后传播三种途径传播。

3. 丙型肝炎病毒 国外报道丙型肝炎病毒在母婴间垂直传播的发生率为 4%～7%。

4. 丁型肝炎病毒 经体液、血行或注射途径传播。

5. 戊型肝炎病毒 报道有母婴传播的病例,传播途径与甲型肝炎病毒相似。

一〇七、妊娠期合并病毒性肝炎分娩的新生儿怎么护理?

1. 指导母乳喂养 新生儿在出生 12 h 内注射乙型肝炎免疫球蛋白和乙型肝炎疫苗后,可接受 HBsAg 阳性母亲的哺乳。

2. 新生儿免疫 母亲为 HBsAg 阳性的新生儿,应在出生后 24 h 内尽早(最好在出生后 12 h)注射乙型肝炎免疫球蛋白,剂量应≥100 U,同时在不同部位接种 10 μg 重组酵母乙型肝炎疫苗。在 1 个月和 6 个月时分别接种第 2 和第 3 针乙型肝炎疫苗,可显著提高阻断母婴传播的效果。

一〇八、妊娠合并病毒性肝炎孕妇的注意事项？

1. 妊娠期轻型肝炎　加强卫生宣教，普及防病知识；保证休息，避免体力劳动；加强营养，增加蛋白质、高维生素、富含碳水化合物、低脂肪食物的摄入，保持大便通畅；定期产前检查，防止交叉感染；进一步减少乙型肝炎病毒母婴传播。

2. 妊娠期重型肝炎　保护肝脏，积极治疗肝性脑病；预防 DIC 及肝肾综合征。

一〇九、妊娠期合并病毒性肝炎分娩的新生儿能吃母乳吗？

我国首部《慢性乙型肝炎的防治指南》明确指出：新生儿在出生 12 h 内注射乙型肝炎免疫球蛋白和乙型肝炎疫苗后，可接受 HBSAg 阳性母亲的哺乳。

一一〇、妊娠合并糖尿病是什么？

妊娠合并糖尿病包括两种类型：① 糖尿病合并妊娠为孕前糖尿病（PGDM）的基础上合并妊娠，又称糖尿病合并妊娠；② 妊娠期糖尿病（GDM）为妊娠前糖代谢正常，妊娠期才出现的糖尿病。

一一一、妊娠期糖尿病的病因是什么？

到妊娠中晚期，孕妇体内拮抗胰岛素样物质增加，使孕妇对胰岛素的敏感性随孕周增加而下降，为维持正常糖代谢水平，胰岛素需求量必须相应增加。胰岛素分泌受限的孕妇，在妊娠期不能代偿这一生理变化而致血糖升高，出现 GDM 或使原有糖尿病加重。

一一二、妊娠期糖尿病的临床表现、注意事项有哪些？

妊娠期有三多症状（多饮、多食、多尿），本次妊娠并发羊水过多或巨大胎儿者，应警惕合并糖尿病的可能。但大多数 GDM 患者无明显的临床表现。

应注意在孕期加强母儿监护，严格控制孕产妇血糖值，选择正确的分娩方式，减少并发症发生。

一一三、妊娠期缺铁性贫血的临床表现有哪些？

轻度贫血者多无明显症状或只有皮肤、口唇黏膜和睑结膜苍白。重者可表现为头晕、乏力、耳鸣、心悸、气短、面色苍白、倦息、食欲缺乏、腹胀、腹泻等症状，甚至出现贫血性心脏病等并发症的相应症状。贫血容易导致各种感染性疾病的发生。皮肤黏膜苍白、毛发干燥无光泽易脱落、指（趾）甲扁干、脆薄易裂或反甲（指甲呈勺状），可伴发口腔炎、舌炎等，部分孕妇出现脾脏轻度肿大。

一一四、妊娠期贫血的诊断及治疗要点有哪些？

1. 诊断　世界卫生组织的标准：孕妇外周血血红蛋白＜110 g/L 及血细胞比容＜0.33 为妊娠期贫血。根据血红蛋白水平分为轻度贫血（100～109 g/L）、中度贫血（70～99 g/L）、重度贫血（40～69 g/L）和极重度贫血（＜40 g/L）。

2. 妊娠期贫血的治疗要点

（1）补充铁剂：以口服给药为主。血红蛋白在 70 g/L 以上者可以口服给药。常用的口服药物有多糖铁复合物、硫酸亚铁、琥珀酸亚铁、10% 枸橼酸铁铵等。

（2）输血：当血红蛋白＜70 g/L 者建议输血；血红蛋白在 70～100 g/L，根据患者手术与否和心脏功能等因素，决定是否需要输血。

（3）产时及产后的处理：严密监护产程，积极预防产后出血，积极处理第三产程，出血多时应及时输血。产后预防感染。

一一五、妊娠期贫血对母儿的危害有哪些?

1. 对孕妇的影响　贫血孕妇对分娩、手术和麻醉的耐受能力差,即使是轻度或中度贫血。重度贫血可因心肌缺氧导致贫血性心脏病;贫血对失血耐受性降低,易发生失血性休克;贫血降低产妇抵抗力,容易并发产褥感染。世界卫生组织资料表明,贫血使全世界每年数十万孕产妇死亡。

2. 对胎儿的影响　孕妇中重度贫血时,经胎盘供氧和营养物质不足以满足胎儿生长所需,容易造成胎儿生长受限、胎儿窘迫、早产或死胎,同时对胎儿远期也构成一定影响。

一一六、先兆早产时应用硫酸镁的注意事项有哪些?

使用硫酸镁的必备条件:膝腱反射存在;呼吸≥16 次/min;尿量≥17 ml/h 或≥400 ml/24 h。应备好 10% 葡萄糖酸钙,镁离子中毒时停用硫酸镁并静脉缓慢推注(5～10 min)10% 葡萄糖酸钙 10 ml。

一一七、早产时应用盐酸利托君的注意事项有哪些?

用药期间需密切观察孕妇主诉及心率、血压、宫缩变化,并限制静脉输液量(每天不超过 2 000 ml),以防肺水肿。如孕妇心率>120 次/min,应减慢滴数;如心率>140 次/min,应停药;如出现胸痛,应立即停药并行心电监护。

一一八、如何为新生儿进行脐部护理?

保持脐部清洁干燥。每次沐浴后用 75% 乙醇消毒脐带残端及脐轮周围,然后用无菌纱布覆盖包扎。脐带脱落处如有红色肉芽组织增生,轻者可用乙醇局部擦拭,重者可用硝酸银烧灼局部。如脐部有分泌物则用乙醇消毒后涂 2.5% 碘酊使其干燥。使用尿布时,注意勿超过脐部,以防尿便污染脐部。

一一九、新生儿抚触的注意事项有哪些?

抚触在出生 24 h 后开始,时间选择在沐浴后及哺乳间为宜。抚触过程中要与新生儿进行语言和情感交流;注意新生儿的反应,如有哭闹、肌张力提高、神经质、活动兴奋性增加、肤色出现变化或呕吐等,应立即停止对该部位的抚触,如持续 1 min 以上,应完全停止抚触。

一二〇、盆底康复的目的是什么? 应该如何进行?

产妇产后进行盆底康复的目的:① 预防盆底功能障碍性疾病的发生;② 改善与治疗后盆底脏器脱垂;③ 治疗产后尿频、尿急、夜尿症、膀胱排空异常、性功能障碍及盆腔疼痛等。

产后 42 天内,一般不能进行器械辅助的盆底康复,只能通过盆底肌锻炼以促进产后盆底功能的恢复。住院期间,医院开展简单易学的产后盆底康复操,医护人员要确保产妇出院前已经掌握。

产后 42 天到产后 3 个月,是盆底组织及肌肉康复的关键期,在检查评估后,可以到医院的盆底康复中心行电刺激及生物反馈等治疗,同时产妇在家中行自我盆底肌康复锻炼作为辅助。

一二一、什么是导乐分娩?

导乐来自希腊语,原意是指一个有生育经验的助产人员在产前、产时、产后持续给予产妇生理上和精神上的支持,使其顺利完成分娩。

一二二、导乐分娩的好处?

1. 有很好的镇痛作用。

2. 可使第一产程及总产程明显缩短。

3. 产时宫缩乏力减少。

4. 会阴切开率下降。

5. 正常阴道分娩的顺产率提高。

6. 剖宫产率下降。

7. 产后出血量减少。

8. 新生儿 Apgar 评分提高。

9. 使产妇孤独感、恐惧感、焦虑感减少，安全感增加。

10. 产后抑郁症减少。

11. 产妇满意度增加。

一二三、宫高、腹围如何测量？

自孕 16 周始，产前检查测量宫高和腹围，测量时孕妇仰卧伸直双腿，紧贴腹壁，测量子宫前壁耻骨联合上缘至子宫底间的长度则为宫高，测量绕脐 1 周的长度则为腹围。

一二四、胎儿体重最常用的预测方法有哪些？

有单一腹围估计法、单一股骨长度估计法、腹围及股骨长度估计法。

一二五、什么是四步触诊？

四步触诊是检查子宫大小、胎产式、胎先露、胎方位及胎先露是否衔接的方法。在做前三步手法时，检查者面向孕妇脸部，做第四步手法时，检查者面向孕妇足端。

第一步：检查者两手置于子宫底部，了解子宫外形并测得宫底高度，估计胎儿大小与孕周数是否相符。然后以两手指腹相对轻推，判断宫底部的胎儿部分，胎头硬而圆且有浮球感，胎臀软而宽且形状不规则。

第二步：检查者左右手分别置于腹部左右侧，一手固定，另一手轻轻深按检查，触及平坦饱满者为胎背，可变形的高低不平部分是胎儿

肢体，有时感到胎儿肢体活动。

第三步：检查者右手拇指与其余 4 指分开，置于耻骨联合上方握住胎先露部，进一步查清是胎头或胎臀，左右推动以确定是否衔接。若胎先露部仍浮动，表示尚未入盆。若已衔接，则胎先露部不能推动。

第四步：检查者左右手分别置于胎先露部的两侧，在骨盆入口方向向下深按，再次核对胎先露部的诊断是否正确，并确定胎先露部入盆的程度。

一二六、新生儿沐浴应注意什么？

沐浴的目的是保持新生儿皮肤清洁、舒适，协助皮肤排泄和散热。

1. 沐浴前 1 h 停止喂奶、水。

2. 准备好要换的衣服、尿片。

3. 新生儿沐浴需佩戴双腕带及胸牌（如有丢失，应在沐浴前告知责任护士，以便及时补戴）。

4. 新生儿出生 6 h 内不予沐浴。

5. 新生儿接种疫苗后 24 h 内不予沐浴。

6. 沐浴时只需 1～2 名家属陪同。

7. 沐浴过程中，家属不可离开沐浴室，不可随意替换家属。

8. 沐浴结束后，建议新生儿体位为侧卧位，避免沐浴后吐奶引起窒息。

9. 建议新生儿衣物一天一换一清洗。

10. 若新生儿体温＜36℃禁止洗澡。

11. 沐浴结束后，如发现新生儿有任何异常情况，请及时与医护人员联系。

一二七、新生儿接种乙肝疫苗有哪些注意事项？

1. HBsAg（－）母亲所生的新生儿按照 0、1 个月、6 个月程序接种。

2. HBsAg（＋）母亲所生的或不详母亲所生早产儿、低体重儿按照 0、1 个月、2 个月、7 个

月程序接种。

3. HBsAg（＋）母亲所生的新生儿应在出生后 24 h 内尽早接种第 1 剂乙肝疫苗,同时注射乙肝高效价免疫球蛋白。

4. 危重症新生儿,如极低出生体重、严重出生缺陷、重度窒息、呼吸窘迫综合征患儿等,应在生命体征平稳后尽早接种第 1 剂乙肝疫苗。

5. 建议对 HBsAg（＋）母亲所生的新生儿接种第 3 剂乙肝疫苗 1～2 个月后进行 HBsAg 和抗- HBsAg 检测。若发现 HBsAg 阴性、抗-HBsAg 小于 10 mIU/ml,可按照 0、1 个月、6 个月免疫程序再接种 3 剂乙肝疫苗。

6. 接种前家长要提供宝宝身体健康状况,包括患病史、过敏史以及是否发热、腹泻、家族史等详细情况。

7. 接种后宝宝应该在接种现场休息留观 30 min。

8. 常见不良反应:一般接种疫苗后 24 h 内,注射部位可出现疼痛和触痛,多数情况下于 2～3 天内自行消失。

9. 接种后 24 h 内禁止给宝宝洗澡,要保持接种部位皮肤干净,不能用手抓挠。

10. 乙肝疫苗具有一定的保护率,但由于受种者个体的差异,少数人接种后不产生保护作用,仍有可能会发病。

一二八、新生儿接种卡介苗有哪些注意事项?

卡介苗接种后 2 周左右,局部可出现红肿、化脓或形成小溃疡。一般 8～12 周后结痂,为正常反应。若溃疡面积＞10 mm,颈下或腋下淋巴结＞10 mm 或长时间不消退,出现其他严重反应,需及时到医院进行治疗。

1. 接种前家长要提供宝宝身体健康状况,包括患病史、过敏史以及是否发热、腹泻、家族史、用药史等详细情况。

2. 接种后宝宝应该在接种现场休息留观 30 min。

3. 接种后 24 h 内禁止给宝宝洗澡,要保持接种部位皮肤干净,不能用手抓挠。

4. 卡介苗具有一定的保护率,但由于受种者个体的差异,少数人接种后不产生保护作用,仍有可能会发病。

5. 未接种卡介苗的小于 3 月龄儿童可直接补种。

6. 3 月龄至 3 岁儿童补种,需先进行结核菌素纯蛋白衍生物或卡介菌蛋白衍生物试验,试验阴性者方可补种。

7. 大于 4 岁儿童不予补种。

8. 已接种卡介苗的儿童,即使卡痕未形成也不再予以补种。

一二九、羊水分度的临床意义是什么?

羊水胎粪污染:胎儿可在宫内排出胎粪,尽管胎儿宫内缺氧可能促发胎儿排出胎粪,但影响胎粪排出最主要的因素是孕周,孕周越大羊水胎粪污染的概率越高,某些高危因素也会增加胎粪排出的概率。10％～20％的分娩中会出现羊水胎粪污染,羊水中胎粪污染不是胎儿窘迫的征象。

依据污染程度的不同,羊水污染分 3 度:Ⅰ度浅绿色;Ⅱ度黄绿色、浑浊;Ⅲ度稠厚、呈棕黄色。出现羊水胎粪污染时,可考虑连续电子胎心监护,如果胎心监护正常,不需要进行特殊处理;如果胎心监护异常,存在宫内缺氧情况,会引起胎粪吸入综合征,造成不良胎儿结局。

一三〇、什么是 NST?

无应激试验(NST):用电子胎心监护仪记录胎心率的变化,预测胎儿的储备能力。用于产前的监护(表 2 - 18 - 2)。

表 2 - 18 - 2　NST 的结果判读及处理

参　　数	正常 NST（有反应型）	不典型 NST（可疑型）	异常 NST（无反应型）
胎心率基线	110～160 次/min	100～110 次/min；>160 次/min，<30 min	胎心过缓<100 次/min；胎心过速>160 次/min；超过 30 min
基线变异	6～25 次/min；≤5 次/min；持续<40 min	≤5 次/min；持续 40～80 min 内	≤5 次/min，持续≥80 min；≥25 次/min，持续>10 min；正弦波形
减速	无减速或偶发变异减速；持续<30 s	变异减速；持续 30～60 s	变异减速，持续时间≥60 s；晚期减速
加速（<32 周）	40 min 内 2 次或 2 次以上；加速超过 10 次/min，持续 10 s	40～80 min 内 2 次以下；加速超过 10 次/min；持续 10 s	大于 80 min2 次以下加速超过 10 次/min；持续 10 s
加速（≥32 周）	40 min 内 2 次或 2 次以上；加速超过 15 次/min，持续 15 s	40～80 min 内 2 次以下；加速超过 15 次/min；持续 15 s	大于 80 min2 次以下加速超过 15 次/min；持续 15 s
处理	继续随访或进一步评估	需要进一步评估	复查；全面评估胎儿状况；生物物理评分；及时终止妊娠

一三一、什么是 OCT?

缩宫素激惹试验（OCT），OCT 的原理为用缩宫素诱导宫缩并用电子胎心监护仪记录胎心率的变化。OCT 可用于产前监护及引产时胎盘功能的评价。

OCT 图形的判读主要基于是否出现晚期减速和变异减速：① 阴性：没有晚期减速或重度变异减速；② 可疑（有下述任一种表现）：间断出现晚期减速或重度变异减速；宫缩过频（>5 次/10 min）；宫缩伴胎心减速，时间>90 s；出现无法解释的监护图形；③ 阳性：≥50% 的宫缩伴随晚期减速。

一三二、胎盘成熟度 B 超监测的分级标准是什么?

胎盘在妊娠各期有不同的声像表现，根据声像特征可以了解胎盘成熟情况。将胎盘的声像表现分为 0、Ⅰ、Ⅱ、Ⅲ级。临床上亦可以简单根据胎盘实质内有无强回声钙化声像，将胎盘进行钙化分度。钙化程度可作为临床对胎盘成熟程度的参考。

0 级：早、中孕期胎盘呈均匀等回声，胎盘胎儿面绒毛板平直。胎盘内五分叶状结构，此时胎盘未成熟。

Ⅰ 级：晚孕早期，胎盘回声仍较低，绒毛板起伏成波浪状，可辨别胎盘小叶，胎盘实质内出现点状强回声，为胎盘成熟早期。此期亦称为胎盘钙化Ⅰ度。

Ⅱ 级：晚孕期后期，胎盘成熟，胎盘母面基底层可见线状高回声。此期亦称为胎盘钙化Ⅱ度。

Ⅲ 级：胎盘老化功能开始减退，胎盘被分成多个小叶结构，基底层线状高回声连成环状，胎盘实质内散在强回声斑。此期亦称为胎盘钙化Ⅲ度。

一三三、胎儿颈项透明层监测的目的及时机是什么?

胎儿颈项透明层（NT）是指胎儿颈项背部皮肤层与筋膜层之间软组织的最大厚度。胎儿颈项透明层监测主要目的是 NT 厚度与染色体异常关系密切，主要为染色体非整倍体异常。NT 的增加还与非染色体异常的严重畸形及罕见综合征有关。颈后透明层厚度检查应该在孕11～14周做,此检查不需要空腹和憋尿。

一三四、新生儿出生后进行哪些筛查?

新生儿出生后应进行2病(先天性甲状腺功能减退和苯丙酮尿症)筛查和听力筛查。

一三五、新生儿疾病筛查的目的是什么?

新生儿疾病筛查指在新生儿期对严重危害新生儿健康的先天性、遗传性疾病实施专项检查、以便早发现早诊断、早治疗,预防疾病的发生。早期新生儿筛查可以避免因这些疾病导致的生长发育迟缓、智力低下、聋哑,有效降低因出生缺陷的致残致障率,对促进儿童健康起到重要作用。

一三六、新生儿听力筛查的目的是什么? 注意事项有哪些?

主要目的是保证听力筛查结果的准确性,为保证听力筛查能够顺利进行,在进行听力筛查前、筛查中和筛查后,父母的协助和配合有着重要作用。

1. 新生儿听力筛查前

(1) 认真听医师讲解听力筛查的意义和方法;仔细阅读知情同意书并签字。

(2) 最佳的测试结果是在新生儿自然睡眠状态时获得。

(3) 给新生儿换好干净尿布,使其舒适不哭闹。

2. 新生儿听力筛查中

(1) 安静,避免交谈,关闭一切通信设备,避免出现噪声。

(2) 保持新生儿在听力筛查中的正确姿势,露出测试耳,避免遮盖。

(3) 做完一侧耳后,不要用力翻动新生儿以免惊醒,应配合医师轻轻翻转到对侧耳。

3. 新生儿听力筛查后

(1) 听取医师解释,未通过新生儿听力筛查者,听从医师安排。

(2) 有听力损失的高危儿,每6个月接受一次听力监测,直至3周岁。

(3) 通过新生儿听力筛查者,定期接受儿童的听力保健。

参考文献

[1] 谢幸,孔北华,段涛.妇产科学:9版[M].北京:人民卫生出版社,2018.

[2] 安力彬,陆虹.妇产科护理学:6版[M].北京:人民卫生出版社,2017.

[3] 谢婉花,周燕莉.产科护理健康教育[M].北京:科学出版社,2018.

[4] 崔焱,仰曙芬.儿科护理学:6版[M].北京:人民卫生出版社,2017.

[5] 刘兴会,贺晶,漆洪波.助产[M].北京:人民卫生出版社,2018.

[6] 谢红宁.妇产科超声诊断学[M].北京:人民卫生出版社,2005.

第十九节 儿 科

一、小儿年龄如何分期?

1. 胎儿期:从受精卵形成到分娩为止共40周,总称为胎儿期。

2. 新生儿期:自胎儿娩出脐带结扎起至28天,此期实际包含在婴儿期内。

3. 婴儿期:自出生后到1周岁。

4. 幼儿期:自1周岁至满3周岁。

5. 学龄前期：自 3 周岁至 6～7 岁入小学前。

6. 学龄期：自入小学起至青春期前。

7. 青春期：年龄一般范围为 10～20 岁,女孩为 11/12～17/18 岁,男孩为 13/14～19/20 岁。

二、小儿生长发育的一般规律?

生长发育遵循由上到下、由近到远、由粗到细、由低级到高级、由简单到复杂的规律。如出生后运动发育的规律是:先抬头,后抬胸,再会坐、立、行(从上到下);从臂到手,从腿到脚的活动(由近到远);从全掌抓到手指拾取(由粗到细);先画直线后画圈、图形(由简单到复杂)。认识事物的过程是:先会看、听、感觉事物,逐渐发展到有记忆、思维、分析、判断等能力(由低级到高级)。

三、影响小儿生长发育的因素有哪些?

遗传因素和环境因素是影响小儿生长发育的两个基本因素。

1. 遗传因素　父母双方的遗传因素决定小儿生长发育的"轨迹",或特征、潜力、趋向。在异常情况下,严重影响生长的遗传代谢性疾病、内分泌障碍、染色体畸形等,更与遗传直接有关。性染色体遗传性疾病与性别有关。

2. 环境因素　包括营养、疾病、母亲情况、家庭和社会环境。

四、小儿身高、体重如何推算?

见表 2-19-1。

表 2-19-1　小儿身高、体重的推算

年　龄	体重(kg)	年　龄	身高(cm)
出生	3.25	出生	50
3～12 月龄	(月龄+9)/2	3～12 月龄	75

续　表

年　龄	体重(kg)	年　龄	身高(cm)
1～6 岁	年龄(岁)× 2+8	2～6 岁	年龄(岁)× 7+75
7～12 岁	[年龄(岁)× 7-5]/2	7～10 岁	年龄(岁)× 6+80

五、新生儿常见的特殊生理状态有什么?

1. 生理性黄疸。

2. "马牙"和"螳螂嘴"　在新生儿口腔上颚中线和齿龈部位,有黄白色、米粒大小的小颗粒,由上皮细胞堆积或黏液腺分泌物积留形成,俗称"马牙",数周后可自然消退。螳螂嘴是两侧颊部有隆起的脂肪垫,有利于吸吮乳汁。两者均属正常现象,不可挑破,以免发生感染。少数初生婴儿在下切齿或其他部位有早熟齿,称为新生儿齿,通常不需拔除。

3. 乳腺肿大和假月经　男女新生儿生后 4～7 天均可有乳房增大的现象,如蚕豆或核桃大小,2～3 周消退,与新生儿刚出生时体内存有一定数量来自母体的雌激素、孕激素和催乳素有关。新生儿出生后体内的雌激素和孕激素很快消失,而催乳素却维持较长时间,故导致乳腺肿大。部分新生儿乳房甚至可有少许乳汁分泌,切忌挤压,以免感染。部分女婴出生后 5～7 天阴道流出少许血性或大量非脓性分泌物,可持续 1 周,是由于生后来自母体的雌激素突然中断所致。

4. 新生儿红斑　新生儿生后 1～2 天,在头部、躯干及四肢常出现大小不等的多形性斑丘疹,称为新生儿红斑,1～2 天后自然消失。

5. 粟粒疹　是由于皮脂腺堆积,在鼻尖鼻翼、颜面部形成小米粒大小黄白色皮疹,脱皮后自然消失。

六、出生时已存在以后逐渐消失的生理反射有哪些?

包括觅食反射、拥抱反射、握持反射、吸吮反射等。吸吮反射于1岁左右完全消失,觅食反射、拥抱反射、握持反射于出生后3~4个月消失。当神经系统发生病理改变时,这些反射存在与消失的时间将发生变化。

七、新生儿呕吐的原因有哪些?

1. 生理因素　新生儿食管下部括约肌松弛,胃呈水平位,而幽门括约肌较发达,所以易引起溢乳甚至呕吐。

2. 喂养不当　早产儿胃容量较小,吞咽、吸吮反射较弱,喂奶次数过频、乳汁过热/过凉、哺喂后即平卧或过多翻动婴儿均可引起呕吐。

3. 胃黏膜受刺激　如咽下综合征、胃肠道出血、药物不良反应等。

4. 胃肠功能失调　贲门-食管松弛、贲门痉挛、幽门痉挛、新生儿便秘等。

5. 感染　鹅口疮、食管炎、肠炎,以及肠道外感染,如肺炎、败血症、腹膜炎、脑膜炎等均可引起呕吐。

6. 颅内压升高　如颅内出血、缺血缺氧性脑病、脑水肿。

7. 遗传代谢性疾病　如甲状腺功能不全、各种氨基酸代谢障碍、苯丙酮尿症、半乳糖血症等。

8. 与外科疾病有关　如食管闭锁、幽门狭窄等。

八、小儿囟门什么时间闭合正常?

小儿囟门(前囟)在1.5~2岁闭合,最迟不超过2岁。前囟早闭、头围小提示脑发育不良、小脑畸形;前囟迟闭、过大见于佝偻病、甲状腺功能减退等。

九、小儿乳牙萌出的时间?

小儿生后4~10个月乳牙开始萌出,约3岁前出齐,但是乳牙萌出时间也存在较大的个体差异,13个月后未出乳牙为乳牙萌出时间延迟。

十、小儿辅食添加应遵循哪些原则?

应循序渐进,遵循从少到多、从稀到稠、从细到粗、从一种到多种的原则。

十一、小儿运动发育过程是怎样的?

见表2-19-2。

表2-19-2　小儿运动发育过程

年　龄	运　动
1个月	俯卧时尝试着要抬起头来
2个月	垂直位时能抬起头来
3个月	俯卧时能以肘支起前半身
4个月	扶着两手或髋骨时能坐
5个月	坐在妈妈身上能抓住玩具
6个月	扶着两个前臂时可以站得很直
7个月	会爬
8个月	自己能坐
9个月	自己试着站
10个月	推着车能走几步
11个月	拉着一只手走
11~12个月	自己会站立
12~14个月	自己会走
15个月	会蹲着玩
18个月	会爬上小梯子
2岁	会跑、跳

十二、小儿每天水的需要量是多少?

见表2-19-3。

表 2 - 19 - 3　小儿每天水的需要量

年　龄	需水量(ml/kg)
<1 岁	120～160
1～3 岁	100～140
4～9 岁	70～110
10～14 岁	50～90

十三、小儿缺钙有哪些表现?

初期表现为夜惊、多汗、枕秃等;严重时会出现肋骨外翻或鸡胸、漏斗胸,头颅呈方颅;时间长会出现"O"形或"X"形腿。

十四、新生儿何时开始补充维生素 D?

新生儿出生 2 周后开始每天给予维生素 D 400 IU 口服,避免过量出现维生素 D 中毒。

十五、什么是骨龄测定?

根据手和腕部 X 线片评定骨龄,判断骨骼发育是否超前,骨龄超过实际年龄 1 岁以上可视为提前,发育越早,则骨龄超前越多。

十六、小儿心率的正常值?

由于小儿新陈代谢旺盛和交感神经兴奋性较高,故心率较快。随年龄增长心率逐渐减慢,新生儿平均为 120～140 次/min,1 岁以内 110～130 次/min,2～3 岁 100～120 次/min,4～7 岁 80～100 次/min,8～14 岁 70～90 次/min。

十七、小儿血压的正常值?

新生儿收缩压平均为 60～70 mmHg,1 岁时 70～80 mmHg,2 岁以后收缩压可按公式计算,收缩压(mmHg)＝年龄×2＋80 mmHg。收缩压的 2/3 为舒张压。收缩压高于此标准 20 mmHg 为高血压,低于此标准 20 mmHg 为低血压。正常情况下,下肢的血压比上肢约高 20 mmHg。

十八、小儿呼吸频率?

新生儿 40～44 次/min,1 岁以内 30～40 次/min,2～3 岁 25～30 次/min,4～7 岁 20～25 次/min,8～14 岁 18～20 次/min。新生儿及生后数月的婴儿,呼吸极不稳定,可出现深浅交替的呼吸,或者呼吸节律不整、间歇、暂停等现象。

十九、母乳喂养有哪些好处?

1. 对婴儿的好处　① 易消化吸收,能满足 6 个月内婴儿全部的营养需要。② 提供生命最早期的免疫物质,增强抗病能力。③ 促进宝宝神经系统发育:牛磺酸、DHA。④ 减少成年后患代谢病的概率,如肥胖、高血压、高血脂、糖尿病、冠心病等。⑤ 利于母婴情感交流及情感发育。

2. 对母亲的好处　① 增进母婴间情感。② 促进乳汁分泌及生育调节。③ 促进子宫收缩,减少产后出血;促进妈妈体型恢复。④ 减少乳腺癌和卵巢癌发病的概率。

二十、新生儿期如何做好脐部护理?

新生儿时期,脐带残端一般在小儿出生 3～7 天脱落。脐部是细菌侵入的主要门户,如护理不当,细菌繁殖会造成脐部化脓,甚至进入血液引起败血症。

1. 进行婴儿脐部护理时应先洗手,注意婴儿腹部保暖。

2. 洗澡后,露出脐带根部,用棉签蘸 75% 酒精,依脐带根部由内向外环形彻底消毒脐部。与脐带残端接触的衣物、尿布等都必须保持洁净、干燥,发现潮湿要及时更换。要特别注意避免大小便污染。

3. 脐带脱落后，创面稍有湿红，属正常现象。

4. 脐窝结痂后，务必等其自行脱落。痂皮脱落后，如果脐窝处有少量浆液状分泌物，可以每天用75％酒精擦洗，或用抗生素局部湿敷纱布覆盖，切忌用棉花灰、滑石粉之类涂敷，以免感染。

5. 如果发现脐根部长出肉芽组织，应及早处理。

6. 如果发现脐部纱布有鲜血或脐部周围皮肤发红，脐窝部有脓性分泌物或分泌有异味时，应及时治疗。

二十一、我国新生儿低血糖诊断标准是什么?

新生儿血糖<2.2 mmol/L 即为低血糖。

二十二、新生儿溶血病的病因及发病机制是什么?

由父亲遗传而母亲所不具有的显性胎儿红细胞血型抗原通过胎盘进入母体，刺激母体产生相应的血型抗体，当不完全抗体(IgG)进入胎儿血液循环后，与红细胞的相应抗原结合(致敏红细胞)，在单核-吞噬细胞系统内被破坏，引起溶血。若母婴血型不合的胎儿红细胞在分娩时才进入母血，则母亲产生的抗体不使这一胎发病，而可能使下一胎发病(血型与上一胎相同)。

二十三、新生儿黄疸的危害?

黄疸有生理性和病理性之分。黄疸无论何种原因，严重时均可引起胆红素脑病，其预后差。除可造成神经系统损伤外，严重的可引起死亡。通过及早对新生儿黄疸进行相关的检查和临床观察，加强新生儿胆红素监测，及早发现病情进行对因治疗，可以有效地减少胆红素脑病对中枢神经系统的损害，也是降低新生儿胆红素脑病致死率和致残率的关键。早期新生儿轻度黄疸不会有严重后果，但重度黄疸在早期新生儿可引起胆红素脑病(核黄疸)，核黄疸不仅危及生命，幸存者可因神经系统受损终身致残。中、重度新生儿高胆红素血症可引起听觉损害。

二十四、什么是新生儿呼吸窘迫综合征?

新生儿呼吸窘迫综合征(respiratory distress syndrome，RDS)是由于肺表面活性物质(pulmonary surfactant，PS)缺乏所致，以生后不久出现呼吸窘迫并进行性加重为特征的临床综合征。由于该病在病理形态上有肺透明膜的形成，故又称为肺透明膜病(hyaline membrane disease，HMD)。多见于早产儿，其胎龄越小，发病率越高。

二十五、新生儿呼吸窘迫综合征的临床表现有哪些?

多见于早产儿，出生时可以正常，也可无窒息表现，在出生后不久(一般 6 h 内)出现呼吸窘迫，并进行性加重，主要表现为呼吸急促(>60 次/min)、呼气呻吟、青紫、鼻翼扇动、吸气性三凹征，严重时表现为呼吸表浅、呼吸节律不规整及四肢松弛。呼气呻吟为本病的特点。

随着病情逐渐好转，由于肺顺应性的改善，肺血管阻力下降，约有 30％～50％的患儿于 RDS 恢复期出现动脉导管开放(patent ductus arteriosus，PDA)，分流量较大时可发生心力衰竭、肺水肿。表现为：恢复期的 RDS 患儿，原发病已明显好转，突然出现对氧气的需求量增加、难以矫正和解释的代谢性酸中毒、喂养困难、呼吸暂停、周身发凉发花及肝脏在短时间内进行性增大。

RDS 通常于生后 24～48 h 病情最重，病死率较高，能存活 3 天以上者肺成熟度增加，病情逐渐恢复。

二十六、肺表面活性物质(PS)有什么作用?

PS 是由 Ⅱ 型肺泡上皮细胞合成并分泌的一种磷脂蛋白复合物,其中磷脂约占 80%,蛋白质约占 13%,其他还含有少量中性脂类和糖。它覆盖在肺泡表面,其主要功能是降低其表面张力,防止呼气末肺泡萎陷,以保持功能残气量(functional residual capacity, FRC),维持肺顺应性,稳定肺泡内压和减少液体自毛细血管向肺泡渗出。此外,PS 中 SP - A 及 SP - D(表面活性物质蛋白)可能参与呼吸道的免疫调节作用。

二十七、小儿正常尿量及不同时期少尿分别是多少?

新生儿正常尿量为每小时 1～3 ml/kg;婴儿为 400～500 ml/d;幼儿为 500～600 ml/d;学龄前期为 600～800 ml/d;学龄期为 800～1 000 ml/d。新生儿尿量每小时 <1 ml/kg 为少尿;婴幼儿 <200 ml/d,学龄前期 <300 ml/d,学龄儿 <400 ml/d,为少尿;新生儿尿量每小时 <0.5 ml/kg,其他年龄小儿每天尿量 <30～50 ml 均为无尿。

小儿的尿量有很大的个体差异,主要与液体的摄入量、食物种类、气温、湿度和活动量等因素有关。

二十八、引起小儿腹泻的因素有哪些?

引起小儿腹泻的因素可分为感染性因素和非感染性因素。

1. 感染性因素

(1)肠道内感染　可由病毒、细菌、真菌、寄生虫引起。病毒如轮状病毒、星状病毒、肠道病毒(柯萨奇病毒、埃可病毒、肠道腺病毒等);细菌如大肠埃希菌、空肠弯曲菌、耶尔森菌等;

真菌如白色念珠菌、曲菌、毛霉菌等;寄生虫如蓝氏贾第鞭毛虫、阿米巴原虫和隐孢子虫等。

(2)肠外感染　因发热及病原体毒素作用致消化系统功能紊乱,或肠外感染病原体同时感染肠道时可伴有腹泻。

2. 非感染因素

(1)饮食因素　① 食饵性因素:如喂养不当;② 过敏因素:如对牛奶、大豆及某些食物成分过敏或不耐受;③ 其他因素:如原发性或继发性双糖酶缺乏。

(2)气候因素　气候突然变冷或过热都可诱发消化功能紊乱而引起腹泻。

二十九、腹泻患儿怎样预防臀红的发生?

选用柔软、吸水性强的棉质尿布,避免使用不透气塑料布或胶皮布等。每次排便后用温水清洗臀部并擦干,特别要注意肛门和会阴部的清洁;贴身衣物要勤换洗,保持干燥。如果皮肤发红可涂以 5% 鞣酸软膏或造口护肤粉,按摩至吸收。局部糜烂时应暴露在空气中自然干燥,然后涂抹尿布疹膏。

三十、小儿发生肠套叠时大便有什么典型特点?

约 85% 的患儿在发病后 6～12 h 出现果酱样黏液血便。

三十一、腹泻患儿需要禁食吗?

严格限制饮食或禁食过久常造成营养不良,并发酸中毒,故应继续进食。母乳喂养者可继续哺乳,减少哺乳次数,缩短间隔时间,暂停辅食添加;人工喂养者可喂米汤、酸奶、脱脂奶等。待腹泻次数减少后给予流质或半流质饮食如粥、面条等,少量多餐。

三十二、急性上呼吸道感染的典型症状?

轻症患儿表现为流涕、鼻塞、喷嚏、咽部不

适、轻咳、不同程度的发热。重者畏寒、高热、头痛、无力，甚至高热惊厥。

三十三、支气管哮喘的诱发因素有哪些？

吸入或食入变应原，如尘螨、各种花粉、屋尘、皮毛、鱼、虾等；呼吸道感染，尤其是病毒感染；冷空气、煤烟、油漆等刺激；剧烈运动及情绪波动亦可引起哮喘发作。

三十四、支气管哮喘的典型症状？

反复发作性喘息，呼吸困难，胸闷，咳嗽，双肺可闻及哮鸣音。哮喘发作时出现严重呼吸困难，用支气管扩张剂不能缓解，为哮喘持续状态。

三十五、哮喘患儿的饮食有哪些注意事项？

因为食物过敏也是哮喘的诱发原因之一，奶、蛋、鱼虾、花生、大豆等食物是常见的过敏原，可通过患儿家长的细心观察来发现，予以避免食用，必要可检测食物过敏原，以饮食戒断或脱敏。酒、茶、咖啡、可乐饮料、巧克力及辣味食物常可引发哮喘或使瘙痒加剧，故应限制食用。

三十六、吸入激素治疗哮喘的重要性？

激素是最有效的控制气道炎症的药物。给药途径包括吸入、口服和静脉应用等，吸入为首选途径。吸入激素的局部抗炎作用强，通过吸气过程给药，药物直接作用于呼吸道，所需剂量较小。吸入激素可以有效地减轻哮喘症状、提高生命质量、改善肺功能、控制气道炎症，减少哮喘发作的频率和减轻发作的严重程度，降低病死率。吸入激素是长期治疗哮喘的首选药物。

三十七、急性喉炎的典型症状？

典型病例发病前 1～2 天，有上呼吸道感染症状，继之出现发热、声音嘶哑，重者出现犬吠样咳嗽、吸气性喉喘鸣，患儿常烦躁不安，面色发绀，呼吸及心率加快，因喉头黏膜水肿表现出不同程度的喉梗阻。

三十八、急性喉炎患儿的护理要点？

1. 密切观察体温变化，高热时给予温水擦浴，遵医嘱静脉补液并观察记录降温效果，每 4 h 测量 1 次体温。

2. 鼓励多饮水。给予清淡、易消化、高热量、高蛋白质的流质或半流质饮食。

3. 出汗后及时更换衣服，擦洗身体，并注意保暖。

4. 保持室内空气清新，注意通风。

5. 给予雾化吸入，必要时吸痰，保持呼吸道通畅。

6. 遵医嘱给予抗生素激素治疗以控制感染，减轻喉头水肿，缓解症状。

7. 集中进行操作，减少刺激，保持患儿安静。

8. 密切观察患儿呼吸频率、节律、喉头水肿及梗阻的情况，备好抢救药品及物品，做好抢救准备。

9. 给予家长心理护理，积极配合抢救。

三十九、按病因肺炎分为哪几类？

1. 病毒性肺炎　呼吸道合胞病毒（RSV）占首位，其次为腺病毒（ADV）3、7 型，流感病毒，副病毒 1 型、2 型、3 型，鼻病毒，巨细胞病毒和肠道病毒等。

2. 细菌性肺炎　肺炎链球菌、金黄色葡萄球菌、肺炎克雷白杆菌、流感嗜血杆菌、大肠埃希菌、军团菌等。

3. 支原体肺炎　由肺炎支原体所致。

4. 衣原体肺炎　由沙眼衣原体（CT）、肺炎衣原体（CP）和鹦鹉热衣原体引起，以 CT 和 CP 多见。

5. 原虫性肺炎　包括肺包虫病、肺弓形虫病、肺血吸虫病、肺线虫病等。

6. 真菌性肺炎　由白念珠菌、曲菌、组织胞质菌、隐球菌、肺孢子菌等引起的肺炎，多见于免疫缺陷病及长期使用免疫抑制剂或抗菌药物者。

7. 非感染病因引起的肺炎　如吸入性肺炎、坠积性肺炎、嗜酸性粒细胞性肺炎（过敏性肺炎）等。

四十、小儿肺炎的护理要点？

1. 改善呼吸功能，保持环境舒适，空气流通，温湿度适宜，减少耗氧量，保持呼吸道通畅，及时清除口鼻腔分泌物，呼吸困难者可取半卧位，常常更换体位，必要时吸氧。

2. 合理喂养，给予清淡易消化的流质、半流质饮食，少食多餐，防止呛咳。

3. 降低体温，多饮水，体温高时及时给予降温处理。

4. 观察患儿病情，如果出现烦躁不安，面色苍白，气喘，昏迷，呼吸不规则，应立即报告医师。

四十一、如何预防高热惊厥的发生？

首先及时退热是防止高热惊厥出现或反复发生的关键。当患儿体温超过 38.5℃时，及时采取降温措施，尤其是曾发生过高热惊厥的患儿。其次，做好物理降温，可以用凉毛巾或者冰袋冷敷患儿头部。此外，高热不退时还可以全身用温水擦拭，促进外周血管扩张，利于热量散出。同时应用药物退热，家中应常备退热药，如布洛芬、对乙酰氨基酚等。当物理降温法没有效果时，要及时用药物降温，也可以两者同时进行。另外，服药后还应多喝温水，以利出汗排热。注意：如果在家中不能退热，要及时去医院。

四十二、哮喘的典型症状是什么？

咳嗽、胸闷、喘息及呼吸困难，呈阵发性发作，以夜间和晨起为重。

四十三、先天性心脏病分型

根据左右心腔或大血管间有无直接分流和临床有无青紫，可分为以下 3 类。

1. 左向右分流型（潜伏青紫型）　在左、右心之间或主动脉与肺动脉之间有异常通路，正常情况下，由于体循环压力高于肺循环，所以血液从左向右分流而不出现青紫。当屏气、剧烈哭闹或任何病理情况致肺动脉和右心室压力增高并超过左心压力时，则可使氧含量低的血液自右向左分流而出现暂时性青紫，故此型又称潜伏青紫型。常见的有室间隔缺损、房间隔缺损和动脉导管未闭等。

2. 右向左分流型（青紫型）　为先天性心脏病中最严重的一组，由于畸形的存在，致右心压力增高并超过左心，而血液从右向左分流或大动脉起源异常时，导致大量回心静脉血进入体循环，引起全身持续性青紫。常见的有法洛四联症和大动脉错位等。

3. 无分流型（无青紫型）　在心脏左、右两侧或动、静脉之间没有异常分流或交通存在，故无青紫现象，只在发生心衰时才出现青紫，如主动脉缩窄和肺动脉狭窄等。

四十四、什么是法洛四联症？

法洛四联症是一种常见的先天性心脏畸形。其基本病理为室间隔缺损、肺动脉狭窄、主动脉骑跨和右心室肥厚。法洛四联症在儿童发绀型心脏畸形中居首位。

四十五、病毒性心肌炎的临床表现有哪些？

1. 前驱症状　在起病前数日或 1～3 周多

有上呼吸道或肠道等前驱病毒感染史,常伴有发热、全身不适、咽痛、肌痛、腹痛、腹泻和皮疹等症状。

2. 心肌炎表现　轻症患儿可无自觉症状,仅表现为心电图的异常;一般患儿可表现为疲乏无力、精神萎靡、食欲减低、恶心呕吐、腹痛、气促、心悸、心前区不适或胸痛。重症者则暴发心源性休克、急性心力衰竭,可在数小时或数天内死亡。

四十六、什么是急性肾小球肾炎?

急性肾小球肾炎是一组病因不一,临床表现为急性起病,多有前驱感染,以血尿为主,伴不同程度的蛋白尿,可有水肿、高血压或肾功能不全等特点的肾小球疾病。

四十七、肾炎患儿如何正确地忌盐?

急性肾炎早期,有水肿、少尿、高血压或心力衰竭时,要严格限制食盐的摄入。待患儿水肿减轻,尿量、血压恢复正常后,就可以进食低盐饮食。低盐饮食是指每天食盐总量不超过2 g。患儿低盐饮食2～3周后,无水肿、少尿和高血压等情况,就可逐步从低盐饮食过渡到普通饮食了。

四十八、肾病综合征的典型症状?

典型病例具有四大临床特点:大量蛋白尿、低蛋白质血症、全身性水肿、高脂血症。单纯性肾病综合征占本综合征的90%,以2～7岁的男孩多见,全身性可凹性水肿十分明显,以颜面、下肢和阴囊最为突出,腹水常见,尿内无细胞,无高血压。肾炎性肾病发病年龄常在7岁以上,一般水肿不重,尿内红细胞持续增多,血压可增高。

四十九、急性肾小球肾炎典型表现?

水肿、少尿、血尿、蛋白尿、高血压。

五十、如何预防泌尿系感染?

1. 注意外阴部清洁,婴幼儿期应及时更换尿布,尿道口易受大便污染,加之婴幼儿外阴部防御能力差,容易引起上行性感染,尤以女孩明显。

2. 女孩清洗外阴或便后应该是从前往后擦,预防来自阴道或肛门的细菌进入尿道。

3. 小儿洁具单独使用。

4. 多饮水多排尿,利于排泄毒物和细菌。

5. 尽早去除尿路畸形或尿路梗阻因素,如包茎及包皮过长。

五十一、什么是生理性贫血?

婴儿出生后随着自主呼吸建立,血氧含量增加,红细胞生成素减少,骨髓造血功能暂时下降;红细胞破坏增加;2～3个月时,生长发育迅速,循环血量增加等因素,红细胞数和血红蛋白量逐渐降低,出现轻度贫血,称之为"生理性贫血"。

这种贫血在早产儿发生更早,程度更重。"生理性贫血"呈自限性,3个月后红细胞生成素增加,红细胞数和血红蛋白量又逐渐上升,约至12岁时达到成人水平。

五十二、什么是小儿缺铁性贫血?

小儿缺铁性贫血是婴幼儿时期最常见的一种贫血。其发生的根本病因是体内铁缺乏,致使血红蛋白合成减少而发生的一种小细胞低色素性贫血。临床上除可出现贫血外,还可因缺铁而降低许多含铁酶的生物活性,进而影响细胞代谢功能,使机体出现消化道功能紊乱、循环功能障碍、免疫功能低下、精神神经症状以及皮肤黏膜病变等一系列非血液系统的表现。

五十三、贫血的分度

见表2-19-4。

表 2 - 19 - 4　贫血的分度

		轻度	中度	重度	极重度
血红蛋白量(g/L)	新生儿	120～144	90～120	60～90	<60
	儿童	90～120	60～90	30～60	<30

五十四、如何正确服用铁剂?

严格掌握服用铁剂的正确剂量和疗程,药物放在患儿不能触及的地方且不能存放过多,以免误服过量而中毒。

口服铁剂可致胃肠道反应如恶心、呕吐、腹泻或便秘、厌食、胃部不适及疼痛等。宜从小剂量开始,在两餐之间服用,以减少对胃肠道的刺激,并有利于铁的吸收。液体铁剂可使牙齿染黑,可用吸管或滴管服用。服用铁剂后,大便变黑或呈柏油样,停药后恢复,应向家长及年长儿说明,消除紧张心理。

铁剂可与维生素 C、果汁等同服,以利吸收;忌与牛奶、抗生素等同服。

五十五、血小板减少性紫癜避免损伤的措施有哪些?

1. 急性期应减少活动,避免受伤;有明显出血时须卧床休息。

2. 尽量减少肌内注射或深静脉穿刺,延长压迫时间,防止发生深部血肿。

3. 禁食坚硬、多刺的食物,防止损伤口腔黏膜及牙龈而出血。

4. 保持大便通畅,防止用力大便时腹压增高而诱发颅内出血。

5. 床头、床栏及家具的尖角用软垫子包扎,忌玩锐利玩具,限制剧烈运动,以免碰伤、刺伤或摔伤而出血。

五十六、癫痫发作时应急措施有哪些?

1. 维持气道通畅　发作时应立即使患儿平卧,头偏向一侧,松解衣领,有舌后坠者将舌拉出,防止窒息;在患儿上、下臼齿之间放置牙垫或厚纱布包裹的压舌板(勺柄),防止舌被咬伤;保持呼吸道通畅,必要时用吸引器吸出痰液,准备好开口器和气管插管物品;给予低流量持续吸氧。

2. 安全防护　操作时勿强行按压肢体,以免引起骨折。患儿癫痫发作时要保护患儿肢体,防止抽搐时碰撞造成皮肤破损、骨折或脱臼、坠床。移开患儿周围可能导致受伤的物品。拉紧床栏,专人守护。

五十七、什么是过敏性紫癜?

过敏性紫癜是以毛细血管炎为主要病变的变态反应性疾病,其主要症状为皮肤紫癜、关节肿痛、腹痛、便血、血尿等。

临床上致敏原常不易确定,可能与感染(细菌、病毒或寄生虫等)、食物(鱼、虾、蟹、蛋等)、药物(抗生素类、喹啉类、水杨酸钠、异烟肼等)、昆虫叮咬或花粉等有关。

五十八、过敏性紫癜的典型症状有哪些?

本病多见于 3 岁以上儿童,发病急,除发热、食欲不振、恶心、上呼吸道感染等一般症状外,主要症状如下。

1. 皮疹　常见的为大小不等的紫癜,对称分布,多发于关节周围的伸侧面,尤其是双下肢及臀部,重者延及上肢及躯干。

2. 消化道症状　患儿常在皮疹未出现前,突然腹痛、恶心、呕吐或便血。大便潜血试验可呈阳性反应。

3. 关节肿痛　多见于膝、踝、肘、腕等大关节。

4. 肾脏症状　血尿、管型和蛋白阳性,且有血压增高及水肿症状。

5. 中枢神经系统表现　偶可发生脑出血、

昏迷、惊厥或瘫痪等症状。

6. 其他出血　鼻与牙龈出血较为常见。

五十九、病毒性脑炎的典型症状是什么？

急性起病，或现有上呼吸道感染史或前驱传染性疾病，该病的临床表现差异很大，决定于神经系统受累的部位、病毒治病的强度。轻者仅有表情淡漠、嗜睡、发热、头痛、呕吐等，重者表现为神志不清、抽搐、肢体活动障碍或瘫痪、失语，出现脑疝，甚至呼吸循环衰竭而致死亡。

六十、什么是川崎病？

川崎病又名皮肤黏膜淋巴综合征。其病因、发病机制不明，是全身血管炎为主要病变的急性热性发疹性疾病，多侵犯冠状动脉，部分患儿形成冠状动脉瘤，其中少部分患儿冠状动脉出现狭窄、血栓，甚至导致心肌梗死。

六十一、川崎病的临床表现？

主要表现为发热，呈稽留热或弛张热，可高达 40℃，持续 5 天以上。发热 3～4 天后，出现双眼结膜充血，唇干裂、潮红，有时有血痂，舌乳头突起、充血，似杨梅状，口腔及咽喉黏膜弥漫性充血。同时，躯干出现多形性红斑，不发生疱疹或结痂。急性期手足坚实性肿胀，掌跖及指趾端潮红，持续 1 周左右开始消退，在指趾末端沿指甲与皮肤交界处出现膜状蜕皮，此症为本病特征性表现。单侧或双侧颈部淋巴结肿大多见，表面不红，可有触痛。

六十二、川崎病出院如何复诊？

定期随访，对无冠状动脉病变的患儿，于出院后 1 个月、3 个月、6 个月及 1 年全面检查 1 次。有冠状动脉损害者，每 6 个月复查超声心动图 1 次，随诊数年，直至 CAA 消失。

六十三、病毒性心肌炎的症状?

发病前 1～3 周内有上呼吸道感染、腹泻、呕吐、腹痛、发热等前驱症状。随后出现面色苍白、乏力、多汗、厌食、胸闷、恶心、呕吐、上腹部不适；症状严重时可有水肿、气促、活动受限。突发心力衰竭、肺水肿、严重心律失常、心源性休克、心脑综合征。

检查患儿心脏大小正常或增大，心率增快或减慢、心音减弱，第一心音低钝，频发期前收缩，甚至胎心音或奔马律。个别病例心前区可听到Ⅰ～Ⅲ级收缩期杂音、心包摩擦音或心包积液体征。

六十四、糖尿病儿童如何控制饮食?

合理的饮食治疗是所有糖尿病患儿的治疗基础，摄入的热量要适合患儿的年龄、体重、日常的活动、平时的饭量，还要考虑到患儿的生长发育，对于年幼儿宜偏高。热卡供给，每天总热卡＝1 000＋[年龄×（80～100）]，饮食成分组成中蛋白质占 20％，以动物蛋白为主；脂肪以植物油为主，占 30％左右，以不饱和脂肪酸为主；碳水化合物以大米、谷类为主，占总热量的50％；多吃纤维素性食物，使糖的吸收缓慢而均匀，从而改善糖的代谢。三餐比例为早餐 1/5、中餐 2/5、晚餐 2/5。饮食控制以能保持正常体重，减少血糖波动，维持血脂正常为原则。

六十五、风湿热患儿如何限制活动?

急性期卧床休息 2 周；有心肌炎时轻者绝对卧床 4 周，重者 6～12 周，至急性症状完全消失、血沉接近正常时方可下床活动；伴心力衰竭者待心功能恢复后再卧床 3～4 周，活动量要根据心率、心音、呼吸、有无疲劳调节。一般恢复至正常活动量所需时间是：轻度心脏受累者2～3 个月，严重心肌炎伴心力衰竭者 6 个月。

六十六、如何预防髋关节脱位？

如婴儿双下肢处于极度内收位置，就会使得股骨头很容易从髋臼内脱出，所以不要将新生儿或婴儿的髋伸直位包裹（蜡烛包），以免导致髋关节发育不良，引起或加重髋关节脱位。

六十七、小儿出疹性疾病的鉴别要点有哪些？

见表 2 - 19 - 5。

表 2 - 19 - 5　小儿出疹性疾病的鉴别

病名	病原体	全身及其他症状	皮疹特点	发热与皮疹关系
麻疹	麻疹病毒	呼吸道卡他性炎症，结膜炎，发热第 2～3 天口腔麻疹黏膜斑	红色斑丘疹，自头面部→颈部→躯干→四肢，退疹，退疹后有色素沉着及细小脱屑	发热 3～4 天，出疹期热度更高，热退疹渐退膜斑
风疹	风疹病毒	全身症状轻，耳后、枕部淋巴结肿大并触痛	斑丘疹，自面部→躯干→四肢，退疹后无色素沉着及脱屑	发热半天至 1 天后出疹
幼儿急疹	人疱疹病毒 6 型	一般情况好，高热时可有惊厥，耳后枕部淋巴结亦可肿大	红色细小密集斑丘疹，颈及躯干多见，1 天出齐，次日开始清退	高热 3～5 天，热退疹出
猩红热	乙型溶血性链球菌	高热，中毒症状重，咽峡炎、杨梅舌、扁桃体炎，环口苍白圈	皮肤弥漫充血，上有密集针尖大小丘疹，持续 2～3 天退疹，退疹后全身大片脱皮	发热 1～2 天出疹，出疹时高热
肠道病毒感染	埃可病毒、柯萨奇病毒	发热、咽痛、流涕、结膜炎、腹泻，全身或颈、枕后淋巴结肿大	散在斑疹或斑丘疹，很少融合，1～3 天消退，不脱屑，有时可呈紫癜样或水疱样皮疹	发热时或热退后出疹
药物疹		原发病症状，有近期服药史	皮疹痒感，摩擦及受压部位多，与用药有关，斑丘疹、疱疹、猩红热样皮疹、荨麻疹	发热多为原发病引起

六十八、心力衰竭患儿应用利尿剂的注意事项有哪些？

根据利尿药的作用时间合理安排给药，尽量在清晨或上午给药，以免夜间排尿次数增多影响睡眠。定时测体重及记录尿量，观察水肿的变化。用药期间鼓励患儿进食含钾丰富的食物，以免出现低钾血症而增加洋地黄的毒性反应。观察患儿有无腹胀、心音低钝、心律失常、四肢软弱无力等低血钾的表现，一经发现，应及时处理。

六十九、怎样预防手足口病？

手足口病是由肠道病毒引起的传染病，引起手足口病的肠道病毒有 20 多种，其中以柯萨奇病毒 A16 型和肠道病毒 71 型最为常见。多发生于 5 岁以下儿童，表现为口痛、厌食、低热、手、足、口腔等部位出现小疱疹或小溃疡，少数患儿可引发心肌炎、肺水肿、无菌性脑膜炎等。传染源主要为携带病毒的患儿，主要通过密切接触传播。

预防：首先应该隔离患儿，接触者应注意消毒隔离，避免交叉感染。饭前、便后要及时洗手，本病流行期间不宜带儿童到人群聚集、空气流通的公共场所。

七十、怎样预防麻疹？

麻疹是由麻疹病毒引起的急性呼吸道传染

病,患者多为小儿。临床上以发热、上呼吸道炎、结膜炎、口腔黏膜白斑及全身斑丘疹为特征。出疹顺序为耳后、颈部、躯干,最后遍及四肢和手足。

患者是唯一的传染源,主要经呼吸道分泌物飞沫传播。人群对麻疹普遍易感,但病后可获持久的免疫力。要做到早期发现,早期隔离。一般患者隔离至出疹后5天,合并肺炎者延长至10天。接触麻疹的易感者应检疫观察3周。最好的预防办法是应用麻疹疫苗,一旦感染,首先要隔离患者,患者衣物应在阳光下暴晒,患者曾住房间宜通风并用紫外线照射,流行季节中做好宣传工作,且不宜带易感儿童去公共场所,患者住过的房间要开窗通风30 min。

七十一、怎样预防水痘?

水痘是由水痘-带状疱疹病毒初次感染引起的急性传染病。主要发生在婴幼儿和学龄前儿童,成人发病症状比儿童更严重。以发热及皮肤和黏膜成批出现周身性红色斑丘疹、疱疹、痂疹为特征,皮疹呈向心性分布。患者是本病的唯一传染源,传播途径主要是呼吸道飞沫或直接接触传播。

预防:可通过免疫接种来预防。流行期间不带儿童去公共场所,对体弱或有慢性疾病者可用胎盘球蛋白、人体丙种球蛋白做被动免疫,可减轻症状或达到完全保护。

七十二、怎样预防风疹?

风疹是由风疹病毒引起的急性呼吸道传染病,包括先天性感染和后天获得性感染。临床上以前驱期短、低热、皮疹和耳后、枕部淋巴结肿大为特征。典型皮疹从面部开始向全身扩展。传染源是患者和先天性风湿患儿,主要由飞沫经呼吸道传播,人与人之间密切接触也可经接触传染。

预防:患者要隔离,在风疹流行期间可进行预防接种。

七十三、怎样预防流行性腮腺炎?

流行性腮腺炎简称流腮,俗称痄腮。四季均有流行,以冬、春季常见。是儿童和青少年期常见的呼吸道传染病。它是由腮腺炎病毒引起的急性、全身性感染,以腮腺肿痛为主要特征,主要表现为一侧或两侧以耳垂为中心,向前、后、下肿大,肿大的腮腺常呈半球形,边缘不清,表面发热,有触痛。有时亦可累及其他唾液腺。常见的并发症为病毒脑炎、睾丸炎、胰腺炎及卵巢炎。患者及隐性感染者为传染源,直接接触、飞沫、唾液的吸入为主要传播途径。

预防:可通过腮腺减毒活疫苗进行主动免疫。流行性腮腺炎患者应早期发现、隔离,病室要通风,接触者可口服板蓝根煎剂。

七十四、怎样预防流行性脑脊髓膜炎?

流行性脑脊髓膜炎简称流脑,是由脑膜炎双球菌引起的化脓性脑膜炎。致病菌由鼻咽部侵入血循环,形成败血症,最后局限于脑膜及脊髓膜,形成化脓性脑脊髓膜病变。临床上以急性发热、畏寒、剧烈头痛、呕吐、皮肤瘀点和脑膜刺激征等为主要表现,脑脊液呈化脓性改变,多见于儿童。患者和带菌者为本病传染源,主要通过空气、飞沫传播。

预防:应及早发现患者并按呼吸道传染病隔离至症状消失后3天,并给予及时治疗。对上感或可疑患者应给予足量复方磺胺甲基异恶唑治疗5天。流行期间儿童不要到公共场所。

七十五、怎样预防猩红热?

猩红热为A组溶血性链球菌感染引起的

急性呼吸道传染病。中医称为"烂喉痧"，其临床特征为发热、咽峡炎、全身弥漫性鲜红色皮疹和疹退后明显的脱屑。少数患者病后由于变态反应出现风湿热或急性肾小球肾炎。传染源是患者和带菌者，空气、飞沫是主要传播媒介，也可经由皮肤伤口或产道感染。

预防：猩红热患者应隔离治疗，猩红热流行期间，对可疑猩红热、急性咽炎和扁桃体炎患者，均应隔离治疗。对于带菌者可用常规治疗剂量的青霉素治疗，直至培养转阴，以控制传染源。疾病流行期间，应避免到拥挤的公共场所，尤其是儿童。

七十六、怎样预防百日咳？

百日咳是一种由百日咳杆菌引起的急性呼吸道传染病。其临床特征为咳嗽逐渐加重，呈典型的阵发性、痉挛性咳嗽，咳嗽终末出现深长的鸡啼样吸气性吼声，病程长达 2～3 个月，故有百日咳之称。传染源为带菌的患者，主要通过呼吸道传播。

预防：可接种疫苗，密切接触病患后可口服红霉素。

七十七、怎样预防咽峡炎？

咽峡炎是发生在咽峡部位的急性炎症，是一种特殊类型的咽炎。咽峡炎可由细菌、病毒及其他病菌引起，表现为咽痛，咽干、异物感、疱疹、溃疡等。可分为几种特殊类型：① 儿童疱疹性咽峡炎，主要由肠道病毒柯萨奇 A 组病毒感染引起。主要特征为急起的发热和喉痛，黏膜红色晕斑及周围特征性的水疱疹。② 溃疡性咽炎，由梭形杆菌及樊尚螺旋体感染的亚急性扁桃体炎，其特征为明显的局限性炎性反应和溃疡形成。传染源为携带病毒或细菌的患者，多通过飞沫和亲密接触传播。

预防：保持充足的睡眠，随气温改变及时增减衣服。坚持锻炼身体，提高机体免疫力。多饮水，加强营养，避免挑食，注意休息。去人流密集的公共场所要随身携带口罩。

七十八、为患儿雾化吸入应注意什么？

雾化吸入时要张口吸气、鼻呼气，治疗做完后漱口、清洗面部，防止残留雾滴刺激口鼻皮肤，以免引起皮肤过敏或受损；在寒冷季节避免残留雾滴留在口鼻皮肤上结霜，刺激及损伤皮肤或引起受凉感冒；年幼儿面部皮肤薄且血管丰富，雾化吸入药液一般含激素类药物，残留药液可被吸收，所以雾化吸入后应及时清理面部，防止药液残留。

七十九、2 岁以下幼儿为何不宜选择臀大肌注射？

幼儿体表面积小，加之幼儿尚未能独立走路前，其臀部肌肉发育不好，故难以准确划分注射区域，行臀肌肌内注射时有损伤坐骨神经的危险，甚至可造成注射性瘫痪。

八十、为何患儿痰多时要多叩背？

叩背法是针对痰多患儿非常有效的物理疗法，叩背不仅能促使患儿肺部和支气管内的痰液松动，向大气管引流并排出，而且可促进心脏和肺部的血液循环，有利于炎症的吸收。

八十一、如何为患儿进行叩背？

手指并拢，手背隆起，手指关节微屈成空心状，在患儿的背部，从下往上、从外往里叩，因为这是肺叶、支气管的走向，同时要避开脊柱的位置，以免患儿受伤。叩背主要使用腕部力量，频率 100 次/min 左右，每侧 1～3 min。在餐后 2 h 或餐前 1 h 进行。

八十二、患儿发热时如何物理降温?

1. 头部冷湿敷或冰袋冷敷　可用冷水浸湿毛巾后,稍挤压不滴水即可,折叠放置于患儿额头,视毛巾温度更换。也可以使用为婴幼儿设计的小儿头部冰袋,内含特殊凝胶,使用前放入冰箱中冷藏,取出后可持续保持较低温度,使用时冰敷额头,特别适用于发烧温度较高的情况。应注意 6 个月内患儿最好不要使用冰袋,以免降温过快、过低。

2. 温水擦浴　可用温湿的毛巾给患儿擦浴,水温 32~34℃,从颈部开始擦拭,从上往下擦,以拍擦方式进行,特别是头部、四肢、腋下、腹股沟(大腿根部)、腘窝等处,通过水分蒸发,促进皮肤散热。注意前胸、腹部及脚心禁止擦浴,以免引起不良反应。

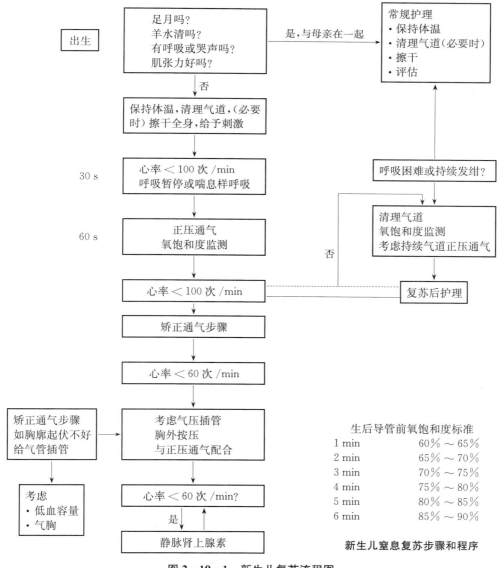

图 2-19-1　新生儿复苏流程图

八十三、婴儿沐浴的顺序？

上身：脸-眼-耳-颈下-前胸-后背-臂和手。

下身：（上身包裹，头靠在沐浴者的左肘窝，沐浴者左手握宝宝左大腿）臀部-腿-脚。

八十四、小儿捏脊疗法的适应证？

捏脊疗法是用双手拇指指腹和示指在背部皮肤中节靠拇指的侧面在背部皮肤表面循序捏拿捻动的一种中医治疗方法。适应证：① 脾胃虚弱——消化不良、腹胀、腹泻；② 反复感冒、咳嗽；③ 夜啼、睡眠不安；④ 遗尿、多汗。

八十五、新生儿蓝光治疗的作用？

蓝光治疗是治疗新生儿黄疸的最重要的治疗方法。它的原理就是将未结合胆红素在光的作用下转变成水溶的异构体，经过胆汁和尿液排出体外，从而达到黄疸消退的作用。一般采用波长为 425～475 nm 的蓝光。

八十六、蓝光治疗患儿时有哪些注意事项？

1. 照光前不要涂爽身粉或油剂，以免降低光疗效果。

2. 照光时佩戴遮光眼罩，遮挡会阴。

3. 患儿光疗时如体温 >38.5℃，应停止光疗。

4. 光疗的不良反应有发热、腹泻、皮疹、低血钙、贫血、维生素 B_2 缺乏、青铜症等，注意监护。

八十七、新生儿复苏流程

见图 2-19-1。

参考文献

[1] 王卫平.儿科学：8 版 .北京：人民卫生出版社，2013.

[2] 王卫平，孙锟，常立文.儿科学：9 版.北京：人民卫生出版社，2018.

[3] 李朝华，李兰凤.儿科护理三基训练 500 题.北京：科学技术文献出版社，2006.

[4] 崔焱.儿科护理学：5 版.北京：人民卫生出版社，2012.

[5] 刘玉莹，黄津芳.病人健康教育问答.北京：中国医药科技出版社，2017.

第二十节　眼耳鼻咽喉科

一、什么是青光眼？什么是眼压？

青光眼是病理性眼压升高，伴视力、视野、视神经损害的一种眼病。临床上主要症状有眼胀、眼痛、头痛，甚至恶心、呕吐等。

眼压是眼球内容物作用于眼球内壁的侧压力。正常值为 10～21 mmHg，当大于此值视为高眼压。

二、如何预防青光眼？

1. 不吸烟。由于吸烟导致咳嗽，咳嗽时可致眼内压升高，诱发青光眼，因此必须戒烟。

2. 不饮酒，不喝浓茶、咖啡。

3. 不要暴饮暴食，不要在短时间内进食过多的水，忌辛辣食物，饮食结构合理、宜荤素搭配，应注意多进食粗纤维食物，以促进肠蠕动，保持大便通畅。

4. 衣领不宜过紧，不长时间低头工作，衣领过紧会使颈静脉回流受阻，致房水循环阻碍引起眼压升高。

5. 不在光线过暗的地方久留，宜开灯看电视,以免引起眼压升高。

6. 保持稳定的情绪,避免紧张、焦虑、烦躁等不良心理状态。

三、青光眼手术前能否吃东西?

青光眼手术一般为局麻,术前可以进食,但注意不要过饱,术前限制饮水量,以免术中因憋尿烦躁不安,诱发眼压升高,影响手术,但如果是全麻,手术前遵照医嘱禁食水。

四、眼压升高一定是青光眼吗?

眼压升高不一定是青光眼,也可能是高眼压症。如眼压正常,但是确发生了青光眼典型的视神经萎缩和视野缺损,也诊断为青光眼。

五、青光眼手术前为什么要控制血糖? 空腹血糖多少合适?

因为血糖过高,术后容易出现感染。一般术前空腹血糖最好控制在 8.0 mmol/L 以下。

六、滴注缩瞳剂时为什么要压迫泪囊区 2~3 min?

为了减少药物的吸收,因为该类药会引起眉弓疼痛、视物发暗、近视加重等不良反应,还有可能出现胃肠道反应。

七、是不是青光眼行手术后视力就会恢复?

不是,手术只是为了降低眼压,防止视功能进一步丧失,即使是做完手术也要定期随诊,控制眼压,如有异常及时到医院就诊。

八、为什么青光眼术后不能长时间看电视、电影?

因为长时间看电视、电影会使瞳孔散大,从而引起眼压升高。

九、青光眼术后饮食应注意些什么?

术后注意不要暴饮暴食,不要在短时间内进食过多的水、菜汤或稀面汤等,每次饮水量＜300 ml,忌烟、酒及辛辣食物,饮食结构合理、宜荤素搭配,应注意多进食粗纤维食物,以促进肠蠕动,保持大便通畅。

十、青光眼术后术眼出现流泪、摩擦感及轻微疼痛等是否属于正常现象?

如果是流泪、摩擦感及轻微疼痛不要害怕,属于正常现象,与术中缝线和伤口有关,但是出现剧烈疼痛,一定要及时通知医务人员。

十一、青光眼患者出院后注意什么?

1. 保持乐观情绪,避免情绪激动。

2. 不饮酒,不喝浓茶、咖啡,不一次性大量饮水及在光线过暗处久留。

3. 坚持锻炼,增强体质。

4. 生活有规律,劳逸结合,每天多呼吸新鲜空气,多在户外活动。

5. 掌握正确方法点眼药水。

6. 未做手术的眼睛不滴阿托品、复方托比卡胺等散瞳眼药水,避免使瞳孔扩大引起青光眼发作。手术后应注意非手术眼有无青光眼发作症状。

7. 每周来门诊复查 1 次,连续 1~2 个月。出现眼痛、流泪等情况时及时复诊。

8. 在医师指导下每天进行眼部按摩 1~2次,以保持滤过通畅。

十二、眼白出血是怎么回事?

眼白部分出现血斑,医学上称为球结膜下出血。最常见的原因是用眼过度,还有就是一些上了年纪的人因为血管弹性差。还有长时期的剧烈咳嗽、重体力劳动、便秘等。高血压、动脉硬化糖尿病也是发病的诱因。这种病即使不治疗，几天后也会逐渐吸收而痊愈。为了防止出血加重和促进恢复，可在出血的头2天，眼部做冷敷，根据出血情况改为热敷；保持大便通畅。

十三、虹膜睫状体炎患者应注意什么？

虹膜睫状体炎又称前葡萄膜炎，是一类由多种原因引起的虹膜睫状体炎症，多发生于青壮年，常反复发作。

1. 日常生活中要注意防寒保暖，防湿避风，保持情绪愉快，特别是在天气骤变或季节交替时更应该格外注意。

2. 作息规律，避免劳累，预防感冒，适当锻炼身体，戒烟戒酒，忌食辛辣刺激食物。

3. 戴有色眼镜，避免因强光刺激加重患眼疼痛。

4. 若出现眼红、畏光、眼痛症状要及时就医尽早治疗，避免并发症发生。

十四、手术前为什么要冲洗泪道和结膜囊？怎样冲洗泪道？

冲洗泪道及结膜囊是为了术前清洁准备，防止术后感染。冲洗泪道时是用泪道冲洗专用注射针由泪小点注入生理盐水，如有水流入口、鼻或咽部，表示泪道通畅。若液体反流，说明泪道有阻塞，及时通知医师并进行标记。

十五、白内障如何定义及分期？

年龄相关性白内障是最为常见的白内障类型，由于多见于老年人，也称为老年性白内障，常双眼发病，但可有先后，程度也可不一致。年龄相关性白内障是多种因素长期综合作用导致的晶状体退行性改变，呈渐进性、无痛性视力下降。按其发展过程分为4期：初发期、未成熟期、成熟期、过熟期。

十六、白内障术前应做哪些准备？

术前应做常规化验检查、心电图、胸片，还有眼科检查如眼底、裂隙灯检查等。血压应控制在正常范围或接近正常范围。糖尿病患者，空腹血糖最好控制在8.0 mmol/L以下。手术前3天点抗生素眼药水，每天6次，术前1天冲洗泪道、结膜囊。手术前日注意休息，保证充足睡眠，避免感冒，术前1 h点散瞳眼药水。

十七、白内障术后为什么不能洗脸、洗头？多长时间能洗？

白内障术后不能洗脸、洗头是怕污水进入眼中，造成内眼感染。一般手术3周后就能洗脸、洗头。

十八、白内障术后怎样预防晶体移位？

手术后避免头部剧烈运动、剧烈咳嗽、打喷嚏等动作，保持排便通畅，避免引起眼压升高，便秘者可适当应用通便药，排便时勿过度用力。术后适当休息后可坐起或下床活动，如如厕、进食等，手术当天以轻微活动为主。避免剧烈运动、弯腰低头。

十九、白内障手术出院后应注意哪些？

出院后注意用眼卫生，勿长时间用眼，眼部避免强光刺激，外出时如自觉光线强烈、刺眼，可佩戴墨镜。术后3周内眼睛避免进水。1个月内避免剧烈运动和拎重物等。3个月内避免揉眼，碰撞术眼，避免重体力活。出院后定期复查，如有眼痛、眼红、视力下降等症状，应随时就诊。

二十、眼底出血会影响视力吗？

眼底出血的原因及部位不同，对视力的影响也不相同。黄斑区以外的少量出血对视力影响并不大,出血可以较快被吸收。如果出血累及黄斑区、出血量大或出血进入玻璃体,则严重影响视力,并可引起严重的并发症,如黄斑水肿、新生血管性青光眼等,发生眼底出血后,一定要及时诊治。

二十一、糖尿病患者应多长时间检查 1 次眼底?

糖尿病病程 5 年以下者,应每年检查 1 次眼底;病程 10 年和伴轻微非增殖期视网膜病变的患者,建议每 6 个月进行 1 次眼底检查;糖尿病超过 10 年的患者,应每 3 个月检查 1 次;伴有黄斑水肿者,每个月应检查 1 次。

二十二、什么是眼底血管造影?

它是一种特殊的眼底照相,与普通的眼底照相不同,是在肘静脉内注入药液荧光素钠,这种药经血液循环流入眼内血管,同时在眼前放一台荧光眼底照相机,这种照相机装有的滤光片系统,可激发眼底血管内的荧光素而发生荧光。医师通过放大的瞳孔看见血管内的荧光时就可开始拍照,完整记录下荧光素在网膜血管内的流动、分布、聚集情况,从而对病变做进一步分析。

二十三、激光治疗糖尿病视网膜病变的治疗原理是什么?

激光光凝是治疗糖尿病视网膜病变的有效措施,它可以保存患者现有视力或延缓视力下降。原理是:激光光凝后,光凝处耗氧高的视细胞被耗氧低的瘢痕组织所代替,视网膜变薄,血液利于供应视网膜内层。除用于大面积的视网膜光凝外,也可直接封闭新生血管,凝固有渗漏的微血管瘤。

二十四、视网膜脱离患者怎样注意体位?

术前卧床的姿势使视网膜的脱离部位处于最低位,而减少网膜继续脱离的可能。禁止剧烈活动,可适当散步。术后一般平卧,玻璃体切除联合玻璃体腔填充的患者手术后卧床的姿势使视网膜的脱离部位处于最高位,利用填充物的浮力来顶压视网膜使其复位。俯卧位时要定时变换受压位置。

二十五、视网膜脱离术后会出现疼痛吗?

由于手术时间较长,大多数患者都有不同程度的疼痛,术后当天疼痛可考虑为手术牵拉痛或眼压增高所致,如果出现疼痛,可根据疼痛的程度通知医师进行处理。

二十六、怎样预防视网膜脱离?

1. 高度近视眼者要避免剧烈运动及高空作业。

2. 避免提过重的东西及参加重体力劳动。

3. 不过度用眼,眼内有出血或其他疾病要及时治疗。

4. 发现眼前有闪光感或一侧有暗影遮挡,应立即就诊。

二十七、视网膜脱离手术出院后应注意什么?

1. 玻璃体腔气体填充者,在气体吸收前避免坐飞机。

2. 硅油填充者,3～6 个月来医院取出硅油。

3. 按医嘱应用眼药水,注意用眼卫生。

4. 定期复查,术后 3 个月定期到医院检查,出院 1 周复查,以后每个月复查 1 次。

二十八、视神经炎患者应用糖皮质激素有哪些不良反应?

1. 颜面潮红:症状会在停药后消失。勿用力擦脸,可局部冷敷。

2. 血糖升高：用药后监测血糖，一般为空腹血糖和三餐后 2 h 血糖。如血糖过高时，注意调整饮食结构，并遵医嘱及时用药。

3. 用药后定期监测血压，遵医嘱服用降压药。

4. 用药前勿暴饮暴食，多吃新鲜水果和蔬菜，保持大便通畅。观察大便颜色，注意有无腹部不适，可能会出现应激性胃溃疡，正确服用胃黏膜保护剂。

5. 睡眠紊乱、失眠，严重的可应用镇静剂。

二十九、斜视手术出院后应注意什么？

注意眼部卫生，勤洗手，不用手揉眼睛，防止感染。儿童斜视矫正术后一段时间内会有复视的可能，因为儿童大脑发育期可塑性强，复视消失比成人快，一般在 2 周至 3 个月内消失。遵医嘱定期复查，近视、散光患者及时配镜。

三十、视神经炎患者应注意什么？

1. 进食清淡、易消化、富含维生素和钙的食物，多食新鲜水果、蔬菜，忌食辛辣刺激性食物。

2. 治疗期间患者可适当活动，以增强抵抗力。

3. 保证充足睡眠，避免受凉感冒。

4. 出院后遵医嘱按时服药、按时复诊，出现视力下降及时就诊。

三十一、翼状胬肉出院后注意什么？

户外活动时戴上防风尘及防紫外线眼镜，避免风尘环境和减少户外工作时间，积极防治慢性结膜炎。避免碰撞术眼。

三十二、鼻腔填塞后常出现哪些不适？如何应对？

鼻腔填塞后常出现头痛、眼眶痛、打喷嚏、咳嗽等不适症状，均属正常现象，是鼻腔填塞所致。头痛时可用冰袋冷敷前额，不要用力擤鼻，勿用力咳嗽；欲打喷嚏时，应深呼吸，或用舌尖抵住上腭，可减少头部震动。

三十三、功能性鼻内镜手术后有哪些注意事项？

1. 术后取半卧位，有利于鼻腔内分泌物引流及呼吸道通畅，减轻前额部胀痛。

2. 术后头痛、眼眶痛属正常现象，是鼻腔填塞所致，头痛时也可用冰袋冷敷前额。少量渗血请用干净纸擦净，请勿用纸堵塞鼻孔，及时吐出口腔分泌物。

3. 不要用力擤鼻、剧烈咳嗽、预防便秘；欲打喷嚏时，应深呼吸，或用舌尖抵住上腭。

4. 由于鼻腔填塞，用嘴呼吸，可用双层湿纱布盖嘴，并多饮水，减少咽干引发咳嗽。

5. 进食清淡易消化的温凉流质或半流质饮食，以高蛋白质、高热量、高维生素为主。食物温度不宜过高，勿进食辛辣刺激性食物。抽出纱条后可改为普食。

6. 鼻腔填塞纱条起止血作用，术后 3 天抽出鼻腔纱条，抽出纱条后需卧床休息 1～2 h，无活动出血可以逐渐增加活动量。

7. 鼻腔填塞可能会头晕不适，要有家属陪护，下床活动要缓慢，地面湿时先不活动，防止跌倒。

三十四、慢性鼻窦炎出院后注意什么？

1. 定期复查，术后 3 个月内按医师预约时间复查。遵医嘱定时点滴鼻剂及冲洗鼻腔。

2. 注意锻炼身体，增强体质，预防感冒。

3. 勿用力擤鼻、拔鼻毛、抠鼻子。

4. 手术恢复期禁食辛辣食物、禁烟酒。

三十五、慢性扁桃体炎术后有哪些注意事项？

1. 术后卧床休息，全麻未清醒者取侧卧位，头偏向一侧，全麻清醒后及局麻者取半卧位。

2. 手术当天尽量少说话，避免咳嗽，吐出口腔分泌物,不要咽下,如新鲜出血多时应立即通知医护人员。

3. 忌食辛辣、生硬和过热食物。

4. 减轻疼痛　分散注意力,可行颈部冰敷。

5. 预防感染　术后第1天开始漱口,注意保持口腔清洁。术后次日创面会形成一层具有保护作用的白膜,勿用力擦拭,以免出血和感染。

6. 饮食　如无出血,局麻术后2h,全麻完全清醒后可进冷流质饮食,术后第1天改为半流质饮食,3天后可进食软食,2周内忌油炸、辛辣及粗糙食物。

三十六、慢性扁桃体炎出院应注意什么?

1. 注意休息,生活规律。适当锻炼身体,提高机体抵抗力。

2. 术后2周内进软食,宜易消化、清淡、营养丰富,2周后进普食,避免硬食,忌辛辣刺激性食物。

3. 保持口腔卫生,防止细菌感染。术后5～6天有白膜脱落属正常现象,勿惊慌。

4. 出院1周后复查,如有不适及时就诊。

三十七、急性化脓性中耳炎的感染途径有哪些?

1. 咽鼓管途径　① 最常见。如急性鼻炎、急性咽类等上呼吸道感染时,分泌物中的细菌可通过鼓管进入中耳腔,造成感染。② 跳水、游泳时不慎呛水;婴幼儿在哺乳乳汁时经鼻腔反流通过咽鼓管进入中耳造成感染。

2. 鼓膜途径　鼓膜穿孔时,外耳道细菌经鼓膜穿孔处进入中耳腔,造成感染。

3. 血循环途径　耳周化脓性炎症时,细菌经血液循环侵入到中耳黏膜,引起中耳感染。

三十八、急性化脓性中耳炎术后有哪些注意事项?

1. 伤口未拆线前进软食,不吃刺激、辛辣

食物,尽量减少咀嚼,同时避免咳嗽、打喷嚏及咀嚼时牵拉耳部伤口而引起疼痛和出血。

2. 手术当天取平卧,头偏向健侧,术耳朝上,避免伤口受压引起出血。术后第1天如无异常反应,取坐位或下床活动,注意安全,防止跌倒坠床。

3. 术后如出现眼睑闭合不全、嘴角歪向一边、流口水、眩晕、恶心、呕吐等,应告诉医护人员及时处理。

4. 如术耳出血及敷料包扎脱落,渗血较多,及时与医师联系。

5. 注意保暖,禁止擤鼻,打喷嚏,必要时张口呼吸。

三十九、急性化脓性中耳炎出院后应注意什么?

1. 出院后在创口完全愈合前,遵医嘱定期到医院复查。

2. 要保持生活规律,防止发生上呼吸道感染,避免中耳炎复发。

3. 不要用力擤鼻涕。

4. 被允许洗头后,应取仰卧位,由他人洗头时,用干净棉球堵塞,防止水流入耳内。

5. 定期到医院由医师处理耳内痂垢。

6. 耳痛、耳内有分泌物时,应立即就诊。

7. 在未得到医师允许前禁止游泳。

8. 鼓膜修补术后,短期内不能乘坐飞机。

四十、鼻出血止血填塞后有哪些注意事项?

1. 多饮水,饭后漱口,防止口唇干燥。

2. 要避免低头打喷嚏、咳嗽、用力擤鼻、弯腰低头,以防填塞物脱出引起再次鼻出血。

3. 咽部有异物感时及时通知医师,如纱条脱出及时处理。

4. 头疼不适可局部冷敷减轻症状。

5. 注意休息,避免剧烈运动,控制血压。

四十一、鼻出血患者出院后应注意什么?

1. 避免打喷嚏、咳嗽、用力擤鼻、弯腰低头;避免外力碰撞鼻部;避免用力屏气,防止再次出血。

2. 注意维生素的摄入,不偏食,忌辛辣刺激食物,戒烟酒。

3. 加强锻炼,增强体质,避免受凉引起感冒,导致咳嗽、喷嚏诱发出血。

4. 高血压者按时服用降压药,积极控制血压。

5. 出院后 4～6 周避免重体力劳动或剧烈运动。

四十二、先天性耳前瘘管出院后应注意哪些?

1. 遵医嘱服药及定期复查。

2. 患者洗漱时保持伤口敷料清洁,避免潮湿。洗头时应侧卧,患侧向上,由他人帮助遮挡伤口处,以免伤口潮湿。

3. 养成良好的生活习惯,禁食辛辣刺激性食物。

四十三、咽部手术后为什么要进冷流食?

进行扁桃体切除、腭咽成型等手术后,当天建议患者含冰块辅助止血,如无渗血后,可进冷流食,术后第 3 天,可进半流食。因为冷可以使咽部出血管收缩减少出血,并可减少疼痛,因此在手术前准备少量冰块及冰棍、酸奶等冷饮是必要的。

四十四、咽喉部疾病手术后为什么要做雾化吸入?

手术以后咽部水肿充血,严重的时候可能会引起呼吸困难,可使用抗炎、消肿药液雾化吸入以消除水肿抗炎,减少痰液。

四十五、声带息肉术后应注意什么?

1. 患者学会正确的发音方法,术后休声 2 周,使声带充分休息,减轻声带充血水肿。

2. 进温、凉流食或软食 3 天。

3. 戒烟酒,忌辛辣刺激性食物。

四十六、喉部手术后脸部出现肿胀是否正常?

喉癌术后,需要伤口加压包扎止血,可导致静脉回流不畅,会出现颈部不适、脸部稍有肿胀的现象。术后安置气管套管不会影响通气,24 h 第一次换药后,颈部不适及面部肿胀将有所改善。

四十七、喉癌患者术前为什么要安置胃管?

根据解剖位置,食管在气管后方,喉手术时,由于喉腔有新鲜伤口,进食物的吞咽动作会使食物经过食道上段时,给伤口带来一定压力,容易引起伤口出血,所以术前要下胃管,既减少吞咽动作又保证食物摄入,一般在正常情况下,术后 10～14 天可取出胃管。

四十八、喉癌手术出院后有哪些注意事项?

1. 为了利于声带休息和创面愈合,术后 2 周内尽可能少说话和禁止唱歌。

2. 改变原来用声不当的错误习惯,减少复发。

3. 养成良好的生活习惯,限制吸烟、饮酒和食用辛辣刺激性食物。

4. 戴气管套管者定期消毒内套管,喉垫潮湿及时更换,增加饮水量,减少痰痂的形成。

5. 按医师预约时间复查。

四十九、戴气管套管患者出院后有哪些注意事项?

1. 气管套管内套管需消毒,每天消毒 2

次,可用开水煮沸 30 min,也可用医用酒精浸泡 30 min。

2. 敷料更换法:每天更换无菌喉垫 1 次。具体方法:对准镜子将脏的喉垫取下,观察造瘘口周围皮肤。用碘伏棉签擦拭造瘘口周围皮肤。将喉垫重新戴上,再用胶布固定。如果敷料潮湿或分泌物过多,及时更换。

3. 吸痰的方法:将吸引器与吸痰管相接,对着镜子将吸痰管的前端插入气管套管口 7～8 cm,开动负压吸引,旋转吸痰管吸痰,动作轻柔,每次吸痰时间不宜过长,用吸痰管回吸盐水,吸痰管不能重复使用。

4. 预防感染:用单层纱布遮盖气管口,防止灰尘进入,少到人多的地方,避免交叉感染。戒烟、酒,少食辛辣及刺激性食物。劳逸结合,预防感冒,提高抵抗疾病的能力。

5. 发现以下异常情况及时就诊:气管造瘘口局部红肿、溢脓;不明原因的呼吸困难,清洗内套管后不能缓解;颈部出现包块;不明原因痰中带血;气管套管脱落引起呼吸困难。

6. 增加空气湿度,应用加湿器。

7. 防止水流入气管,不得进行水上运动。

五十、食道异物术后应注意什么?

1. 全麻术后患者取去枕平卧位头偏向一侧,麻醉完全清醒后改为半卧位。

2. 如有疼痛加剧、进食后呛咳、胸闷等不适症状,需及时处理。

3. 取出异物后,无明显的黏膜损伤,禁食 6 h 后按医嘱给予流质或半流质食物,1～2 天后改普食,保持良好的心态,避免紧张激动的情绪。

4. 术后 1 周内勿食过热食物,忌烟酒及刺激性食物,应进软食。

5. 保持口腔清洁,饭后及时漱口。

五十一、怎样预防食道异物?

1. 婴幼儿及老年人勿食瓜子、花生、豆类、果冻等食物。

2. 进食时注意力集中,避免哭闹、嬉戏、追逐等。

3. 不要养成口中含物的习惯。

4. 避免用力吸食食物。

五十二、急性会厌炎应注意什么?

1. 卧床休息,减少活动,定时开窗通风。儿童应避免哭闹躁动,以减少耗氧量。

2. 发现呼吸困难等症状,需立即处理,必要时吸氧,监测血氧饱和度,行气管切开。

3. 进温凉流质或半流质饮食,忌辛辣刺激性食物,并鼓励多饮水。可给予颈部冷敷,以减轻疼痛,注意做好口腔护理,进食后及时漱口。

4. 尽量少做吞咽动作,可将口中分泌物轻轻吐出。

五十三、急性会厌炎出院后注意什么?

1. 了解引起此病的危害及预防措施,避免接触过敏原。

2. 生活规律,避免劳累,忌辛辣刺激性食物。

3. 积极治疗原发病。

4. 出院后不适随诊。

五十四、突发性耳聋有哪些注意事项?

1. 加强沟通,增强信心,配合治疗,可以应用写字板、手势或肢体语言等交流方式。

2. 避免引发耳病的各种因素,如不用火柴棍、发卡等物挖耳,学会正确的擤鼻方法,噪声环境下注意护耳。

3. 症状较明显时卧床休息,保持病室安静。待症状缓解后可下床活动,避免长时间卧床。

4. 指导患者进食清淡、易消化的食物，忌辛辣刺激的食物，改变不良的生活习惯。

五十五、什么是梅尼埃病?

梅尼埃病是一种以膜迷路积水为主要病理改变，以反复发作性眩晕、波动性耳聋和耳鸣为典型临床特征的内耳疾病。多发于青壮年，年龄 30～50 岁，一般单耳发病，也可累及双耳。

五十六、梅尼埃病患者的注意事项有哪些?

1. 保持良好心态，适当锻炼身体，调节好饮食，忌烟酒、浓茶、咖啡等。生活要有规律，避免劳累，尽量缓解心理压力，可以避免和减少复发。

2. 避免灯光刺激和强光刺激。疾病间歇期加强锻炼，增强体质。

3. 发作频繁者尽量不要单独外出、骑车或登高。不可从事驾驶、高空作业等职业。防止意外发生。

4. 发作时及时就诊。

五十七、为什么鼻部手术后要应用呋麻液滴鼻?

由于组织损伤，鼻腔黏膜充血、水肿，可引起鼻塞、鼻窦引流不畅等情况。呋麻液可以收缩鼻腔黏膜小血管，对于改善鼻腔通气、鼻窦引流、黏膜消肿、防止粘连具有重要作用。

五十八、腮腺手术后应注意些什么?

1. 术后不要进食较硬食物及过酸、过辣等刺激性食物，而应进食清淡、易消化的软质饮食。

2. 术后绷带加压包扎面部，起到止血、减少分泌等作用，有利于伤口愈合。患者切勿自行松解绷带。

3. 术后可能出现轻度嘴角歪斜，或眼睛无

法紧闭等现象，多为手术当中面神经受到牵扯所造成，大多数会于术后 3～6 个月恢复正常，不必过于担心，必要时可应用营养神经的药物。

4. 术后耳周可能出现麻木或敏感现象，通常会于数月至 1 年后消失。

五十九、面颈部手术后注意什么?

1. 手术后床头抬高 30°，采用半卧位，以减轻肿胀。

2. 为达到加压止血及促进伤口愈合的目的，面部敷料不可自行松开。

3. 当天可下床活动，不要任意扭转头部，颈部不可过度伸张，睡眠时勿倒向伤口，影响愈合。

4. 伤口敷料拿掉后，要避免伤口与衣服、头发接触。并随时保持伤口清洁干燥。

六十、颌面部间隙感染有哪些注意事项?

1. 注意休息、静养，少说话，体温高时对症处理。

2. 糖尿病患者注意饮食，控制血糖，给予高蛋白质、高维生素、高热量流质或半流质饮食，饭后漱口，感染控制后，积极治疗坏牙。

六十一、为什么不要随意剔牙?

1. 消毒不严的牙签易引起疾病，粗劣的牙签上会附带各种各样的细菌、病毒，且会通过牙签进入人体内，造成牙齿、牙龈的损伤。

2. 牙齿表面包裹着一层牙釉质，可以起到保护牙本质的作用，经常剔牙会使牙釉质受到磨损，对冷、热、酸、甜敏感度会上升，容易引起不适甚至牙痛。

3. 易引起牙齿松动和脱落。

六十二、急性牙髓炎有哪些疼痛特点及如何处理?

急性牙髓炎发病急，剧烈疼痛。疼痛的特

点是：自发性、阵发性疼痛；夜间加重，可能与体位有关；疼痛不能定位；温度刺激加剧。当牙髓化脓时对热刺激极为敏感，而遇冷刺激则能缓解疼痛，临床上常见患者口含冷水止痛。检查时可探及近髓的深龋，探痛明显。

可用药物或开髓减压的方法缓解疼痛。开髓减压是止痛最有效的方法，一般在局麻下用牙钻或探针迅速穿刺牙髓腔，使髓腔内的炎性渗出物得以引流，从而降低牙髓腔的压力，缓解疼痛。

六十三、口腔颌面部损伤发生后的处理原则是什么？

急救原则：防止窒息、止血、抗休克、伴发颅脑损伤的急救、防治感染、包扎和后送。口腔颌面部损伤伤员只要全身情况允许，或经过急救后全身情况好转，条件具备，即应对局部创口进行清创术，清创术是预防创口感染和促进组织愈合的基本方法。一般原则是伤后越早进行越好，总的原则是 6～8 h 内进行；对于颌面部创口，由于血液循环丰富、组织抗感染能力强，因此可以不拘泥于这一时间，超出这个时间的创口仍可以做清创处理和早期缝合创口。清创术主要分以下步骤：冲洗创口、清理创口、缝合。

六十四、拔牙后的反应和并发症有哪些？

1. 反应性疼痛　一般牙拔除术后，常无疼痛或仅有轻度疼痛，通常可不使用止痛剂。创伤较大的拔牙术后，特别是下颌阻生智牙拔除后，常会出现疼痛。一般疼痛不严重，3～5 天内消失。

2. 术后肿胀反应　多发生于创伤大时，易发生于下颌阻生牙拔除术后，出现在前颊部。术后肿胀开始于术后 12～24 h，3～5 天内逐渐消退。

3. 术后开口困难　明显的开口受限可用热含漱或理疗帮助恢复正常开口度。

4. 拔牙后出血　拔牙后出血可分为原发性出血和继发性出血，处理完拔牙后出血，应观察 30 min 以上，确认无出血后方允患者离开。

5. 拔牙术后感染　常规拔牙术后急性感染少见，多为牙片、骨片、牙石等异物和残余肉芽组织引起的慢性感染。

六十五、鼻腔冲洗的方法及注意事项是什么？

1. 冲洗步骤　将冲洗液倒入洁净容器→患者取坐位、头向前倾→张口呼吸→将橄榄头放入一侧鼻前庭→手握气囊反复捏挤，水流入鼻腔而由对侧鼻孔侧流出（同法冲洗另一侧）。

2. 注意事项　① 每天冲洗鼻腔 1～2 次，水温 38℃为宜。② 冲洗时压力不可过大，以免导致耳痛等并发症。③ 冲洗时患者勿说话，用嘴呼吸，以免引起呛咳。④ 冲洗完毕勿用力擤鼻涕，以免用力过大引起鼻腔出血。

六十六、剪睫毛的目的及注意事项是什么？

1. 目的　眼科手术前准备。

2. 注意事项　① 剪睫毛时，嘱患者安静，头部固定不动；动作要轻柔，防止伤及角膜和睑缘皮肤。② 如有睫毛落入结膜囊内，应立即用湿棉签拭出或用生理盐水冲洗干净。

六十七、泪道冲洗目的及方法是什么？

1. 目的
(1) 泪道疾病的诊断、治疗。
(2) 内眼手术前清洁泪道。
2. 冲洗方法
(1) 操作前洗手，并核对患者的姓名和眼别。
(2) 患者取坐位或仰卧位。

（3）压迫泪囊观察有无分泌物，然后滴表面麻醉药于泪点处，或将浸过滴眼液的棉签夹于上下泪点间，闭眼 3 min。

（4）嘱患者头部稍向后仰固定不动，左手轻轻牵拉下睑，嘱患者向上方注视，右手持注射器将针头垂直插入泪小点 1～1.5 mm，再水平方向由鼻侧进入泪小管内。必要时应用泪点扩张器扩张泪小点。

（5）缓慢注入药液，通畅者，患者自诉有水流入口中。如注入液体通而不畅，有液体从鼻腔滴出，提示有鼻泪管狭窄。如进针时阻力大，冲洗液体由原泪点或上泪点溢出，说明泪总管阻塞；如冲洗液体逆流，鼻腔内无水，提示鼻泪管阻塞。冲洗后，泪小点有脓性分泌物溢出，为慢性泪囊炎。

（6）点抗生素眼药水。

参考文献

［1］席淑新.眼耳鼻咽喉口腔科护理学［M］.北京：人民卫生出版社，2014.

［2］邱蔚六.口腔颌面外科学：6 版［M］.北京：人民卫生出版社，2008.

［3］吴惠平，付方雪.现代临床护理常规［M］.北京：人民卫生出版社，2018.

第二十一节　肿　瘤　科

一、什么是化疗？

化疗是化学药物治疗的简称，通过使用化学治疗药物杀灭癌细胞达到治疗目的。化疗是目前治疗癌症最有效的手段之一，与手术、放疗一起并称癌症的三大治疗手段。手术和放疗属于局部治疗，只对治疗部位的肿瘤有效，对于潜在的转移病灶（癌细胞实际已经发生转移，但因为目前技术手段的限制在临床上还不能发现和检测到）和已经发生临床转移的癌症就难以发挥有效治疗了。而化疗是一种全身治疗的手段，无论采用什么途径给药（口服、静脉和体腔给药等），化疗药物都会随着血液循环遍布全身的绝大部分器官和组织。因此，对一些有全身播撒倾向的肿瘤及已经转移的中晚期肿瘤，化疗都是主要的治疗手段。

二、什么是放疗？

放射治疗是利用一种或多种电离辐射对恶性肿瘤及一些良性病进行的治疗，放射治疗的手段是电离辐射。放射治疗中最常用的直接电离粒子是电子，最常用的间接电离粒子是光子。放射治疗所用 X 辐射能量范围为 1～25MV。

三、化疗的主要治疗手段有哪些？

1. 根治性化疗　有些对化疗药物敏感的癌症如白血病和淋巴瘤、绒毛膜上皮癌和生殖细胞恶性肿瘤等，通过单纯化疗就有可能治愈，这种以将癌症治愈为目的的化疗就称为根治性化疗。

2. 姑息性化疗　大部分晚期癌症癌细胞已经广泛转移的情况下，现阶段科技水平已经不可能治愈，化疗的目的主要是控制癌症的发展以延长患者生命，或者通过化疗提高患者的生存质量，这种化疗就称为姑息性化疗。

3. 术后辅助化疗　包块虽然已经过手术切除，但手术前就有可能发生临床检测不到的潜在转移，或者有少量癌细胞脱落在手术伤口周围，通过化疗杀灭这些残余的癌细胞，可达到预防癌症复发和转移的目的。

4. 术前化疗（新辅助化疗）　通过术前化疗可以使病灶缩小，方便手术切除，或者使部分失去手术机会的病灶缩小后再获得手术机会，同时还可以杀灭潜在的转移病灶，降低复发转移的可能。

5. 腔内化疗　通过体腔内给药（如腹腔和胸腔内给药），使体腔内局部暂时维持较高的药物浓度，达到提高局部疗效的目的。

四、放疗的不良反应有哪些？

放疗是放射治疗的简称，是运用各种不同能量的射线抑制和杀灭癌细胞的一种治疗方法。因在放射治疗杀死癌细胞的同时，对周围正常组织细胞有一定的破坏作用，常出现以下不良反应。

1. 全身反应　主要有食欲下降、恶心、呕吐、精神不振、疲劳乏力等症状。

2. 局部反应　① 头颈部：可能出现口腔溃疡、腮腺功能减退、皮肤反应、脱发等。② 胸部：可能出现心脏损伤、放射性肺损伤、放射性食管炎等。③ 腹部：可能出现肝功能损伤、放射性膀胱炎、放射性肠炎等。

五、放、化疗期间为什么要经常化验血常规？

现有的绝大多数化疗药物在抑制或杀伤肿瘤细胞的同时，对机体的正常细胞都有毒害作用，尤其是骨髓造血细胞在化疗期间出现骨髓抑制现象，可表现为白细胞减少特别是颗粒白细胞的减少，其次是血小板减少，严重时血色素也降低。各种药物对骨髓抑制的程度不一，恢复的快慢亦不一。这类抑制往往为暂时性，大多在停药2～3周可渐有恢复，除与药物种类有关外，与所用剂量、给药方案及途径、患者全身情况以及骨髓贮备状况都有很大关系。因此，化疗期间每周要查1～2次血常规，以便于及时

了解患者的骨髓造血功能情况以及药物对骨髓抑制作用的情况，从而作为调整用药方案的依据。

六、化疗期间如何预防感染？

抗肿瘤药物大都有不同程度的骨髓抑制的不良反应，造成中性粒细胞减少，患者极容易发生感染。感染可从机体任何部位开始，包括口腔、皮肤、肺、泌尿系、直肠和生殖系。肿瘤患者合并感染不但难控制，而且影响治疗的顺利进行。所以应做到：

1. 化疗前检查血常规，确保在正常范围内。

2. 多进营养丰富的食物，提高机体的抗病能力。

3. 注意保暖，睡觉时关好门窗，避免着凉，预防上呼吸道感染。

4. 避免与感冒的家属或朋友接触，减少探视，尽量避开人群。

5. 保持室内一定的温度（22～24℃）和湿度（50%～60%），保持空气清洁通风。

6. 进餐前洗手，生吃瓜果必须清洗干净，尽量去皮。

7. 便后轻轻将肛门周围彻底清洁，然后进行坐浴。

8. 患者如有尿急、尿频、尿痛、排尿困难、血尿等症状，及时报告医师。

9. 化疗期间一般不能接受预防接种。

10. 卧床患者应定时翻身，按摩受压部位，并保持皮肤清洁。

七、如何预防化疗期间恶心呕吐的发生？

1. 少食多餐，避免空腹或腹胀，禁止暴饮暴食。

2. 避免过甜或油腻的食物，禁食辛辣刺激性食物。

3. 在起床前后及运动前可进食少量食物，如饼干或吐司，可抑制恶心；运动后，勿立即进食。

4. 避免同时摄食冷、热的食物，否则，易刺激呕吐。饮料最好在饭前 30～60 min 饮用，并以吸管吸取为宜。

5. 可从事轻微活动，如听音乐、看电视或与其他人交谈等方式分散对疾病的注意力。

6. 饭后可适度休息，但勿平躺。远离有油烟味或异味的地方。入睡时应选择侧卧姿势，以免呕吐时误吸入气管。

八、如何预防化疗的常见不良反应?

1. 一般护理　有些化疗药物有神经毒副反应，导致患者出现手足麻木、四肢颤抖等现象，可以进行一些局部按摩。部分药物可使患者的骨质疏松，在患者下床活动或在较滑的地面上行走时，家属应给予提醒或搀扶，避免摔跤引起骨折。

2. 心理方面　家属应了解患者的病情及心理状态，做好心理护理，及时掌握患者的思想动态，耐心解释放、化疗可能发生的反应，消除患者的紧张感和不必要的顾虑，使患者对治疗充满信心。

3. 饮食方面　选择高热量、高蛋白质、高维生素、低脂肪、易消化的食物为佳，鼓励患者少食多餐。饮食要多样化，尽量用食物的色、香、味诱导患者进食。

4. 局部护理　避免化疗药物渗漏至血管外，若遇此情况，由专科护理人员进行处理，同时对患处应用新型敷料，效果十分显著。放疗的患者应注意照射皮肤的护理，保持局部皮肤清洁干燥，禁贴胶布和涂抹刺激性药物，避免照射皮肤受机械物质刺激，避免阳光照射，若溃疡已结痂，痂皮不能用手抠除。

5. 全身护理　放化疗如白细胞或血小板低于正常值时，尽量减少探视人数，病室或家中用紫外线消毒，以减少感染的机会。对于有血小板减少的患者，应尽量避免局部碰撞，以减少出血的机会。

九、化疗期间患者的饮食指导

1. 饮食宜给高蛋白质、高热量、易消化软食，如鱼虾、蟹、鸡鸭、瘦肉、动物内脏、牛肉汤、牛奶、面条、馄饨、米汤、蜂蜜、豆制品等，并注意动、植物蛋白质的混合食用，以利蛋白质互补。

2. 饮食宜清淡，制作食品时应以煮、炖、蒸、烩的方式为主，避免进食熏烤和油炸食品，严禁食用刺激性调味品，如胡椒、芥末、烈性酒。在不违反医疗原则的情况下尽量满足患者要求，鼓励和指导家属烹调营养丰富又适合患者口味的饮食，并注意菜肴的色香味调配及饭菜温度，以增进患者食欲。

3. 饮食宜少量多餐，癌症患者在放疗和化疗过程中，反应较大，食欲很差，常有恶心呕吐和腹胀等症状，这时患者可多吃些以碳水化合物为主的食物，如饼干、面包、馒头、包子等，并不受进餐时间的限制，一有食欲可随时进餐，吃时要慢，饭后应立即躺下休息，因为饭后活动会使消化功能减弱而增加不适。

4. 在放疗或化疗中如并发口腔溃疡、食道炎不能进食时，可用流质、软食和胃肠外营养，有条件的还可配制使癌细胞少吸收、正常细胞多吸收的癌症治疗饮食，从而使患者得以坚持完成化疗及放疗整个过程。

十、放疗后皮肤如何进行保护?

保持照射区皮肤清洁、干燥、防止感染，局部皮肤避免刺激，做到"五勿四禁一忌一不"。勿用手抓搓，勿穿硬质高领衣服（颈部照射者），勿在强烈阳光下暴晒，勿做红外线等各种理疗；禁贴胶布或胶膏，禁注射，禁热敷，禁自行用药；

忌用肥皂或护肤霜洗擦；不搽刺激性或含重金属的药物，如碘酒、红汞、万花油等。对需要刮胡须或刮毛发的反应区域，使用电动刮刀。

十一、化疗后发热如何处理?

1. 物理降温　临床上常用局部和全身冷疗两种方法。

2. 局部冷疗　如冰毯、冰帽、冰袋、降温贴等，适用于体温 38.5℃ 以上的患者。冰袋置于前额、腋下及腹股沟等处，通过冷传导的方式起到散热的作用。

3. 全身冷疗　体温在 39℃ 以上者，可用乙醇擦浴，冷水灌肠。乙醇擦浴一般选用 25% ～ 35% 的乙醇，擦患者腋下、腹股沟等血管丰富处，禁擦胸前区、腹部、后颈、足底，以免引起不良反应。

4. 温水擦浴　采用 32～34 ℃的温水进行全身擦浴，促进散热。

5. 药物降温　对原因不明的发热不要轻易使用，以免影响对热型及临床症状的观察。应用退热药物后应注意观察不良反应。警惕患者因大量出汗、大量丢失体液而出现虚脱或休克现象，对年老体弱及小儿更要加强监护。

十二、鼻咽癌患者接受放疗后会有什么不良反应?

鼻咽癌的治疗方法主要有放疗、手术、中药治疗、化疗等，放疗是鼻咽癌的首选治疗方式，相对于化疗所造成的损伤较少，但是放疗仍会造成比较大的损伤。主要损伤有以下几类。

1. 皮肤反应和损伤　早期发红发痒、疼痛，或红斑、脱皮，晚期会出现色素沉着、萎缩、深部纤维化，护理不当会出现继发感染。

2. 胃肠系统放射反应和损伤　可能出现急性放射性食管炎、胃炎、小肠炎、肝炎。常见的临床症状有吞咽时胸骨后疼痛，可见少量吐血，以及恶心、呕吐、食欲减退，腹泻，出血等。

3. 放射性肺损伤　这是放疗过程中危害比较大的并发症。

4. 中枢神经系统放射性损伤　表现出的症状有脑水肿、颅内压增高，头痛、恶心、呕吐，疲劳、嗜睡、大脑局部坏死，记忆丧失，视觉丧失等。

十三、鼻咽癌患者如何功能锻炼?

进行功能锻炼可避免张口困难的发生，其主要方式是指导患者做最大幅度的张口动作，注意保持 5 s 以上，同时练习鼓腮和咀嚼等动作，多与患者进行交流，在减低患者不良心理情绪的同时鼓励患者多说话降低张口困难的发生。

十四、鼻咽癌患者的出院指导有哪些?

1. 坚持每天练习张口活动。教会患者使用木制螺旋张口器练习张口。

2. 保持口腔清洁。每天饭后漱口刷牙，使用含氟牙膏，刷牙时先将牙膏涂擦牙齿上 2～3 min 后再清洗口腔，以增加氟化物与牙齿接触时间，增加牙齿表面含氟量，从而增加牙釉质对龋病的抵抗力。

3. 放疗后 2 年内不宜拔牙。因放疗后局部抵抗力降低，会引起颌骨坏死，诱发骨髓炎。如确需拔牙，拔牙后应长期规则使用抗生素，直到创口愈合。

4. 少量多次饮水。以减轻放疗后口干，用金银花、白菊花、西洋参，选择一种适量泡茶饮。

5. 保持鼻咽清洁。坚持鼻咽冲洗，每天起床后及临睡前各冲洗 1 次。

6. 保持照射野皮肤清洁干燥。避免日晒，避免冷热刺激，勿用肥皂及香水，勿用力擦洗皮肤，应用温水和柔软毛巾轻轻沾洗。

7. 出院后应继续禁烟酒，进高蛋白质、高热量、高维生素、易消化的食物,避免刺激性食物,以减少对口腔及鼻黏膜的刺激。

十五、甲状腺癌患者的功能锻炼应从什么时候开始? 需要多久?

术后患者在切口愈合后可逐步进行颈部活动,直至出院后 3 个月。

十六、结直肠癌的临床表现有哪些?

1. 排便习惯和粪便性状改变常为本病最早出现的症状。

2. 腹痛　多见于右侧结直肠癌。表现为右腹钝痛,或同时涉及右上腹、中上腹。

3. 直肠及腹部肿块　腹部肿块提示已届中晚期,其位置则取决于癌的部位。

4. 全身情况　可有贫血、低热,多见于右侧结直肠癌。

十七、结直肠癌的治疗方法有哪些?

结直肠癌的治疗关键在于早期发现与早期诊断,以利于根治。

1. 外科治疗　本病唯一根治方法是癌肿早期切除。

2. 结肠镜治疗　结直肠腺瘤癌变和黏膜内的早期癌可经结肠镜用高频电凝切除、黏膜切除术或内镜黏膜下剥离术。

3. 化疗　结直肠癌对化疗一般不敏感,早期癌根治后一般不需化疗。中晚期癌术后常用化疗作为辅助治疗。

4. 放射治疗　主要用于直肠癌,术前放疗可提高手术切除率和降低术后复发率,术后放疗仅用于手术未能根治或术后局部复发者。

5. 免疫靶向治疗。

十八、肺癌的诱发因素有哪些?

吸烟;职业致癌因子;空气污染;电离辐射;饮食与营养;遗传与基因改变;其他。

十九、肺癌患者的出院应进行哪些指导?

1. 完全禁止吸烟。

2. 术后 8～10 天伤口愈合后可以拆线,而引流管口缝线一般要从拔管开始算 2 周后伤口愈合再拆线,伤口的痂壳脱落后可洗澡。

3. 术后的病理结果及病理分期决定患者是否需要进一步的放化疗。

4. 病理结果为腺癌,需做基因检测,以便选择更好的治疗方案。

5. 注意劳逸结合,逐渐增加活动量,并适当做力所能及的家务劳动,为重新投入工作和社会生活做积极的准备。

6. 继续做恢复肺功能及肺活量的练习:深吸气、吹气球、有效咳嗽及咳痰。

7. 做好患侧上肢的功能锻炼,防止因长期不活动患肢而造成的功能障碍。

8. 少吃刺激性食物及生痰伤肺之物,如辣椒、生葱蒜、肥肉等;多进食营养丰富的食品及新鲜的蔬菜、水果,保持大便通畅。

9. 保持室内空气新鲜,每天定时通风,尽量避免去人员密集的公共场所,以防感冒。

10. 如出现发热、巨咳、痰血、气急、胸痛、头痛、视力改变、肝痛、骨痛、锁骨上淋巴结肿大、肝肿大等,应及时去医院就诊。

11. 定时复查。术后前 2 年每 3 个月复查 1 次,第 3 年至 5 年每 6 个月复查 1 次,以后每年复查 1 次,复查的内容包括血常规、生化、肿瘤标记物、胸部和上腹部 CT、头部 MRI 及骨 ECT 等检查。

二十、肝癌的临床表现是什么?

1. 肝区疼痛　是肝癌最常见的症状,多呈由上腹持续性胀痛或钝痛,与癌肿生长、肝包膜受牵拉有关。

2. 肝脏进行性增大,质地坚硬,表面凹凸不平,常有大小不等的结节,边缘钝而不整齐,常有不同程度的压痛。

3. 黄疸　一般出现在肝癌晚期,多为阻塞性黄疸,少数为肝细胞性黄疸。

4. 肝硬化征象　门静脉高压导致食管底静脉曲张出血。

5. 全身性表现　进行性消瘦、发热、食欲缺乏、乏力、营养不良和恶病质等。

6. 伴癌综合征　表现为自发性低血糖症、红细胞增多症;其他罕见的有高钙血症、高脂血症、类癌综合征等。

二十一、肝癌患者术后出院健康指导是什么?

1. 休息与活动:术后 3 个月注意卧床休息,增加肝脏的血流量,减轻肝脏负担,有利于肝脏修复和肝功能恢复。注意劳逸结合,进行适当锻炼,如慢跑、散步等,避免劳累和重体力活动。注意自我保护。

2. 饮食调理:饮食清淡,定时定量,进适量优质蛋白质、高热量、富含维生素、低脂肪的食物,忌食油炸、生冷、辛辣等刺激性食物。多吃新鲜蔬菜、水果,戒烟酒。

3. 定期复查 AFP、肝功能、B 超、CT 等。

4. 保持情绪稳定,中医认为"怒则伤肝",尽量避免精神紧张和情绪激动,保持心情愉快,以积极乐观的态度配合各项治疗和护理,尽快康复。

二十二、食管癌的病因是什么?

1. 亚硝胺类化合物和真菌毒素。

2. 慢性理化刺激　炎症、长期吸烟和饮酒、喜食粗糙和过烫食物等对食管黏膜的慢性理化刺激,胃食管反流病、腐蚀性食管灼伤和狭窄、贲门失弛缓症、慢性食管疾病引起的炎症均

可导致食管癌发生率增高。

3. 营养因素　维生素、硒、锌、钼等微量营养素缺乏是食管癌的危险因素。

4. 遗传因素　食管癌的发病常表现出家族倾向。

二十三、食管癌的扩散及和转移方式是什么?

1. 直接蔓延　癌组织首先向黏膜下层和肌层浸润,穿透食管壁后向周围组织及器官蔓延。

2. 淋巴转移　是食管癌的主要转移方式。

3. 血型转移　晚期常转移至肝、肺、骨等处。

二十四、食管癌的临床表现是什么?

1. 早期症状　早期食管癌的症状多不典型,主要表现为胸骨后不适、烧灼感及针刺或牵拉样痛,可有食物通过缓慢、滞留或轻度哽噎感。早期症状时轻时重,持续时间长短不一,甚至可无症状。

2. 中晚期症状

(1)进行性吞咽困难是中晚期食管癌的典型症状,也是大多数患者就诊的主要原因。

(2)食物反流因食管梗阻的近段有扩张与潴留,可发生食物反流。

(3)咽下疼痛有食管糜烂、溃疡或近段食管炎所致。

(4)其他症状肿瘤压迫喉返神经可出现声嘶、呛咳。

二十五、食管癌患者饮食指导是什么?

食管癌患者大多吞咽困难,不能像正常人进食各种食物。部分患者存在营养不良问题,因此应特别强调营养支持疗法的重要性,同时根据患者的具体进食情况给予相应的饮食指

导。讲明术前进食及术后禁食的目的、意义,术后进食的顺序应遵医嘱执行。如对术前只能进食流质饮食的患者,指导其进食牛奶、鸡蛋汤、鱼汤、米汤、水果汁及蔬菜汁等高蛋白质、高热量、高维生素的流质饮食。对能进食普食患者应避免进食过硬过热食物,并注意细嚼慢咽,减少对食管肿瘤的不良刺激。通过良好的营养支持,改善患者营养状况,提高对手术的耐受力。

二十六、食管癌患者的出院指导?

1. 鼓励患者适当运动、散步、慢走、打太极拳、做深呼吸等。

2. 注意休息,避免劳累,鼓励患者自我调节情志,解除其思想顾虑。

3. 继续做深呼吸运动,身体放松,每分钟呼吸 7～8 次,如此反复训练,每次 10～20 min,每天 2 次。熟练后逐步增加次数和时间。

4. 咳嗽体位:坐在椅子或床边,把两肩稍向内弯,头稍向下,把一小枕放在胃部,两手夹住它。咳嗽时用手压腹咳嗽,侧卧位咳嗽时,取屈膝侧卧位。

5. 指导患者改变不良的饮食习惯,避免进食过快、过量,避免进食过热、过硬、刺激性的食物与碳酸饮料,避免进食花生、豆类等,以免造成吻合口瘘。

6. 少量多餐,由稀到干,逐渐增加食量,严格控制饮食,告知患者进餐后要半卧位不少于30 min,以防止进食后反流、呕吐,利于肺膨胀和引流,并注意进食后的反应。

7. 饮食要以流质、半流质为主,逐渐过渡到软食,选用易消化、易咽下的高蛋白质、高维生素类食物,多食新鲜的蔬菜和水果。大便干结而少者可鼓励多食蔬菜、水果、果汁以调大便,必要时可给予清洁灌肠以使大便通畅。

二十七、胰腺癌的临床表现有什么?

1. 腹痛　腹痛常为首发症状,常为持续、进行性加剧的中上腹痛或持续腰背部剧痛,夜间明显。

2. 消化不良　胆总管下端和胰腺导管被肿瘤阻塞,胆汁和胰液不能进入十二指肠。

3. 黄疸　约 90％的患者病程中出现黄疸。

4. 焦虑及抑郁　腹痛、消化不良、失眠导致患者个性改变、焦虑及抑郁。

5. 消瘦　消化吸收不良、焦虑导致体重减轻,晚期常呈恶病质状态。

6. 症状性糖尿病　50％的胰腺癌患者在诊断时伴有糖尿病,新发糖尿病常是本病的早期征象。

7. 其他症状　肿瘤对邻近器官的压迫,出现腹胀、呕吐、上消化道出血、持续或间歇性发热、游走性血栓性静脉炎或动脉血栓形成。

二十八、胃癌的病因和发病机制是什么?

1. 感染因素。

2. 环境和饮食因素。

3. 遗传因素。

4. 癌前病变　① 肠上皮化生、萎缩性胃炎及异型增生;② 胃息肉;③ 残胃炎;④ 胃溃疡。

二十九、胃癌的出院指导是什么?

1. 疾病预防　指导对健康人群开展卫生宣教,提倡多食富含维生素 C 的新鲜水果、蔬菜,多吃肉类、鱼类、豆制品和乳制品;避免高盐饮食,少进咸菜、烟熏和腌制食品;食品储存要科学,不食霉变食物。对癌前状态者应定期检查,以便早期诊断及治疗。

2. 生活指导　指导患者生活规律,保证充足睡眠,适量活动,增强机体抵抗力。注意个人卫生,做好口腔、皮肤黏膜的护理,防止继发性感染。指导患者保持乐观的心理状态,积极面对疾病。

3. 用药指导　指导患者合理使用止痛药,

并应发挥自身积极的应对能力。嘱患者定期复诊。

三十、乳腺癌患者为什么不宜在患侧输液和测量血压?

乳腺癌根治术后,患者因行腋窝淋巴结清扫,使淋巴回流受阻,腋静脉回流不畅,可造成患者上肢水肿。若在患肢输液、测血压,就会加重患肢水肿,甚至导致皮肤破损,诱发感染。

三十一、乳腺癌患者的出院指导是什么?

1. 指导患者保持心情舒畅,告知家属应给予患者心理支持,树立人生态度,促进身心的全面康复。

2. 告知患者坚持患肢功能锻炼,如上肢旋转、后伸、轻度扩胸运动等,1～3 次/d,循序渐进,不要在患侧肢体测血压、抽血、静脉注射,患肢不可提重物,负重不能抽过 5 kg,以免影响患侧肢体功能的恢复。

3. 向患者说明避免高脂肪的饮食,更年期的妇女慎用激素。对有家族史、一侧患乳腺癌的患者、乳腺良性疾病、未婚或已婚未育和 40 岁以上的妇女每年做乳腺检查,以早期发现、早期诊断并治疗。

4. 嘱患者按时进行化疗或放疗,在化疗期间定期复查肝功能和血常规,一旦出现骨髓抑制应暂停放、化疗。化疗期间注意保护皮肤,出现放射性皮炎时及时就诊。

5. 乳癌根治术后者,为矫正胸部体形的改变,可佩戴义乳。

6. 术后 5 年内应避免妊娠,以免导致乳腺癌的复发。

三十二、留置外周静脉导管的护理要点有哪些?

1. 外周静脉留置导管柔软、韧性大、不易损伤血管壁而引起外渗,在血管内保留时间较长,减少了血管反复穿刺次数,减轻了患者的痛苦,还可以有效地保护血管,拔管后经短暂修复即可重复使用,减少对血管的破坏。

2. 在输液过程中,经常松、握拳,以促进血液循环,减少静脉炎的发生。

3. 可以适当活动。留置于上肢时,应尽量避免上肢下垂;留置于下肢(尽量避免,必须留置时充分告知)时,应尽量抬高下肢,做踝泵运动,以促进血液循环,减少静脉炎的发生。输液后可适当活动,如写字、简单家务等,但不要剧烈活动,如提重物、打球等。

4. 洗澡选择淋浴,禁止盆浴,在留置导管处包保鲜膜防止进水;换衣服时先脱未留置导管的手臂,先穿留置导管的手臂。穿脱衣物时一定要小心,防止衣物牵拉留置针而导致导管意外脱出。

5. 不要随意拨弄外周静脉留置导管,以防止松脱导致血液渗出或堵管。

6. 置管期间如有不适,如穿刺部位有发红、肿胀、疼痛时应及时通知护士。

7. 睡眠时用清洁的袜套保护导管,注意睡姿,身体不要压住留置导管侧肢体。

8. 营养不良、免疫力低下的患者应加强营养,增强机体对血管壁创伤的修复能力和对局部炎症的抗炎能力。

9. 输液结束用生理盐水或肝素盐水冲洗导管内的残留药物并正压封管,以确保导管内没有血液。但在正常血管内压力作用下,可能还会有少许血液回流到延长管内,提前告知患者避免恐慌。

三十三、什么是 PICC?

经外周静脉置入中心静脉导管(PICC),是经贵要静脉、肘正中静脉、头静脉、肱静脉、颈外静脉(新生儿还可以通过大隐静脉、头部颞静脉、耳后静脉等）穿刺置管，导管尖端位于上腔静脉或下腔静脉的导管。

三十四、留置 PICC 导管的健康教育内容有哪些？

（一）PICC 置管前健康教育

1. 签署知情同意书，使患者了解此项操作的注意事项及相关知识。

2. 嘱患者穿宽松的衣服。

3. 用肥皂液轻轻搓洗双手肘窝及周围皮肤（约 20 cm×20 cm），并用清水冲洗干净。

4. 置管前检查凝血机制。

（二）PICC 置管中健康教育

1. 取平卧位，手臂与身体呈 90°，保持手臂与躯干成同一平面。

2. 穿刺皮肤时会有少许疼痛，切不可随意活动身体和肢体，不可触摸无菌区及无菌物品，如出现不适及时告知护士。

3. 插管过程中，头部尽量向后仰伸，再转向置管侧肩部，下巴紧贴肩胛部。

（三）PICC 置管后健康教育

1. PICC 穿刺后隔着无菌贴膜压迫穿刺点 4～5 min。置管当天手臂不能过分用力，避免穿刺点出血。可做适当运动活动手腕、手指。穿刺当晚及其后 3 天连续热敷，每天 4 次，每次 30 min，热敷范围为贴膜上方 1 cm 处到肩部，用半湿的热毛巾包裹整个手臂，或者用热水袋隔着湿毛巾压在静脉走向热敷，以不烫伤为宜，热敷时适当按压穿刺点。静脉条件较差时，热敷后可用喜疗妥沿静脉走向涂抹，以促进热敷效果。减少机械性静脉炎的发生。

2. 适度活动，促进血液循环。置管者不会影响到日常工作和生活，置管后须多活动，促进血液循环，可多做握拳松拳活动及轻微家务，如擦桌、扫地、洗碗、洗菜等，但活动幅度应控制，置管侧手臂不宜做肩关节大幅度甩手运动，不

宜游泳、打乒乓和打网球，不宜做引体向上和托举哑铃等持重锻炼，避免置管侧手臂重体力活动，以不超过 1 个热水瓶的重量为准。如平时喜欢打牌的患者，要留意导管是否有折损。

3. 携带 PICC 导管患者应每周定期至医院进行一次冲、封导管，更换贴膜、肝素帽等专业护理，不得自行处理。保持穿刺处皮肤的清洁干燥，如出汗较多、沐浴等因素导致贴膜褶皱、滑落等现象，请及时至医院更换贴膜。

4. 做 CT 和 MRI 检查时，禁止在这根导管上使用高压注射泵推注造影剂。

5. 注意不要在置管侧手臂上方扎止血带、测血压，以防血液反流造成导管堵塞，衣服的袖口不宜过紧。在冬天穿脱衣服时，由于 PICC 导管有外露接头容易钩住衣服，易将导管带出，为防止这一现象可用清洁的袜套套在外露的 PICC 导管外，这样可以起到保护导管的作用。

6. 如发现以下情况及时到医院就诊

（1）如遇透明敷料污染、卷边、潮湿等导致不完全脱落时，应及时到医院更换敷料。

（2）如发现穿刺点及周围皮肤有瘙痒、皮疹、红肿、肿胀、疼痛、分泌物等异常情况，应及时至医院就诊。

（3）如遇输液时疼痛、停滴、缓慢等异常情况，应及时至医院就诊。

（4）如发现导管内有血液反流，外露导管打折、脱落、漏液等异常情况，应及时至医院就诊。

7. 置管沐浴宣教

（1）沐浴的选择时间，可以是在换药维护前，因一旦敷贴潮湿刚好可以进行专业更换。

（2）沐浴最佳选择是淋浴。沐浴前充分暴露穿刺侧手臂，先用家用保鲜膜在置管穿刺处上下 10 cm 处缠绕 3～4 圈，然后用胶带或橡皮筋封闭好保鲜膜的上缘和下缘，确认封闭是否妥善，无误后再进行沐浴。如冬天洗澡时间较长，保鲜膜内水蒸气较多，洗浴前应先将一块干

毛巾包裹在穿刺部位,然后再包裹保鲜膜,沐浴后应检查敷料有无浸水松动,如有应及时更换。沐浴后应注意,揭开保鲜膜及胶带,观察是否有穿刺处贴膜潮湿现象和穿刺点是否干燥,如有异常及时至医院更换贴膜,以确保穿刺处干燥。

三十五、中心静脉导管置管期间需要注意什么?

1. 根据置管位置不同采取合理体位,患者咳嗽、呕吐、坐起和躺下以及蹲马桶用力时,应用手按住置管部位,以防导管脱出。

2. 睡眠时尽量平卧或卧于置管对侧,以免压迫导管引起导管扭曲、受压变形或脱落,床上翻身、活动时保护好管路,不要打折、受压。

3. 避免穿紧身及高领上衣,宜穿着柔软宽松便于脱的上衣,穿脱衣物动作轻柔,避免牵拉导管。

三十六、中心静脉导管置管期间可以活动吗?

患者可以从事日常活动、家务劳动,需避免该侧肩胛及手臂的过度负重(所提物品小于2.5 kg)不要做重力提拉、引体向上、扩胸运动、举重及剧烈活动,避免游泳、蒸桑拿等会浸泡到穿刺点的活动。

三十七、中心静脉导管置管期间出现哪些情况需要紧急处理?

贴膜松动,贴膜下潮湿,穿刺点渗血渗液增多,穿刺点及周围皮肤有瘙痒、皮疹、红肿、肿胀、疼痛等异常情况,呼吸困难,体内导管滑出体外请及时通知护士给予处理。

三十八、什么是静脉输液港?

是一种完全植入体内的闭合输液装置,包括前端位于上腔静脉的导管部分及置于皮下的注射座。使用时将无损伤针经皮穿刺植入人体的输液港。此针头经输液港穿刺隔垂直插入注射座腔,便可进行注射或连续点滴,药物及液体经由导管末端流出进入中心静脉。

三十九、如何使用静脉输液港?

使用输液港输液时,需要在无菌技术下使用无损伤针穿刺港座输液,只有轻微的疼痛。每 7 天更换无损伤针。

四十、留置输液港期间可以洗澡或活动吗?

1. 可以洗澡。

2. 不影响患者从事一般性的日常活动,如家务劳动和体育锻炼,但避免置管侧手臂做剧烈的外展动作,如打篮球、引体向上、托举重铃等持重锻炼。

3. 避免外力重力撞击。

4. 保持局部皮肤清洁、干燥,观察输液港周围皮肤有无发红、肿胀、灼热等炎性反应。

5. 避免长时间咳嗽等使胸腔压力增高的动作。

四十一、留置输液港患者出院后应注意哪些事项?

无输液治疗,每 4 周到医院维护 1 次。每次维护拔出无损伤针后,穿刺点敷料覆盖48 min 后自行揭去。

四十二、留置输液港患者出现哪些情况要立即返院进行处理?

输液港处皮肤出现红、肿、热、痛,肩部颈部及同侧上肢水肿、疼痛时要立即返院检查。

参考文献

[1] 葛均波,徐勇健,王辰.内科学:9 版[M].北京:
　　人民卫生出版社,2018.

［2］马双莲,丁玥.临床肿瘤护理学［M］.北京：北京大学医学出版社,2003.

［3］尤黎明,吴瑛.内科护理学：6版［M］.北京：人民卫生出版社,2017.

［4］熊云新,叶国英.外科护理学：3版［M］.北京：人民卫生出版社,2013.

［5］中华医学会.临床诊疗指南：肿瘤分册［M］.北京：人民卫生出版社,2005.

［6］夏同礼.肿瘤实验诊断学.北京：北京科学技术出版社,2005.

［7］吴一龙,秦叔逵,马军.中国临床肿瘤学进展(2017)［M］.北京：人民卫生出版社,2005.

第二十二节　急　诊　科

一、如何正确分诊?

根据病情评估将患者分为危急、紧急、次紧急,根据分级予以分流至红、黄、绿相应区域,对可能危及生命的患者应立即实施抢救。

(一)三级分区

危急重症：危及生命的重症,需要紧急抢救,应直接进入抢救室。

紧急：各类急重症,短时间内未危及生命,但生命体征不平稳,病情较重,进入抢救室。

非紧急：一般急症或轻度不适,经过处理可以离院患者,安排在相应诊室等待医师接诊。

(二)患者病情分级标准和处理

1. 危急患者

(1)患者情况：有生命危险,生命体征不稳定需要立即急救,如心跳呼吸骤停、休克、昏迷、心脑血管意外、剧烈胸痛、持续严重心律失常、严重呼吸困难、急性中毒、重度创伤大出血、复合伤等。

(2)决定：进入抢救室,启动绿色通道。

(3)等待时间：即刻。

2. 紧急患者

(1)患者情况：有潜在的生命危险,病情有可能急剧变化,如骨折、突发剧烈头痛、突发剧烈腹痛、开放性创伤、老年高热等。

(2)决定：进入抢救室。

(3)等待时间：即刻。

3. 非急症(一般急诊)

(1)患者情况：有急诊情况,但病情稳定,生命体征稳定,如轻度发热、呕吐、轻度外伤、轻度腹痛、皮疹、皮肤擦伤等。

(2)决定：可在相应科室就诊。

(3)等待时间：最长不超过15 min。

二、心搏骤停后需要如何处理?

1. 抢救,分秒必争　现场急救,也就是基础生命支持,可使心搏骤停患者的心脑及全身重要器官获得最低限度的紧急供需,通过正确心肺复苏法可提供正常血供的25%~40%。基础生命支持的主要流程是：现场评估是否安全→对患者进行意识、心跳、呼吸的判断→让周边的人迅速拨打120急救电话→快速进行有效的胸外按压→清理患者口腔中的异物→开放气道进行口对口的人工呼吸→等待救护车的到来进行下一步高级生命支持的治疗。

2. 专科救治

(1)给予胸外按压的同时可以使用口咽通气导管、简易呼吸器或气管插管人工辅助通气。

(2)遵医嘱给予肾上腺素、阿托品等抢救药物。

(3)保护重要脏器的功能。

(4)严密观察病情变化,尤其是生命体征、意识、瞳孔、心律、肢体末梢循环及尿量，及时报告医师并配合抢救。

（5）心脏复苏成功后，应积极查找病因，加强病因治疗。

三、心肺脑复苏后应注意什么？

1. 急性期禁食，恢复期可进流质饮食。少量多餐，进食低盐、低热量、易消化、高维生素、不产气食物。

2. 神志清醒后，体力消耗大，加上脑组织存在不同程度的缺氧，应保持环境安静，减少不必要的探视和情绪波动，保证休息和睡眠。

3. 不要饮酒，以免增加心脏负担，防止再次发生心搏骤停；禁止吸烟，按时睡眠，建立良好的生活习惯；保持大便通畅，勿用力，必要时予缓泻剂。

4. 恢复期可根据病情逐渐增加活动量，注意保暖，避免受凉，因局部循环不良，皮肤抵抗力低，感觉迟钝，不能使用热水袋，以免发生烫伤；注意卫生，勤翻身，预防口腔感染和压力性损伤的发生。

5. 针对原发病用药，预防心搏骤停的发生，若出现突然不适及时告知医师。

6. 家属了解病情后与之接触，给予情感支持，患者意识恢复后，给予心理安慰。

四、淹溺后应如何紧急处理？

1. 淹溺者被救上岸后，如无呼吸无脉搏，急救者取半跪位，立即清除口鼻中泥沙污物，实施口对口人工呼吸再行胸外按压。

2. 院内急救主要对症处理，给予氧气吸入，用 $20\% \sim 30\%$ 的酒精湿化，预防肺水肿和脑水肿的发生，必要时行气管插管或气管切开接呼吸机给氧，迅速改善缺氧状况。

五、如何预防中暑？

1. 在高温天气下，户外人员要尽量穿浅色

服装，戴隔热帽，中午最好能休息；室内要经常开窗通风，控制室内温度。

2. 高温作业人员应随身携带一些防暑药物；户外高温工作时，可将凉毛巾搭在头上；饮食上要多吃清淡的食物；如果有条件的话，可以游泳避暑降温。

3. 平时要多喝水，尤其是补充淡盐水，防止因出汗过多引起的脱水。

六、中暑后的治疗措施？

1. 治疗主要脱离高温环境。

2. 散热：冰袋降温或者温水擦拭全身。

3. 可以饮一些淡盐水，防止电解质失衡。

4. 重度中暑须迅速建立静脉通路，补充液体和电解质，并采取降温措施和有效的对症处理，可静脉滴注低温液体，以达到降温和纠正水、电解质酸碱紊乱的目的。在输注低温液体时应密切观察生命体征的变化，观察皮肤弹性及黏膜的颜色、血管的充盈度及末梢循环情况。

5. 中暑急性期应卧床休息，尽量减少活动，以免增加氧气消耗，加重器官缺氧，恢复期可适当床上活动。

七、有机磷农药中毒后怎样进行应对？

1. 立即终止接触毒物。

2. 减轻毒物的吸收：脱去带有有机磷农药的衣物，清洗或剃除头发，用肥皂水清洗全身皮肤、指甲，眼部可用生理盐水冲洗；早期可用口服催吐法排出胃内毒物。

3. 及时接受洗胃治疗，洗胃要彻底，必要时反复洗胃；使用特效解毒剂，如抗胆碱药、阿托品和胆碱酯酶复能剂解磷定、氯解磷定。

4. 保护重要脏器及对症支持治疗，可进行床旁血液灌流。

5. 口服中毒洗胃后禁食 1 天，次日可进流食，昏迷患者或持续洗胃者不宜过早进食，必要

时给予全胃肠外营养,以保证机体营养的供给。

6. 医护人员以热情的态度接待患者,耐心解释,减轻患者及家属的紧张和恐惧心理;对于蓄意服毒自杀的患者应同情、理解,做好心理疏导和支持。

八、阿托品化与阿托品中毒的区别是什么?

1. 阿托品化　瞳孔逐渐由小变大(或接近正常),颜面潮红,皮肤干燥,腺体分泌减少、口干无汗,肺部啰音减少或消失,心率增至 $100\sim120$ 次/min。

2. 阿托品中毒　在阿托品化的基础上加重,还可出现中枢兴奋症状,表现为烦躁不安、谵妄、幻觉、体温升高、惊厥等,严重中毒时则由兴奋转入抑制,出现昏迷和呼吸麻痹等症。

九、有机磷农药中毒中间期综合征与迟发型多神经病有哪些表现?

1. 有机磷农药中毒中间期综合征发生于中毒后 $24\sim96$ h 或 $2\sim7$ 天,在胆碱能危象和迟发性多神经病之间,有一些急性中毒症状已经好转后,突然出现呼吸困难、吞咽困难、眼睑下垂、抬头困难等表现的患者肌无力表现最为突出,重者累及呼吸肌。

2. 迟发性多神经病多发生在急性中毒恢复后 $1\sim2$ 周,开始多见于下肢远端,逐渐向近端发展,表现为麻木、疼痛、肢体无力,逐渐发展为迟缓性麻痹。

十、什么原因会引起亚硝酸盐中毒? 如何预防?

亚硝酸盐在外观上与食盐相似,误将亚硝酸盐当做食盐食用,是引起中毒的主要原因。

1. 我国很多家庭腌制咸菜、肉类,而亚硝酸盐存在其中,如果食用含亚硝酸盐过量的食物会引起中毒。

2. 贮存过久、腐烂或煮熟后放置过久及刚腌渍不久的蔬菜中亚硝酸盐的含量会有所增加,该情况下食用容易导致中毒。

3. 个别地区的井水含硝酸盐较多(称为"苦井水"),用这种水煮的饭如存放过久,硝酸盐在细菌作用下可被还原成亚硝酸盐而导致中毒。

预防措施如下。

1. 防止错把亚硝酸盐当食盐食用。

2. 蔬菜应妥善保存,防止腐烂,不吃腐烂的蔬菜,不吃长时间在高温下存放的剩菜,不吃隔夜的剩菜。

3. 勿食大量刚腌的菜,至少腌至 15 天以上再食用。

4. 不要在短时间内吃大量叶菜类蔬菜,若食用可先用开水浸 5 min,弃汤后再烹调。

5. 少食用腌制品,少食用颜色发红的肉制品。

十一、亚硝酸盐中毒如何处理?

亚硝酸盐中毒的症状与摄入的量、浓度有关,儿童最先出现症状,表现为胸闷、呼吸困难、头晕、心悸等,中毒严重者可出现恶心、呕吐、心率变慢、心律不齐、烦躁不安、血压降低、肺水肿、休克等。亚硝酸盐中毒的主要急救措施为催吐、洗胃、导泻及排毒解毒处理。

1. 可以配合的清醒患者,可以采用口服催吐的方法,注意动作轻柔,避免损伤口咽部。

2. 可洗胃清除胃内毒物,取头低位或头偏向一侧,注意防止误吸。

3. 可使用 20% 甘露醇口服或从胃管中注入,进行导泻,清除肠腔毒物;可使用药用炭片吸附肠腔内毒物。

4. 保持呼吸道通畅,高流量($4\sim6$ L/min)吸氧,重症者可行气管插管,呼吸机控制呼吸。

5. 美兰是特效解毒剂,是一种氧化还原

剂,小剂量的美兰能将高铁血红蛋白还原成血红蛋白,注意静脉注射时防止外渗,避免导致组织坏死。

6. 急性期卧床休息,症状好转后可床上活动,慢慢恢复到下床活动,保持病室安静,促进充足的睡眠。

7. 科学饮食,尽量少吃腌制食物。

十二、怎样预防一氧化碳中毒?

1. 检查煤气有无漏泄,安装要合理,排除燃气灶具故障,正确使用。

2. 尽量不使用煤炉取暖,如果使用,要保持煤气管道畅通,室内通风良好。

3. 应在厨房内安装排气扇或排油烟机,如闻到煤气味,应迅速打开门窗,并检查有无煤气漏泄,切勿点火。

4. 开车时,不要让发动机长时间空转;车在停驶时,不要过久地开放空调机;即使是在行驶中,也应经常打开车窗,让车内外空气产生对流。

5. 不要留老人独自取暖,因老人感官有些迟钝,即使摄入了很多的一氧化碳,未必能够很敏锐地觉察出来。

十三、一氧化碳中毒后有哪些表现?

1. 轻型　中毒时间短,血液中碳氧血红蛋白为 $10\%\sim20\%$。表现为中毒早期症状,可有眩晕、心悸、恶心、呕吐、四肢无力,甚至出现短暂的晕厥,一般神志尚清醒,脱离中毒环境后吸入新鲜空气,症状可消失,一般不留后遗症。

2. 中型　中毒时间稍长,血液中碳氧血红蛋白占 $30\%\sim40\%$,在轻型症状的基础上,可出现多汗、烦躁、走路不稳、皮肤苍白、意识模糊、困倦乏力、虚脱或昏迷等症状,皮肤和黏膜呈现煤气中毒特有的樱桃红色。如抢救及时,可迅速清醒,数天内完全恢复,一般无后遗症状。

3. 重型　发现时间过晚,吸入煤气过多,或在短时间内吸入高浓度的一氧化碳,血液中碳氧血红蛋白浓度常在 50% 以上,患者呈现深度昏迷,各种反射消失,大小便失禁,四肢厥冷,血压下降,呼吸急促,很快会死亡。一般昏迷时间越长,预后越严重,常留有痴呆、记忆力和理解力减退、肢体瘫痪等后遗症。

4. 极度危重者　持续深度昏迷,脉细弱,不规则呼吸,血压下降,也可出现高热 $40^\circ\!C$,此时生命垂危,死亡率高。即使有幸未死,也会遗留严重的后遗症如痴呆、瘫痪、丧失工作、生活能力。

十四、一氧化碳中毒后需要做什么?

1. 首先要冷静,立即撤离中毒现场,移至空气流通处。

2. 尽早吸氧,给予高浓度的氧气吸入 $8\sim10\ L/min$,必要时给予气管插管接呼吸机给氧,尽早进行高压氧治疗。

3. 一氧化碳中毒后 $24\sim48\ h$ 脑水肿发展到高峰,可采用甘露醇脱水及激素治疗。

4. 急性期卧床休息 $1\sim2$ 天,以减轻脑组织氧消耗,症状减轻后可适当活动,保持病室环境安静,保证充足的睡眠。

5. 对神志清醒的患者应做好心理疏导,增强抗病信心;加强功能锻炼,促进功能恢复,必要时行康复治疗。

十五、强酸、强碱中毒后不能洗胃怎么办?

1. 强酸类中毒的患者,禁忌催吐和洗胃,以免加重食道和胃壁的损伤,引起胃穿孔。可立即选服 2.5% 氧化镁溶液或镁乳(75%氢氧化镁混悬液)、石灰水的上清液(含 0.17 氢氧化钙)、极稀的肥皂水、氢氧化铝凝胶、生蛋清、牛奶等,然后服植物油等以保护消化道黏膜,忌用碳酸氢钠(因可产生大量气体导致胃穿孔)。皮肤损伤可用大量清水冲洗。

2. 强碱类中毒的患者,禁忌催吐和洗胃,可立即内服弱酸溶液如食用醋、1%～3%醋酸、1%稀盐酸、橘汁或柠檬汁等,然后服橄榄油或其他植物油,生蛋清水或牛奶(碳酸盐中毒时用清水稀释、忌用酸类,以免导致胃肠内充气引起穿孔),口腔黏膜损害处可用大量清水冲洗,尽快稀释碱性物质。皮肤灼伤及眼部被泼洒时,迅速应用大量清水冲洗(不可用酸性液体以中和碱剂)。

十六、软组织损伤后如何处理?

1. 局部软组织损伤要制动,注意休息,避免剧烈活动;全身多处损伤者应卧床休息,以免加重组织肿胀出血;损伤在四肢时,应抬高患肢超过心脏平面,以减少肿胀。

2. 早期可用冰袋或毛巾冷敷出血部位,以缓解疼痛,减轻组织充血肿胀和出血;48 h后可行热敷、按摩和理疗,改善血液循环,促进组织修复和吸收。

3. 遵医嘱抗感染治疗,预防感染;使用活血化瘀药物,促进淤血消散吸收;适当使用止痛药,缓解疼痛,减轻痛苦。

4. 可进食营养丰富、高热量、高蛋白质、高维生素、高纤维、易消化的饮食,以增强体质,促进康复。

十七、电击伤在现场时如何处理?

1. 迅速脱离电源环境:关闭电闸、用绝缘体调开电线切断电源、拉开触电者。

2. 将触电者转移至安全场所,并判断触电者意识、呼吸、心跳等情况,如心跳呼吸停止,施救者应立即进行现场心肺复苏,同时大声呼救,请求帮助拨打120急救。

3. 保护创面,防止再损伤、再污染。

4. 对于伤情较轻、神志清楚的轻型触电者,要就地平躺,并给予心理安抚,消除其恐惧心理,必要时到就近医院就诊。

十八、创伤性气胸怎样紧急救治?

1. 闭合性气胸　① 少量气胸可不必治疗,严密观察病情变化即可,1～2周内气体会自行吸收。② 大量气胸需进行胸膜腔穿刺抽气或胸膜腔闭式引流术排气,以促进肺组织尽早复张,并应用抗生素预防感染。

2. 开放性气胸　① 立即封闭胸壁伤口,使开放性气胸变为闭合性气胸,然后按闭合性气胸进一步处理。② 入院稳定后,清创缝合伤口,预防感染应用抗生素,注射TAT预防破伤风等,如有脏器损伤或进行性血胸则手术治疗。

十九、大型灾害时如何快速分诊?

1. 危重患者　第一优先救治患者,有危及生命的严重创伤,但经及时治疗能够获救,应立即标示红标,优先给予急救、护理及转运检查、手术等。

2. 重症患者　第二优先救治患者,有严重损伤,但生命体征或伤情暂时稳定,可短暂等候而不危及生命或导致肢体残缺,标记为黄色,给予次优先急救、护理。

3. 轻症患者　第三优先救治患者,可自行行走,无严重损伤,其损伤可适当延迟治疗,应标记为绿色,将伤者先安置在等候区。如软组织挫伤、轻度外伤等。

4. 死亡者　不再救治,应标识为黑色,生物学死亡意味着人体整个机能的永久性丧失,死亡已不可逆转,心肺脑复苏不可能成功,故而全无抢救价值,以免徒劳地浪费宝贵的医疗资源。

二十、外伤急救的基本技术有哪些?

止血、包扎、固定、搬运是外伤救护的4项

基本技术。实施现场外伤救护原则是：先抢后救，先重后轻，先急后缓，先近后远；先止血后包扎，再固定后搬运。

二十一、紧急止血的方法有哪些？

止血的方法有包扎止血、加压包扎止血、指压止血、止血带止血。

1. 包扎止血　常用包扎材料如绷带、三角巾、头带及其他临时代用品（如干净的手帕、毛巾、衣物、腰带、领带等），一般用于受伤的肢体和关节或固定敷料夹板等。

2. 加压包扎止血　用消毒纱布或干净的毛巾等折叠成比伤口稍大的布块，盖住伤口，再用绷带或三角巾等紧紧包扎，其松紧度以能达到止血目的为宜。此方法适用于上下肢、肘、膝等部位的动脉出血，但有骨折或可疑骨折或关节脱位时，不宜使用此法。

3. 指压止血法　是一种简单有效的临时性止血方法，它是根据动脉的走向，在出血伤口的近心端，用手指压住动脉处，达到临时止血的目的。适用于头部、颈部、四肢的动脉出血。

4. 止血带止血法　是快速有效的止血方法，但它只适用于不能用加压止血的四肢大动脉出血。其松紧度以摸不到远端动脉的搏动，伤口刚好止血为宜，必须明显标明上止血带的部位和时间；隔 45～60 min 放松止血带一次，每次放松止血带的时间为 3～5 min，为避免放松止血带时大量出血，放松期间可改用指压法临时止血。

二十二、开放性伤口止血时须注意些什么？

1. 迅速暴露伤口并检查，采取急救措施，对伤口妥善处理，如清除伤口周围油污、局部消毒等。

2. 使用止血带必须包在伤口的近心端；局部给予无菌敷料包扎保护皮肤；在上止血带前应抬高患肢 2～3 min，以增加静脉血向心回流；必须注明每一次上止血带的时间，并每隔 45～60 min 放松止血带 1 次，每次放松止血带的时间为 3～5 min，松开止血带之前应用手压迫动脉干近端；绑止血带松紧要适宜，以出血停止、远端摸不到脉搏搏动为宜。

3. 包扎材料尤其是直接覆盖伤口的纱布应严格无菌，没有无菌敷料则尽量应用相对清洁的材料，如干净的毛巾、布类等。

4. 包扎不能过紧或过松，打结或固定的部位应在肢体的外侧面或前面。

二十三、常用的三角巾包扎方法有哪些？

1. 头顶帽式包扎　将三角巾的底边折叠约 2 指宽，放于前额齐眉处，顶角向后盖头上，三角巾的两底角经两耳上方拉向后头部交叉并压住顶角，再绕回前额相遇时打结，顶角拉紧别入后头部的交叉处内。

2. 上肢包扎法　先将三角巾平铺于伤员胸前，顶角对着肘关节稍外侧，与肘部平行，屈曲伤肢，并压住三角巾，然后将三角巾下端提起，两端绕到颈后打结。顶角反折固定住。

3. 胸背部包扎法　三角巾底边向下，绕过胸部以后打结，其顶角放在伤侧肩上，系穿过三角巾底边，并打结固定。若背部受伤，包扎方向相同，只要前后面交换位置即可。

4. 肩部包扎法　先将三角巾放在伤侧肩上，顶角朝下，两底角拉至对侧腋下打结，然后急救者一手持三角巾底边中点，另一手持顶角，将三角巾提起拉紧，再将三角巾底边中点由前向下、向后包绕，最后顶角与三角巾中点于腋窝处打结固定。

二十四、常用的绷带包扎方法有哪些？

用绷带包扎伤口，目的是固定盖在伤口上的纱布，并有压迫止血的作用，还可以保护患处。

1. 环形包扎法　此法是各种绷带包扎中最基本的方法，此法用于绷带包扎的起始和结束，也用于手腕部，肢体粗细相等的部位。操作步骤：首先伤口用无菌或干净的敷料覆盖，固定敷料；将绷带第一圈环绕稍作斜状，大致倾斜45°；并将第一圈斜出一角压入环形圈内环绕第二圈，加压绕肢体4～5圈，每圈盖住前一圈，绷带缠绕范围要超出辅料边缘；最后将多余的绷带剪掉，用胶布粘贴固定。

2. 螺旋反折包扎法　此法应用于肢体粗细不等部位。操作步骤：伤口用无菌或干净的敷料覆盖，固定敷料；先按环形法缠绕两圈；然后将每圈绷带反折，盖住前圈1/3或2/3，依此由下而上地缠绕；折返时按住绷带上面正中央，用另一只手将绷带向下折返，再向后绕并拉紧；绷带折返处应避开患者伤口；最后以环形包扎结束。

3. "8"字绷带包扎法　此法用于手掌、踝部和其他关节处伤口，选用弹力绷带最佳。腕关节操作步骤：伤口用无菌或干净的敷料覆盖，固定敷料；扎时从腕部开始，先环行缠绕两圈；经手和腕"8"字形缠绕；最后将绷带尾端在腕部固定。肘、肩、髋、膝等的操作步骤：伤口用无菌或干净的敷料覆盖，固定敷料；屈曲关节后在关节远心端环形包扎两圈；右手将绷带从右下越过关节向左上包扎，绕过后面，再从右上（近心端）越过关节向左下绷扎，使呈"8"字形，每圈覆盖前圈1/3至1/2；最后环形包扎两圈固定。

二十五、急救包扎时需注意些什么？

1. 三角巾包扎时注意要拉得紧，结要打得牢；打结时，不要在伤口上方；包扎要贴实，松紧要适宜。

2. 绷带包扎时急救人员必须面向伤员，取适宜位置，必须先在创面覆盖消毒纱布，然后使用绷带。

3. 包扎时应从伤口的左侧向右，从下到上进行缠绕。

4. 包扎绷带不宜过紧，以免引起局部肿胀，也不宜太松，以免滑脱，注意观察远端血运情况。

5. 保持肢体的功能位置，一般包扎手臂时要弯着包扎，包扎腿部时腿要伸直。

二十六、外伤固定需要注意些什么？

1. 有开放性的伤口应先止血、包扎，然后固定。如有危及生命的严重情况应先抢救，病情稳定后再固定。

2. 怀疑脊椎骨折、大腿或小腿骨折，应就地固定，切忌随便移动伤员。

3. 固定应力求稳定牢固，固定材料的长度应超过固定位置两端的上下两个关节。小腿固定，长度应超过踝关节和膝关节；大腿固定，长度应超过膝关节和髋关节；前臂固定，长度应超过腕关节和肘关节；上臂固定，长度应超过肘关节和肩关节。

4. 夹板和代替夹板的器材不要直接接触皮肤，应先用棉花、碎布、毛巾等软物垫在夹板和皮肤之间，尤其在肢体弯曲处等间隙较大的地方，要适当加厚垫衬。

二十七、多发伤患者需要注意什么？

1. 保持呼吸道通畅　开放气道、解除呼吸道阻塞，解除气胸所致的呼吸困难。

2. 控制活动性出血　伤口内异物或血凝块不要随意去除，以免再度发生大出血。

3. 如发生肢体离断，应妥善保存好离断的肢体，以备再植手术。一般用无菌敷料包好离断的肢体，外套塑料袋，周围置冰块低温保存，以减慢组织的变性和防止细菌繁殖。冷藏时防止冰水侵入断离创面,切忌将断离肢体浸泡在任何液体中。

4. 抗休克治疗 快速建立静脉通路,补充有效循环血量。

5. 对症处理 颅内血肿,应迅速钻孔减压;腹腔内出血,做好术前准备,尽早剖腹探查;骨折根据具体情况行内固定或外固定,注意伤肢的血循环及肿胀情况,抬高患肢,保持功能位;脊髓损伤者颈托固定应减少不必要的搬动,翻身时保持轴线,防止扭曲及神经损伤。

6. 暂禁食或置鼻胃管减压,酌情给予肠内外营养支持,促进创伤修复。

二十八、感染破伤风的表现有哪些?

1. 典型表现

(1)前驱期:前驱症状是全身乏力、头晕、头痛、咀嚼无力、局部肌肉发紧、扯痛、反射亢进等。

(2)发作期:出现典型的肌肉强烈收缩,由咬肌开始,依次为面肌、颈项肌、背腹肌、四肢肌群、膈肌和肋间肌,任何轻微刺激如光线、声响、震动或触碰患者身体,均能诱发全身肌群痉挛或抽搐,严重时形成典型的"角弓反张"或"侧弓反张";膈肌受累后可出现呼吸困难、呼吸暂停,发作期间患者神志清楚。

2. 非典型表现 少数患者表现为局部破伤风,仅受伤部位肌群持续性强直,可持续数周至数月,以后逐渐消退,但部分也可发展为全身性破伤风。

二十九、药物过敏有哪些表现?

1. 外用药物引起的接触性过敏表现为皮炎、皮疹、皮痒,胸、腹或股部对称性红斑,自觉瘙痒或伴发热,皮疹发作时全身皮肤鲜红肿胀,面部水肿。

2. 口服类、注射类药物引起的过敏表现为皮肤潮红、瘙痒,荨麻疹和/或血管神经性水肿;还可出现喷嚏、声音嘶哑等;喉头水肿、和/或支气管痉挛;出汗、面色苍白、脉速而弱、四肢湿冷、发绀,烦躁不安、意识不清或完全丧失、血压迅速下降乃至消失等休克表现。

三十、过敏性休克该如何应对?

1. 立即停药,协助患者平卧,报告医师,就地抢救。

2. 立即皮下注射 0.1% 盐酸肾上腺素1 ml,小儿剂量酌减。症状如不缓解,可每隔30 min 皮下或静脉注射该药 0.5 ml,直至脱离危险期。盐酸肾上腺素是抢救过敏性休克的首选药物,具有收缩血管、增加外周阻力、提升血压兴奋心肌、增加心排出量以及松弛支气管平滑肌等作用。

3. 给予氧气吸入,改善缺氧症状。呼吸受抑制时,可使用尼可刹米、洛贝林等呼吸兴奋剂,有条件者可行气管插管,借助呼吸机辅助呼吸。喉头水肿导致窒息时,应尽快施行气管切开术。

4. 根据医嘱给予地塞米松或氢化可的松静脉滴注;应用抗组胺类药物,如肌内注射盐酸异丙嗪或苯海拉明。

5. 静脉滴注 10% 葡萄糖溶液或平衡溶液扩充血容量,输液不宜过快、过多,以免诱发肺水肿;可使用升压药维持血压,保证重要脏器血液灌流,有条件可给血浆或人体白蛋白提高有效血容量。

6. 若发生呼吸心搏骤停,立即进行心肺复苏抢救。

7. 密切观察病情,记录患者生命体征、神志和尿量等变化,积极防治并发症。

三十一、蜜蜂蜇伤后应如何处理?

1. 蜜蜂毒液多为酸性,可外涂 10% 氨水或肥皂水；若为黄蜂蜇伤，其毒液为碱性，可外涂5％醋酸。

2. 被蜜蜂蜇伤后，可用肥皂水充分清洗患处，然后再涂些食醋或柠檬；蜜蜂毒刺可能会留在皮肤内，必须将断刺剔出，然后用力掐住被蜇伤的部分，将毒素挤出，尽快到医院处理。

3. 若在等待救援的过程中发生心搏骤停，要立即进行心脏按压、人工呼吸等急救处理。

三十二、宠物咬伤后如何紧急处理？

1. 首先在伤口上方扎止血带，从伤口近心端向伤口处挤压出血，边挤压边冲洗，防止或减少病毒随血液流入全身。

2. 迅速用清水或肥皂水对伤口进行冲洗，彻底清洁伤口，时间不少于 15 min；若伤口较深，需用注射器伸入伤口内进行灌注，时间不少于 30 min；冲洗后，用医用酒精或高度白酒消毒；不要包扎伤口，应尽可能地暴露伤口。

3. 迅速前往医院，在 24 h 内注射狂犬病疫苗和破伤风抗毒素，伤口四周注射免疫球蛋白。

三十三、感染狂犬病有哪些表现？

潜伏期长短不一，多数在 3 个月以内，潜伏期的长短与年龄（儿童较短）、伤口部位（头面部咬伤的发病较早）、伤口深浅（伤口深者潜伏期短）、入侵病毒的数量及毒力等因素有关。典型临床表现过程可分为 3 期。

1. 前驱期或侵袭期　在兴奋状态出现之前，大多数患者有低热、食欲不振、恶心、头痛、倦怠、周身不适等，酷似"感冒"，继而出现恐惧不安，对声、光、风、痛等较敏感，并有喉咙紧缩感。

2. 兴奋期　患者逐渐进入高度兴奋状态，突出表现为痒、痛、麻及蚁走等异常感觉、极度恐怖、恐水、怕风、发作性咽肌痉挛、呼吸困难、排尿排便困难及多汗流涎等。本期持续 1～3

天，恐水是狂犬病的特殊症状，怕风也是常见症状之一。

3. 麻痹期　痉挛停止，患者逐渐安静，但出现迟缓性瘫痪，尤以肢体软瘫为多见。眼肌、颜面肌肉及咀嚼肌也可受累，表现为斜视、眼球运动失调、下颌下坠、口不能闭、面部缺少表情等，本期持续 6～18 h。

三十四、感染狂犬病如何对症处理？

狂犬病是所有传染病中最凶险的病毒性疾病，一旦发病，预后极差，迄今尚无特效治疗，以对症综合治疗为主。

1. 将患者严密隔离于较安静、光线较暗的单人病房，周围不要有噪声、流水声，避免不必要的刺激，严格消毒患者的排泄物等，防止唾液等污染。

2. 对狂躁、痉挛患者可用镇静剂，如苯巴比妥或地西泮，使其保持安静，注意维持营养及水、电解质平衡。

3. 发绀、缺氧、呼吸困难者可给予人工通气；气胸者，施行肺复张术；低血压者予血管收缩剂及扩容补液；心搏骤停者施行心肺复苏术。

4. 脑水肿者可予甘露醇及呋塞米等脱水剂，无效时可予侧脑室引流。

5. 贫血者、胃肠出血者输血、补液；血容量过低或过高者，应对症调整。

三十五、烧伤、烫伤后如何紧急处理？

烫伤后要清楚烫伤的程度，一般分成三度。一度的烫伤只损害皮肤表层，局部会有红肿；二度烫伤会损害到表皮以及皮肤中层，会有水疱出现；三度烫伤是指皮下脂肪和肌肉都受到了损伤，皮肤呈现灰色甚至黑色。

1. 对于轻度烧、烫伤，可降低烧、烫伤皮肤的温度，用自来水冲洗伤口，如果伤口没有破，可以浸泡 10 min 左右，到不痛为止，注意不能用冰水。

2. 不可弄破水疱，容易引起感染，可以将纱布或绷带松松地缠绕在烫伤处以保护伤口。

3. 如果烧、烫伤部位有衣物的话，经过凉水冲洗过后，需要用剪刀将衣物小心的剪开，切忌不能直接拉扯衣物，否则会使烫伤部位的皮肤脱落，加强伤口的疼痛，亦不利于伤口的愈合。

4. 如果烧伤、烫伤严重必须去医院进行处理。

三十六、醉酒后注意事项有哪些?

1. 防治窒息 误吸是醉酒患者发生意外死亡的主要原因，大量饮酒后出现频繁呕吐，而醉酒患者往往意识不清，声门和咳嗽反射减退，呕吐物不能顺利吐出，从而误吸入气管导致患者窒息。可将患者头偏向一侧，防止呕吐物进入气管。

2. 预防急性胰腺炎 大量饮酒可以激发胰液大量分泌，加上十二指肠内压升高，十二指肠反流进入胰腺等原因导致急性胰腺炎，因此酒精中毒患者应常规化验血淀粉酶，以便及早发现有无诱发此病。

3. 心电图检查 对于老年人或者有基础心脏病的患者，如果大量饮酒可以刺激血压升高、心跳增快、冠脉痉挛诱发急性心肌梗死，诱发恶性心律失常引起猝死，所以进行心电图检查十分重要。

4. 防治并发症 密切观察生命体征及病情变化，观察患者呕吐物，及时发现消化道出血及穿孔的可能。

5. 防止意外发生 醉酒者可能意识不清、全身瘫软无力、步态不稳，如果没有人照顾可能会出现意外伤害，应加强安全防护，必要时采取安全措施。

6. 注意保暖 醉酒者身体机能下降，这时容易受凉，因此应及早注意保暖。

7. 对症治疗 醉酒后一定要注意，不能盲目解酒胡乱吃东西，很容易出现事故，要在医师的指导下正确用药。

三十七、安眠药服用过量应采取什么措施?

安眠药对中枢神经系统有抑制作用，少量服用可催眠，过量则可致中毒。大剂量服用安眠药后会由于肌肉松弛而引起呼吸障碍，可发生低血压、呼吸停止、心跳停止。安眠药服用过量应积极采取急救措施。

1. 如发现较早且中毒者神志清楚，可通过口服催吐法尽早将安眠药排出体外。

2. 当发现中毒者时服药时间不详，需要紧急送往医院或拨打 120 请求救援。

3. 尽早给予洗胃治疗，洗胃应彻底，约 20 000 ml 左右至洗胃液澄清；中毒严重者可采用血液透析疗法。

4. 积极配合治疗，在洗胃的同时即建立静脉通路，根据医嘱给予促代谢、排毒、保护脏器等对症治疗。

5. 在用药过程中密切观察病情变化，每 5～10 min 测血压、体温、呼吸、脉搏 1 次，观察瞳孔及神志变化。

三十八、什么是双硫仑样反应?

指用药期间饮酒，会发生面部潮红、眼结膜充血、视觉模糊、头颈部血管剧烈搏动或搏动性头痛、头晕、呕吐、出汗、口干、胸痛、心肌梗死、急性心力衰竭、呼吸困难、急性肝损伤、惊厥及死亡等，查体时可有血压下降、心率加速及心电图正常或部分改变。

三十九、怎样处理及预防双硫仑样反应?

1. 双硫仑样反应处理措施
(1) 发生双硫仑样反应及时到医院就诊。

（2）患者可卧床休息，休克者采取中凹位；保持呼吸道通畅，给予氧气吸入 4～6 L/min，改善组织缺氧。

（3）建立静脉通路，遵医嘱给予地塞米松 5～10 mg 加入葡萄糖溶液中静脉滴注，补液及利尿，并根据病情给予血管活性药物治疗。

（4）对症处理：如恶心、呕吐者可给予甲氧氯普胺 10 mg 肌内注射；如嗜睡、意识不清，可以给予纳洛酮对抗治疗。

（5）备齐急救器械及药品，如除颤仪、吸痰器、气管切开包及呼吸兴奋剂、利尿剂等。

（6）观察患者神志、体温、脉搏、呼吸、心率、心律、血压、尿量及其他病情变化。

2. 双硫仑样反应预防措施

（1）饮酒后在酒精从体内消除完毕前，应避免使用可引起双硫仑样反应的药物。

（2）使用能引起双硫仑样反应的药物时，用药期间及停药 7 天内应禁饮酒和食用含酒食品。

（3）头孢类、甲硝唑、替硝唑、酮康唑、呋喃唑酮等易引起双硫仑样反应。

四十、小儿惊厥后如何紧急处理？

1. 就地抢救　避免对患儿的一切刺激，保持安静，切勿大声喊叫或摇晃患儿。

2. 保持呼吸道通畅　立即松解衣扣；将舌轻轻向外牵拉；去枕仰卧头偏向一侧；清理呼吸道和口腔分泌物；备好吸痰器和急救药品。

3. 防止受伤　将患儿周围的物品移开，在床栏杆处放置棉垫；防止骨折或脱臼：切勿用力强行牵拉或按压患儿肢体；防止皮肤摩擦受损：在患儿的手中垫上纱布；防止舌咬伤：用纱布包裹压舌板置于患儿上下臼齿之间。

4. 防治脑水肿　惊厥较重或持续时间较长者应按医嘱给予止惊药物；吸氧；密切观察生命体征，详细记录，发现异常及时通知医师；出

现脑水肿者按医嘱用脱水剂。

5. 缓解心理压力　年长患儿发作后尽量将其安置在单人房间，醒来时会感觉到隐私被保护，避免失控感及自卑心理的产生。

四十一、如发生喉头水肿该如何处理？

1. 保持呼吸道通畅，必要时给氧，有重度喉阻塞者应及时做气管切开术。

2. 查明水肿原因，检查咽喉部，找出病灶，及时治疗。

3. 立即遵医嘱给予足量抗生素和类固醇激素抗炎消肿。

4. 无论什么原因引起的喉头水肿，应避免说话，使声带休息。可用空气加湿机，使声带表面的黏膜保持潮湿，减少干燥。

四十二、异位妊娠有哪些表现？

1. 停经　除输卵管间质部妊娠停经时间较长外，多有 6～8 周停经。

2. 阴道出血　胚胎死亡后，常有不规则阴道出血，色暗红，量少，一般不超过月经量。

3. 晕厥与休克　由于腹腔急性内出血及剧烈腹痛，轻者出现晕厥，严重者出现失血性休克。有 20%～30% 的患者无明显停经史，阴道流血量较多，时间较长，类似月经，阴道流血可伴有蜕膜碎片排出。

四十三、异位妊娠如何治疗？

1. 急救措施　对于严重内出血并发休克的患者，应立即开放静脉，交叉配血，做好输血准备，配合医师积极纠正休克、补充血容量，并按急诊手术要求迅速做好术前准备。

2. 卧床休息　避免腹压增大，从而减少异位妊娠破裂的机会。

3. 心理护理　对于手术治疗患者，术前向患者及家属讲明手术的必要性，并以亲切的态

度赢得患者及家属的信任，保持环境安静、减少和消除患者的紧张、恐惧心理，协助患者接受手术治疗方案。

四十四、窒息后如何处理?

解除窒息原则:解除气道阻塞和引起缺氧的原因。

1. 如舌根后坠使呼吸道阻塞,可采取仰头提颏法,使头部伸直后仰,或使用口咽通气道保持呼吸道畅通。

2. 若是异物堵塞,可用手指或用吸引器将口咽部呕吐物、血块、痰液及其他异物挖出或吸出。当异物滑入气道时,可采取海姆立克法,拍挤出异物。

3. 若颈部受扼,应立即松解或剪开颈部的扼制物或绳索,呼吸停止立即进行人工呼吸,如患者有微弱呼吸可给予吸氧。

4. 浓烟窒息时,应迅速将伤员转移至空气新鲜流通处,注意保暖和安静环境;对已出现窒息、心搏骤停者,应该实施现场心肺复苏,并送医院进一步治疗。

四十五、什么是心肺复苏术? 何时应用心肺复苏术?

心肺复苏术是针对心脏和呼吸骤停时采取的救命技术;在心脏、呼吸骤停、心搏微弱、呼吸微弱时均可使用,心搏骤停的严重后果以秒计算,一旦考虑心搏骤停,立即行心肺复苏。

四十六、成人心肺复苏术的关键步骤和要点有哪些?

1. 心肺复苏的 3 个关键步骤　胸外按压→开放气道→人工呼吸。

2. 按压部位:胸骨中下 1/3 处。

寻找方法:胸部正中,双乳头连线中点。

按压方法:双手交叉,双臂伸直,上身用力。

按压频率:100～120 次/min。

按压深度:5～6 cm。

按压与呼吸比:30∶2。

3. 开放气道　仰头提颏法;推举下颌法。

4. 人工呼吸　连续做 2 次口对口人工呼吸。

四十七、心肺复苏成功后有哪些表现?

心肺复苏成功后可以探及颈动脉搏动、恢复自主呼吸;面色、口唇、甲床转红润;散大瞳孔回缩,有对光反射;收缩压大于 60 mmHg;意识好转或出现挣扎。

四十八、溺水患者的心肺复苏怎样进行?

溺水后必须立即心肺复苏,溺水属于特殊情况,应按开放气道→正压通气→胸外按压的顺序进行。

四十九、电复律与电除颤的区别?

1. 治疗的适应证不同　电复律主要用于治疗快速性心律失常;电除颤用于心室颤动和心室扑动。

2. 放电方式不同　电复律通过患者心电图 R 波来同步触发放电,仅在心动周期的绝对不应期电击,以避免诱发心室颤动;电除颤是随机的非同步放电方式。

3. 所需电击能量不同　电复律的能量需求一般比电除颤所需的能量要小。

五十、应用电除颤的时机和理由?

如确定为室颤,越早应用电除颤成功率越高。因为治疗室颤最有效的方法是电除颤,若未行转复,室颤很快恶化为心脏停搏,在进行电除颤治疗后,心肺复苏的成功率也将得到极大提高。

五十一、电除颤的关键步骤和要点?

1. 经典的 1-2-3 步骤　选择能量→充电→放电。

2. 操作要点　保证操作中的安全,拔除交流电源;均匀涂抹导电糊;如室颤为细颤,除颤前可遵医嘱给予肾上腺素,使之转为粗颤再行电除颤;电击时,任何人不得接触患者及病床,以免触电;电除颤后立即进行心肺复苏。

五十二、什么情况下需要洗胃?

1. 凡经口摄入各种有毒物质　如农药、过量药物、食物中毒者,为迅速清除毒物,均应尽早洗胃。

2. 检查或术前准备　幽门梗阻伴大量胃液潴留患者需要做钡餐检查或手术前的准备时;急性胃扩张需排出胃容物减压者。

五十三、什么情况下不适宜洗胃?

强腐蚀性毒物(如强酸、强碱)中毒;食管-胃底静脉曲张;上消化道出血或胃穿孔;严重的心脏疾病或主动脉瘤患者不适宜洗胃。

五十四、口服催吐适用于哪些患者? 怎样进行?

1. 口服催吐法适用于清醒、能主动配合的患者。

2. 操作方法　① 嘱患者在短时间内自饮大量灌洗液,然后吐出,必要时可用压舌板压其舌根催吐。② 一次饮液量 300～500 ml。③ 反复进行,直至吐出的灌洗液澄清无气味时为止。

五十五、关于洗胃应该知道些什么?

1. 急诊患者多为病情急或是毒物不明,一般准备的是温开水,量约 10 000～20 000 ml。

2. 一般温度是 25～38℃,温度过冷会刺激胃肠道,加快胃肠道的蠕动,促进毒物排向远端,也可刺激迷走神经,使心率减慢甚至心搏骤停;温度过热会使胃肠道黏膜血管扩张,加快毒物的吸收。

3. 洗胃时患者体位的选择:清醒的患者取平卧位或是半坐位;昏迷的患者去枕平卧头偏向一侧;中毒较深、较重的患者取左侧卧位。

4. 插管长度:成人从发迹到剑突或是由鼻尖到耳垂再到剑突,长约 45～55 cm;幼儿及年长儿选择从耳垂到鼻尖再到剑突。

五十六、在洗胃的过程中应注意些什么?

1. 密切观察患者的生命体征、不适反应,防止窒息的发生。

2. 如果是清醒的患者应随时询问患者是否有腹胀、腹痛;昏迷的患者应随时观察和触摸腹部是否有腹胀。

3. 观察洗出液的颜色、性质、气味及出入量是否平衡。

4. 注意机器运转是否正常。

五十七、何时能终止洗胃、拔管?

1. 当洗出液洗至澄清、无色、无味,量 10 000～20 000 ml 时,可考虑拔管。

2. 如果患者是较重的有机磷中毒时,洗胃液可以适当增加,并且可以保留胃管,4～6 h 反复洗胃,视患者病情遵医嘱再行拔管。

五十八、洗胃后应该做些什么?

1. 洗胃后应暂禁食,一般需要禁食 1 天,开始进食时给予易消化流质饮食,可吃些牛奶、米汤等且少食多餐。

2. 观察咽部有无肿痛不适等,可能是由插管时所造成的咽部黏膜损伤,应及时通知医师处理。

3. 观察有无嗜睡、乏力、恶心及腹胀等症状。洗胃时由于大量胃液丢失及洗胃液的吸收会出现上述症状。

4. 对于服毒自杀患者,应做好心理护理、安全护理。

五十九、如何灵活应用海姆立克法?

食物、异物卡喉时造成窒息或严重呼吸困难,表现为突然呛咳、不能发音、喘鸣、呼吸急促、皮肤发紫,严重者可出现意识丧失,甚至呼吸心跳停止,这时应及时采取海姆立克法。

1. 自救　可以弯下腰,靠在固定的水平物体上,用它的边缘来压迫自己的上腹部,快速向上冲击直到异物排出。椅子的靠背、桌子的边缘、栏杆扶手、窗台的边缘都能成为自救的工具。如果找不到这样的物品,可用拳头来冲击自己的腹部施救,也具有良好的救治效果。

2. 立位施救　施救者要站到患者背后,两手臂环绕并抱住患者的腰部;一手握拳,将拳头的拇指一侧放在患者胸廓以下和脐以上之间的腹部;另一手抓住拳头、快速向上冲击压迫患者的腹部,直到异物排出。简单来说就是3个步骤:第一,站在背后环抱其腰;第二,确定冲击部位;第三,向上反复冲击。

3. 坐位施救　如果患者处于坐位,施救者只需弯下腰,采用和立位完全相同的施救手法就能使患者获救。

4. 平卧位施救　这时,首先要将患者仰卧,施救者骑跨在患者的髋部,双手重叠,将下面手的手掌根放置在患者的胸廓以下、脐以上之间的腹部,双侧手臂绷直,再用施救者身体的重量,快速向前冲击患者腹部,直到异物排出。

参考文献

[1] 张波,桂莉.急危重症护理学[M].北京:人民卫生出版社,2013.

[2] 李晓寒,尚少梅.基础护理学[M].北京:人民卫生出版社,2012.

[3] 孟庆义.急诊护理学[M].北京:人民卫生出版社,2009.

[4] 刘晓云,杨丽.急救护理学[M].北京:人民军医出版社,2011.

[5] 勾丽军,张增安.急救与常用护理[M].北京:人民军医出版社,2010.

第二十三节　重症医学科

一、何谓 ICU?

随着急危重症医学的发展,危重患者通常被集中在重症监护病房进行救治。重症监护病房又称加强监护病房(intensive care unit, ICU),是指受过专门培训的医护人员应用现代医学理论、利用现代化高科技的医疗设备,对危重病患者进行集中监测、强化治疗的一种特殊场所。

二、ICU 的设置

1. 人员编制　医师人数与床位数之比为0.8~1:1以上,护士人数与床位数之比应为2.5~3:1以上。

2. 病室设置

(1) 床位:在国内三级综合医院,ICU 床位数一般为医院病床总数的 2%~8%。ICU 床位使用率以 75% 为宜,全年床位使用率平均超过 80% 时,应适度扩大规模。每个床单元使用面积不少于 9.5 m²,建议为 15~18 m²,床间距大于 1 m。单间病室使用面积不少于 18 m²,建议为 18~25 m²。

(2) 手卫生设施:安装足够的洗手设施,单间每床1套,开放式病床至少每2床1套,每套设施至少包括非接触式洗手设施和手部消毒装置。

(3)通风与采光设施:具备良好的通风、采光条件,病室空气调节系统能独立控制,室温控制在(24±1.5)℃左右,湿度控制在55%～65%。有条件的ICU最好装配气流方向从上到下的空气净化系统。

(4)噪声控制设施:在不影响正常工作的情况下,应尽可能将呼吸机、监护仪器的报警、电话铃声、打印机等仪器发出的声音减少到最小的水平。根据国际噪声协会的建议,ICU白天的噪声最好不要超过45 dB,傍晚40 dB,夜晚20 dB。

3. 仪器设备设置

(1)设备带:每床配备完善的功能设备带或功能架。提供电、氧气、压缩空气和负压吸引等功能支持。每床装配电源插座12个以上,氧气接口2个以上,压缩空气接口2个和负压吸引接口2个以上。医疗用电和生活照明用电线路分开,每床的电源应该是独立的反馈电路供应。ICU应有备用的不间断电力系统(UPS)和漏电保护装置,每个电路插座都应在主面板上有独立的电路短路器。

(2)病床:配备适合的病床,最好是电动床,每床配备医用气垫。

(3)监护系统:每床配备床旁监护系统,进行心电、血压、脉搏血氧饱和度、有创压力监测等基本生命体征监护。为便于安全转运患者,每个ICU至少配备1台便携式监护仪。

(4)呼吸机:三级综合医院的ICU原则上每床配备1台呼吸机,每床配备简易呼吸器。为便于安全转运患者,每个ICU至少应有1台便携式呼吸机。

(5)注射泵:每床均应配备输液泵和微量注射泵,其中微量注射泵原则上每床2套以上。另配备一定数量的肠内营养输注泵。

三、ICU 为什么容易发生院内感染?

1. 患者病情危重,机体抵抗力低下,易感性增加。

2. 感染患者相对集中,病种复杂。

3. 各种侵入性治疗护理操作较多。

4. 多重耐药菌在ICU常驻。

四、预防 ICU 院内感染要从哪些环节着手?

1. 工作人员管理　尽量减少进出ICU的工作人员。工作人员进入ICU要更换专用工作服、换鞋、戴口罩、洗手,因事外出必须更衣或穿外出衣。严格执行手卫生规范和正确使用手套。每年接受院内感染控制相关知识的培训,尤其要关注卫生保洁人员的消毒隔离知识和技能的培训。

2. 患者管理　感染患者与非感染患者应分开安置,同类感染患者相对集中,MRSA、泛耐药鲍曼不动杆菌等感染或携带者单独安置,以避免交叉感染。如无禁忌证,应将床头抬高30°～45°。

3. 探视管理　尽量减少不必要的访客探视。探视人有疑似或证实呼吸道感染症状时,或为婴幼儿,禁止进入ICU探视。探视者进入ICU前穿探视服、戴口罩和穿鞋套。进入病室前后应洗手或用快速手消毒液消毒双手。探视期间尽量避免触摸患者及周围物体表面,探视时间不宜过长。

4. 医疗操作流程管理　各项医疗护理操作严格执行无菌技术原则。各种引流应保持密闭性,引流管通畅。每天评估深静脉置管、尿管、气管导管等,尽早拔除。做好口腔护理、声门下分泌物吸引和呼吸机管道护理,预防呼吸机相关性肺炎。

5. 物品管理　规范使用一次性物品,用后物品按照使用规范和院内感染管理要求进行清洁、消毒或灭菌处理;定期对仪器设备进行清洁消毒。

6. 环境管理　定期对病室进行彻底清洁和消毒。

7. 抗菌药物管理　根据细菌培养与药敏试验结果,合理应用抗生素。

8. 废物与排泄物管理　处理废物与排泄物时做好自我防护,防止体液接触暴露和锐器伤。医疗废物分类放置,规范处理。

五、何谓有创动脉血压监测?

是动脉穿刺置管后通过压力测量仪进行实时的动脉内测压,能够准确反映每个心动周期动脉收缩压、舒张压和平均动脉压的变化数值与波形,其抗干扰能力较无创动脉血压监测好。

六、如何防治有创动脉血压监测的并发症?

最常见的并发症是血栓形成或栓塞,严重时可引起肢体缺血、坏死。除此之外,还可能发生出血、感染和动静脉瘘等。预防并发症的措施有:选择的动脉穿刺针不宜太粗,操作时注意严格无菌技术,尽可能减少动脉损伤;穿刺置管时间不宜过长,一般不超过 7 天;定时用肝素稀释液加压冲洗测压管道系统。

七、何谓中心静脉压监测?

是指胸腔内上、下腔静脉的压力,严格地说是指腔静脉与右心房交界处的压力,是反映右心前负荷的指标。

八、中心静脉压的正常值是多少?

正常值:$0.49 \sim 1.18$ kPa($5 \sim 12$ cmH$_2$O)。

九、中心静脉压监测的临床意义是什么?

小于 $0.49 \sim 1.18$ kPa($5 \sim 12$ cmH$_2$O)表示右心房充盈不良或血容量不足;大于 $1.47 \sim 1.96$ kPa($15 \sim 20$ cmH$_2$O)表示右心功能不良或血容量超负荷。

十、如何防治中心静脉压监测的并发症?

穿刺时注意无菌操作,置管期间加强观察与护理,以减少感染;穿刺时若误入动脉应局部压迫止血,防止发生出血和血肿。此外,避免出现气栓、血栓、气胸、血胸、神经损伤等并发症,预防措施关键在于熟悉解剖结构及严格遵守操作规程。

十一、何谓导尿管相关性尿路感染?

指患者留置导尿管后或拔除导尿管 48 h 内发生的泌尿系统感染。

十二、如何预防导尿管相关性尿路感染?

1. 严格掌握留置导尿管的适应证,留置导尿管前应评估必要性,避免不必要的留置,并应尽可能缩短导尿管的留置时间。

2. 选择适宜的导尿管,应根据患者的年龄、性别、尿道等情况选择适宜型号、材质的导尿管,严格执行无菌导尿技术,防止发生交叉感染,减少导尿过程中的机械性损伤。

3. 导尿后护理

(1)尿管应妥善固定,防止尿管发生滑动和牵拉尿道,避免打折与弯曲,始终保持集尿袋高度低于膀胱水平,活动或搬运时应夹闭尿管,避免尿液逆流。及时清空集尿袋中的尿液。

(2)维持通畅的无菌密闭引流,避免不必要的膀胱冲洗。

(3)保持患者尿道口清洁,留置导尿期间应每天清洁或消毒尿道口 2 次。

(4)长期留置导尿的患者,不宜频繁更换导尿管。如尿管阻塞、脱出、发生尿路感染及留置导尿装置的无菌性和密闭性被破坏时应立即更换。

十三、何谓血管内导管相关性感染?

是指带有血管内导管或者拔除血管内导管

48 h 内患者出现菌血症或真菌血症,并伴有发热(>38℃)、寒战或低血压等感染表现,除血管导管外没有查出其他明确的感染源。

十四、如何预防血管内导管相关性感染?

1. 导管的选择　可选用抗菌材料导管,此种导管表面附有抗菌药物或导管材料中加入了抗菌药物,但抗菌药物长时间放置也会失效。需长时间放置导管的患者,最好选择隧道型导管或 PICC 导管。

2. 导管放置途径　置管时应优先选择锁骨下静脉,其次是颈内静脉,尽可能不选择股静脉,以避免增加革兰阴性杆菌与真菌感染的机会。

3. 置管过程中无菌技术　置管过程中严格的消毒与无菌操作是减少穿刺部位病原菌经导管皮肤间隙入侵的最有效手段。

4. 导管穿刺部位皮肤保护　使用无菌透明、透气性好的贴膜或无菌纱布覆盖导管穿刺点均可有效预防感染。

5. 导管连接部位保护　反复进行导管连接部位的操作会增加感染的机会。

十五、何谓呼吸机相关性肺炎?

是指在气管插管 48~72 h 后或气管拔管 48 h 内发生的肺部感染。

十六、如何预防呼吸机相关性肺炎?

1. 严格执行手卫生。

2. 机械通气患者如无体位改变的禁忌证,应抬高床头 30°~45°。

3. 适当镇静。

4. 加强口腔护理,每 2~6 h 1 次。

5. 按需吸痰。

6. 做好气囊管理和气道湿化。

7. 及时倾倒冷凝水。

8. 每天进行拔管评估,尽早拔管。

十七、如何预防 DVT?

1. 注意观察肢体皮肤温度、色泽、弹性,如有不适立即通知医护人员进行处理。

2. 定时翻身,坚持做肢体的主动运动和被动运动,例如踝泵运动和腓肠肌的自主收缩,可促进静脉回流,预防静脉血栓。

3. 长期卧床患者应适当抬高下肢,以利于静脉回流。

4. 吸烟者应戒烟,防止烟草中尼古丁刺激引起血管收缩。

5. 下肢远端静脉循环不良时,如双足冰冷,可加盖质地轻盈、保暖效果好的棉被,必要时给予热水袋热敷,促进血液循环,但是要注意温度,防止烫伤。

6. 积极配合医护人员对低分子肝素钙的使用,指尖轻轻按压,切勿按揉。

十八、什么是机械辅助排痰?

根据物理定向叩击的原理,对人体产生的定向挤推、震颤作用可使支气管中已经被液化的黏液按定向挤推方向逐步排出体外。

十九、机械排痰适用于哪些人?

各种呼吸道疾病导致的痰液增多、不易咳出;术后、体弱患者肌力下降导致的排痰困难;老年患者的肺组织弹性和咳嗽能力下降等。

二十、什么是 PICCO 监测?

PICCO 监测也称为脉搏指示连续心输出量监测,它结合了经肺温度稀释技术和动脉脉搏波形曲线下面积分析技术,是一项微创伤、低危险、简便、精确、连续监测心输出量的技术,它为临床诊断和治疗提供了具有特殊意义的重要监测指标,使危重症血流动力学监测的准确性得到了进一步提高。

PICCO 监测的工作原理是置入 1 根中心静脉导管和 1 根股动脉导管,用一定量的冰盐水注入中心静脉后,容积和温度很快弥散至心脏及肺内,当动脉热敏探头探测到热量信号时,即可识别温度差并汇成曲线,计算机自行对该曲线进行分析得出一基本参数,并结合 PICCO 导管测得的股动脉压力波形,得出一系列具有特殊意义的重要参数如每搏心输出量、心脏指数、血管外肺水、肺水指数等。

二十一、PICCO 监测过程中,如何指导患者配合?

1. 向患者解释 PICCO 监测的目的及重要性,取得患者及其家属的理解与配合,缓解患者紧张情绪。

2. 为保证测量准确性,指导患者保持平卧位,股动脉导管术肢制动,保持伸直,严禁弯曲,必要时给予保护性约束和镇静治疗。

3. 协助患者翻身,翻身时保持术肢与身体呈一直线,翻身不宜超过 40°。

4. 清醒患者如有不适需立即告知医务人员处理。

二十二、ICU 镇痛镇静治疗的目的和意义是什么?

1. 消除或减轻患者的疼痛及躯体不适感,减少不良刺激及交感神经系统的过度兴奋。

2. 改善患者睡眠,诱导遗忘,减少或消除患者对其在 ICU 治疗期间病痛的记忆。

3. 减轻或消除患者焦虑、躁动甚至谵妄。

4. 降低患者的代谢速率,减少氧耗氧需,使得机体尽可能适应受到损害的氧输送状态。

二十三、ICU 患者营养支持的目的是什么?

主要是供给细胞代谢所需的能量与营养物质,维持组织器官正常的结构与功能;通过营养支持调理代谢紊乱,调节免疫功能,增强机体抗病能力,从而影响疾病的发展与转归。

二十四、如何选择适宜的营养支持途径?

营养支持途径分为肠外营养(PN)与肠内营养(EN)。如患者胃肠结构与功能完整,应首选 EN,或以 EN 为主,以 PN 为辅;当 EN 不能满足机体代谢需要时,应积极给予 PN。

二十五、何谓人工气道?

人工气道是将导管经上呼吸道置入气管或直接置入气管所建立的气体通道。人工气道是为保证气道通畅而在生理气道与空气或其他气源之间建立的有效连接,为气道的有效引流、通畅、机械通气、治疗肺部疾病提供条件。人工气道包括咽部通气道(口咽通气道和鼻咽通气道)、经口、鼻气管插管及气管切开套管。

二十六、何谓机械通气?

是借助呼吸机建立气道口与肺泡间的压力差,给呼吸功能不全的患者以呼吸支持,即利用机械装置来代替、控制或改变自主呼吸运动的一种通气方式。根据呼吸机与患者的连接方式不同把机械通气分为有创机械通气和无创机械通气。

二十七、机械通气的目的是什么?

1. 改善通气功能 机械通气时通过气管插管或气管切开维持呼吸道通畅,通过呼吸机正压通气维持患者足够的潮气量,保证代谢所需的肺泡通气量。

2. 改善换气功能 机械通气时使用呼气末正压等方法可防止肺泡塌陷,使肺内气体分布均匀,改善通气血流比例,减少肺内分流,改善氧运输,纠正低氧血症。

3. 减少呼吸功耗 使用机械通气可减少

呼吸肌做功,降低呼吸肌耗氧量,缓解呼吸肌疲劳。

二十八、呼吸机常见报警原因有哪些及如何处理?

见表 2-23-1。

表 2-23-1　呼吸机常见报警原因及处理

报警内容	原　因	处　理
电源报警	停电;电源插头脱落;电源掉闸;蓄电池电量低	将呼吸机与患者断开并行人工通气支持;同时修复电源
气源报警	压缩氧气或空气压力低;气源接头未插到位;氧浓度分析错误	将呼吸机与患者断开;给患者行人工通气支持;同时调整或更换气源,或校对 FiO_2 分析仪,必要时更换氧电池
吸气压降低	呼吸回路漏气;导管脱出;气囊充气不良;气体经胸腔闭式引流管漏出;气管食管瘘;峰流速过高;肺顺应性增加	检查呼吸回路;检查导管位置;检查气囊压力;检查胸腔闭式引流管;重新设置峰流速和潮气量;检查患者是否出现较强自主呼吸
气道高压	呛咳;肺顺应性降低(肺水肿、支气管痉挛、肺纤维化等);分泌物过多,气道阻力增加;导管移位;呼吸回路阻力增加(如管路积水、打折等);吸入气量太多或高压报警线设置不当;患者兴奋、激动、想交谈	吸痰;解除支气管痉挛;听呼吸音;检查呼吸回路并保持通畅;检查导管位置;调整呼吸参数;安抚患者;使用药物镇静
呼吸增快	代谢需要增加;缺氧;高碳酸血症;酸中毒;疼痛;焦虑;害怕	监测动脉血气;纠正缺氧和酸中毒;镇静;镇痛;安抚患者
人机对抗	患者不配合;自主呼吸增强;高热、抽搐、疼痛、体位不适;心肺功能改变、缺氧加重;人工气道不畅、移位、固定不好或受牵拉刺激患者;呼吸机同步性能差或触发灵敏度调节不当,或其他参数设置不当	取得患者理解与配合;改变卧位;积极治疗原发疾病;保持呼吸道通畅;调整呼吸模式和参数;合理固定气管导管和呼吸机管道;必要时进行镇静镇痛

二十九、机械通气患者的吸引指征有哪些?

1. 在气管导管内看见明显分泌物。

2. 患者频繁或持续呛咳。

3. 在气管和支气管处听诊有明显痰鸣音。

4. 可疑为分泌物引起的 SpO_2 降低。

三十、痰液黏稠度分级及临床意义各是什么?

1. Ⅰ度(稀痰)　痰如米汤或泡沫样,吸痰后,玻璃接头内壁上无痰液滞留。临床意义:感染较轻,如量过多,提示气管滴注过量,湿化过度;可适当降低湿化温度或减少滴入量和次数,同时应注意增加吸痰次数且每次吸痰时将痰液吸净。

2. Ⅱ度(中度黏痰)　痰的外观较Ⅰ度黏稠,吸痰后有少量痰液在玻璃接头内壁滞留,但易被水冲洗干净。临床意义:有较明显的感染,需加强抗感染治疗。白色黏痰可能与气道湿化不足有关,必须加强雾化吸入或气管内滴药,避免痰痂堵塞人工气道。

3. Ⅲ度(重度黏痰)　痰的外观明显黏稠,常呈黄色,吸痰管常因负压过大而塌陷,玻璃接头内壁上滞留大量痰液且不易被水冲净。临床意义:有严重感染,必须抗感染治疗或已采取的措施无效必须调整治疗方案。痰液太黏稠不易吸出,提示气道过干或伴有机体脱水现象,必须及时采取措施。

三十一、人工气道湿化的标准有哪些?

1. 湿化满意　分泌物稀薄,能顺利通过吸痰管,吸痰管内没有结痂,患者安静,呼吸道通畅。

2. 湿化不足　分泌物黏稠(有结痂或黏液块咳出),吸引困难,可有突然的呼吸困难,发绀加重。此时应加强湿化。

3. 湿化过度　分泌物过分稀薄,咳嗽频

繁,需不断吸引,肺部和气管内听诊痰鸣音多,患者烦躁不安,发绀加重。此时湿化液滴入速度应减慢,以免因呼吸道水分过多而影响患者的呼吸功能。

三十二、气囊护理要点有哪些?

1. 推荐使用高容量低张力气囊导管。

2. 采用最小闭合容积法、最小漏气技术进行气囊注气。

3. 气囊压力不超过 2.45～2.94 kPa(25～30 cmH$_2$O)。

4. 定时检查气囊压力,及时调整。

三十三、在撤机过程中患者出现哪些变化应立即恢复机械通气?

1. 呼吸频率>30 次/min。

2. 血压升高或降低超过 20 mmHg,心率增加或减慢超过 20 次/min。

3. PaO$_2$<60 mmHg,PaCO$_2$>55 mmHg。

4. 出现烦躁、出汗及尿量进行性减少。

三十四、何谓 ICU 综合征?

是患者在 ICU 监护过程中出现的以精神障碍为主,兼具其他表现的一组临床综合征,从而产生心理或精神障碍,使其认知能力改变及出现异常举动的病症。

三十五、ICU 综合征的护理要点有哪些?

及时观察和处理各种病情变化;关心、体贴患者,充分了解患者需求,做好监测、治疗和护理等方面的健康教育;指导家属在探视时避免把紧张恐惧的情绪带给患者;及时发现 ICU 综合征相关症状并积极干预;使用药物治疗者应密切观察药物效果和不良反应;谵妄、躁动患者应给予保护性约束,避免外伤。

三十六、何谓保护性约束?

是指在医疗过程中,医护人员针对患者病情的特殊情况,对其紧急实施的一种强制性的最大限度限制其行为活动的医疗保护措施。

三十七、何种情况下需实施保护性约束?

1. 预防医疗干扰,尤其是防止患者非计划性拔管是首要原因。

2. 对意识障碍患者进行肢体制动。

3. 防止患者自我伤害。

三十八、实施保护性约束的注意事项有哪些?

1. 认真对患者进行评估,使用约束带(具)后做好护理记录。

2. 为患者实施约束时尊重患者,并保护患者隐私。

3. 使用约束带(具)时肢体须处于功能位,保证患者舒适安全。

4. 定期检查约束部位血液循环情况并记录,防止不必要的损伤。

三十九、除颤时电极板放置位置?

前-侧位:一个电极板放在胸骨右缘锁骨下或第 2～3 肋间(心底部),另一个电极板放在左乳头外下方或左腋前线第 5 肋间(心尖部)。此法迅速便利,适用于紧急情况。

前-后位:一个电极板在左侧心前区标准位置,而另一个电极板置于左/右背部肩胛下区。

四十、除颤的注意事项有哪些?

1. 除颤前要识别心电图类型,以正确选择除颤方式。

2. 除颤电极板放置部位要准确,局部皮肤无潮湿、无敷料。如带有植入性起搏器,应避开起搏器部位至少 10 cm。

3. 导电糊涂抹均匀,两块电极板之间的距离应超过 10 cm。不可用耦合剂替代导电糊。

4. 电极板与患者皮肤密切接触,两电极板之间的皮肤应保持干燥,以免灼伤。

5. 放电前一定确保任何人不得接触患者、病床及与患者接触的物品,以免触电。

四十一、ICU 中如何判断 CVP 与血压的关系?

1. 血压低、CVP<0.49 kPa(5 cmH$_2$O),提示有效血容量不足,可快速补液使 CVP 升至 0.59~1.18 kPa(6~12 cmH$_2$O)。

2. 血压正常、CVP<0.49 kPa(5 cmH$_2$O),提示有效血容量不足,但心脏代偿功能好,根据临床情况决定是否需要积极补液治疗。

3. 血压低、CVP>1.18 kPa(12 cmH$_2$O),应考虑有心功能不全的可能,需采用增加心肌收缩力的药物,并严格控制入量。

4. 血压正常、CVP>1.18 kPa(12 cmH$_2$O),提示血容量过多或血容量正常、血管收缩强烈,可适当选用血管扩张剂。

5. 血压高、CVP>1.18 kPa(12 cmH$_2$O),应考虑水、钠潴留或血管强烈收缩,应控制输血、输液或选用血管扩张剂。

四十二、急危重症患者外出检查的注意事项有哪些?

1. 由主管医师和责任护士对患者的病情共同评估,符合条件的患者方可外出检查。

2. 联系好相应科室,做好接待准备。

3. 转运前需准备必要物品,例如转运呼吸机、监护仪、插管箱、充足的氧气、简易呼吸器以及需要携带的药物。

4. 转运中由主管医师和责任护士陪同,并提前通知家属跟随,途中应密切观察病情变化,一旦发生病情变化,立即进行抢救。

5. 检查结束后,安全转运至病房,妥善安置患者,监测生命体征,检查各管路的安全有效。

参考文献

[1] 张波,桂莉.急危重症护理学:3 版[M].北京:人民卫生出版社,2012.

[2] 梁春凯,靳敬伟,冯玉华,等.现代护理基本技能与实践应用[M].哈尔滨:黑龙江科学技术出版社,2015.

[3] 马继红.临床护理应用知识与技能解答一本通[M].北京:中国医药科技出版社,2017.

第二十四节　血液净化科

一、什么叫血液净化? 血液净化的方式有哪些?

1. 定义:血液净化是把患者血液引出体外,通过血液净化装置除去某些致病物质,达到净化血液治疗的目的。

2. 常见的血液净化方式:血液透析、血液滤过、血液透析滤过、血液灌流、血浆置换、连续性血液净化等。

(1)血液透析是利用弥散的原理,通过透析器半透膜完成,主要针对小分子毒素的清除。

(2)血液滤过是模拟正常人体肾小球的滤过功能,以对流的方式清除血液中的水分及中小分子毒素。

(3)血液透析滤过是血液透析和血液滤过的结合,可清除更多的中小分子毒素。

（4）血液灌流是将患者的血液引出体外经过血液灌流器，通过吸附的方法来清除体内的有害代谢产物或外源性毒物，最后将净化的血液回输患者体内的一种血液净化疗法。

二、血液透析治疗诱导期的患者需要注意什么？

1. 透析前　给予心理疏导，使患者积极面对疾病，进入透析室必须更换透析室专用拖鞋，进入室内须先称体重，测量生命体征。透析室不允许家属陪伴进入，除危重患者及不能自理的患者可酌情留一位家属陪同，同样须更换拖鞋或套鞋套。

2. 透析中　刚开始透析时采用多次短时透析，逐渐过渡，第 1 次不超过 2 h，第 2 次 3 h，以后逐渐增加到 4 h，经 1～2 周诱导，可进入规律透析（每周 3 次为宜）。对初次血液透析治疗的患者血流量易慢，以 150～180 ml/min 为宜，以免引起失衡综合征。每隔 30 min 测量 1 次血压，密切观察病情变化，如有恶心、呕吐、头晕或头痛，抽筋、胸闷、胸痛、冒冷汗、皮肤痒、腹痛、背痛，及时告诉医务人员，以尽快给予处理。

3. 透析后　透析结束后须测量血压，如血压正常，嘱患者平卧数分钟、坐起数分钟后缓慢起床，防止发生体位性低血压。称体重，透析后称体重时穿的衣服必须和透析前一致，约定下次透析的时间。掌握松胶布时间，如在路途中有渗血情况，应立即按压穿刺点，以不出血且可以摸到血管震颤为宜。透析后当天不能洗澡，24 h 后方可撕去创可贴，也可以在内瘘周围涂抹一些软化血管和祛瘢痕的药。

三、一周内血液透析患者需要做几次透析？

血液透析次数可根据患者生化指标、体重增长情况，每周做 2～3 次血液透析治疗，体重增长控制在干体重的 5% 以下，老年及循环系统不稳定的患者，体重增长控制在干体重的 3%～4% 以下。如体重增长过多，需增加透析频次，避免因超滤速度快引起低血压、肌肉痉挛等不适。

四、血液透析患者为什么要称体重？

透析脱水量主要依据患者的干体重，根据本次体重增减计算单次脱水量来监测体重变化是确定脱水量的依据，如果测量错误可能出现透析不充分、脱水过量而导致心功能不全和低血压。

五、血液透析患者称体重的注意事项有哪些？

1. 在测体重时，先除去身上的重物，如手机、钥匙、包、大衣等。

2. 每次测体重时，衣物、鞋的重量要固定，有变化时要测量变化的衣物重量，最好在饭后、排空大小便时测量。

3. 检查体重秤屏幕上是否显示为零，上秤后双脚要踩在秤的中央，站直勿乱动，显示屏数字无变化时读出数据。

六、血液透析患者如何控制体重增长？

1. 限制入量：每天液体摄入总量为前 1 天的尿量加 500 ml，准确记录每天的液体摄入量，如水、汤、水果（含水量）等。当口渴时，可以口含冰块或新鲜的薄荷片等，少食含水量大的食物，如粥、面条、汤、馄饨等。

2. 选择有刻度的水杯，警示患者"限量"饮水。

3. 低盐饮食：以不减低胃口的味道为标准，尽量淡，每天盐量应控制在 2～3 g；杜绝进食腌制品。抑制渴感是控制水分摄入和体重增长的重要措施，少吃盐可有效控制渴感；酱油、咸菜、酱豆腐、味精、鸡精等均含有大量的钠盐，是致渴感的罪魁祸首。

4. 固体食物也含有大量的水,例如 1 只苹果的含水量超过 70%,1 个馒头的含水量超过 50%。另外,馒头吃进去以后,其中的淀粉、蛋白质等也会代谢产生水。因此控制体重增长不但要控制钠盐摄入和水、汤、饮料、水果等的摄入,饮食的总量也要控制。

5. 极度控制饮食可能导致营养不良,因此要学会"高质量饮食",保证营养素均衡、充足,而同时又不会导致体重过度增长。

七、什么叫干体重?

血液透析患者的干体重就是指患者身体无多余水分潴留,体液处于正常分布状态时的体重,是透析后不出现症状及低血压时所能耐受的最低体重。

八、血液透析患者每天的入量是多少?

透析患者应每天在家中测量体重,每周透析 1 次患者体重每天增长 0.5 kg 为宜,每周透析 2 次患者体重每天增长 1 kg 为宜,每周透析 3 次患者体重每天增长 1.5 kg 为宜;2 次透析之间体重最好不超过干体重的 5%。

患者入量:患者前 1 天尿量+500 ml(包含食物所含水量)。

九、血液透析患者如何控制饮水量?

1. 养成口渴才喝水的习惯。

2. 口渴时可用水漱口或含冰块来解渴,或用柠檬汁、口香糖刺激分泌唾液,但冰块也是水,不可多吃。

3. 低盐饮食:限制钠盐(2~3 g/d)摄入。

4. 减少进食含水多的食物,如稀饭、面条、豆腐、果冻、冰淇淋等。

5. 每天计算饮用水后,使用有刻度的水杯,分次饮用。

6. 药物尽量一起服用,减少喝水量。

十、血液透析患者的血管通路有哪些?

血液透析患者的血管通路分为中心静脉临时导管、中心静脉半永久导管、自体动静脉内瘘、移植血管内瘘。

十一、什么是自体动静脉内瘘?

通过手术将动脉与邻近的静脉在皮下吻合,术后该静脉逐渐扩张肥厚,有足够的血流量成为永久性血管通路,是患者的生命线。

十二、透析患者如何自我保护动静脉内瘘?

1. 透析前用肥皂和清水洗手及内瘘侧前臂。

2. 每天经常检查是否通畅。方法一:用手触摸是否有震颤;方法二:用内瘘侧手臂放在耳边听诊是否有杂音及杂音的强弱,若出现异常,应及时就诊。

3. 注意提醒医师和护士不要在内瘘侧肢体测量血压、抽血、注射和输液。

4. 内瘘侧肢体避免压迫,如不要戴手表、手环,不要穿衣袖紧的衣服,不要将手枕在头下,不要提重物等。

5. 加强手臂锻炼,增加血流量,使血管扩张。方法:用止血带或健侧手压住内瘘侧的上臂至静脉适度扩张充盈,压 10 s 放松,每次做 5~10 min,3~4 次/d(如果有血肿硬结和水肿禁用)。

十三、中心静脉导管(血液透析用)注意事项有哪些?

1. 透析前

(1) 新置管患者术后 24 h 内应观察局部有无渗血、血肿及其他导管相关并发症。

(2) 保持置管处皮肤清洁干燥、包扎导管固定。

2. 透析中

（1）首次使用导管时要注意抗凝剂的使用，观察有无出血倾向。

（2）密切观察导管口有无渗血。

（3）紧密连接导管与血液回路，密切观察有无松动以防空气进入或渗血。

（4）妥善"U"型固定血液回路，避免牵拉、扭曲、受压。

3. 透析后

（1）中心静脉置管是透析专用，不可用于抽血、输液或其他操作。

（2）股静脉置管患者：嘱患者尽量采取卧位，置管侧肢体弯曲不得超过 90°，尽量减少咳嗽，减少走动。

（3）颈内静脉置管患者：防止导管受压，头偏向置管对侧，头部不宜剧烈转动以防留置导管滑脱。

（4）采用"三步封管"法，弹丸式正压封管，注意导管夹子是否加紧。

（5）每天观察置管处有无渗液及置管侧肢体有无肿胀等征象。

（6）注意衣着宽松，避免造成管路弯折或拉扯管路。

（7）洗澡时要保持导管周围干燥，防止感染。

十四、血液透析患者如何进行监测?

1. 新透析患者　首次透析前及透析开始后 1 个月、2 个月、3 个月、6 个月查传染八项;

2. 长期透析患者　每月查血常规、电解质;每 3 个月查生化、铁代谢、叶酸、维生素 B$_{12}$、甲状旁腺激素(iPTH);每 6 个月查传染八项;每 6 个月或每 1 年查心脏彩超、胸片、AVF、彩超。

十五、透析患者实验室检查值有哪些临床意义?

1. 钾(K$^+$)参考值(3.50~5.30 mmol/L)

当血清钾浓度低于 3.5 mmol/L 时，可出现肌无力、腹胀、便秘、心动过速等。当血清钾浓度高于 6.0 mmol/L 时，可出现乏力，口唇、手指麻木，心动过缓，甚至心搏骤停。

2. 钠(Na$^+$)参考值(137.0~147.0 mmol/L)

当血清钠浓度低于 125 mmol/L 时，出现恶心等不适。当血清钠浓度低于 115~120 mmol/L 时，可出现精神错乱、疲劳、厌食、恶心、呕吐和头痛。当血清钠浓度低于 110 mmol/L 时，可出现昏迷、抽搐。当血清钠浓度高于 147 mmol/L 时，可出现乏力、头痛、震颤以致昏迷甚至死亡。

3. 氯(Cl$^-$)参考值(99.0~110.0 mmol/L)

血清氯变化与血清钠呈平行关系，低氯血症常伴有低钠血症。

4. 钙(Ca^{2+})参考值(2.11~2.52 mmol/L)

当血清钙浓度低于 2.11 mmol/L 时，可出现易激动，口周和指(趾)尖麻木及针刺感、手足抽搐、肌肉疼痛、腱反射亢进等。血清钙浓度高于 2.75 mmol/L 时，可出现疲倦、乏力、食欲缺乏、头痛、背部和四肢疼痛、口渴、便秘等。

5. 磷(P)参考值(0.85~1.51 mmol/L)

血浆中钙磷浓度之积为 35~40。当乘积高于 40 时可出现钙磷以骨盐形式沉积于骨组织。当乘积低于 35 时，骨组织钙化障碍，甚至骨盐溶解脱钙，影响正常的成骨作用。

6. 血红蛋白(HGB)参考值(115~150 g/L)

透析患者控制在 110~130 g/L 最佳。

7. 全段甲状旁腺素(iPTH)参考值(15~65 ng/L)　透析患者可控制在参考值的 2~9 倍。

十六、血液透析治疗过程中患者需要注意什么?

1. 有活动性出血或外伤时一定通知医师或护士，以免加重出血。

2. 内瘘侧肢体要放平，防止弯曲，避免针头脱出，若局部有疼痛、出血、肿胀或其他不适要及时通知护士。

3. 置管患者要避免管路受压,"U"型固定,防止管路滑脱。

4. 若出现恶心、呕吐,头偏向一侧,防止窒息。

5. 如有出汗、头晕、乏力、腹痛、胸部不适、心悸胸闷、发热寒战、肌肉痉挛等不适及时向医护人员汇报。

6. 透析过程中最好不要进食,或少量进食热量高的食物如饼干、蛋糕等,防止低血压的发生。

7. 透析结束内瘘压迫止血的力度和时间要适当,以可触及震颤、不渗血为原则。

8. 透析治疗要规律,不要随意更改透析治疗频次。

十七、血液透析患者如何用药?

维持性血液透析患者需长期使用某些药物,如铁剂、促红细胞生成素等以提高生活质量,在用药时,必须根据药物的代谢和排泄途径,肾功能的具体情况及透析对清除药物的能力来调节药物剂量,注意遵医嘱用药。

1. 促红细胞生成素　最常见的不良反应是高血压。当血红蛋白升高到 110～120 g/L 时,周围血管阻力升高,血液黏稠度增高等因素可使血压增高。因此,患者要严格按医嘱应用降压药并每天监测血压的波动,保持血压稳定。

2. 补充铁剂　造血需要铁剂,应选择含铁丰富的食物,如蛋类、瘦肉、豆类、木耳等。若口服补铁时,同时服用维生素 C,以增加胃肠道对铁的吸收。注意空腹服用,避免与茶、牛奶、胃药、钙片一起服用。服药过程中若出现不良反应会有胃烧灼感、便秘、腹泻、恶心,及时通知医师处理。如铁蛋白＜100 ng/ml,血红蛋白＜110 g/L,给予静脉补铁 100 mg/次,每周 2 次。

3. 补充钙片　补充钙质并减少磷在肠道的吸收,有碳酸钙和醋酸钙两种。空腹时服用以补钙为主,与饭同食以降磷为主。碳酸钙必须咬碎服用,高钙时应暂停,防止软组织钙化。

十八、血液透析患者如何进行运动与休息?

1. 血液透析患者运动的原则

(1)鼓励患者自我感觉良好状态时运动,空腹时不要运动,运动宜在饭后 2 h 进行,运动前后要注意测量血压、脉搏;如运动过程中有不适症状,应该立即停止运动。要缓慢开始,循序渐进,逐步适应。

(2)运动项目的选择:根据患者病情及个人爱好、环境等,可选择行走、慢跑、太极拳、乒乓球、保健操等。禁止剧烈运动,注意安全。

(3)运动量的确定:年龄在 50 岁以下的患者,建议步行、游泳、骑自行车等运动;50 岁以上的患者,建议其打太极拳及普通散步法。运动的频度和强度要求每周至少运动 3 次,0.5 h/次以上,连续运动最好不要超过 1 h。比安静状态下心率高出 20 次/min 的心率作为基准,不可运动过量。

2. 血液透析患者运动中的注意事项

(1)选择中低强度的有氧运动,活动时心率以不超过 100 次/min 为宜。

(2)运动节奏要以缓慢为宜,循序渐进,避免剧烈运动或在天气过冷、过热时运动,出现异常病情时要停止运动或降低强度,可在室内运动。

(3)运动过程中应监测血压的变化,监测在运动 30 min 后进行,当出现疲劳、心悸时要停止运动。

(4)运动过程中要注意安全,加强自身防护,防止跌倒、骨折,合适的运动量标志是运动时稍出汗。

(5)注意运动、饮食和药物的协调,要适当增加营养,保证身体所需,注意降压药物的调整及应用,以达到更好的运动效果。

参考文献

[1]陈香美.血液净化标准操作规范[M].北京:人民军医出版社,2013.

[2]杨晓梅等.血液透析中心培训手册[M].北京:人民卫生出版社,2010.

[3]杨长林.叶朝阳,等.实用透析手册:2版[M].北京:人民卫生出版社,2009.

[4]王玉柱.血液净化通路[M].北京:人民军医出版社,2008.

[5]张建荣.张凌.慢性肾脏病继发性甲旁亢[M].北京:人民军医出版社,2001.

[6]王质刚.血液净化模式与临床应用[M].北京:北京科学技术出版社,2008.

[7]王海燕.肾脏病学[M].北京:人民卫生出版社,2008.

[8]王海燕.肾脏病临床概览[M].北京:北京大学医学出版社,2010.

第二十五节 介入医学科

一、如何做好介入患者术前心理护理?

1. 查阅患者病历,了解患者的基本信息,包括患者姓名、性别、年龄、入院诊断、一般生理状况(如体重、体温、血压、脉搏、呼吸等)、职业、家庭状况等。

2. 与患者及家属交谈,介绍介入室的环境、先进设备、介入医师的技术以及同类疾病介入手术的效果。

3. 询问患者需求,解答患者的问题,取得患者的信任和理解。

4. 评估患者的心理状态、术前需求以及对疾病和介入诊疗的认知程度。

5. 有针对性地对患者进行疏导,最大限度地减轻紧张、焦虑和恐惧,使患者感到被尊重和关心,以积极的心态迎接手术,坚定患者手术治疗的信心和勇气,使患者安全、愉快地渡过围术期。

6. 教会患者放松的方法,如音乐疗法,让患者选择自己喜欢的音乐,在安静无干扰的环境下欣赏并放松。

二、介入患者术前常规准备有哪些?

1. 术前1天沐浴更衣,保持皮肤清洁,减少感染发生。

2. 近亲属留在病房,等待主管医师及麻醉师签署知情同意书等相关记录。

3. 术前禁食4 h,如果是全麻,术前禁食6~8 h,禁水4 h,以防在麻醉或手术过程中呕吐发生误吸。

4. 术前禁食者停用降糖药,高血压患者术日晨继续服用降压药,可用1口水(约10 ml)送服药物。

5. 指导患者练习在床上使用便器排便,以免术后卧床时患者不习惯床上排便而造成尿潴留。

6. 根据介入诊疗要求做屏气练习,以免术中造影时因呼吸的影响而出现伪影。

7. 术前1天保证睡眠充足,必要时可以药物辅助,或者听听轻音乐来辅助睡眠。

8. 术日晨将假牙、发卡、项链、耳环、手表等饰物取下,身上不要带现金及贵重物品入介入室。

9. 为了保证介入室清洁环境,尽可能减少感染,贴身穿好病号服,不要把自己的衣裤带入介入室。

10. 准备好影像学检查资料(X线片、CT、

MRI、B超等），以便带入介入室。

11. 术前测量生命体征，留置静脉通路。

12. 术前排空大小便，在病床静候。

三、介入术中患者如何配合？

1. 进入介入室后，患者需配合医护人员做安全核查。

2. 造影床比较窄，术中患者不可随意翻身，以防坠床。

3. 为保证术中安全，护士为患者做心电、血压监测等准备。

4. 诊疗前医师为患者进行局部麻醉，以减轻疼痛，其疼痛感觉类似于静脉输液。

5. 术中造影时，遵照医师的指令配合做"吸气、屏住气、不喘气、喘气"等动作，这一过程身上会有发热的感觉，属正常反应。

6. 术中大部分患者没有不适感，个别患者在球囊扩张病变血管或支架撑开的时候会感觉到胀痛，球囊抽瘪后不适症状就会消失。

四、介入术后患者如何配合？

1. 手术结束，医师为患者进行压迫止血（股动脉穿刺），时间大约 20 min。

2. 弹力绷带加压包扎固定穿刺部位处理后，医护人员将协助患者从造影床转移到平车上（患者将双手放在胸前，穿刺部位一侧腿伸直，不要打弯，以防止穿刺部位出血）。

3. 医护人员安全护送患者返回病房。

五、经桡动脉介入治疗术后注意事项有哪些？

1. 加压包扎桡动脉穿刺点后的手臂颜色会出现发绀，并感到胀痛，属于正常现象。

2. 回病房后医师会定时为患者减压，如患者感到手臂麻木或没有知觉，请及时减压。

3. 穿刺侧的手臂在没有完全缓解压迫前，

嘱患者将手臂放于胸前或平放于床上，避免下垂、受压或用力，手臂减少活动，以免造成穿刺部位出血；但可以轻微握拳运动，以免造成关节僵硬。

4. 包扎敷料部位手臂应放于被子外面，不要覆盖，并观察有无渗血；如有渗血及时通知医护人员。

5. 介入治疗后由于抗凝药物的应用，穿刺部位易发生出血，因此术后 2 周避免负重且以后负重要循序渐进。

六、经股动脉介入治疗术后注意事项有哪些？

1. 预防穿刺点并发症

（1）预防血肿　术后采用局部压迫和加压包扎方法止血，应注意包扎松紧度是否适宜，避免过松发生出血，过紧造成血液循环障碍。

（2）预防感染　保持穿刺点敷料干净、干燥。敷料松解后，密切观察穿刺点是否出现红、肿、热、痛等感染症状，定期对穿刺点进行消毒，严格无菌操作。

（3）预防假性动脉瘤和动静脉瘘　预防假性动脉瘤的关键是准确的股动脉穿刺（穿刺股总动脉）和拔除鞘管后的有效压迫包扎，并加强术后监测，结合超声可有效诊断，一旦发现应积极治疗。

（4）绷带解除时间选择　绷带解除时间选择至关重要，解除时间过早可引起出血、血肿、假性动脉瘤等并发症发生，包扎时间越长可导致机体麻木，甚至缺血。术后穿刺侧肢体制动24 h，24 h 后松解弹力绷带。

2. 体位指导　术后患者制动和卧床休息，在长时间内保持同一体位，患者可能会出现腰背疼痛、穿刺侧肢体麻木、腹胀、排尿困难等。早期帮助患者改变体位，可增加患者舒适度。卧床导致血管内血流滞缓，加上弹力绷带加压包扎影响静脉回流,可导致下肢深静脉血栓形成,应观察下肢有无肿胀、疼痛,患者做足背伸屈运动来预防深静脉血栓形成。

七、造影术后为什么要大量饮水?

大量饮水可以促进术后造影剂排泄,有效预防造影剂肾病,如无禁忌 24 h 饮水应超过 1 500 ml,每次饮水以不出现腹胀为宜。

八、造影剂过敏有什么表现?

1. 轻度反应　面部潮红、结膜充血、眼及鼻分泌物增加、打喷嚏、咳嗽、头晕、头疼、发热、恶心、轻度呕吐、轻度荨麻疹等。

2. 中度反应　麻疹样皮疹,轻度喉头水肿和支气管痉挛、胸闷气急、呼吸困难、声音嘶哑、肢体抽动。如中度呕吐,血压也可暂时性下降。

3. 重度反应　循环衰竭:血压下降、脉搏细速、意识模糊、知觉丧失、心搏骤停。呼吸衰竭:喉与支气管痉挛,呼吸困难,并发肺水肿时咳出大量泡沫样或粉红色痰。过敏性休克:面色苍白、四肢发绀、发冷、呼吸困难、肌肉痉挛、惊厥、血压下降、意识丧失、心跳停止等。

九、造影剂过敏如何处理?

1. 轻度　一般不需用药,症状可自行缓解,如需处理可静脉注射地塞米松 10 mg。安静休息,大量饮水,服抗组胺药物,或肌内注射盐酸异丙嗪 25 mg 或苯海拉明 20 mg。

2. 中度　应立即停止注射造影剂。处理方法:① 吸氧,保持呼吸道通畅。② 给予抗过敏药。③ 呼吸抑制时,给予呼吸中枢兴奋药。④ 对无原发性高血压、心脏病、甲状腺功能亢进患者,用盐酸肾上腺素 0.5 mg 皮下或肌内注射,危急时可稀释后缓慢静脉注射,地塞米松 10 mg 静脉注射,可反复给药。⑤ 出现呼吸困难、痉挛性咳嗽,可用氨茶碱 0.25 g 静脉注射

(以 50%葡萄糖注射液稀释),以及应用糖皮质激素类药物。⑥ 当血压下降合并心动过缓(血管迷走神经反射)时,快速输入血浆代用品,阿托品 0.5 mg 静脉注射(症状未缓解可反复给药),异丙肾上腺素 0.25~0.5 mg,缓慢静脉注射。⑦ 必要时可静脉给予地西泮 10 mg 镇静。

3. 重度　保持呼吸道通畅,必要时请麻醉科行气管插管。快速静脉滴注血浆代用品。盐酸肾上腺素 0.25~1.0 mg 静脉注射。

十、造影为什么要停口服降糖药二甲双胍?如何停用?

二甲双胍在降糖的同时会造成体内乳酸蓄积,当肾功能正常时,乳酸能够迅速排出,不会造成影响。造影时需要在血管里注入大量造影剂,造影剂对肾脏血管的影响是先扩张后收缩,肾脏氧消耗和代谢率增加,肾功能出现失代偿,可能导致急性肾小管坏死。患者肾脏受到损害可延缓二甲双胍通过肾脏的排泄,引起二甲双胍体内蓄积,极有可能引起乳酸酸中毒。

停用方法:对于肾功能正常的患者,造影前不需要停用二甲双胍,但使用造影剂后应在医师的指导下停用二甲双胍 2~3 天,复查肾功能正常后可继续用药;对于肾功能异常的患者,使用造影剂前 2 天暂时停用二甲双胍,之后还需停药 2~3 天,复查肾功能正常后可继续用药。

十一、冠状动脉造影术的适应证有哪些?

1. 典型心绞痛及不典型胸痛。

2. 非胸痛症状:心律失常、心功能不全。

3. 心肌梗死(包括急性和陈旧性)。

4. 无症状的心肌缺血。

5. 重大手术:非冠状动脉疾病,重大手术前了解冠状动脉情况,如心脏瓣膜置换术前、先天性心脏病矫正术前、胸腹腔肿瘤术前排除冠

心病。

十二、冠状动脉造影术的禁忌证有哪些?

1. 造影剂过敏。
2. 不能平卧>1 h的严重充血性心力衰竭。
3. 凝血功能障碍。
4. 肝、肾功能严重受损。
5. 患者存在未控制的感染。
6. 电解质紊乱,尤其是低血钾。

十三、冠状动脉造影术术中应注意什么?

术中严密观察生命体征的变化,给予氧气吸入、心电监护。严密观察心电图的变化,及时发现室颤及心律失常,随时做好除颤准备。随时检查各管道连接固定是否通畅,遵医嘱及时、准确给药,积极配合医师。

十四、临时起搏器的适应证有哪些?

1. 急性心肌梗死。
2. 反复阿-斯综合征发作者。
3. 已经依赖起搏器患者更换新的永久起搏器时做临时性支持。
4. 预防性使用:术后预计有低排血量、低血压、休克、充血性心力衰竭者,可预防性的临时起搏。
5. 已用大量抑制心肌的抗心律失常药物又需电击除颤时,可预先安装临时起搏器,以预防电击后心跳停止。
6. 置入的永久起搏器失灵。

十五、永久起搏器的适应证有哪些?

1. 心脏传导阻滞。
2. 病态窦房结综合征。
3. 心动过缓伴频发期前收缩者。
4. 儿童先天性完全性房室传导阻滞。
5. 程控起搏器治疗顽固性快速心律失常。

6. 三腔起搏器治疗扩张型心肌病充血心力衰竭。
7. 颈动脉窦综合征引起的发作性晕厥。
8. 心功能不全或缺血性心脏病,需要有较可靠的心率以维持满意的血流动力学效应和心肌氧平衡。

十六、射频消融术的适应证有哪些?

1. 预激综合征合并阵发性心房颤动并快速心室率。
2. 非典型房扑,发作频繁、心室率不易控制者。
3. 不适当的窦性心动过速合并心动过速心肌病。
4. 房室折返性心动过速、房室交界区折返性心动过速、房性心动过速、典型心房扑动和特发性室性心动过速反复发作者、合并有充血性心力衰竭者、有血流动力学障碍者。
5. 慢性房颤合并快速心室率且药物控制效果不好、合并心动过速心肌病者进行房室交界区消融。
6. 手术切口折返性房速反复发作者。
7. 发作频繁和/或症状重、药物预防发作效果差的心肌梗死后室速。
8. 不适当窦速合并心动过速心肌病。

十七、射频消融术的禁忌证有哪些?

1. 显示预激无心动过速、无症状者。
2. 不适当窦速药物治疗效果好者。
3. 阵发性房颤药物治疗效果好者。
4. 频发室性期前收缩,症状不严重,不影响生活、工作或学习者。
5. 妊娠期妇女。
6. 全身衰竭伴严重心功能不全者。
7. 心肌梗死后室速,发作时心率不快并且药物可预防发作者。

十八、射频消融术术中应注意什么？

密切监测患者的心脏电活动、血压和一般情况，由于导管在心腔内移动，对心房及心室壁产生刺激，可以诱发心律失常，及时发现并协助医师进行抢救。专人使用除颤器。给患者心理安慰。

十九、全脑血管造影术的适应证有哪些？

1. 颅内血管性疾病，如颅内动脉瘤、动静脉畸形、动静脉瘘、动脉栓塞等。

2. 颅内占位性病变，如颅内肿瘤、脓肿、囊肿、血肿等，需了解病变的供血来源、血供丰富程度及病变与重要血管之间的关系。

3. 手术后观察手术效果及脑血循环状态。

4. 蛛网膜下腔出血，需寻找出血原因。

5. 了解某些颅外病变的供血情况，如颈动脉体瘤、头皮血管瘤等。

6. 临床可疑静脉窦炎性或非炎性血栓。

7. 视网膜中央动、静脉血栓形成。

8. 非动脉粥样硬化性血管病、烟雾病。

二十、全脑血管造影术的禁忌证有哪些？

1. 造影剂过敏者。

2. 有严重出血倾向。

3. 老年性动脉硬化者需谨慎。

4. 有严重心、肝、肾功能不全。

5. 有明显动脉硬化及严重高血压。

6. 主动脉夹层动脉瘤。

7. 穿刺处皮肤或软组织感染。

二十一、全脑血管造影术术中应注意什么？

由于采用局部麻醉，患者在完全清醒的状态下手术，护士应随时观察患者的表情，主动询问患者有无不适。术中严密观察生命体征的变化，给予氧气吸入、心电监护。术中如出现肢体运动障碍，提示可能由于导管、造影剂等对血管刺激引起血管痉挛，配合医师给予紧急处理。当患者出现意识障碍、语言障碍，可给予罂粟碱对症处理。因在导管及导丝推送过程中可刺激颈动脉血管发生血管痉挛，造成脑缺血、缺氧，刺激颈动脉窦而致迷走神经兴奋出现心动过缓、血压下降；可能撕裂血管内膜和斑块使栓子脱落而发生脑梗死等严重并发症。

二十二、颅内动脉瘤介入治疗方法有哪些？

1. 动脉瘤栓塞术　是目前常用的一项技术，可达到永久闭塞动脉瘤囊腔的目的，适合各部位的口小囊大的动脉瘤。

2. 载瘤动脉闭塞术　该技术是颅内动脉瘤的重要治疗方法之一，适用于手术无法夹闭又不能进行囊内栓塞动脉瘤。使用此项技术时应做颈内动脉球囊闭塞实验，判断血循环代偿情况，以防脑缺血的发生。

3. 血管内支架技术　当宽颈动脉瘤或梭形动脉瘤单纯用弹簧圈栓塞不可行时，应用内支架植入术，再经支架孔送入微导管至动脉瘤囊内放置弹簧圈。

二十三、颅内动脉瘤介入治疗的适应证有哪些？

1. 几乎所有的动脉瘤都可采用血管介入治疗。椎-基底动脉系统动脉瘤应首选血管内介入治疗。

2. 宽颈动脉瘤、梭形动脉瘤或夹层动脉瘤可采用再塑形技术或支架放置技术治疗。

3. 瘤体与瘤颈比＞1.5，小动脉瘤＜15 mm 最适合行血管内介入治疗。

二十四、颅内动脉瘤介入治疗的禁忌证有哪些？

1. 造影剂过敏者。

2. 临床状况极差（Hunt & Hess 分级为Ⅳ

或Ⅴ级）。

3. 有凝血障碍或对肝素有不良反应。

二十五、颅内动脉瘤介入治疗术前注意什么？

术前1天让患者练习床上大、小便，教会其术后咳嗽、排便时需用手紧压伤口，避免腹压增加，以减少手术并发症。避免一切诱发动脉瘤破裂的因素，可采取镇静、镇咳、通便、保持血压平稳等措施。术前完善各种检查，充分清洁手术野皮肤。

二十六、什么是急性脑梗死介入治疗？

指在股动脉进行穿刺，将导丝、导管顺着人体的血管送到颅内闭塞血管的位置，可以通过在导管内注入药物把血栓溶解，也可以通过支架或者抽吸导管将血栓取出，还可以运用支架将狭窄的血管撑开，起到血管成形的作用，可恢复脑血流，开通闭塞。

二十七、急性脑梗死介入治疗的适应证有哪些？

1. 颈内动脉或椎基底动脉颅内段血栓形成或栓塞。

2. 动脉内膜切除术后血栓形成或存在难以切除的浮动血块。

3. 插管技术中意外造成血管栓塞。

二十八、急性脑梗死介入治疗的禁忌证有哪些？

1. 造影剂过敏者。
2. 血友病、严重肝肾功能不全。
3. CT检查可见的出血性脑梗死。

二十九、急性脑梗死介入治疗术前注意什么？

密切观察患者的意识、瞳孔、生命体征。评估双侧股动脉和足背动脉搏动情况。嘱患者去除头颈部金属物品，如耳环、项链等。术前左手留置留置针1套，以便于术中临时用药和急救。

三十、什么是腔内隔绝术？

是指通过血管内在主动脉瘤内放置支架移植物，从而将动脉瘤腔完全与血流隔绝，血流通过移植物流向远端。移植物可以通过球扩式或自膨式的金属支架铆定在动脉内，而移植物及人造血管附着在金属支架上，起到隔绝血流的目的。

三十一、胸-腹主动脉瘤介入治疗的适应证有哪些？

1. 近端瘤颈（距左锁骨下动脉开口）至少1.5 cm以上。

2. 主动脉和盆部血管都没有严重迂曲、钙化和动脉硬化斑块。

3. 合并心、脑、肺、肾等疾病的高危患者或者高龄患者，无法耐受传统手术。

三十二、胸-腹主动脉瘤介入治疗的禁忌证有哪些？

1. 造影剂过敏者。

2. 患者合并有重要脏器损伤，生存期＜30天者。

3. 动脉瘤的解剖结构不适合介入手术者。

4. 未能控制的全身感染性疾病、活动性结缔组织疾病。

三十三、胸-腹主动脉瘤介入治疗术前注意什么？

密切监测生命体征，严格控制血压，血压突然升高可能导致瘤体的突然破裂，给患者带来生命危险。告知患者避免做腰腹过屈、长时间深蹲等动作，以及剧烈运动和咳嗽。保持大便通畅，避免用力屏气等。

三十四、胸-腹主动脉夹层介入治疗术前注意什么？

绝对卧床,患者检查项目尽量集中进行,避免反复搬运,预防腹压增高,避免咳嗽、打喷嚏,保持大便通畅。突发剧烈疼痛为发病开始最常见的症状,应严密观察疼痛的部位、性质、时间、程度,及时给予镇静、镇痛药物,观察疼痛是否改善。

三十五、什么是下腔静脉滤器置入术？

是经外周静脉穿刺、插管,送入滤器至下腔静脉上段,达到阻止血栓上行、防止肺栓塞的目的。

三十六、下腔静脉滤器置入术的适应证有哪些？

1. 反复性肺动脉栓塞。
2. 大面积深静脉血栓。
3. 不能接受抗凝血治疗或抗凝血治疗无效且需要防止下腔静脉系栓子脱落。
4. 髂总静脉以下血栓准备外科取栓手术。
5. 实验室检查抗凝治疗有效,但出现腔静脉及以下血栓或血栓持续进展。

三十七、下腔静脉滤器置入术的禁忌证有哪些？

1. 造影剂过敏者。
2. 弥散性血管内凝血。
3. 肺纤维化、肺功能不全。
4. 右心室栓子脱落致肺动脉栓塞。

三十八、下腔静脉滤器置入术术前注意什么？

急性期患者应绝对卧床,禁止按摩患肢,以防血栓脱落。患肢抬高于心脏平面20～30 cm,以促进血液回流。观察患肢皮肤颜色、温度、肿胀程度。观察患者有无胸痛、呼吸困难、咯血、血压下降等异常情况。完善术前检查及术前准备。术日左手留置留置针1套。

三十九、下肢动脉硬化闭塞症介入治疗的适应证有哪些？

1. 狭窄程度＞50％。
2. 下肢动脉硬化闭塞造成间歇性跛行,静息痛,足部坏疽。
3. 血管旁路移植术后吻合口或旁路移植血管的狭窄。
4. 最主要的是临床症状,原则上不管有无动脉管腔的狭窄或闭塞,只有临床有症状才是介入治疗的适应证。

四十、下肢动脉硬化闭塞症介入治疗的禁忌证有哪些？

1. 造影剂过敏者。
2. 无法耐受介入手术的患者,如严重的心力衰竭、呼吸衰竭、有出血倾向的患者等。

四十一、下肢动脉硬化闭塞症介入治疗术前注意什么？

术前评估,全面了解患者病史,各器官脏器功能是否正常,了解患侧肢体缺血症状及体征,如肢体疼痛的时间及程度、皮肤温度、颜色、感觉、末梢动脉搏动情况、有无溃疡坏疽和感染。注意足部皮肤保暖,穿棉袜、透气宽松软鞋。指导患者戒烟,吸烟是动脉硬化闭塞症的重要危险因素,尼古丁会引起血管的收缩。术前完善各种检查,术前1天协助患者练习床上排便、排尿,训练患者深呼吸、憋气和咳嗽。术日留置留置针1套。

四十二、下肢动脉硬化闭塞症介入治疗术中应注意什么？

术中密切监测患者生命体征及神志,尤其

患者的患肢疼痛情况、动脉搏动、皮温、色泽等。

四十三、肾动脉狭窄介入治疗的适应证有哪些?

1. 动脉粥样硬化性肾动脉狭窄。
2. 肾动脉肌纤维结构不良。
3. 大动脉炎性肾动脉狭窄。

四十四、肾动脉狭窄介入治疗的禁忌证有哪些?

1. 造影剂过敏患者。
2. 由主动脉斑块引起肾动脉开口部狭窄。
3. 严重肾动脉狭窄或完全阻塞,导丝、导管不易通过的患者。
4. 凝血机制异常。

四十五、肾动脉狭窄介入治疗术前注意什么?

每天测量血压,注意患者情绪,在同一上肢、同一时间、同一血压计测量记录,便于术后对照观察。督促完善各项检查,训练床上大小便,术日左手留置留置针1套。

四十六、肾动脉狭窄介入治疗术中注意什么?

手术过程中密切观察生命体征的变化,尤其是血压的变化,观察有无过敏反应。重视患者主诉,释放球囊和/或支架时,要询问患者有无腹痛、腰痛。

四十七、大咯血介入治疗的适应证有哪些?

1. 急性大咯血,一次性咯血量≥200 ml,经内科治疗无效者。
2. 反复大咯血,肺功能差。
3. 不适宜手术或需要手术而暂不具备手术条件且必须先控制出血者。

4. 经手术治疗后又复发者。
5. 经各种检查仍不能明确出血来源,希望支气管动脉造影能明确诊断并治疗者。

四十八、大咯血介入治疗的禁忌证有哪些?

1. 造影剂过敏者。
2. 严重心、肝、肾衰竭患者。
3. 有严重出、凝血机制障碍者和感染倾向者。
4. 导管不能牢固的插入支气管动脉内,注射造影剂发现有明显反流主动脉者。
5. 脊髓动脉起源于支气管动脉,导管不能避开脊髓动脉,以免引起脊髓损伤而致截瘫者。

四十九、大咯血介入治疗术前应注意什么?

保持呼吸道通畅,指导患者有效咳嗽,以利排痰,对于年老体弱、无力咳嗽者,可以给患者拍背及雾化吸入。戒烟戒酒,控制饮食。完善术前准备,督促完成各项检查,术前左手留置留置针1套。

五十、大咯血介入治疗术中应注意什么?

术中患者取平卧位,头偏向一侧,备好吸引器及时清理呼吸道的血液,防止窒息。密切监测生命体征的变化,若患者诉剧烈背痛、下肢麻木等,应立即通知医师停止操作。

五十一、产后出血介入治疗的适应证有哪些?

1. 经非手术治疗无效的各种难治性产后出血的患者。
2. 产后出血达1 000 ml,经积极非手术治疗仍有出血倾向的患者。
3. 胎盘植入患者处理胎盘前的预防性动脉化疗栓塞。
4. 晚期产后出血一次血量达500 ml,经非手术治疗后仍有出血倾向的患者。

五十二、产后出血介入治疗的禁忌证有哪些？

1. 造影剂过敏者。
2. 生命体征极度不平稳，不适合搬动者。
3. 合并其他脏器出血的弥散性血管内凝血（DIC）患者。

五十三、产后出血介入治疗术前注意什么？

营养支持，在术前增加营养可以改善贫血，增强机体抵抗力和耐受力。严密观察患者的血压、脉搏、呼吸变化，注意神志、皮肤黏膜的颜色、周围循环、尿量的改变，观察并记录阴道出血量。如患者出现面色苍白，出冷汗，脉搏加快，血压下降尿量减少等休克的表现，需立即通知医师并配合抢救。完善术前辅助检查，急性出血患者术前留置导尿，避免术中因膀胱充盈影响栓塞效果。术前左手留置留置针1套。

五十四、肝血管瘤介入治疗的适应证有哪些？

1. 肝血管瘤直径＞5 cm，有明显不适者。
2. 肝血管瘤有破裂可能或破裂出血者。
3. 血管瘤在短期内明显增大者。

五十五、肝血管瘤介入治疗的禁忌证有哪些？

1. 造影剂过敏者。
2. 肝、肾衰竭者。
3. 有严重出血倾向。

五十六、肝血管瘤介入治疗术前注意什么？

完善术前检查，术前患者宜卧床休息，避免腹压增高的动作，预防肝血管瘤破裂出血，训练床上大、小便，术日左手留置留置针1套。

五十七、肝血管瘤介入治疗术中注意什么？

密切监测生命体征，术中注入栓塞剂时可引起腹部剧痛，遵医嘱应用镇痛药。

五十八、肝癌介入治疗方法有哪些？

肝癌介入治疗包括血管性介入治疗和非血管性介入治疗，前者包括肝动脉化疗栓塞、经肝动脉栓塞及治疗、肝动脉灌注大剂量化疗药物治疗及经门静脉化疗或化疗栓塞，后者包括无水乙醇瘤内注射、消融、粒子植入等。

五十九、什么是肝动脉化疗栓塞术？

是肿瘤微创治疗最重要的技术之一，是在医学影像学的基础上，在 DSA 透视下经导管向靶血管注入化疗药及栓塞物质，使肿瘤局部化疗药物浓度增高，并使血管闭塞从而达到预期治疗目的的技术。

六十、肝动脉化疗栓塞术的适应证有哪些？

1. 各期原发性肝癌。
2. 转移性肝癌。
3. 减轻肝癌引起的疼痛和控制肿瘤破裂出血。

六十一、肝动脉化疗栓塞术的禁忌证有哪些？

1. 造影剂过敏者。
2. 终末期患者。
3. 全身广泛转移（若用介入治疗以缓解症状，则属例外）。
4. 肿瘤病变已超过整个肝脏的4/5。
5. 严重心、肝、肾功能不全。

六十二、肝动脉化疗栓塞术术前注意什么？

完善术前检查，尤其是肝功能、凝血功能。

训练患者深呼吸、憋气、床上大/小便,对于合并前列腺肥大的男性老年患者,可给予留置导尿。血小板过低的患者,应输新鲜血液或血小板,术日左手留置留置针 1 套。

六十三、肝动脉化疗栓塞术术中注意什么?

密切监测生命体征,观察术中不良反应,给予对症处理,如灌注多柔比星类制剂时,因瞬间血浆药物浓度增高,可抑制心肌活动,使患者出现心率减慢、血压下降,提示术者尽可能缓慢注入,并遵医嘱静脉注射阿托品 0.5 mg。

六十四、什么是肺癌经支气管动脉灌注化疗和栓塞治疗?

经支气管动脉灌注化疗药物,可以治疗各种类型肺癌,与常规的口服或静脉注射方法相比具有用药剂量小、疗效更好、不良反应更少的优点,近期疗效明显优于单纯放疗和全身化疗。

六十五、肺癌经支气管动脉灌注化疗和栓塞治疗的适应证有哪些?

1. 各种类型的肺癌,以中、晚期不能手术者为主。
2. 有外科手术禁忌证或拒绝手术者。
3. 手术切除后胸内复发或转移者。
4. 手术切除后预防性治疗,以降低复发率。
5. 作为手术切除前局部化疗,以提高手术的成功率,降低转移发生率和复发率。

六十六、肺癌经支气管动脉灌注化疗和栓塞治疗的禁忌证有哪些?

1. 患者已是恶病质或心、肝、肺肾功能衰竭。
2. 有高热、感染迹象及白细胞计数<(3~4)×10⁹/L 者。
3. 有严重出血倾向。
4. 造影剂过敏者。

六十七、肺癌经支气管动脉灌注化疗和栓塞治疗术前注意什么?

完善术前检查,训练患者深呼吸、憋气、床上大/小便,对于合并有前列腺肥大的男性老年患者,可留置导尿管。术日左手留置留置针 1 套。

参考文献

［1］肖书萍,陈冬萍,熊斌.介入治疗与护理［M］.北京:人民卫生出版社,2017.

［2］何景萍,何晶晶,邵红岩.介入科护理健康教育［M］.北京:科学出版社,2017.

［3］毛燕君,许秀芳,李海燕.介入治疗护理学［M］.北京:人民军医出版社,2013.

［4］周立,王蓓,毛燕君.介入治疗护理管理与操作［M］.北京:人民军医出版社,2012.

［5］李海燕,李帼英.心血管介入标准化护理管理手册［M］.北京:人民军医出版社,2015.

第三章

围 术 期

一、围术期指什么？

是指从确定手术治疗时起，至与这次手术有关的治疗基本结束为止的一段时间。它包括手术前、手术中、手术后 3 个阶段。手术前：从患者决定接受手术到将患者送至手术台；手术中：从患者被送上手术台到患者手术后被送入恢复室或外科病房。手术后：从患者被送到恢复室或外科病房至患者出院或继续追踪。

二、麻醉前饮食有何限制？

1. 术前严格禁饮食，保持手术当天空腹状态，防止胃内容物误入呼吸道，损伤呼吸道黏膜，引起呼吸衰竭或窒息。

2. 成人麻醉前禁食固体食物 6～8 h，禁饮 4 h。

3. 食用肉类、油煎制品等脂肪较高的食物，术前禁食 8 h；含脂肪较少的饮食，术前禁食 6 h。

4. 小儿禁食禁奶 4～8 h，禁水 2～3 h。

5. 6 月龄内的新生儿术前禁固体食物（包括奶）4 h，禁水 2 h。

6. 6～36 月龄的婴儿术前禁固体食物（包括奶）6 h，禁水 2 h。

7. 3 岁以上儿童术前禁固体食物（包括奶）8 h，禁水 2 h。

8. 有活动性反流和胃肠道手术的患者，更需严格限制。

三、麻醉术前的注意事项有哪些？

1. 术前应戒烟 2 周，至少入院后即戒烟，利于术后呼吸功能恢复。

2. 成人术前禁食 6～8 h，禁水 4 h，小儿可根据年龄适当缩短时间。

3. 女性术前勿化妆，涂指甲油，以免妨碍术中观察病情。

4. 术晨清洁口腔，排空膀胱。

5. 义齿、活动牙齿请取出，如无法取出一定告知麻醉医师，以免术中脱落。

6. 小儿患者要减少因哭闹诱发气道痉挛，胃内积气诱发恶心呕吐，避免留下不良刺激的记忆。

7. 术前根据手术大小，可能带来的疼痛程度，麻醉医师会建议患者术后使用镇痛泵减轻伤口疼痛，减少术后并发症，需要家属同意并签字。

四、麻醉术前用药注意事项有哪些？

1. 进入手术室时可随身携带平时服用的药物，如哮喘患者需备特殊气雾剂，糖尿病患者备胰岛素，高血压患者术晨服用降压药等。

2. 心血管系统用药术日晨遵医嘱服药，仅用 1 口水（约 10 ml）服下药物。

3. 糖尿病患者术日晨禁服降糖药。

4. 紧张或失眠者可遵医嘱术前 1 晚服用安定镇静药。

5. 抗凝药物需遵医嘱执行停药时间。如需行硬膜外阻滞麻醉,口服阿司匹林的患者需停药至少1周。

五、一般手术前需要进行的适应性锻炼有哪些?

1. 深呼吸、缩唇呼吸、腹式呼吸训练　患者深吸气时使腹部隆起,呼气时缩唇,慢慢将气吹出,同时腹部回缩。吸气时间与呼气时间的比例为1:2,每组10次,每天4~5组。

2. 有效咳嗽训练　深呼吸2次后,在吸气末时用力咳嗽,避免餐后或饮水时进行。

3. 扩胸运动　吹气球训练,或者吹特制的瓶子或水泡训练。

4. 踝泵运动　为预防静脉血栓的形成,应适当饮水,并在护士的指导下进行。踝关节的跖屈、内翻、背伸、外翻组合在一起的"环绕运动"为1组运动。每组最大范围的运动保持5~10 s,每次3~5 min,每天3~4次。

5. 股四头肌等长收缩练习　患者取仰卧位或坐卧位,患肢固定、膝关节伸直、下压床垫(或可在膝下放一卷好的大毛巾,膝关节伸直、下压毛巾),绷紧大腿肌肉,感到髌骨上下滑动为有效。每天运动3~4组,每组10~20 min,每分钟3~5次。

6. 直腿抬高练习　患者仰卧,患侧膝关节伸直,踝关节中立功能位,抬高患肢10~20 cm,每次最高位处保持5~10 s。每组做10~20 min,每天2~3组。

7. 抬臀练习　以双手或双肘及健肢为支撑点,使臀部缓慢抬离床面,停留3s后缓慢放下。10~20次为1组,每天3~4组。

六、手术前患者与医护人员配合所做的相关准备有哪些?

1. 经主管医师、麻醉医师解释后,需签署手术同意书、输血同意书、麻醉同意书等相关文件。

2. 药物过敏试验(遵医嘱)。

3. 交叉配血(必要时)。

4. 剃除手术区毛发及会阴部毛发(根据手术部位需要或遵医嘱)。

5. 促进排便。

6. 促进睡眠。

7. 测量体温、脉搏、呼吸、血压(遵医嘱测量基础代谢率)。

七、手术前患者自身需做哪些准备?

1. 剪指(趾)甲。

2. 剃须(男性患者)、剪头发(必要时)。

3. 做好个人清洁卫生(洗澡、洗头,尤其注意手术部位的清洁)。

4. 手术前1天应进食清淡、易消化食物,一般术前6~8 h禁食、4 h禁饮。

八、手术患者胃肠道需如何准备?

1. 成人择期手术前禁食8~12 h,禁饮4 h,以防麻醉或术中呕吐引起窒息或吸入性肺炎。

2. 术前一般不限制饮食种类,消化道手术者术前1~2天进食流质饮食。

3. 术前一般无须放置胃管,但消化道手术或某些特殊疾病(如急性弥漫性腹膜炎、急性胰腺炎等),应放置胃管。

4. 非肠道手术者术前1晚排便,必要时使用开塞露或用肥皂水灌肠等方法促使残留粪便排出,以防麻醉后肛门括约肌松弛,粪便排出,增加污染机会。

5. 肠道手术前3天开始做肠道准备。

6. 幽门梗阻者术前洗胃。

九、手术区皮肤应如何准备?

1. 洗浴　术前1天下午或晚上,清洁皮

肤。细菌栖居密度较高的部位(如手、足),或不能接受强刺激消毒剂的部位(如面部、会阴部),术前可用氯己定(洗必泰)反复清洗。腹部手术者应注意脐部清洁。若皮肤上有油脂或胶布粘贴的残迹,用松节油或 75% 乙醇溶液擦净。

2. 备皮　手术区域若毛发细小,可不必剃毛;若毛发影响手术操作,手术前应予剃除。手术区皮肤准备范围包括切口周围至少 1 cm 的区域。

十、不同手术区皮肤准备范围包括哪些?

1. 颅脑手术　剔除全部头发及颈部毛发、保留眉毛。

2. 颈部手术　上自唇下,下至乳头水平线,两侧至斜方肌前缘。

3. 胸部手术　上自锁骨上及肩上,下至脐水平,包括患侧上臂和腋下,胸背均超过中线 5 cm 以上。

4. 上腹部手术　上自乳头水平,下至耻骨联合,两侧至腋后线。

5. 下腹部手术　上自剑突,下至大腿上 1/3 前内侧及会阴部,两侧至腋后线,剔除阴毛。

6. 腹股沟手术　上自脐平线,下至大腿上 1/3 内侧,两侧至腋后侧,包括会阴部,剔除阴毛。

7. 肾手术　上自乳头平线,下至耻骨联合,前后均过正中线。

8. 会阴部及肛门手术　上自髂前上棘,下至大腿上 1/3,包括会阴部及臀部,剔除阴毛。

9. 四肢手术　以切口为中心包括上、下方各 20 cm 以上,一般超过远、近端关节或为整个肢体。

十一、手术当天需做哪些准备?

1. 认真检查,确定各项准备工作的落实情况。

2. 体温升高或女性患者月经来潮时,应延迟手术。

3. 进入手术室前,指导患者排尽尿液;预计手术时间将持续 4 h 以上及接受下腹部或盆腔内手术者,留置导尿管。

4. 胃肠道及上腹部手术者,留置胃管。

5. 遵医嘱予以术前用药。

6. 拭去指甲油、口红等化妆品,取下活动性义齿、眼镜、发夹、手表、首饰和其他贵重物品。

7. 备好手术需要的病历、影像学资料(X 线片、CT 等)、特殊用药或物品等,随患者带入手术室。

8. 与手术室接诊人员仔细核对患者、手术部位及名称等,做好交接。

9. 根据手术类型及麻醉方式准备麻醉床,备好床旁用物,如负压吸引装置、输液架、心电监护仪、吸氧装置等。

十二、患者进入手术室后需要做哪些配合?

1. 进入手术室后,手术室护士和麻醉医师及手术医师会与患者核对信息。

2. 手术床比较窄,患者在床上时不要随意翻身,以免坠床,配合手术室护士摆放手术体位。

3. 手术过程中会使用许多仪器设备,会发出声响,如果是清醒状态,给予患者心理护理。手术医师、麻醉医师和手术室护士都会在患者身边,避免患者感到恐惧和紧张。全身麻醉的患者,手术完成后患者需配合麻醉医师呼吸,直到呼吸平稳。

十三、术中患者的体位如何安置?

1. 水平仰卧位　适用于胸部、腹部、下肢等手术。

2. 垂头仰卧位　适用于颈部手术。

3. 上肢外展仰卧位　适用于上肢、乳房手术。

4. 一般侧卧位　适用于肺、食管、侧胸壁、侧腰部(肾及输尿管中上段)等手术。

5. 脑科侧卧位　适用于颞部、颅后窝、枕大孔区等手术。

6. 俯卧位　适用于颅后窝、颈椎后路、脊柱后入路、背部、骶尾部等手术。

7. 膀胱结石位　适用于阴道、肛门、尿道、会阴部等手术。

8. 半坐卧位　适用于鼻咽部手术。

十四、手术区皮肤消毒的注意事项有哪些?

1. 消毒方法　用碘伏涂擦患者手术区域2遍即可。对婴幼儿皮肤、面部皮肤、口鼻腔黏膜、会阴部手术消毒一般采用 0.5% 安尔碘。植皮时,供皮区用 75% 乙醇消毒 3 遍。

2. 消毒范围　手术切口周围 15～20 cm 的区域,如有延长切口的可能,应扩大消毒范围。

3. 消毒原则　① 以手术切口为中心向四周涂擦。② 感染伤口或肛门会阴部皮肤消毒,应从外周向感染伤口或会阴肛门处涂擦。③ 已接触污染部位的药液纱球不能回擦。

十五、特殊感染患者手术的注意事项?

1. 手术在隔离手术间进行,悬挂隔离标识,限制人员进出。

2. 采取标准预防,双向防护。

3. 术中尽量使用一次性用物,术后手术间物品、器械进行特殊终末处理。

十六、麻醉后的并发症有哪些?

1. 腰麻后头痛　因腰椎穿刺刺破硬脊膜和蛛网膜,脑脊液流失,颅内压下降,颅内血管扩张刺激所致;表现为搏动性头痛,抬头或坐立位时头痛加重。

2. 尿潴留　因支配膀胱的副交感神经恢复较迟或手术切口疼痛、手术刺激膀胱、患者不习惯床上排尿;表现为膀胱内充满尿液不能排出,排尿不畅,尿频,常有尿不尽。

3. 全脊髓麻醉　因局麻药全部或部分注入蛛网膜下腔;表现为呼吸困难、血压下降,甚至呼吸、心跳停止。

4. 局麻药毒性反应　因导管误入血管内或局麻药吸收过快。

5. 血压下降　因交感神经被阻滞,血管扩张所致。

6. 呼吸抑制　与肋间肌及膈肌的运动有关。

7. 恶心、呕吐　因麻醉平面过高,造成脑缺血缺氧而兴奋呕吐中枢;迷走神经功能亢进,胃肠道蠕动增强;术中牵拉腹腔内脏。

十七、患者在麻醉恢复室观察要点有哪些? 拔管指征是什么?

1. 持续监测患者生命体征和 SpO_2,皮肤、口唇色泽及周围毛细血管床的反应,直至患者完全清醒,呼吸循环功能稳定。

2. 拔管指征

(1) 意识及肌力恢复,根据指令可睁眼、开口、舌外伸、握手等,上肢抬高 10 s 以上。

(2) 自主呼吸恢复良好,无呼吸困难表现。潮气量 >5 ml/kg;肺活量 >15 ml/kg;呼吸频率 15 次/min 左右;最大吸气负压为 −2.45 kPa(− 25 cmH_2O);$PaCO_2$ < 45 mmHg;PaO_2 > 60 mmHg(吸空气时)。

(3) 咽喉反射恢复。

(4) 鼻腔、口腔及气管内无分泌物。

十八、术后麻醉恢复室健康宣教内容有哪些?

1. 麻醉恢复室为患者提供专人护理,降低并发症的发生率,保证恢复期安全。

2. 患者清醒后会被告知手术已经结束,在麻醉恢复室由专人监护,最大限度满足患者的需求。

3. 全麻术后会有轻度口唇干燥、咽部不适,饮食正常后,不适症状会逐渐恢复。

4. 麻醉未清醒的患者,去枕,平卧,头偏向一侧。

5. 完全清醒者,可适当改变体位。

6. 如合并颈椎疾病,经麻醉医师同意,可适当垫薄枕。

7. 胃肠功能未恢复之前禁止饮水,可以漱口,或用湿纱布或黄瓜片外敷口唇。

8. 鼻内镜手术后鼻孔堵塞,可经口呼吸。

9. 告知患者如有任何不适要及时告诉护士,不可随意活动,防止坠床,配合工作人员的安排。

10. 患者符合出室指征后,经麻醉医师同意,可由麻醉医师和护士送回病房。

十九、术后如何安置患者体位?

应根据麻醉类型及手术方式安置患者体位。

1. 全麻未清醒者,取平卧位,头偏向一侧,使口腔分泌物或呕吐物易于流出,避免误吸。蛛网膜下腔阻滞麻醉者,应平卧或取头低卧位6～8 h,防止脑脊液外渗而致头痛。

2. 硬脊膜外阻滞麻醉者平卧6 h后、局部麻醉及全身麻醉清醒者,可根据手术部位及患者状况调整体位。

(1) 颅脑手术者,如无休克或昏迷,可取15°～30°头高脚低斜坡卧位。

(2) 颈、胸部手术者,取高半坐卧位,以利于呼吸和引流。

(3) 腹部手术者,取低半坐卧位或斜坡卧位,以减少腹壁张力,便于引流,并可使腹腔渗

血渗液流入盆腔,避免形成膈下脓肿。

(4) 脊柱或臀部手术者,取俯卧或仰卧位。

(5) 腹腔内有污染者,在病情许可的情况下,尽早改为半坐位或头高脚低位。

(6) 休克患者,取中凹位或平卧位。

(7) 肥胖患者取侧卧位,以利于呼吸和静脉回流。

二十、麻醉患者术后早期,关于体位需注意哪些?

1. 全麻尚未清醒者,取平卧位,头偏向一侧,使口腔分泌物或呕吐物易于流出,避免误吸。

2. 蛛网膜下腔阻滞麻醉者,应平卧或取头低卧位6～8 h,防止脑脊液外渗导致头痛。

3. 硬脊膜外阻滞麻醉者,平卧6 h。

4. 局部麻醉及全身麻醉清醒者,可根据手术部位患者状况调整体位。

二十一、外科手术切口如何分类?

根据外科手术切口微生物污染情况,外科手术切口分为清口、清洁-污染切口、污染切口、污秽-感染切口。

1. 清洁切口(Ⅰ类切口)　手术未进入感染炎症区,未进入呼吸道、消化道、泌尿生殖道。

2. 清洁-污染切口(Ⅱ类切口)　手术进入呼吸道、消化道、泌尿生殖道及口咽部位,但不伴有明显污染。

3. 污染切口(Ⅲ类切口)　手术进入急性炎症但未化脓区域;开放性创伤手术;胃肠道、胆道内容物及体液有大量溢出污染;术中有明显污染(如开胸心脏按压)失活组织的陈旧创伤手术;已有临床感染穿孔的手术。

4. 污秽-感染切口(Ⅳ类切口)　有失活组织的陈旧创伤手术;已有临床感染或脏器穿孔的手术。

二十二、术后饮食注意事项有哪些?

1. 非腹部手术　视手术大小、麻醉方法及患者的全身反应而定。体表或肢体的手术,全身反应较轻者,术后即可进食;手术范围较大,全身反应明显者,待反应消失后方可进食。局部麻醉者,若无任何不适,术后即可进食。椎管内麻醉者,若无恶心、呕吐,术后 3～6 h 可进食;全身麻醉者,应待麻醉清醒,无恶心、呕吐后方可进食。一般先给予流质,以后逐步过渡到半流质或普食。

2. 腹部手术　尤其消化道手术后,一般需禁食 24～48 h,待肠道蠕动恢复、肛门排气后开始进食少量流质,逐步递增至全量流质,至第 5～6 天进食半流质,第 7～9 天可过渡到软食,第 10～12 天开始普食。术后留置空肠营养管者,可在术后第 2 天自营养管输注肠内营养液。

二十三、胃肠道手术后饮食注意哪些?

1. 胃肠道手术　首次进食量要少,约 40 ml,可进食过滤的蔬菜汤、稀米粉、藕粉、鱼汤等,第 5～6 天进食半流质,7～9 天过渡到软食,术后 10～12 天开始普食。

2. 行肠内营养者　第 1 天应用时会感到腹胀、腹痛甚至腹泻等症状,可给予热敷下腹部,2～3 天后此类症状会逐渐减轻。

二十四、为什么术后患者要早期下床活动?

术后患者早期下床活动可以促进身体各部位机能的恢复,可增加肺通气,有利于肺及气管内分泌物的排出,减少术后肺炎、肺不张等并发症;腹部手术后早期活动可促进肠蠕动,减轻腹胀,预防肠粘连;也可促进全身血液循环,促进伤口愈合,预防下肢静脉血栓的形成。

原则上应早期床上活动,争取在短期内下床活动。患者麻醉清醒后即可鼓励患者在床上活动。活动时固定好各导管,防止跌倒,并予以协助。有特殊制动要求(如脊柱手术后)、休克、心力衰竭、严重感染、出血及极度衰弱的手术患者则不宜早期活动。

二十五、术后早期如何活动?

1. 保持病室安静,减少对患者的打扰,保证其安静休息。

2. 病情稳定后鼓励患者早期床上活动。

3. 床上活动:深呼吸、有效咳嗽、四肢主动活动、翻身、拍背。

(1) 由于咳嗽牵拉伤口,引起疼痛,很多患者都不愿意咳痰,所以容易引起呼吸道感染。指导患者进行正确的缩唇呼吸、有效咳嗽等锻炼。

(2) 由于术后需要卧床休息,为预防压力性损伤的发生,锻炼臀、腰背肌肉,指导患者进行抬臀练习。

(3) 踝泵运动:为预防静脉血栓的形成,应适当饮水,并在护士的指导下进行。

(4) 由于受伤的影响,活动减少,为防止肌肉萎缩,应在护士指导下,进行正确的股四头肌等长收缩练习及直腿抬高练习。

二十六、术后患者如何练习下床?

1. 协助患者缓慢坐起,注意管路通畅,防止逆流。

2. 双腿下垂,床边坐 5 min,患者未诉心慌、无力等不适。

3. 在家属搀扶下缓慢站起保持 5 min,防止引流管路高于伤口处引起逆流,患者未诉心慌、无力等不适。

4. 在家属搀扶下缓慢行走 5 min,注意保暖。

二十七、作为手术患者的家属该做些什么?

1. 协助患者进行术前准备。

2. 物质支持　生活安排、费用的准备。

3. 精神支持　鼓励、理解、支持患者。

4. 患者进入手术室后在手术室外等候区或病房等候。

参考文献

[1] 李乐之,路潜.外科护理学:6版[M].北京:人民卫生出版社,2017.

[2] 马季红,白永菊,余明连.临床护理应用知识与技能解答一本通[M].北京:中国医药科技出版社,2017.

[3] 刘玉莹,黄津芳.病人健康教育问答[M].北京:科学普及出版社,1998.

[4] 曾因明,王斌全.麻醉护理工作手册[M].北京:人民卫生出版社,2017.

[5] 郭莉,陈肖敏.手术室护理实践指南[M].北京:人民卫生出版社,2019.

第四章

康 复 指 导

一、卧位分为哪几种?

1. 根据卧位的自主性可将卧位分为主动卧位、被动卧位和被迫卧位。

(1)主动卧位:患者身体活动自如,能根据自己的意愿和习惯随意改变体位。

(2)被动卧位:患者自身无力变换卧位,躺卧于他人安置的卧位。如昏迷、极度衰弱、瘫痪的患者。

(3)被迫卧位:患者意识清晰,也有变换卧位的能力,因疾病的影响或治疗的需要,被迫采取的卧位。如肺源性心脏病患者由于呼吸困难而被迫采取端坐卧位。

2. 根据卧位的平衡性,可将卧位分为稳定性卧位和不稳定性卧位。

(1)稳定性卧位:支撑面大,重心低,平衡稳定,患者感到舒适,如平卧位。

(2)不稳定性卧位:支撑面小,重心较高,难以平衡。患者为保持一定的卧位造成肌肉紧张,易疲劳,不舒适。如两腿并齐伸直,两臂也在两侧伸直的侧卧位。

二、舒适卧位的作用有哪些?

1. 协助患者增加身心舒适,达到完全休息的目的。

2. 符合人体力学的要求,降低关节的压力和减少活动限制,维持正常的功能位置,避免关节及肌肉挛缩。

3. 至少每 2 h 变换卧位 1 次,并加强受压部位的皮肤护理,能避免骨突处皮肤破损,预防压力性损伤的发生。

4. 某些卧位能减轻症状,起到协助治疗的作用。

三、常用卧位有哪些? 各适用于哪些患者?

常用卧位有去枕仰卧位、中凹卧位、屈膝仰卧位、侧卧位、半坐卧位、端坐位、俯卧位、头低足高位、头高足低位、膝胸卧位、截石位。

1. 仰卧位

(1)去枕仰卧位 适用范围:① 昏迷或全身麻醉未清醒的患者。② 椎管内麻醉或脊髓腔穿刺后的患者。

(2)中凹卧位(休克卧位) 适用范围:休克患者。抬高头胸部 $10°\sim20°$,抬高下肢 $20°\sim30°$。

(3)屈膝仰卧位 适用范围:胸腹部检查或行导尿术、会阴冲洗等。

2. 侧卧位 适用范围:① 灌肠、肛门检查及配合胃镜、肠镜检查等。② 与平卧位交替运用,预防压力性损伤。③ 臀部肌内注射。

3. 半坐卧位 适用范围:① 某些面部及颈部手术后的患者。② 胸腔疾病、胸部创伤或心脏疾病引起呼吸困难的患者。③ 腹腔、盆腔手术后或有炎症的患者。④ 疾病恢复期体质虚弱的患者。

4. 端坐位　适用范围：① 支气管哮喘发作者。② 左心衰竭患者。③ 心包积液者。

5. 俯卧位　适用范围：① 腰、背部检查或配合胰、胆管造影检查时。② 脊椎手术后或腰、背、臀部有伤口，不能平卧或侧卧的患者。③ 胃肠胀气致腹痛的患者。

6. 头低足高位　适用范围：① 肺部分泌物引流，利于排痰。② 十二指肠引流，利于胆汁引流。③ 妊娠时胎膜早破，防脐带脱垂。④ 跟骨、胫骨结节牵引者。注意：颅内高压者禁忌。

7. 头高足低位　适用范围：① 颈椎骨折进行颅骨牵引者。② 减轻颅内压，预防脑水肿。③ 颅脑手术后者。

8. 膝胸位　适用范围：① 肛门、直肠、乙状结肠镜检查及治疗。② 矫正子宫后倾及胎位不正。③ 促进产后子宫复原。

9. 截石位　适用范围：① 会阴、肛门部位的检查、治疗或手术，如膀胱镜、妇产科检查、阴道灌洗等。② 产妇分娩。

四、康复护理中常用的体位摆放技术有哪些?

康复护理中常用的体位摆放技术有良肢位、功能位、烧伤患者抗挛缩体位。

五、什么是良肢位?

良肢位指躯体、四肢的良好体位，具有防畸形，减轻症状，使躯干和肢体保持在功能状态的作用。在脑损伤患者的康复护理中，良肢位摆放的目的是为了防止或对抗痉挛姿势的出现、保护肩关节及早期诱发分离运动。

六、脑损伤患者摆放良肢位有何意义?

在急性期时，大部分脑损伤患者的患侧肢体呈弛缓状态。急性期过后，患者逐渐进入痉挛阶段。大部分患者的患侧上肢以屈肌痉挛占优势，患侧下肢以伸肌痉挛占优势。长时间的痉挛会造成关节挛缩、关节半脱位和关节周围软组织损伤等并发症。早期实施良肢位的摆放可有效预防各种并发症的发生，为后期的康复打下良好的基础。

七、脑损伤患者的良肢位摆放包括哪些?

仰卧位、健侧卧位、患侧卧位、床上坐位等。

1. 仰卧位　该体位不提倡，只是作为翻身的过渡体位(图 4-0-1)。

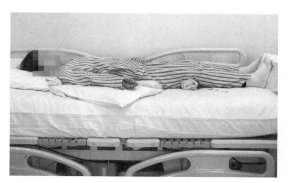

图 4-0-1　仰卧位

(1) 患侧肩：放在枕上，保持肩前伸，外旋。

(2) 患侧上肢：放在枕上，外展 20°～40°，肘、腕、指关节尽量伸直，掌心向上，手指伸直并分开。

(3) 患侧髋部：髋下放一枕头，使髋向内旋。患侧臀部、大腿外侧下放一枕头，以防下肢外旋。

(4) 患侧膝部：膝下垫小枕保持患膝稍屈曲并向内，足底不放任何东西，以防止增加不必要的伸肌模式的反射活动。

2. 健侧卧位　该体位为患者最舒适的体位。

(1) 躯干：略微前倾。

(2) 患侧肩关节：向前平伸，患肩前屈

90°～100°。

（3）患侧上肢：肘关节伸展，腕、指关节伸展放在枕上，掌心向下。

（4）患侧下肢：膝关节、髋关节尽量前屈90°，置于枕头上，踝关节不能内翻悬在软枕边缘，以防造成足内翻下垂。

（5）健侧上肢：自然放置。

（6）健侧下肢：膝关节、髋关节伸直（图4-0-2）。

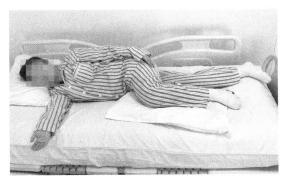

图4-0-3　患侧卧位

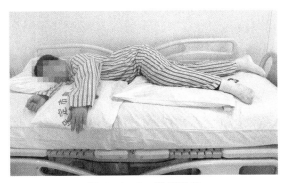

图4-0-2　健侧卧位

3. 患侧卧位　该体位可增加患侧感觉输入，有助于防止痉挛。

（1）躯干：略后仰，背后放枕头固定。

（2）患侧肩：向前平伸外旋。

（3）患侧上肢：和躯干呈90°，前臂外旋，肘关节尽量伸直，手掌向上，手指伸展。

（4）患侧下肢：髋关节略后伸，膝关节略弯曲，踝关节屈曲90°，防止足下垂的发生。

（5）健侧上肢：放在身上或枕头上。

（6）健侧下肢：保持踏步姿势放枕头上，膝关节和踝关节略屈曲（图4-0-3）。

4. 半卧位　在无支持的情况下尽量避免此体位，以免助长躯干的屈曲，激化下肢的伸肌痉挛（图4-0-4）。

（1）患侧后背：给予多个软枕垫实，使脊柱伸展。

（2）患侧上肢：抬高，放置于软枕上，有条

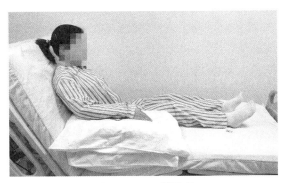

图4-0-4　半卧位

件可给予一个横过床的可调节桌子，桌上放软枕，肘及前臂放在上面。

（3）患侧下肢：稍屈曲，髋关节前屈90°。

八、骨关节疾病患者怎样摆放功能位？

功能位有利于肢体恢复日常活动，例如梳洗、进食、行走等，即使发生挛缩或强直，只要做出最小的努力即可获得最基本的功能。在临床上，常采用绷带、石膏、矫形支具、系列夹板等将肢体固定于功能位。

（1）上肢功能位：肩关节屈曲45°，外展60°（无内、外旋）；肘关节屈曲90°；前臂中间位（无旋前或旋后）；腕关节背伸30°～45°并稍内收（即稍尺侧屈）；各掌指关节和指间关节稍屈曲，由示指至小指屈曲度有规律地递增；拇指在对掌中间位（即在掌平面前方，其掌指关节半屈曲，指间关节轻微屈曲）。

（2）下肢功能位：下肢髋伸直，无内、外旋，膝稍屈曲 20°～30°，踝处于 90°中间位。

九、烧伤患者抗挛缩体位有何重要作用？

在烧伤的急性期，正确的体位摆放可减轻水肿，维持关节活动度，防止挛缩和畸形，以及使受损伤的功能获得代偿。烧伤患者常常感觉非常不适，多采取长期屈曲和内收的舒适体位，极易导致肢体挛缩畸形。抗挛缩体位原则上取伸展和外展位，但不同的烧伤部位体位摆放也有差异，也可使用矫形器协助。

十、怎样做腹式呼吸？

取立位、坐位或平卧位，两膝半屈或膝下垫小枕，使腹肌放松。一手放于腹部，一手放于胸部，用鼻缓慢吸气时膈肌最大幅度下降，腹肌松弛，腹部手感向上抬起，胸部手在原位不动，抑制胸廓运动；呼气时腹肌收缩帮助膈肌松弛，膈肌随腹腔内压增加而上抬，增加呼气潮气量。同时可配合缩唇呼气法，每天进行锻炼，时间由短到长，逐渐习惯于平稳而缓慢的腹式呼吸。

十一、怎样做缩唇呼吸？

闭嘴经鼻吸气，然后通过缩唇（吹口哨样）缓慢呼气，同时收缩腹部，吸气和呼气时间比为 1∶2 或 1∶3，尽量深吸慢呼，每分钟呼吸 7～8 次，每次 10～20 min，每天锻炼 2 次。

十二、有效咳嗽训练方法有哪些？

尽可能采用坐位，先进行深而慢的腹式呼吸 5～6 次，然后深吸气至膈肌完全下降，屏气 3～5 s，继而缩唇，缓慢的经口将肺内气体呼出，再深吸一口气，屏气 3～5 s，身体前倾，从胸腔进行 2～3 次短促有力的咳嗽，咳嗽的同时收缩腹肌，或用手按压上腹部，帮助痰液咳出。不宜在空腹、饱餐时进行，饭后 1～2 h 进行为宜。

十三、怎样进行辅助咳嗽技术？

辅助咳嗽技术主要适用于腹部肌肉无力，不能引起有效咳嗽的患者。让患者仰卧于硬板床上或坐在有靠背的椅子上，面对着护士，护士的手置于患者的肋骨下角处，嘱患者深吸气，并尽量屏住呼吸，当其准备咳嗽时，护士的手向上向里用力推，帮助患者快速呼气，引起咳嗽。如痰液过多可配合吸痰器吸引。

十四、什么是体位引流？

是依靠重力作用促使各肺叶或肺段气道分泌物引流至大气管，再配合正确的呼吸和咳痰，将痰液排出的方法。体位引流的原则是将病变位置于高处，使引流支气管的开口方向向下。

十五、怎样进行体位引流？

原则上病变部位位于高处，引流支气管开口向下，有利于潴留的分泌物随重力作用流入大支气管和气管，进而排出。引流时间一般为每天 2～3 次，每次 15～20 min，宜在饭前进行，引流时辅以胸部叩击，指导患者进行有效咳嗽，以提高引流效果。引流过程中应注意病情变化，如出现面色苍白、发绀、心悸、呼吸困难等异常，应立即停止。引流完毕，擦净口周的痰液，给予漱口，并记录排出的痰量和性质，必要时送检。

十六、如何进行胸部叩击？

取侧卧位或在他人协助下取坐位，叩击者两手手指弯曲并拢，使掌侧呈杯状，以手腕力量从肺底自下而上、由外向内、迅速而有节律地叩击胸壁。叩击时避开乳房、心脏和骨突部位,每一部位叩击 2～5 min,每分钟叩击 80～100 次/min,叩击时发出一种空而深的拍击音则表明叩击手法正确(图 4-0-5)。

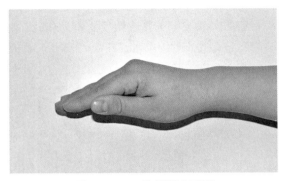

图 4-0-5　胸部叩击手型

十七、胸部叩击有哪些禁忌呢?

1. 咯血、肺大泡。

2. 低血压、肺水肿、心血管不稳定,近期有急性心肌梗死、心绞痛史。

3. 未引流的气胸、近期肋骨骨折或有严重骨质疏松、近期脊柱损伤或脊柱不稳。

4. 胸壁疼痛剧烈、肿瘤部位、肺栓塞。

5. 任何疾病所致患者生命体征不稳定者。

十八、如何进行振动排痰?

两只手直接放在患者胸壁的皮肤上并压紧,当患者在呼气的时候给予快速、细小的压力振动,每次 0.5～1 min,每一部位振动 5～7 次。振动法有助于纤毛系统清除分泌物,常用于叩击之后(图 4-0-6)。

十九、吞咽训练介入时机?

吞咽障碍患者,如意识清楚,生命体征稳定,没有重度心肺合并症,呼吸平稳,痰不多,无发热,血压稳定,能听从吞咽训练的指示,便可以进行吞咽训练。

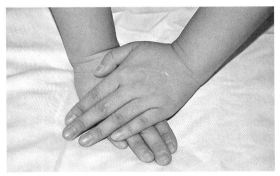

图 4-0-6　振动排痰手法

二十、吞咽训练的原则是什么?

1. 综合评估　确定患者的吞咽障碍程度和吞咽障碍类型。

2. 个体化　针对不同的患者,制订不同的吞咽训练方法。

3. 循序渐进　根据患者的功能障碍情况进行治疗和训练,并逐步增加进食量。

4. 治疗和训练相结合　在训练的基础上,通过合理的刺激,促进吞咽障碍的功能恢复。

二十一、吞咽训练方法有哪些?

(一) 基础训练

1. 口颜面肌群的训练。

(1) 颌运动:开颌、闭颌。

(2) 唇运动:闭唇。

(3) 舌运动:① 舌部被动运动:护士用纱布包住患者的舌尖,用手牵拉舌头向各个方向运动,有助于降低舌肌张力。② 舌部主动运动:让患者进行舌前伸、后缩、侧方顶颊部、唇齿间卷动转圈、弹舌等主动运动。③ 舌部抗阻运动:指导患者将舌抵向颊后部,护士用手指指其面颊某一部位,患者用舌顶推,以增强舌肌的力量。

2. 咀嚼运动的训练。

3. 颈部的放松训练、构音训练及呼吸训练。

4. 冰刺激 用冰棉签刺激腭弓、软腭、咽后壁及舌后部,同时让患者做空吞咽动作,以诱发和强化吞咽反射。

(二)摄食训练

1. 体位的选择

(1)半卧位:患者取躯干 30°～60°半卧位,头部前屈,偏瘫侧肩用枕头垫起,护理人员位于患者的健侧,食物最好放在一个横过床上的可调节桌子上。

(2)坐位:患者端坐于桌前,头部略向前倾,颈部微微弯曲,躯干直立,患侧手放在前面的桌子上。

2. 食物的选择 根据患者特点及吞咽障碍的程度,选择患者喜爱的营养且易消化的食物。

(1)密度均匀。

(2)适当黏性而不易松散。

(3)易变形,以利于通过口腔和咽部。

(4)不易在黏膜上残留。

(5)以偏凉食物为宜。

3. 喂食方法 掌握一口量,即每次最适于吞咽的入口量。正常成人约 20 ml,对患者先以 3～4 ml 开始,以后酌情增加至 1 汤匙为宜。护士应用薄而小的勺子尽量把食物放在舌根部。

4. 改进吞咽方式

(1)空吞咽:每次进食吞咽后,做咳嗽清嗓动作,然后做几次空吞咽,使食物全部吞下。

(2)交互吞咽:刺激诱发吞咽反射,去除咽部残留食物,每次进食吞咽后饮极少量的水(1～2 ml)。

(3)点头式吞咽:每次吞咽食物后,先颈部后屈,然后颈部尽量前屈,同时做空吞咽动作,可以去除残留在会厌谷的食物。

(4)侧方吞咽:每次吞咽食物后,头颈部向两侧侧屈或转动,可以去除残留在梨状隐窝的食物。

5. 注意事项

(1)创造一个良好的进食环境,减少各种外部因素的干扰。

(2)开始训练时间不宜过长,防止患者急躁和疲劳,以后视情况逐渐延长时间。

(3)指导家属掌握吞咽训练的方法、喂食的方法、食物的选择以及并发症的监测等。

(三)物理治疗

电刺激:主要用于辅助强化肌力、帮助喉提升以及增加咽肌收缩力量与速度。

二十二、膀胱功能训练的方法有哪些?

膀胱功能训练包括盆底肌训练、尿意习惯训练、代偿性排尿训练、反射性排尿训练等。

1. 盆底肌训练 嘱患者在不收缩下肢、腹部及臀部肌肉的情况下自主收缩提高肛门,维持 10 s,连续 10 次,3 次/d。这种训练方法可以减少漏尿的发生。

2. 尿意习惯训练 训练在特定时间内进行,如晨起、睡前或餐前 30 min,鼓励患者如厕排尿。白天每 3 h 排尿 1 次,夜间排尿 2 次,可结合患者具体情况进行调整。这种训练同样可以减少尿失禁的发生,并能逐渐帮助患者建立良好的排尿习惯。

3. 代偿性排尿训练

(1)Crede 按压法:用拳头放置于患者脐下 3 cm 处深按压,并向耻骨方向滚动,动作缓慢柔和,同时嘱患者增加腹压帮助排尿。

(2)Valsalva 屏气法:患者取坐位,身体前倾,屏气呼吸,增加腹压,向下用力做排便动作帮助排出尿液。

代偿性排尿训练会增加膀胱内压,不适合用于膀胱逼尿肌反射亢进、逼尿肌括约肌失协调、膀胱出口梗阻、膀胱-输尿管反流、尿道异常的患者;患有颅内高压、心律失常或心功能不全等的患者也不适合进行代偿性排尿训练。

4. 反射性排尿训练 在导尿前 30 min，通过寻找刺激点，如轻轻叩击耻骨上区或大腿上 1/3 内侧，牵拉阴毛、挤压阴蒂（茎）或用手刺激肛门诱发膀胱反射性收缩，产生排尿。反射性排尿应用范围有限，仅适用于一些特殊病例。

二十三、反射性大肠的护理技术包括哪些？

反射性大肠患者主要表现为便秘。反射性大肠护理技术包括指力刺激、腹部顺时针按摩、肠道功能训练。

二十四、指力刺激如何操作？

指力刺激可诱发肠道反射，促进粪团的排出。

协助患者取左侧卧位，护士的示指或中指带指套，涂润滑油，缓缓插入肛门，用指腹一侧沿着直肠壁顺时针转动。每次指力刺激可持续 15～20 s，直到感到肠壁放松、排气、有粪便流出。如果发现患者肛门处有粪块阻塞，可先用手指挖便方法将直肠的粪块挖清，然后再进行指力刺激。

二十五、肠道功能训练方法有哪些？

肠道功能训练包括盆底肌训练、腹肌训练、模拟排便训练等。

1. 盆底肌训练 患者取仰卧位或坐位，双膝屈曲稍分开，轻抬臀部，缩肛提肛，维持 10 s，连续 10 次，每天练习 3 次，促进盆底肌功能恢复。

2. 腹肌训练 通过腹肌的训练，可增强腹肌的收缩能力，提高排便时的腹内压，从而有助于粪便的排出。腹肌训练的常用方法有仰卧直腿抬高训练、仰卧起坐等。

3. 模拟排便训练 选择适当的排便环境，根据患者以往的排便习惯安排排便时间，指导患者选取适宜的排便姿势，最好采取蹲位或者坐位，嘱患者深吸气，往下腹部用力，模拟排便。每天定时进行模拟排便训练，有助于养成定时排便的良好习惯。

二十六、脑卒中患者康复治疗介入的时机？

一般应在患者生命体征稳定、神经症状不再发展后 48 h 开始康复治疗。

二十七、偏瘫患者肢体康复原则是什么？

由简到繁，由易到难，顺序进行。运动方式由被动、辅助到自主运动顺序进行。顺序如下：床上移动翻身→坐位→坐位平衡→双膝立位平衡→单膝立位平衡→坐到站→站立平衡→步行→上下楼梯。

二十八、脑卒中患者软瘫期进行的康复指导有哪些？

软瘫期指发病 1～3 周内（脑出血 2～3 周，脑梗死 1 周左右）。

（一）良肢位摆放

患侧卧位、健侧卧位和仰卧位，每 2 h 更换 1 次体位。

（二）肢体被动运动

病情较稳定后，对患肢所有的关节都做全范围的关节被动运动，先从健侧开始，然后参照健侧关节活动范围再做患侧。一般按从大关节到小关节循序渐进，动作要轻柔缓慢。重点进行肩关节外旋、外展和屈曲，肘关节伸展，腕和手指伸展，髋关节外展和伸展，膝关节伸展，足背屈和外翻。每天做 2～3 次，直到主动运动恢复。

（三）主动活动

1. Bobath 握手，两手握在一起，十指交叉，患侧拇指位于最上面(图4-0-7)。

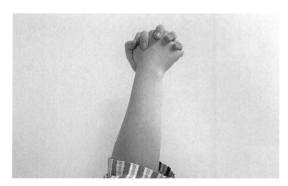

图4-0-7　Bobath 握手

2. 床上翻身

(1)向健侧翻身:双手交叉前伸,双手举向天花板,健腿插入患腿下方,身体向健侧用力,身体翻向健侧(图4-0-8)。

(2)向患侧翻身:双手交叉前伸,双手举向天花板,健腿屈曲垂于床面,身体向患侧用力,使身体翻向患侧(图4-0-9)。

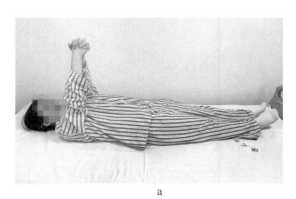

a

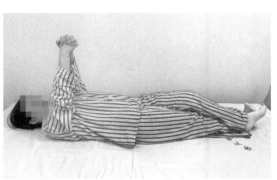

b

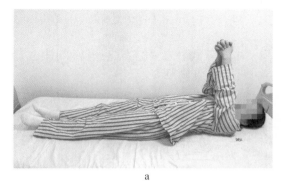

c

图4-0-8　床上向健侧翻身

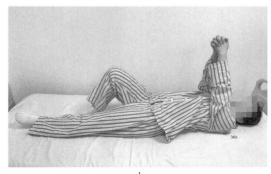

a

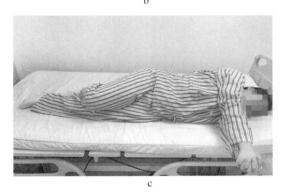

b

c

图4-0-9　床上向患侧翻身

3. 桥式运动　患者必须能够屈髋屈膝并保持在此位置，然后双足支撑，将臀部抬离床面，并保持稳定。如果患者开始练习有困难，可以护士固定患者的膝部和踝部，当臀部抬起后，在膝部向足端加压。

（1）双侧桥式运动：取仰卧位，上肢放于体侧，双腿屈曲，足踏床，然后主动抬起臀部，并保持骨盆成水平位，维持一段时间后慢慢地放下。

（2）单桥式运动：在患者较容易地完成双侧桥式运动后，让患者悬空健腿，仅患腿屈曲，足踏床抬臀（图4-0-10）。

二十九、脑卒中患者痉挛期进行的康复指导有哪些？

一般肢体的痉挛出现在软瘫期2～3周并逐渐加重，持续3个月左右。

（一）抗痉挛训练

大多数患者患侧上肢以屈肌痉挛占优势，下肢以伸肌痉挛占优势。

1. 卧位抗痉挛训练　采用 Bobath 握手上举上肢，使患侧肩胛骨向前，患肘伸直。仰卧位时双腿屈曲，Bobath 握手抱住双膝，将头抬起，前后摆动使下肢更加屈曲。此外，还可以进行桥式运动，也有利于抑制下肢伸肌痉挛。

2. 上肢运动　健手握住患手，双上肢同时前屈，至最大范围，然后缓慢放下重复5～10次。活动中尽量保持肘关节伸直。如果上肢能主动抬起，应以抑制痉挛模式的方式运动，即肩胛骨前伸、肩向前、内收、稍内旋，伸肘，前臂中立位，手指分开（图4-0-11）。

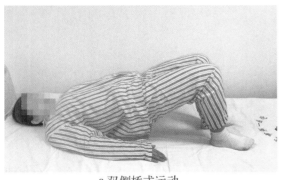
a 双侧桥式运动

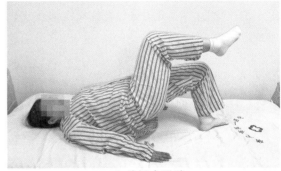
b 单桥式运动

图 4-0-10　桥式运动

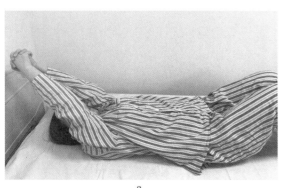
a

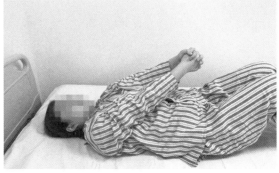
b

图 4-0-11　上肢运动

3. 下肢运动

（1）患者自己尽可能少的帮助下肢屈膝、伸膝并能保持在一位置，当屈髋屈膝时，能从中立位进行髋的内旋或外旋，并能保持此位置而不会完全失去控制（图4-0-12）。

（2）踝背屈训练：患者取仰卧位，患腿屈曲，患足踏在床面上。护士一手拇指、示指分开，夹住患侧踝关节的前上方，用力向下按压，使足底支撑于床面，另一只手使足背屈外翻（图4-0-13）。

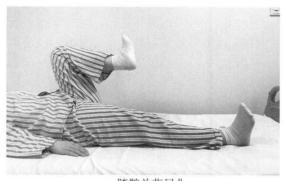

a 膝髋关节屈曲

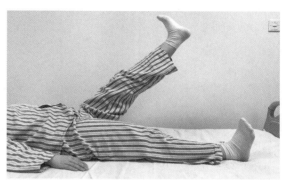

b 膝髋关节伸展

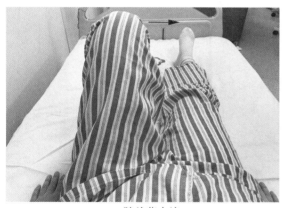

c 髋关节内旋

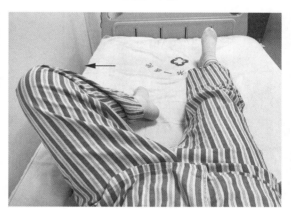

d 髋关节外旋

图4-0-12　下肢运动

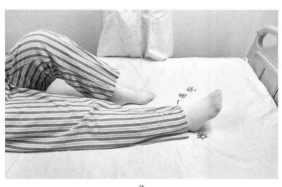

a

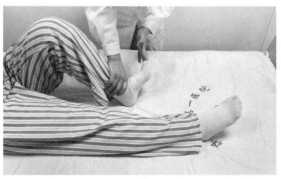

b

图4-0-13　踝背屈训练

（二）坐位训练

坐起和坐位平衡训练：先从半坐位（30°～40°）开始，逐渐增加角度、次数和时间→从床上坐→床边坐→椅子或轮椅坐。因患者取坐位时不能控制，常向患侧偏斜，接着应进行坐位平衡训练，从无依靠不能坐稳→躯干向不同方向摆动能坐稳→在他人一定外力推动下能坐稳。

1. 坐起

（1）从健侧坐起：首选，先向健侧翻身，健侧腿将患侧腿移至床边，双腿垂于床下，健侧肘部外展，支撑床面使肩部抬离床面，身体前倾，健手支撑床面使患者坐起（图 4-0-14）。

（2）从患侧坐起：先向患侧翻身，健侧腿将患侧腿移至床边，双腿垂于床下，健手在患侧撑床，以支撑上身离开床面坐起（图 4-0-15）。

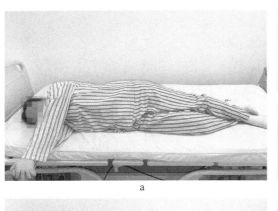
a

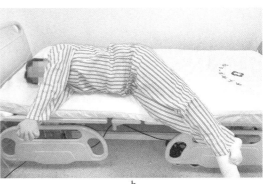
b

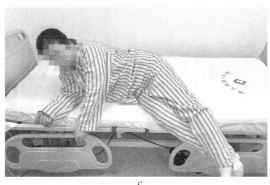
c

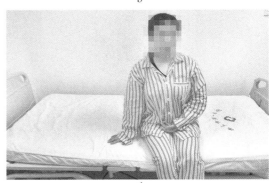
d

图 4-0-14 从健侧坐起

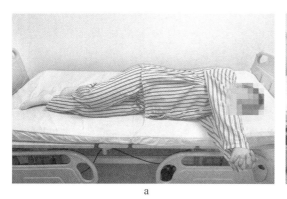
a

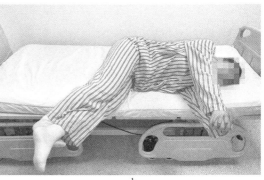
b

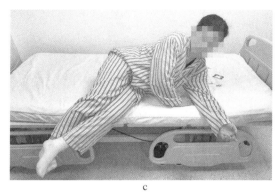

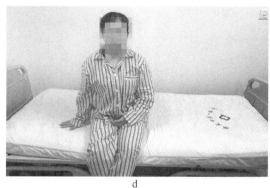

c　　　　　　　　　　　　d

图 4 - 0 - 15　从患侧坐起

（三）体位转移

1. 轮椅-床转移　从健侧靠近床，使轮椅与床呈 30°～45°，刹住车轮，移开足托。健手抓住扶手站起，站稳后，健手向前放在床上。以健足为轴缓慢转动身体坐下（图 4 - 0 - 16）。

2. 床-轮椅转移　轮椅放在健侧，与床呈 30°～45°，刹住车轮，移开足托。健手抓住扶手站起，站稳后，以健足为轴缓慢转动身体坐下（图 4 - 0 - 17）。

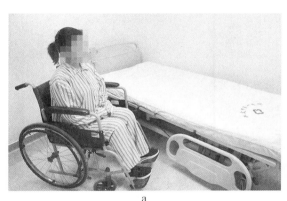

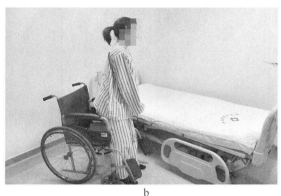

a　　　　　　　　　　　　b

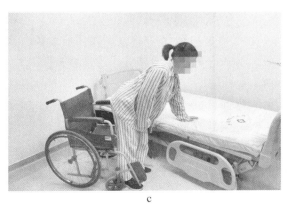

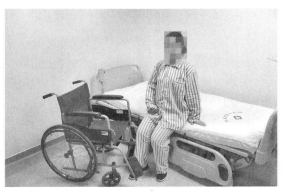

c　　　　　　　　　　　　d

图 4 - 0 - 16　轮椅-床体位转移

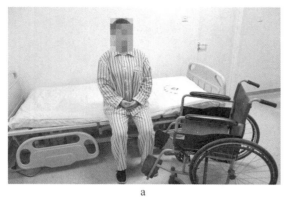
a

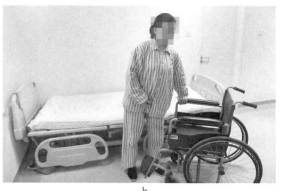
b

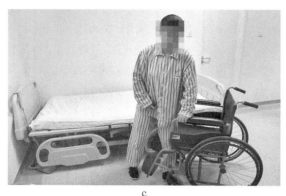
c

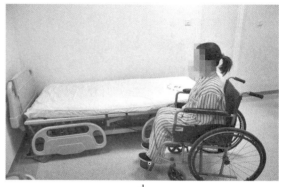
d

图 4 - 0 - 17　床-轮椅体位转移

三十、脑卒中患者恢复期进行的康复指导有哪些?

恢复期早期患侧肢体和躯干肌力尚弱,还没有足够的平衡能力,因此,坐起后常不能保持良好的稳定状态。故恢复期应先进行平衡训练,然后进行上肢及手功能训练。

(一)平衡训练

平衡分为三级:一级平衡为静态平衡;二级平衡为自动动态平衡;三级平衡为他动动态平衡。平衡训练包括左右和前后训练。在静态平衡完成后,进行自动动态平衡训练,即要求患者的躯干能做前后、左右、上下各方向不同摆幅的摆动运动。最后进行他动动态平衡训练,即在他人一定外力推动下仍能保持平衡。

1. 坐位平衡

(1)坐位平衡训练(静态平衡):患者双足平放在地面上,上肢放在治疗床上,身体重心向患侧移动,使患侧上肢负重(患侧前臂外旋、后伸、肘伸直)。

(2)坐位平衡训练(动态平衡):患者取坐位,治疗者面向患者,双手分别托住其上肢让患者抬起一侧臀部,使身体重心落到对侧臀部上,两侧交替进行。治疗者也可以从不同方向推患者的肩部(向侧方、前后、斜推),让患者保持平衡。

2. 站立和站立平衡训练　先做站立准备活动(如坐位提腿踏步、患侧下肢肌力训练等,有条件可利用站立床训练),然后扶持站立→平衡杠间站立→徒手站立→站立平衡训练,要达到在他人一定外力推动下仍能保持站立平衡。

（1）坐位转换为站位：双脚与肩同宽，双手交叉相握前伸，身体重心向前，双腿站直抬头，挺胸抬头站稳（图4-0-18）。

（2）站位平衡训练：静态站位平衡训练是在患者站起后，让患者松开双手，上肢垂于体侧，护士逐渐除去支撑，让患者保持站位。注意站位时不能有膝过伸。患者能独立保持静态站位后，让患者重心逐渐移向患侧，训练患腿的持重能力，同时让患者双手交叉的上肢（或仅用健侧上肢）伸向各个方向，并伴随躯干（重心）的相应摆动，训练自动态站位平衡。如在受到突发外力的推拉时仍能保持平衡，说明已达到被

动态站位平衡。

（3）患侧下肢支撑训练：当患侧下肢负重能力提高后，就可以开始进行患侧单腿站立训练。

3.步行训练　步行是脑卒中患者生活自理的重要一环。先做步行前准备活动（如扶持立位下患肢前后摆动、踏步、负重等）→扶持步行或平行杠间步行→扶拐步行→徒手步行。在步行训练中应强调，必须注意改善步态训练。

4.上下楼梯训练　护士站于患侧后方，应遵照"健腿先上、患腿先下"的原则。患者健手轻扶楼梯以提高稳定性，但不能把整个前臂放在扶手上（图4-0-19）。

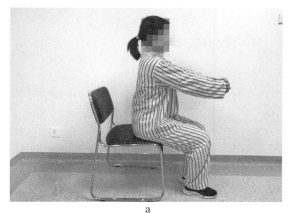
a

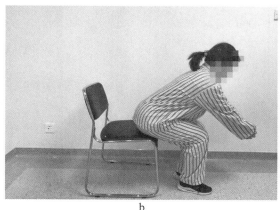
b

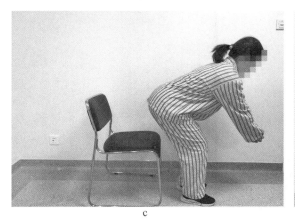
c

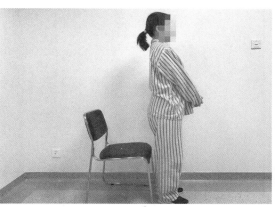
d

图4-0-18　坐位转换为站位

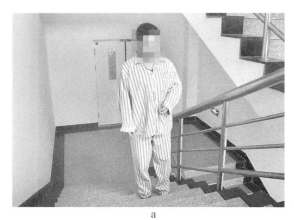

a

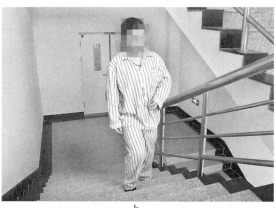

b

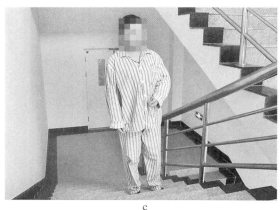

c

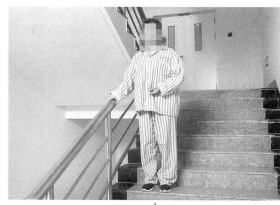

d

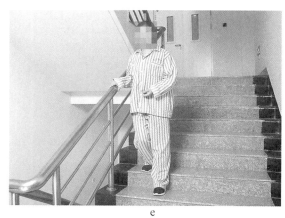

e

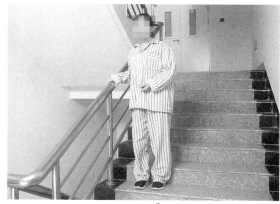

f

图 4 - 0 - 19　上下楼梯训练

（二）上肢及手功能训练

上肢及手的功能对于患者生活自理和回归社会是非常重要的。一般大关节活动恢复较好，手精细动作恢复较慢，需要强化训练。

1. 上肢控制能力训练 包括臂、肘、腕、手的训练。

（1）前臂的旋前、旋后训练：指导患者坐于桌前，用患手翻动桌上的扑克牌，亦可在任何体位让患者转动手中的一件小物件。

（2）肘的控制训练：重点在于伸展动作上。患者仰卧，患臂上举，尽量伸直肘关节，然后缓慢屈肘，用手触摸自己的口、对侧耳和肩。

（3）腕指伸展训练：双手交叉，手掌朝前，手背朝胸，然后伸肘，举手过头，掌面向上，返回胸前，再向左、右各方向伸肘。

2. 改善手功能训练

患手反复进行放开、抓物和取物品训练，纠正错误运动模式。

（1）作业性手功能训练：通过编织、绘画、陶瓷工艺、橡皮泥塑等训练患者的协同操作能力。

（2）手的精细动作训练：通过打字、搭积木、拧螺丝、拾小钢珠等动作以及进行与日常生活有关的训练，加强和提高患者手的综合能力。

三十一、偏瘫患者怎么样进行穿脱衣服的训练？

1. 穿衣服 先穿患侧，再穿健侧。健手帮患手伸入衣袖，健手向后抓衣领，将衣领拉至健侧肩，健手伸入衣袖（图 4-0-20）。

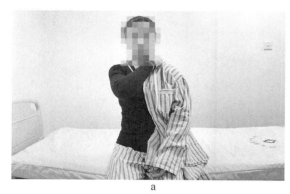
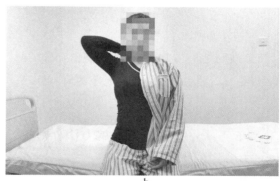

a

b

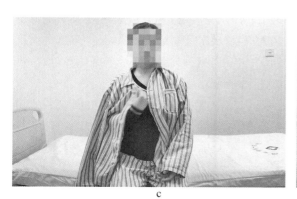
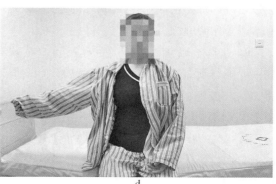

c

d

图 4-0-20 穿衣训练

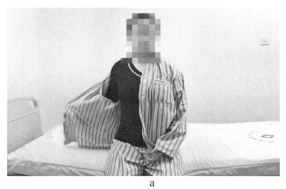
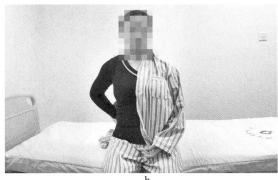

a

b

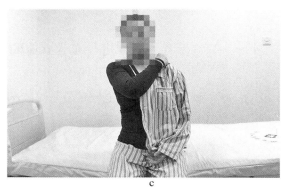
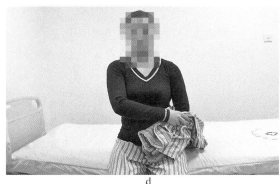

c

d

图 4 - 0 - 21　脱衣训练

2. 脱衣服　先脱健侧,再脱患侧。健手回缩退出衣袖,健手抓住衣领拉至患侧肩,退出患手(图 4 - 0 - 21)。

三十二、常用言语康复指导的方法有哪些?

失语症的患者,由卒中单元制订个体化的全面语言康复计划,并组织实施;构音障碍的康复以发音训练为主,遵循由易到难的原则,协助患者进行床旁训练。具体方法有以下多种。

1. 肌群运动训练　指进行唇、舌、齿、软腭、咽、喉与颌部肌群运动。包括缩唇、叩齿、伸舌、卷舌、鼓腮、吹气、咳嗽等活动,每个动作做 5～10 次为一组。

2. 发音训练　由训练张口诱发唇音(a、o、u)、唇齿音(b、d、m)、舌音,到反复发单音节音(pa、da、ka),当能够完成单音节发音后,让患者复诵简单句,如早-早上-早上好。

3. 复述训练　复述单词和词汇,可出示与需要复诵内容相一致的图片,让患者每次复述 3～5 遍,轮回训练,巩固效果。

4. 命名训练　让患者指出常用物品的名称及说出家人的姓名等。

5. 刺激法训练　采用患者所熟悉的、常用的、有意义的内容进行刺激,要求语速、语调和词汇长短调整合适;刺激后应诱导而不是强迫患者应答;多次反复给予刺激,且不宜过早纠正错误;可利用相关刺激和环境刺激法等,如听语指图、指物和指字。

6. 阅读理解和朗读训练　根据患者的功能水平,选择适当的阅读和朗读内容。

7. 书写训练　根据患者情况,选择不同的书写训练内容。

语言康复训练是一个由少到多、由易到难、由简单到复杂的过程,训练效果很大程度上取决于患者的配合和参与。因此,训练过程中应根据病情轻重及患者情绪状态,循序渐进地进行训练,切忌复杂化、多样化,避免产生疲劳感、注意力不集中、厌烦或失望情绪,使患者体会到成功的乐趣,从而坚持训练。

三十三、帕金森患者运动障碍康复指导措施有哪些?

运动锻炼的目的在于防止和推迟关节强直与肢体挛缩。

1. 上肢锻炼　包括触摸下颏、胸部,头向后翘,头向右转向右看和向左转向左看,右肩下、右耳向右肩上靠,左侧重复,缓慢地大范围地旋转头部然后换方向。下颏前伸内收各保持5 s。伸直手臂,高举过头向后,双手向后在背部扣住,往回拉,将手放在肩上,试用面部去接触肘部、双肘分开、挺胸,以上动作各 10 s。手臂置于头上,肘关节弯曲,左手抓住右肘,右手抓住左肘,身体向两侧弯曲,以上每项练习 3～5 次。

2. 下肢锻炼　包括站立,曲身弯腰向下,手扶墙。右手抓住右脚向后拉,然后左腿重复。面向墙壁站立,双腿稍分,双膝紧靠,手掌贴墙,身体前倾,感觉小腿肌肉牵拉坐在地板上,一腿伸直,另一腿弯曲,屈腿紧靠直腿股部,另一脚重复。双腿盘坐,双脚掌相对,试将膝部靠向地板,保持重复,双腿呈"V"型坐下,头靠向右腿中间和左脚,每个位置维持 5～10 s,以上每项练习 3～5 次。

3. 躯干锻炼　包括双脚分开,双膝微曲,右臂前伸,向对侧交叉。平躺在地板上,一侧膝关节曲向胸部,另一侧重复,再双侧同时重复。平躺在地板上,双臂抱住双膝,缓慢地将头伸向膝关节。双手置于头下,一腿伸直,另一腿弯曲,交叉向身体的对侧,另一侧重复。腹部伸展,腿与骨盆紧贴地板,手臂双腿同时高举。以

上动作维持 10 s,每项练习重复 3～5 次。

4. 重心锻炼　先进行从坐位到立位的重心移动训练和平衡训练,在关节活动范围内让患者移动重心引起体位反射和防御反应。

5. 行走锻炼　步行时让患者思想放松,尽量迈大步。向前走时让患者抬高脚,脚跟着地,尽可能两脚分开,背部挺直,让患者摆动双臂,目视前方,并让患者抬高膝部跨过想象中的障碍物。

三十四、帕金森患者语言障碍康复指导措施有哪些?

1. 音量的锻炼　目的是增加吸气的频率,限制呼气时所讲出单词的数量。

(1) 感知呼吸的动作:双手放在腹部,缓慢吸气和呼气,感觉腹部的运动,重复几次。

(2) 呼气练习:吸气然后呼气,呼气时持续发元音的声音(a、o、e、ou 等),并计算每次发音的持续时间,要求能平衡发音 10～15 s。

(3) 发音感受:把手放在离嘴 12 cm 远的地方感受讲话时的气流。用力从 1 数到 10,在每一个数字之间呼吸。

(4) 朗读字词:首先深吸气,再分别讲出词语的每一个字,朗读词组,注意每次读说词组前先吸气并做短暂的停顿。

(5) 练习呼吸控制,分节读出短语。

2. 音词的练习

(1) 每次发音前先吸气,然后发"a"或"de、po"音,从轻柔逐渐调高声音至最大,重复数次"o"。

(2) 在不同声级水平上重复一些简单的词语。

(3) 连续讲词语 2 遍,第 1 遍音稍低,第 2 遍声音大而有力。

(4) 练习读句子,注意句中的疑问词、关键

词等,重复读"o"。

3. 清晰发音锻炼　舌运动练习;唇和上下颌的练习。

三十五、强直性脊柱炎的康复锻炼方法有哪些?

1. 床上伸展运动　取仰卧位,双臂上伸过头,向手指、脚趾两个方向伸展,伸展满意后,放松;伸展双腿,足跟下伸,足背向膝方向屈,至满意后放松。可反复做5次(图4-0-22)。

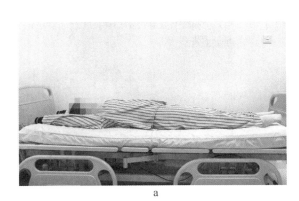

a

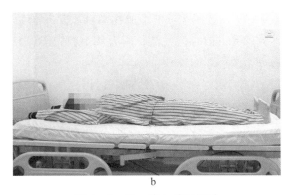

b

图4-0-22　床上伸展运动

2. 膝胸运动　取仰卧位,双足踏于床面,屈膝;抬起一膝慢慢向胸部方向屈曲,双手抱膝拉向胸前,到满意为止,回复原位,另一膝做上述运动。双膝各重复2~3次,放松;做双手抱双膝运动2~3次,至僵硬消失为止(图4-0-23)。

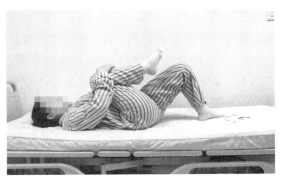

图4-0-23　膝胸运动

3. 猫背运动　趴跪如猫状,低头尽量放松,同时拱背如弓形,直至拉伸满意为止(图4-0-24a);回复原位后,塌背仰头抬臀,尽量拉伸至满意为止(图4-0-24b)。如此重复5次。

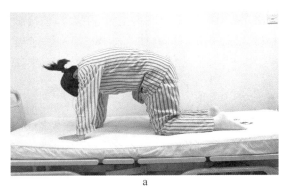

a

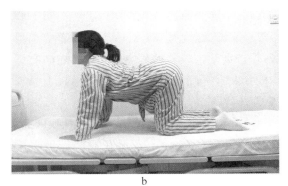

b

图4-0-24　猫背运动

4. 腹部运动　目的在于伸张腹部肌肉,改善肌力并保持躯干平直姿势。取仰卧位,屈膝,双足踏于床面,双臂置身旁;头及双肩一起慢慢抬高,以至双手触膝;坚持 5 s,回复至原位,以上动作重复 5 次(图 4-0-25)。

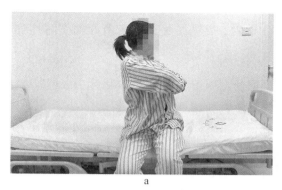

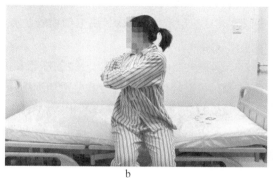

图 4-0-26 转位及转颈运动

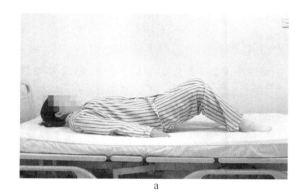

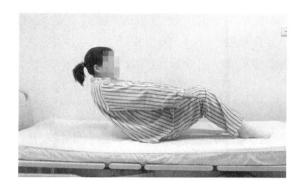

图 4-0-25 腹部运动

5. 转体及转颈运动 取坐位,曲臂平举,双手交叉,转体向右,目视右肘;坚持 5 s 后复原。反之转体向左,目视左肘。每侧重复 5 次(图 4-0-26a)。坐位双足着地,头向左转或向右转。并注视同侧肩部,再复原,每侧重复 5 次。同样也可采取颈前屈,下颌尽量向胸靠,复原;仰头尽量向后,复原,每个方向重复 5 次(图 4-0-26b)。

6. 扩胸运动 双足与肩同宽,面对墙角而站,双手平肩支撑于两面墙上,行深呼吸(图 4-0-27a);双肩向前并伸展头及上背,坚持 5 s(图 4-0-27b),恢复原位。重复 5 次。

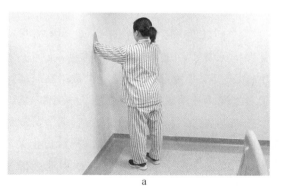

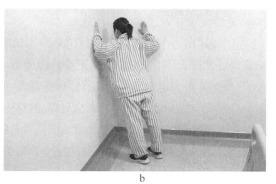

图 4-0-27 扩胸运动

三十六、类风湿关节炎患者如何缓解疼痛?

1. 保持安静　急性期3～4周内,保持绝对安静,以卧床休息为主,在卧床中保持肢体的良好体位,每天取2～3次俯卧位,尽量避免髋膝关节屈曲,在卧床期间,进行最小幅度运动,同时可用护膝,起到保温和轻微的固定作用。

2. 湿热疗法全身浴　晨起时手指或腿部发硬和明显疼痛时,泡在38～40℃的温水中,或用红外线照射双手和双膝,使毛细血管扩张,增加血液循环。

3. 保持关节活动度训练　轻微的疼痛和关节发硬时,可做轻微运动,进行关节活动训练,改善或消除局部的淤血,起到良好的止痛效果。

4. 避免负荷　尽量避免疼痛部位负重,减小其负荷。

三十七、类风湿关节炎患者的功能锻炼方法有哪些?

1. 活动期　不宜睡软床垫,枕头不宜过高并保持关节于功能位,使关节休息,肢体不负重,以减轻关节疼痛,预防炎症扩散。在肢体不负重情况下被动或主动的耐受最大范围内的四肢伸展运动,如做肘关节屈伸、指腕关节舒展和屈曲等活动的练习,每天可多次进行,防止关节废用。在病变关节的活动范围内,做肌肉的主动静力性收缩运动(肌肉用力绷紧维持收缩5～10 s,连续10次)。

2. 稳定期　多做一些关节负重小或不负重的运动。此期关节活动应由被动运动转为主动运动,之后为抗阻力运动。各种训练要循序渐进,可进行针对关节炎所编的医疗体操、太极拳、健身操、游泳等运动,有利于关节的康复。活动前关节局部热敷,缓解肌肉痉挛,增强伸展能力,有利于锻炼。

(1) 手指及足趾关节运动:一手帮助另一手,从远端指关节开始到近端指关节和掌指关节渐进做屈曲、旋转运动;将双足跟抬起、脚尖跷起3 s后放下。

(2) 腕关节运动:将双手五指交叉合掌轻轻捏住腕关节左右、前后及旋转运动。

(3) 肘关节运动:做肘关节屈伸、旋转、内收、外展、后旋运动;肘关节伸直做肱三头肌的主动收缩;将双手合拢,双肘屈曲,沿身体中线上下摆动和左右摆动,或将手向前上方抬起,双手交替搭对侧肩膀。

(4) 足-跖关节运动:双足站立,双手扶桌,然后抬起一腿做踝部背伸和画圆圈运动,双腿交替进行。

(5) 髋关节及膝关节运动:放松髋、膝关节,做髋关节的内收、外展、内旋、外旋运动;取仰卧位,用手帮助一腿屈膝,足跟尽量向臀部靠拢,停留30 s再伸直,双腿交替进行。

(6) 日常生活活动锻炼:鼓励患者独立完成梳头、洗漱、穿衣、解扣、书写、进餐、洗澡、如厕等。

三十八、糖尿病足的预防训练有哪些?

国内外专家早已达成共识,糖尿病足的防治中,预防重于治疗。许多疾病如足溃疡、足坏疽往往在治疗上相当困难,医疗费用巨大,但是预防则十分有效。国外的经验证明,贯彻预防为主的理念和采取专业化处理、多学科合作的做法,可以使糖尿病截肢率下降50%以上。指导糖尿病患者进行促进下肢血液循环的锻炼有以下几种。

1. 提脚尖运动　脚尖提起、放下,重复20次。试着以单脚承受全身的力量来做。

2. 踮脚尖运动　手抓紧扶手,踮起脚尖,提起、放下,同时踮脚尖绕椅子走数圈。

3. 座椅运动　双臂交叉胸前,坐下、起立重复10次。

4. 上楼梯运动　踮脚尖,快速走上楼梯。

5. 抗衡运动　面向墙,双手抵住墙,双手的高度不宜超过肩膀高度。

三十九、骨折患者功能锻炼的目的、原则、注意事项是什么?

1. 功能锻炼的目的 增加局部血液循环,消除肿胀,加速周围软组织损伤的修复,防止肌肉萎缩、关节僵硬等并发症,可增加两骨折端在纵轴上的挤压力,防止骨折端分离,促进骨折愈合,减少钙丢失。

2. 功能锻炼的原则

(1)由轻到重,由易到难,由被动到主动,越早越好,循序渐进,持之以恒。

(2)训练强度以患者能接受为宜,效果才能达到最好。

3. 功能锻炼的注意事项

(1)功能锻炼要坚持,活动幅度和力量要循序渐进,肌力练习应集中练习至肌肉有酸胀疲劳感,充分休息后再进行下一组。

(2)除手术肢体制动保护外,身体其余部位应尽可能多地练习,以确保身体素质,提高整体代谢水平,促进机体恢复。

(3)每次练习后可给予冰敷 15~20 min。

(4)术后初下床行走的患者应注意保护,防止跌倒、摔伤。

四十、骨折患者功能锻炼具体训练方法有哪些?

(一)上肢

上肢常用的练习方法有握拳伸指练习、腕关节练习、前臂旋前/旋后练习、肘关节练习以及肩关节练习等。

1. 握拳伸指练习 用力握拳,然后用力伸指。每天 3 组,每组 5~10 min,以后逐渐增加次数和延长时间(图 4-0-28)。

2. 腕关节练习 包括腕关节屈伸练习、腕关节环绕练习、腕关节尺/桡偏练习、腕关节对掌练习、推墙练习(图 4-0-29 至图 4-0-33)。

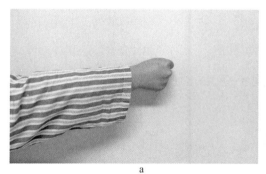

a   b

图 4-0-28 握拳伸指练习

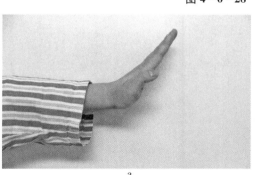
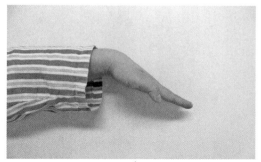

a   b

图 4-0-29 腕关节屈伸练习

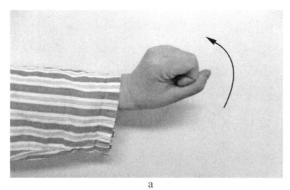
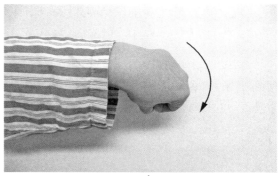

a　　　　　　　　　　　　　　　b

图 4 - 0 - 30　腕关节环绕练习

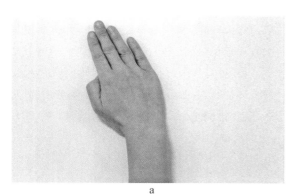
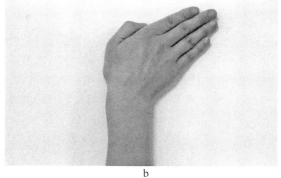

a　　　　　　　　　　　　　　　b

图 4 - 0 - 31　腕关节尺/桡偏练习

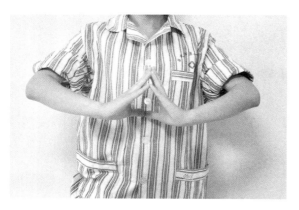
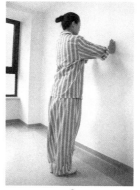
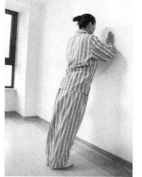

a　　　　　　b

图 4 - 0 - 32　腕关节对掌练习　　　　图 4 - 0 - 33　推墙练习

3. 肘关节练习　① 肘关节屈伸练习,患肢前臂保持中立位,用健侧手托患肢前臂,用力伸肘 3 下,然后屈肘 3 下,每天 4～5 次,每次 3～ 5 min,以后逐渐增加次数和延长时间。② 前臂旋前、旋后练习。③ 前臂旋转练习(图 4-0-34 至图 4-0-36)。

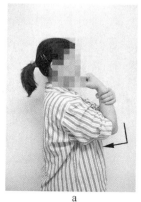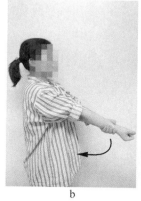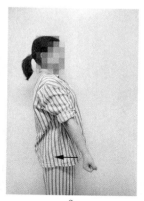

图 4-0-34　肘关节屈伸练习

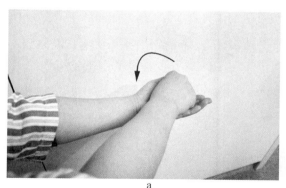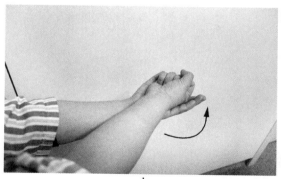

图 4-0-35　前臂旋前、旋后练习

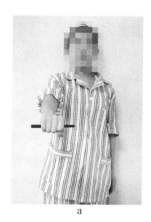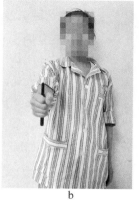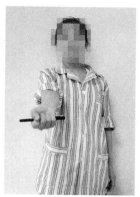

图 4-0-36　前臂旋转练习

4. 肩关节练习 包括肩关节环转练习,肩关节前屈、后伸练习,肩关节外展、旋转练习,抗阻力肩外展、爬墙练习(图 4 - 0 - 37 至图 4 - 0 - 40)。

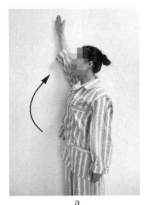
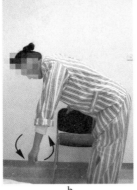

图 4 - 0 - 37 肩关节环转练习

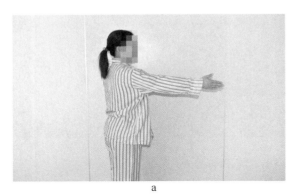

图 4 - 0 - 38 肩关节前屈、后伸练习

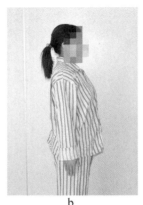
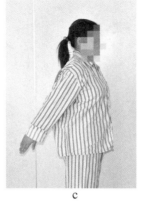

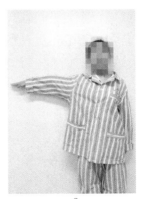
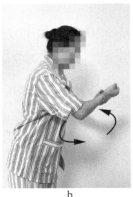

图 4 - 0 - 39 肩关节外展、旋转练习

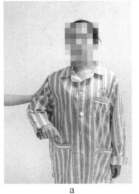
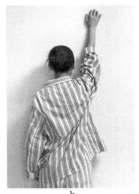

图 4 - 0 - 40 抗阻力肩外展、爬墙练习

(二) 下肢

下肢常用的练习方法有踝泵运动、髌骨推移训练、股四头肌的等长收缩练习、直抬腿高练习、侧腿抬高练习、膝/髋关节的训练以及从坐位到站位的转换等。

1. 踝泵运动

(1) 屈伸运动:患者躺或坐在床上,下肢伸展,大腿放松,缓缓勾起脚尖,尽力使脚尖朝向自己,至最大幅度时保持 10 s。让后脚尖缓缓下压,最大幅度时保持 10 s,然后放松,这样一组动作完成,稍休息后可再次进行下一组动作(图 4 - 0 - 41a、b)。

(2) 绕环动作:患者躺或坐在床上,下肢伸展,大腿放松,两脚围绕脚踝做 360°平面旋转维持

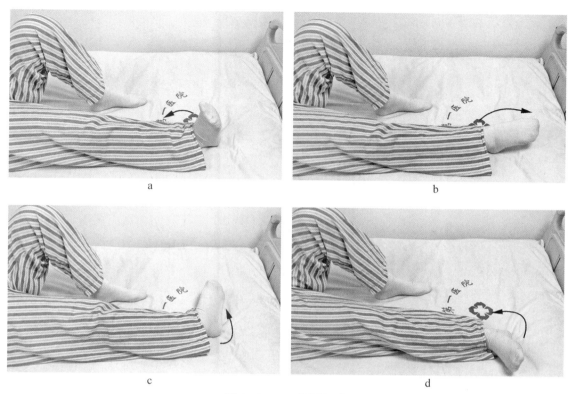

图 4 - 0 - 41　踝泵运动

10 s,然后放松,尽量保持动作幅度最大。绕环可以使更多的肌肉得到运动(图 4 - 0 - 41c、d)。

(3) 上述运动重复 20 次/组,3~4 组/天。

2. 髌骨推移训练　　上下、左右推动髌骨,防止髌骨与关节面粘连,每天 3~5 组,每组 20

次以上,逐渐增加次数(图 4 - 0 - 42)。

3. 股四头肌的等长收缩练习　　从手术后第 1 天就要开始进行股四头肌的等长收缩运动,此锻炼方式最好在手术前就指导患者掌握。

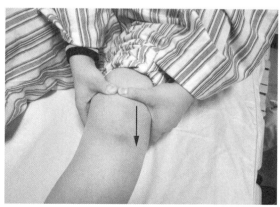

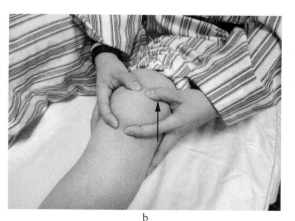

a　　　　　　　　　　　　　b

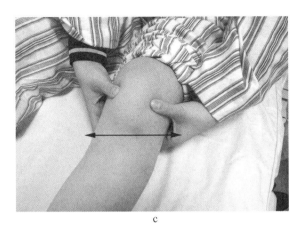

c

图 4 - 0 - 42　髌骨推移训练

方法：患者仰卧，患肢外展 30°保持中立位，膝下可垫软枕，主动下压膝关节，足跟尽量向前，保持大腿肌肉收缩状态 5～10 s，然后放松（图 4 - 0 - 43）。

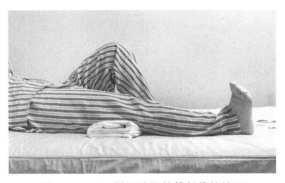

图 4 - 0 - 43　股回头肌的等长收缩练习

4. 直腿抬高练习　患者仰卧，患侧膝关节伸直，踝关节功能位，抬高患肢，抬离床面 10～20 cm，保持 5～10 s。每组 10～20 min，每天 2～3 组（图 4 - 0 - 44）。

5. 侧腿抬高练习　患者侧卧，直腿抬高肢体，保持 5 s。每天 2～3 组，每组 10～20 min（图 4 - 0 - 45）。

6. 主动/被动屈髋屈膝练习　被动练习时患者平卧，移去膝下软枕，医护人员或家属一手托在患者膝下，一手托住足跟，在不引起疼痛的情况下行屈髋、屈膝运动。也可借助大毛巾辅

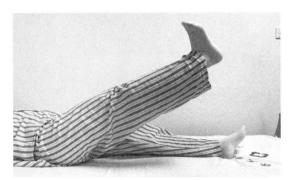

图 4 - 0 - 44　直腿抬高练习

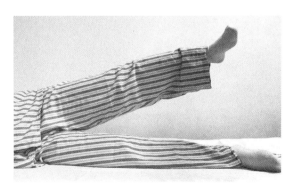

图 4 - 0 - 45　侧腿抬高练习

助练习。幅度由小到大，活动量由少到多（图 4 - 0 - 46）。

（三）腰背肌

腰背肌常用的锻炼方法有五点支撑法、三点支撑法、四点支撑法以及一点支撑法等。

1. 五点支撑法　患者平卧，用头、双肘及

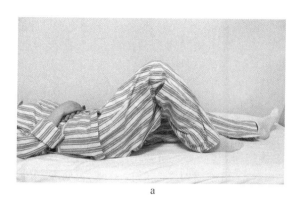

a

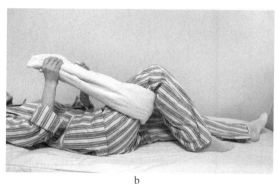

b

图 4-0-46　屈髋屈膝练习

双脚五点支撑，使背部、腰臀部向上抬起，臀部尽量抬高，保持 5～10 s，每组 20 次，每天 2～3 组（图 4-0-47）。

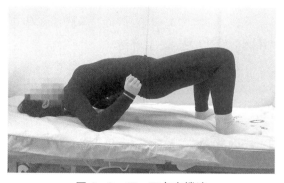

图 4-0-47　五点支撑法

2. 三点支撑法　患者平卧，用头、双脚三点支撑，将臀部慢慢抬起，臀部尽量抬高，保持 5～10 s，每组 20 次，每天 2～3 组（图 4-0-48）。

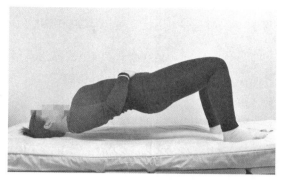

图 4-0-48　三点支撑法

3. 四点支撑法　患者平卧，用双手、双脚将身体撑起，呈拱桥状，保持 5～10 s，每组 20 次，每天 2～3 组（图 4-0-49）。

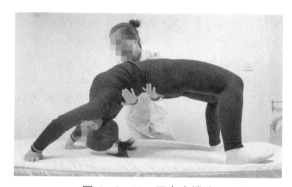

图 4-0-49　四点支撑法

4. 一点支撑法（小燕式）　患者俯卧，头颈胸、双上肢、双下肢同时抬起后伸，使腹部接触床的面积尽量小，呈飞燕状，保持 5～10 s，每组 20 次，每天 2～3 组（图 4-0-50）。

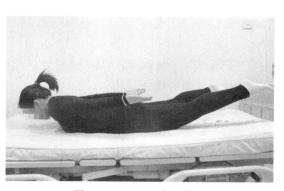

图 4-0-50　一点支撑法

四十一、锁骨骨折术后功能锻炼有哪些?

1. 术后当天,在麻醉消失后,指导患者进行握拳、捏小球、伸指、分指运动,每组 30 次,每天 3 组。

2. 术后第 1 天,指导患者下地进行轻微的活动,进行手腕以及前臂训练,如腕关节的屈伸,桡侧及尺侧偏、旋转活动,及肘关节的屈伸运动,每组 30 次,每天 3 组。

3. 术后第 2 天,指导患者继续进行患肢握拳活动及肘关节屈伸运动,进行肩关节外展、外旋和后伸运动,每组 30 次,每天 3 组。

4. 术后 1 周,如患者伤口愈合良好,则可指导患者进行肩关节活动,每组 30 次,每天 3 组。

5. 术后 2 周,进行主动肘关节及肩关节运动,每组 30 次,每天 3 组。

四十二、肱骨外科颈骨折患者功能锻炼有哪些?

一般术后第 2 天起,用三角巾悬吊术肢于胸前,肘关节屈曲 90°,可指导患者进行功能锻炼,但功能锻炼不可操之过急,尤其是对年老的患者,活动量应逐渐加大,且应由医护人员帮助或指导患者做被动/主动练习,一般每天 2～3 次。

1. 内收型

(1) 复位后早期第 1 周做握拳伸指运动、肘关节屈伸练习、提肩活动等舒缩上肢肌肉活动。

(2) 第 2 周可做患肢的前屈、外展活动,但不能做后伸及内收活动。

(3) 第 3 周后练习肩关节各方向活动,如外展、前屈、后伸活动,活动范围应循序渐进。

(4) 第 4 周即可酌情解除外固定,此时可加做内收活动,并重复前屈、后伸、外展等活动,逐步加强肩关节运动。

2. 外展型

(1) 第 1 周同内收型,进行上肢肌肉舒缩活动。

(2) 第 2 周可做患肢的前屈、内收活动,但不能做后伸及外展活动。

(3) 第 3 周后在做内收、前屈活动的基础上加做后伸活动,活动范围应逐渐加大。

(4) 第 4 周时酌情解除外固定,加做外展活动,并重复前屈、后伸、内收等活动,逐步加强肩关节运动。

(5) 5 周后患者可行双臂外展后伸、内旋摸背、举臂环转、弯腰划圈、手指爬墙、摸健侧肩胛骨、日常梳头等动作,女性患者可进行系文胸等练习。

四十三、肱骨干骨折功能锻炼有哪些?

1. 指、掌、腕关节活动　患肢固定后即可做屈伸指、掌、腕关节动作;患肢做主动肌肉收缩活动,如握拳、腕关节的屈伸及桡尺偏等活动。练习强度和频率以不感到疼痛和疲劳为宜。

2. 肩、肘关节的活动　患肢固定后第 1 天即可做肩、肘关节活动。

(1) 肩、肘关节前屈、后伸:用健手托住患肢腕部,做肩肘前屈、后伸活动。

(2) 肩关节旋转:身体向患侧倾斜,肘关节屈曲 90°以上,用健手握住患侧手腕部,做肩关节旋转动作。

四十四、肱骨髁上骨折术后功能锻炼有哪些?

1. 术后早期可开始锻炼,促进血液循环,减轻肿胀,同时预防关节僵硬。

(1) 握拳伸指运动:用力握拳,然后用力伸指。初始每天 3 组,每组 5～10 min,以后逐渐增加次数和延长时间。

（2）将示指、中指、环名指、小指分别屈曲至 90°或屈曲成虎爪位持续 10 s 然后放松。重复做 3～5 min,每天做 3～4 次(图 4-0-51 和图 4-0-52)。

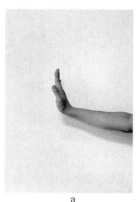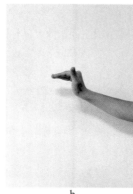

图 4-0-51　屈指 90°练习

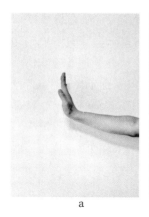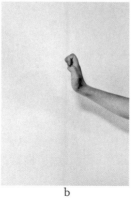

图 4-0-52　虎爪练习

2. 在医护人员的指导下,及早练习肘关节屈伸和前臂旋转活动。

肘关节屈伸练习:患肢前臂保持中立位,用健侧手托患肢前臂,用力伸肘 3 下,然后屈肘 3 下,每天 4～5 次,每次 3～5 min,以后逐渐增加次数和延长时间。

四十五、尺骨鹰嘴骨折术后功能锻炼有哪些?

术后早期可开始锻炼,促进血液循环,减轻肿胀,同时预防关节僵硬。

1. 握拳伸指运动　同肱骨髁上骨折术后功能锻炼相应内容。

2. 屈指 90°及虎爪练习　将示指、中指、环指、小指分别屈曲至 90°或屈曲成虎爪位,持续 10 s 然后放松。重复做 3～5 min,每天做 3～4 次。

3. 腕关节练习　双手对掌,腕关节屈伸练习,腕关节尺/桡偏练习,前臂旋前、旋后练习以及用手掌推墙练习等。以上动作各持续 5 下,每天 4 次,每次 3～5 min。

4. 肘关节屈伸练习　同肱骨髁上骨折后功能锻炼相应内容。

四十六、尺桡骨骨折患者的功能锻炼有哪些?

从复位固定后开始 2 周内,可进行前臂和上臂肌肉收缩活动;4 周后进行腕关节、前臂旋转等活动。

1. 肌力训练　术后进行患肢充分收缩和舒张等肌力训练。

（1）握拳伸指运动　同尺骨鹰嘴骨折术后功能锻炼相应内容。

（2）屈指 90°及虎爪练习　同尺骨鹰嘴骨折术后功能锻炼相应内容。

2. 肩关节活动　术后 2 周后应行主动肩关节功能锻炼。

（1）肩关节前屈、后伸练习:上臂与地面垂直,做钟摆样前后运动,范围由小逐渐增大。每天 3 次,每次 20～30 下。

（2）肩内旋练习:患者用手摸腰背部,使肩关节内旋。每天 3 次,每次 20～30 下。

（3）肩外展练习:患者双手抱头,使双肩外展、外旋。每天 3 次,每次各 20～30 下。

3. 肘关节屈伸练习　局部肿胀消退,进行肘关节屈伸练习(同尺骨鹰嘴骨折术后功能锻炼相应内容)。

4. 腕关节活动　3～4 周后摄 X 线片骨折已临床愈合、可拆除外固定,即可做腕关节的康复锻炼。

5. 腕关节屈伸练习、腕关节尺/桡偏练习以及推墙练习等　以上动作各持续 5 下,每天 4 次,每次 3～5 min。

6. 前臂旋转活动　术后 4 周内禁止做旋前、旋后动作,生活上也避免做拧毛巾、拧螺丝钉等动作。4 周后开始做前臂旋转活动,初始范围 0°～20°,每天 3～5 次,每次 5 min,每天增加 10°。

四十七、桡骨远端骨折术后功能锻炼有哪些?

1. 术后第 1 天,嘱患者在可耐受的前提下做患肢掌指、指间关节的主动运动,如握拳、松拳,每天 3～4 次,每次 10～20 min。

2. 术后第 2 天,嘱患者主动活动患肢肩、肘、手指关节,逐步增加动作的幅度、力度,如肩外展、肩旋转和肘关节的屈伸动作,但要避免腕关节被动锻炼,以防引起骨折移位。

3. 术后 2 周,如有石膏托应先去除,指导患者做患肢腕关节的屈伸、尺/桡偏及旋转活动,并逐渐增加幅度和力度。

4. 术后 4 周,根据 X 线复查情况,可逐渐加大锻炼的幅度,做屈指、对掌的抗阻练习。

四十八、骨盆骨折后患者的功能锻炼有哪些?

1. 麻醉清醒后,即可指导患者行远端肢体活动,如足趾活动、踝泵运动、按摩患肢小腿肌肉等,以促进血液循环。

2. 术后第 2～3 天,进行股四头肌、小腿三头肌静态收缩及踝泵运动。

3. 术后第 5 天,可练习抬臀。

4. 术后 1～2 周,进行直腿抬高及屈髋屈膝练习,注意各关节的活动范围不宜过大。

5. 术后 6～8 周,开始扶拐,患肢不负重行走。

6. 术后 10～11 周,患肢可部分负重。

7. 术后 12～14 周,患肢完全负重。

四十九、股骨头坏死术后的功能锻炼有哪些?

1. 肌力锻炼

(1) 术后 1～3 天即可进行上肢肌力训练、踝泵运动、股四头肌等长收缩练习及屈髋屈膝练习,屈髋＜90°。

(2) 术后 4～7 天,一般情况下可被动活动髋关节。选择长度约为腿长 2 倍的绷带,对折绷带,使中间部分套住足底,两端握于手中,利用双手的力量将下肢抬离床面,注意抬离床面的距离不应过大,为 10～20 cm。每次 30～50 下,每天 3～4 次。

2. 离床坐　按医护人员指示离床坐起,保持躯干与患肢的角度＞90°,膝关节低于髋部水平。

3. 早期离床活动　手术如无禁忌证,一般拔除引流管后可借助助行器下地行走。

五十、股骨颈骨折(髋关节置换)术后功能锻炼有哪些?

术后早期功能锻炼可防止软组织粘连、肌肉萎缩及关节僵硬,增强肌力,促进患肢血液循环,利于水肿和积液消退,防止深静脉血栓。

1. 术后第 1～3 天进行上肢肌力训练、踝泵运动、股四头肌等长收缩练习及屈髋屈膝练习(屈髋＜90°)。

2. 术后 4～7 天进行被动活动髋关节、下肢内收外展训练。

3. 术后 1～2 周进行站立锻炼。

五十一、股骨粗隆间骨折术后功能锻炼有哪些？

术后早期功能锻炼可舒筋活络，加速骨连接，防止软组织粘连、肌肉萎缩及关节僵硬，增强肌力，促进患肢血液循环，利于水肿和积液消退，防止深静脉血栓。

1. 术后第 1～2 天，开始进行患肢踝泵运动、股四头肌等长收缩练习及屈髋屈膝练习。

2. 术后第 3～5 天，可进行全身的功能锻炼，患肢平卧或半卧，患肢外展中立，健侧下肢屈膝支撑床面，双手拉住吊环，做上肢肌力训练。

3. 病情允许的条件下，可同时逐渐被动活动髋关节。

方法一：选择长度约为腿长 2 倍的绷带，对折绷带，使中间部分套住足底，两端握于手中，利用双手的力量，将下肢抬离床面，注意抬离床面的距离不应过大，为 10～20 cm。每次 30～50 下，每天 3～4 次。

方法二：将健侧踝关节托住患侧踝关节，然后用力抬高 10～20 cm，抬高到最高处保持 5～10 s。每次 30～50 下，每天 3～4 次。

4. 在早期运动的基础上增加运动量和强度，可做主动直腿抬高练习，足跟距床 20 cm，在空中停留 5～10 s 后放下。每次 30～50 下，每天 3～4 次。

5. 除早期的康复训练外，在不负重的情况下进行各关节的功能锻炼，可逐渐进行膝关节的伸屈运动，动作轻柔，被动活动逐渐转为主动活动，但 6 周内避免髋关节主动内收。

被动屈髋屈膝练习：患者平卧，移去膝下软枕，医护人员或家属手托在患者膝下，一手托住足跟，在不引起疼痛的情况下行屈髋、屈膝运动。患者也可借助大毛巾辅助练习。幅度由小到大，活动量由少到多，并且逐步过渡到主动屈髋屈膝练习。

6. 8 周后根据 X 线骨折愈合情况，有骨痂形成及内侧骨折线模糊开始部分负重，行负重屈髋练习，视骨折恢复情况进行床边活动及扶双拐或步行架不负重练习。骨折愈合后（约 12 周）可自由负重。严禁骨质疏松者过早负重，术后功能锻炼应延续至出院骨折完全愈合时。

五十二、股骨干骨折术后功能锻炼有哪些？

1. 术后早期功能锻炼　麻醉清醒后即可指导进行双下肢踝泵运动及股四头肌的等长收缩练习。

2. 术后中期功能锻炼　术后 2～3 周，骨折局部肿胀、疼痛已基本消失，此时进行膝关节活动训练和患肢直腿抬高运动、足部蹬床训练；术后 4～7 周，可扶拐下床活动，患肢不负重；术后 8～11 周，可部分负重行走；术后 12 周，可自行行走。

3. 术后晚期功能锻炼　术后 6 个月，骨折已至临床愈合期，此时可进行负重训练。训练早期，若足踝部位有青紫肿胀情况，可暂停训练，卧床休息并抬高患肢，按摩肿胀部位；待足踝部恢复正常后，可继续进行负重训练，至关节活动恢复至正常。

五十三、胫腓骨骨折术后功能锻炼有哪些？

1. 术后早期功能锻炼　在患者术后麻醉清醒后，即开始指导其做患肢踝泵运动及股四头肌等长收缩练习。术后 2 周内，主要锻炼股四头肌等长收缩、髌骨的被动运动、踝泵运动。

2. 术后中期功能锻炼　术后 2 周后，除进行患肢肌肉锻炼外，可逐渐进行骨折下关节活动，但动作要轻。主要做直腿抬高运动和膝关节屈伸活动。

3. 术后晚期功能锻炼　术后 6～8 周，进行全面的肌肉及关节活动，加大活动量及范围，逐步练习行走,必要时进行理疗按摩。

五十四、髌骨骨折术后功能锻炼有哪些?

1. 麻醉清醒后,可指导患者做踝泵运动。

2. 手术后第 1 天,患肢在支具固定下开始做直腿抬高锻炼。

3. 术后第 2～3 天,患者可开始床上坐起,两手撑床面,使臀部离床,每次 5～10 s,每组 15 次(即臀部起落),每天 2 组。指导患者做股四头肌等长收缩练习。

4. 手术后第 4～7 天,继续进行床上活动练习,指导患者进行直腿抬高练习、坐位膝关节屈曲锻炼。

5. 手术后第 8 天至拆线,在骨折内固定恢复稳定的前提下,可以在医师指导下进行膝关节被动或主动屈伸功能锻炼。功能锻炼要因人而异,循序渐进,避免求成心切。

五十五、踝关节骨折术后功能锻炼有哪些?

1. 术后早期功能锻炼 术后 1～2 周,患肢经常会有疼痛、肿胀,骨折端不稳定,运动以踝泵运动及股四头肌的等长收缩锻炼为主。

2. 术后中期功能锻炼 术后 2 周后,疼痛减轻,肿胀消退,骨折部也逐渐稳定。应加强肌肉的收缩运动,在医护人员的指导下进行患肢膝髋关节的主动活动、股四头肌等长收缩练习、直腿抬高练习等,逐渐从被动活动转为主动活动。

3. 术后晚期功能锻炼 愈合期,应重视负重锻炼及患肢关节的相关活动(背屈、跖屈、外翻、内翻),确保各关节能够尽早地恢复正常的功能与运动范围。

五十六、跟骨骨折术后功能锻炼有哪些?

1. 术后当天,进行被动膝关节及足趾屈伸活动。

2. 术后 1 天至 1 周,进行膝关节主动运动及足趾屈曲活动。

3. 术后 2 周,开始扶双拐,患肢避免负重。进行行走练习。

4. 术后 3～5 周,根据骨折愈合情况决定是否负重,患肢从部分负重行走慢慢过渡到完全负重行走。

5. 术后 6 周,开始进行踝关节屈伸练习。

6. 术后 7～8 周,尝试弃拐行走。

五十七、颈椎骨折患者的功能锻炼有哪些?

1. 适应性训练

(1)气管和食管推移训练:训练时要修剪指甲,用拇指或示指、中指和环指指端顺气管侧旁,将气管、食管持续向非手术侧推移。开始时用力缓和,推移 5～8 次后用力稍加强,尽量把气管和食管推移超过中线,第 1 天一般为 3 组,每组 15～20 min,每次推移间隔 2～3 min。开始时幅度不能过大过急,由轻到重,以后逐渐加大,但不引起呛咳。逐渐增加至每天 4 次,每次 60 min 左右。

(2)呼吸功能锻炼。

(3)体位训练:后路手术者进行俯卧位训练。

(4)卧床大小便练习。

(5)床上进食训练:在进行训练时,嘱患者取平卧位,细嚼慢咽,同时指导患者家属掌握正确的喂食方法。

2. 功能锻炼

(1)功能锻炼原则为尽早开始、主被动结合、循序渐进、长期坚持。

(2)患者麻醉复苏后,鼓励患者做指端小关节小范围的活动,包括手指伸屈练习和双手握力练习。

(3)术后 1～2 天,增加全身各大关节的训练。上肢活动包括屈伸肩关节、肘关节、腕关节。下肢功能锻炼根据神经功能恢复情况进行,患者自己由简到繁地进行主动锻炼。若未恢复运动功能,则由护士或家属进行瘫痪平面以下肢体的向心性按摩及双下肢被动活动。

（4）术后 3～7 天,戴颈托,取半坐卧位,做深呼吸运动,防止肺部感染,同时加大四肢大小关节的活动强度,平卧位时做直腿抬高运动。

（5）术后 1 周,适当增强上肢肌力训练,如使用握力器;增加手指灵活性训练,如使用筷子、拣豆粒等细微动作。

五十八、胸腰椎骨折患者的功能锻炼有哪些?

1. 呼吸功能训练包括缩唇呼吸、腹式呼吸训练、有效咳嗽、吹气球训练。

2. 根据患者的具体情况进行四肢功能锻炼。瘫痪的肌肉和关节进行被动运动,未瘫痪的肌肉和关节做主动运动。如踝泵运动、股四头肌等长收缩练习、直腿抬高练习。

3. 腰背肌锻炼于术后 1 周循序渐进,在医护人员指导下,由腰背半弓直至全弓,由五点支撑到三点、四点支撑,再到飞燕点水,进行腰背肌锻炼,提高腰背肌肌力。如术中有内固定者,一般术后 3 个月再开始做腰背肌锻炼。

4. 一般术后患者卧床 4 周,可佩戴腰部支具下地活动,练习站立和行走,行走时挺胸,时间不宜过长,忌做大幅度、高强度活动,防止内固定松动或折断。骨质疏松者应适当延缓下床活动时间。3 个月后,在医护人员指导下可练习弯腰前屈。

五十九、经皮椎体成形术后功能锻炼有哪些?

1. 术后患者疼痛消失或者明显缓解后,床上进行深呼吸、自主翻身、直腿抬高等运动,从而增强脊柱活动适应能力。

2. 若患者无头晕、恶心等症状,则可给患者佩戴腰围护具,并协助其侧身下床活动。

3. 术后卧床期间,鼓励患者双下肢主动做踝泵运动、股四头肌等长收缩练习等。

4. 术后第 1 周内,指导患者进行床旁抬腿、半蹲等肌肉锻炼。

5. 术后 1～3 周,在之前训练的基础上,进行下肢肌肉的综合训练。具体方法为:取仰卧位,进行屈伸髋关节、膝关节活动,两侧交替进行。锻炼时,注意足跟不能离开床面,每天 3 次,每次 15～30 min,以后逐渐递增。

六十、高位截瘫患者的功能锻炼有哪些?

1. 初期锻炼 患者长期卧床,应使瘫痪肢体保持良好的功能位。为避免足下垂,嘱患者穿丁字鞋或在足底垫硬物支撑。

（1）翻身训练。

（2）上肢主动训练:可用握力器、拉力器等辅助训练。

（3）床上体操:早期以健侧主动活动、患侧被动活动为主,如健手捋发、健手拿捏患手、健手拍击等。

（4）下肢锻炼:以被动活动为主,对踝关节、膝关节等进行向心按摩。

（5）腹部肌肉锻炼:卧位→抬头→起坐;或在腹部平放沙袋,反复收缩腹肌。

（6）起坐训练:靠坐→扶坐→自坐→床边垂足坐。

2. 恢复期锻炼 截瘫后 3 个月,患者经过前期训练后,上肢肌力和平衡力大大增强,此时应加强四肢、腰、背肌的训练,逐渐从床上运动过渡到离床活动。

（1）轮椅训练:起坐自由后,练习上下轮椅,开始时由他人协助,慢慢靠自身上肢支撑力完成转移。

（2）站立训练:在下肢随意运动未恢复以

前,主要靠自身上肢的支撑力及腰背肌、辅助器具进行,顺序是扶床站立→依扶站立→自己站立,练习站立的同时依靠上肢支撑力进行下肢活动,如膝关节屈伸、髋关节屈伸、踢腿、摆腿等。

(3)行走锻炼:可用助行器站立,待平衡和耐力较强后,可逐渐扶平衡杠和扶拐站立。随后先进行左右脚移动、转移重心、维持平衡等训练,然后利用腋拐行走,直至患者能单独行走。

3. 日常生活能力训练　为改善并提高患者的生活质量,在上下肢运动的基础上要尽早进行生活自理能力锻炼,如刷牙、排便等,鼓励患者做力所能及的事情,增加生活乐趣。

六十一、颈椎病患者术前、术后功能锻炼有哪些?

1. 术前功能锻炼

(1)呼吸功能锻炼:术前3天开始进行深呼吸、咳嗽训练。

(2)气管食管推移训练:同颈椎骨折患者的功能锻炼相应内容。

(3)体位训练　①仰卧位训练:颈前路手术者应于术前训练仰卧位。患者取平卧位,肩后垫一薄枕,使颈部后伸,充分暴露颈部,每天锻炼2次,从30 min开始直至2 h。②俯卧位训练:适用于颈后路手术者。患者在病床上取俯卧位,两手平放于身体两侧,胸部用被子或枕头垫起,额部垫一薄枕,注意不要将口鼻捂在枕头上,以免影响呼吸。最初为每次20~30 min,以后逐渐增加至每次2~3 h。

(4)唤醒试验练习:术前训练患者听命令动脚趾,以便术中及术后能正确理解医务人员的指令来活动脚趾,以及时发现脊髓有无损伤,从而减少神经系统的并发症。

(5)颈托佩戴方法:详见颈托使用。

2. 术后功能锻炼

(1)缩唇呼吸、深呼吸练习,防止肺部感染。

(2)远端小范围的关节运动。手部的活动如握拳、对指、分指、夹纸练习、拧毛巾、抓拿等动作;足部的活动如活动足趾、踝泵运动等。

(3)下肢训练通过股四头肌等长收缩练习、直腿抬高、下肢负重抬举、伸屈活动,以加强肌力和关节活动范围。在恢复期,康复运动要从卧位锻炼逐渐过渡到半卧位、坐位的锻炼,并逐渐借助双拐、手杖、下肢功能支架等简单支架装置,训练站立、迈步,然后过渡到行走。

(4)日常生活活动能力(ADL)训练:在上肢运动基础上锻炼日常生活能力,如进食、洗漱、排泄等。在医护人员指导下,可佩戴颈托。

(5)下床时间:视病情选择下床时间。在医护人员指导下,可佩戴颈托下床活动。

六十二、腰椎间盘突出症患者的功能锻炼有哪些?

1. 呼吸功能训练包括缩唇呼吸、腹式呼吸训练、有效咳嗽、吹气球训练。

2. 根据患者的具体情况进行四肢功能锻炼。瘫痪的肌肉和关节进行被动运动,未瘫痪的肌肉和关节做主动运动。术后患者充分休息后,可行踝泵运动、股四头肌等长收缩练习、直腿抬高练习。

3. 腰背肌锻炼于术后1周循序渐进,在医护人员指导下,由腰背半弓直至全弓,由五点支撑到三点、四点支撑,再到飞燕点水,进行腰背肌锻炼,提高腰背肌肌力。如术中有内固定者,一般术后3个月再开始做腰背肌锻炼。

4. 在医护人员指导下,可佩戴腰围下地行走,距离应由近到远,循序渐进。下床时健侧先靠近床边,屈髋屈膝、用手将上身撑起,双腿同时从床边滑下,再坐起。切不可突然坐起,以免发生意外和避免损伤。

六十三、椎管内肿瘤患者术前、术后功能锻炼有哪些?

1. 术前训练

(1) 排泄训练:于术前 2~3 天,训练患者在床上排大小便。

(2) 呼吸肌训练:为减少术后坠积性肺炎的发生,术前在床上进行咳嗽训练,有吸烟史的患者应于术前 2 周开始戒烟。

(3) 体位训练:① 俯卧位训练:在行腰椎手术前,患者做俯卧位训练,每天 2 次,俯卧时间坚持 30 min 以上。② 气管食管推移训练:在行颈前入路手术前,患者须进行气管、食管推移训练。

2. 术后功能锻炼

(1) 术后早期,指导并协助患者做双下肢踝泵运动、股四头肌等长收缩练习、直腿抬高练习等下肢功能锻炼,以防神经根粘连、肌肉萎缩等。

(2) 术后 2 周后,指导患者做腰背肌功能锻炼,按挺胸五点、三点、四点法渐进。对于瘫痪患者,每天做瘫痪肢体的被动活动及肌肉按摩。

六十四、脊柱结核术后患者的功能锻炼有哪些?

1. 术后早期功能锻炼　麻醉清醒后即可指导进行双下肢踝泵运动及股四头肌的等长收缩练习。

2. 直腿抬高训练

(1) 被动直腿抬高练习:术后第 1 天,帮助患者做被动的直腿抬高运动,两腿交替练习,直腿抬高,脚跟离床 30~40 cm,维持 10~15 s,每次练习 10~15 下,每天 3~4 次,促进神经根活动,防止神经根粘连受压。

(2) 主动直腿抬高练习:术后第 2 天,做主动的直腿抬高和膝髋关节的屈伸运动,同时指导患者进行双下肢足趾及踝关节运动,防止肌肉萎缩和关节强直。

3. 腰背肌锻炼　术后第 2 周,在医师的指导下进行腰背肌锻炼,取仰卧位、双膝屈曲、双脚踏于床上进行五点式和三点式锻炼。要求:抬高背部和臀部,离床 5~10 cm,维持 10~15 s,每次 10~15 下,每天 3~4 次。根据患者自己的感受,以次日肌肉不疼痛为标准,逐渐加大运动量。

4. 行走锻炼

(1) 无负重行走:术后第 3 周,患者可以佩戴支具无负重行走,但是要量力而行,循序渐进。

(2) 负重行走:术后第 4 周,患者可以在床旁进行负重的抬腿运动,屈膝、屈髋运动,下蹲运动和缓步行走,但要保持脊柱直立。

5. 上肢功能锻炼　上肢的功能锻炼贯穿始终,即有节律地运动上肢,按肩、肘及腕关节的顺序进行,包括肩关节外展、上举摸头、做肘关节及腕关节屈伸、运动手指、握力训练,每次 10~15 下,每天 3~4 次。

6. 锻炼原则　运动量应由小到大、由少到多,循序渐进,以不感到疲惫为宜。

六十五、膝关节骨性关节炎(膝关节置换)术后患者的功能锻炼有哪些?

1. 术后早期功能锻炼:麻醉消退后即可指导进行双下肢踝泵运动及股四头肌的等长收缩练习。

2. 术后第 1 天,拔除引流管后,可进行直腿抬高锻炼。

3. 术后第 2 天,进行腘绳肌等长收缩练习,患者可开始在床上坐起,两手撑床面使臀部于床面起落,每天 2 组,每组 15 次,每次 5~10 s。患膝微曲,通过足跟紧压床面的方式使大腿后群肌肉紧张,即腘绳肌收缩。

4. 术后第3~7天,伤口已无活动性出血,患者可扶双拐或者助行器下地站立,练习屈膝功能(详见助行器的使用)。

5. 第一次下床活动时,请在医护人员指导下进行屈膝功能锻炼。

(1)立位屈膝:髋自然伸直,向后屈小腿;手握包住足位的毛巾,向上提拉,保持膝关节并拢。

(2)坐位屈膝:将足跟滑移至坐位下,增加患膝屈曲;交叉健侧于患肢踝上,屈健侧帮助患肢屈曲。

六十六、关节脱位患者的功能锻炼有哪些?

应尽早开始功能锻炼,解除固定后,逐渐开始活动曾固定的关节,以主动锻炼为主配合被动活动,以不出现或不加重疼痛为度,同时可配合热敷、理疗、中药熏洗等,以促进关节功能的恢复。

(1)肩关节脱位的功能锻炼:患者应多做握拳练习,活动腕、手指关节,伸屈肘关节,进行肱二头肌、肱三头肌舒缩练习;固定解除后,开始肩关节屈伸活动,禁止肩部的外展外旋活动。活动时,应以主动活动为主,可采用手指爬墙、手拉滑车、弯腰划圈、前后摆动等方式锻炼,配合推拿、按摩及药油。

(2)肘关节脱位的功能锻炼:固定期间,可做手指屈伸以及腕和肩关节的活动;固定解除后,练习肘关节的屈伸及前臂旋转功能。活动范围及力度循序渐进,逐渐加大。

(3)髋关节脱位的功能锻炼:复位2~3周后,将患肢在伸直、外展至约30°位置持续皮牵引固定,或穿丁字鞋,不必石膏固定。麻醉消失后即开始踝关节主动屈伸运动。4周后去除固定,可以扶双拐下地活动。3个月内患肢不要负重,减少股骨头缺血坏死发生的机会。

六十七、肩袖损伤(肩关节镜)术后功能锻炼有哪些?

1. 第一阶段(手术后1~6周)为保护期。手术当天麻醉清醒后,开始活动手指腕关节、肘关节,活动肘关节时,用健手扶持患肢上臂以制动患肩,行肘部屈伸。患肩需严格使用肩关节外固定支具制动禁止行肩关节主动外展活动。在康复师指导下做被动活动,可活动至前屈120°~150°,手臂在体侧时做外旋40°、外展60°锻炼。每次20~30下,每天2~3次,直至术后6周。

2. 第二阶段(术后7~12周)为早期功能锻炼和肌力增强期。在康复师指导下,进行被动运动和非抗阻力下的主动助力活动训练,同时进行姿势训练。训练过程要循序渐进,以患者的主观感受为依据,完成肩关节活动前屈140°~160°、外旋40°~60°及外展60°~90°锻炼。

(1)屈肘展肩训练:以上臂为转动轴,前臂沿水平位尽量内收和外展。一收一展为1下,每次12~30下,每天3次。

(2)内收探肩:患肢屈肘,用健肢托患肢,使患侧肢体内收,患侧手尽量探摸健侧肩膀,并逐渐向后擦拭健侧肩膀胛部,还原复位,重复上述动作,每次12~30下,每天3次。

(3)外展指路:患肢抬起向前伸直呈水平位,然后外展90°后复原,每次12~30下,每天3次。

(4)爬墙练习:面向墙壁站立,患侧手扶墙面,手指向上攀爬,循序渐进。每次10~20下,上下往返攀爬,每天3次。

3. 第三阶段(术后13周及以后)为后期肌力强化期。在前面训练的基础上,增加肩关节主动活动范围、肌力训练,强化康复和技巧训练,并注重肩关节的灵活性和协调性训练。

（1）弹力带锻炼：在手上系一根松紧弹力带，利用其松紧弹力作用进行内外旋锻炼，以增加肩关节内外旋锻炼范围。

（2）划船动作或游泳动作练习：通过此动作可以把内收外展内旋、外旋、前屈后伸及上举等多方向动作联合起来锻炼肩关节。每天 3 次，每次 20 min。

（3）哑铃锻炼：患肢持 2～3 kg 的哑铃进行肩关节外展、上举练习，可以随着音乐的节奏进行锻炼，8 个节拍为一组，每天 1 次或 2 次。

六十八、交叉韧带损伤（关节镜下交叉韧带重建术）术后功能锻炼有哪些？

术后根据耐受情况行各阶段康复训练计划，从部分负重直至完全负重。

1. 肌力训练如股四头肌等长收缩练习、腘绳肌等长收缩练习、髋内收肌等长收缩练习。

2. 活动度：髌骨松动训练。

3. 术后 6 周、3 个月、6 个月、1 年、2 年、5 年进行复查，以利于及时调整康复和治疗方案，保证膝关节功能最大限度的恢复。

六十九、跟腱断裂术后的功能锻炼有哪些？

1. 手术当天，抬高患肢，麻醉清醒后即可开始足趾主动活动。

2. 术后 1 天，进行直腿抬高和侧抬腿练习。

3. 术后 3～4 周，将长腿石膏改为膝下短腿石膏继续固定，开始膝关节屈伸活动练习。

4. 术后 5 周，间断去掉石膏，进行踝泵运动，练习完后继续石膏固定。

5. 术后 6 周，去除石膏，继续以上练习，注意加强踝关节屈伸及其他各方向的活动练习。

6. 术后 7 周，扶双拐垫高后跟行走，逐渐减低后跟的高度。

7. 术后 2 个月，开始穿平跟鞋行走，并逐渐丢掉拐杖行走。

8. 术后 3 个月，逐渐开始正常活动并可开始练习慢跑。

七十、开放性手外伤患者的功能锻炼有哪些？

按手术方式不同选择不同的锻炼方法。

1. 清创缝合术后　术后疼痛、肿胀，练习握拳、屈伸手指、腕部屈伸和旋转活动。伤口拆线后，练习用力握拳和手的屈伸、内收、外展等活动。

2. 石膏固定期　应积极进行未固定部位各关节的功能锻炼，固定部位可做肌肉静力收缩练习，去除固定后应早期进行主动和被动功能锻炼。

3. 皮肤缺损带蒂皮瓣移植术后　患侧肢体需强迫体位（即非功能位）固定 3～4 周，应在不影响皮瓣愈合的情况下，进行患肢的主动和被动功能锻炼。

（1）皮瓣断蒂前，以活动健指为主；术后 2 天用健手帮助患手健指做被动运动，1 周后做健指最大幅度的主动屈伸活动。锻炼时避免皮瓣牵拉。

（2）水肿消退后，进行患指屈伸活动。

（3）皮瓣断蒂后，健指可做最大幅度的屈伸运动，患指做被动和主动屈伸活动。

（4）拆除皮瓣缝线后，可进一步加大活动幅度，如握拳、伸指、用手握橡皮圈等。

（5）进行手指功能与协调动作锻炼，如揉捏石球、核桃。

4. 手部肌腱损伤

（1）肌腱粘连松解术后 24 h，患指进行主动伸指、屈掌指关节活动：3～5 次/d，每次屈伸 25 次，慢慢过渡到抗阻力运动。

（2）肌腱修复术后，在石膏托固定的 3～4 周内，可活动未固定的关节，术后 3 周内不能活动患指,3～4周后拆除外固定,患指进行主动和被动活动,直至患指伸屈活动正常。

4. 手部骨折和关节脱位

(1)用石膏、铝板功能位固定期间,健指积极屈伸活动,患指可在健手的协助下被动屈伸活动,疼痛消失后转为主动活动,同时进行患手腕部的屈曲和背伸练习。

(2)3～4周去除外固定,手部各关节可进行缓慢的主动屈伸活动,特别是掌指关节和近侧指间关节,每次屈伸都要达到最大幅度,但要用力均匀,不能用力过猛,以免产生新的损伤。

七十一、截肢术后的功能锻炼有哪些?

1. 日常功能训练　术后1天抬高患肢,促进静脉回流,防止肿胀。

2. 关节活动训练　指导关节活动的原则是从被动活动到主动辅助活动,再过渡到主动活动。方法:术后第2天起在机体耐受的情况下,进行被动的范围尽量接近正常的最大幅度的髋关节屈、伸、外展、内收等活动,活动时速度要缓慢,动作要轻柔,循序渐进。

3. 增加肌力与耐受训练

(1)屈髋肌训练:仰卧,健肢屈髋屈膝,双手抱住健侧膝盖,将残肢尽量屈曲坚持5～6 s。

(2)伸髋肌训练:仰卧,残肢下垫软枕,嘱患者使残肢向下尽量将软枕压扁并坚持5～6 s。

(3)髋内收肌训练:仰卧或俯卧,双腿间夹软枕,嘱患者使残肢尽量内收将枕头压扁并坚持5～6 s。

(4)髋外展肌训练:仰卧或俯卧,嘱患者将残肢尽量外展并坚持5～6 s。

4. 对残肢进行按摩、拍打,用残肢蹬踩。通常残肢于2～3个月缩至原来的大小,以适合穿戴假肢。

七十二、乳腺癌术后如何指导患者做功能锻炼?

1. 术后第3天,用健侧手帮助患侧上肢做上抱运动,使患侧手上举到与头部相平,每次3遍,每天做3～4次。

2. 术后第4天,用健侧手捏住患肢的大拇指,做到超过头部。每次3遍,每天做3～4次。

3. 术后第5天,用健侧手托起侧肘部慢慢上举,使之超过头顶,并尽可能伸直。每次2遍,每天做3～4次。

4. 术后第6天,用患肢的手指尖顺着墙向上渐渐滑行,逐步提高。每次2遍,每天做3～4次。

5. 术后第7～8天,用患肢手掌超过头顶,尽可能摸到对侧耳朵。每次2遍,每天做3～4次。

6. 术后第9天,以患肢的肩关节为轴心做旋前、旋后圆周活动。每次2遍,每天做3～4次。

7. 术后第10天,试用患肢举物体超过头顶。每次2遍,每天做2次。

8. 术后10天以后,患肢可根据体力、伤口愈合情况经常做上肢抬举、旋前、旋后、外展等各项运动(图4-0-53)。

七十三、什么是有氧运动? 有氧运动包括哪些?

1. 人体在氧气充分供应的情况下进行的体育锻炼即为有氧运动。在运动过程中,人体吸入的氧气与需求相等,达到生理上的平衡状态。

2. 常见的有氧运动项目有步行、快走、慢跑、滑冰、游泳、骑自行车、打太极拳、跳健身舞、跳绳、韵律操等。有氧运动的特点是强度低、有节奏、不中断和持续,时间长。

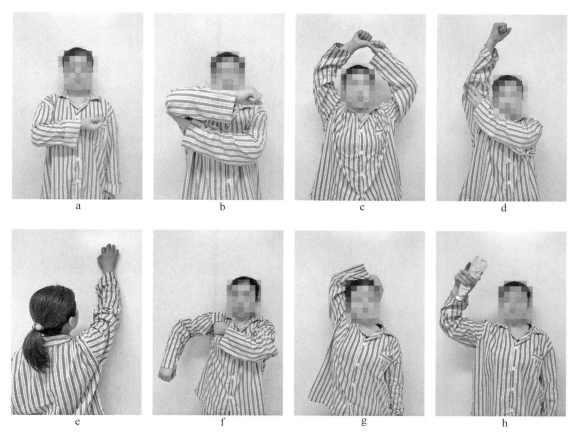

a b c d

e f g h

图 4 - 0 - 53　上肢功能锻炼

参考文献

［1］尤黎明,吴瑛.内科护理学:6 版［M］.北京:人民卫生出版社,2017.

［2］燕铁斌.康复护理学:3 版［M］.北京:人民卫生出版社,2002.

［3］彭小苑,谷忠建,欧阳艳菲.骨科健康教育手册［M］.广东:广东科技出版社,2016.

［4］高小雁.骨科用具护理指南［M］.北京:人民卫生出版社,2013.

［5］李小寒,尚少梅.基础护理学:6 版［M］.北京:人民卫生出版社,2017.

第五章

辅 助 器 具

一、如何正确使用轮椅？

1. 常规方法

（1）打开与收起：在打开轮椅时，双手分别放在轮椅两边的扶手上，撑开轮椅，双手掌按在座椅上同时向下用力，即可打开；收起时，先将脚踏板抬起，然后双手握住座椅的两端，同时向上提拉闭合。

（2）正常坐姿：患者臀部应尽量靠近轮椅坐垫后方，躯干挺直，头端正，双眼平视前方。

2. 协助操纵轮椅技术

（1）在患者坐上轮椅时，有专人协助并固定轮椅，防止发生跌倒摔伤。

（2）上坡时，患者面部朝向高处，推轮椅者站在轮椅后用力向上推。

（3）下坡时，患者面部仍朝向高处，推轮椅者站在轮椅后用力顶住轮椅，向下倒行。

二、正确使用轮椅的注意事项有哪些？

1. 掌握要领　患者必须掌握使用轮椅的基本动作，如控制刹车、拆卸扶手或脚踏板等。

2. 定期检查　定期对轮椅进行检查、保养，保证轮椅处于良好备用状态。

3. 注意运行安全　嘱患者双手扶轮椅扶手，尽量靠后坐，保持重心后倾，勿向前倾身或自行下车，以免跌倒，必要时加安全带。进出门或遇到障碍物时，勿用轮椅撞击。

4. 下肢保护　如患者有下肢水肿、溃疡或关节疼痛等情况，可将脚踏板抬起，垫软枕保护下肢。

5. 保暖及隐私保护　嘱患者使用轮椅时做好保暖及隐私保护，避免受凉。

三、正确使用平车的注意事项有哪些？

1. 定期对平车进行检查、保养，保证平车处于良好备用状态。

2. 保证患者躺卧于平车中央，并竖起防护栏。

3. 必要时使用约束带，并确保患者舒适安全；骨折患者做好骨折部位的固定。

4. 将患者头部置于平车的大轮端，以减轻颠簸与不适；推车时小轮在前，控制方向，车速适宜，护士站于患者头侧，以观察病情；上、下坡时应使患者头部在高处一端。

5. 推车进门时先将门打开，不可用车撞击房门。

6. 妥善固定患者身上的各种管路，保持各管路的通畅。

7. 做好保暖和隐私保护，避免受凉。

四、翻身垫使用的注意事项有哪些？

1. 使用时注意节力：护士应握住翻身垫近身端（靠近患者身体的部位）以节省体力。使用时保持光滑面向下，粗糙面向上。

2. 翻身垫平铺于床中上部,上缘齐平患者肩部,便于掌握患者的重心方向。

3. 使用过程中密切观察患者的病情变化,妥善固定管路,避免拖、拉、拽等动作。

五、如何正确使用过床易?

1. 调整平车到与病床(或手术台)合适高度,并紧靠病床(或手术台)。

2. 护士分别站于平车与病床(或手术台)的两侧并抵住,站于床侧(或手术台侧)的护士协助患者向床侧(或手术台侧)翻身,将"过床易"平放在患者身下 1/3 或 1/4,将患者双脚移到"过床易"上,向斜上方 45°轻推患者。

3. 站于车侧的护士,向斜上方 45°轻拉协助患者移向平车,待患者移到平车后,协助患者向车侧翻身,将"过床易"从患者身下取出。

六、佩戴颈托的目的是什么?

1. 固定、制动、保护颈椎、保持颈椎的稳定性。

2. 减少颈椎活动对血管、神经组织的摩擦刺激,控制急性期无菌性炎症的发展,促进炎症、水肿的消除和吸收。

七、如何正确佩戴颈托?

1. 正确识别颈托前片、后片及前后片的上下端(图 5-0-1)。

2. 仰卧位配戴方法(图 5-0-2)

(1)患者取仰卧位,轻轻抬起颈部。

(2)将颈托后片从颈后放入。

(3)戴颈托前片。

(4)把前片的两侧边盖在后片上,系好尼龙搭扣,颈托固定颈椎于中立位。

(5)检查颈托松紧度,以可伸入 1 指为宜。

3. 侧卧位佩戴方法(图 5-0-3)

(1)协助患者取侧卧位,佩戴颈托后片。

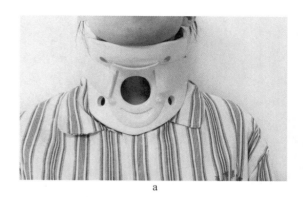

a

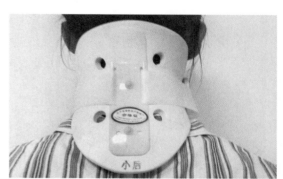

b

图 5-0-1 正确佩戴颈托

(2)协助患者翻身,取仰卧位,佩戴颈托前片,前片的两侧边盖在后片上。

(3)系好尼龙搭扣,颈托固定颈椎于中立位。

(4)检查颈托松紧度,以可伸入 1 指为宜。

4. 正确摘除颈托

(1)协助患者平卧于病床,取仰卧位。

(2)松开尼龙搭扣,取下颈托前片。

(3)协助患者翻身至侧卧位,取下颈托后片。

(4)协助患者取舒适体位。

八、佩戴颈托的注意事项有哪些?

1. 原则:卧位佩戴,卧位摘除,即坐起之前将颈托戴好,躺下后再摘除颈托。戴好颈托再活动。如因病情需要,医嘱需持续佩戴者除外。

2. 起床方法:戴好颈托身体移向床边侧卧位,以肘关节及手为支撑点侧起身,同时双腿下垂床边坐起。躺下方法与起床方法顺序相反。

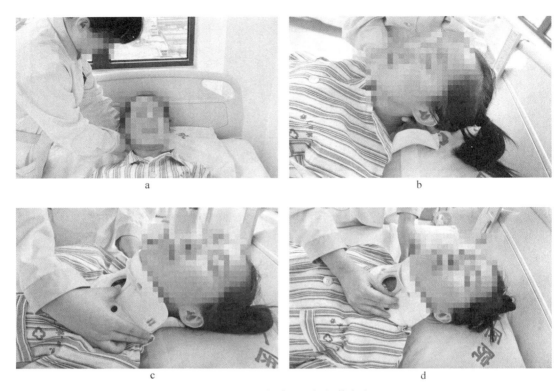

图 5 - 0 - 2   仰卧位颈托佩戴方法

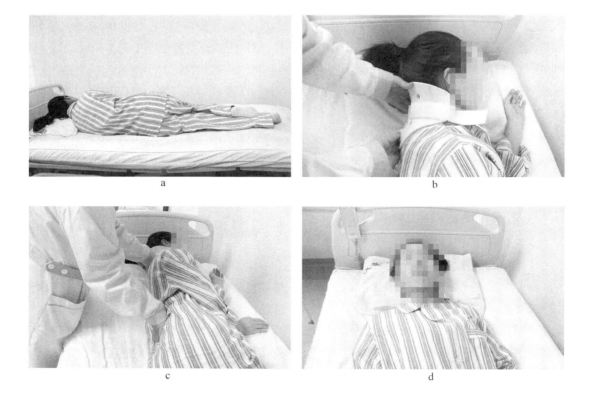

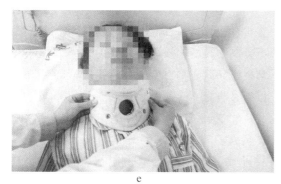
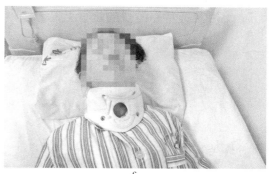

图 5 - 0 - 3 侧卧位颈托佩戴方法

3. 观察呼吸情况,佩戴颈托的松紧度以侧边能伸进 1 指为宜,过紧会造成呼吸困难和影响进食,过松起不到对颈椎的固定作用。

4. 如患者的喉结较大,可在颈托的前片喉结处垫软巾,佩戴颈托期间应注意观察喉结及颈托边缘处皮肤有无破损,以防压伤皮肤。

5. 颈托内可垫棉质软衬垫,以利于汗液吸收,每天更换内衬垫 1～2 次,确保颈部舒适、清洁。夏季出汗较多时,可增加更换频次。

6. 颈托一般佩戴 1～3 个月,佩戴时间过长会引起肌肉挛缩、颈部僵硬、活动受限等。

7. 去除颈托需循序渐进,逐渐减少颈托佩戴时间,直至完全去除颈托。

8. 使用过程中,若有症状加重或不适,应随时复诊,以免延误治疗。

九、佩戴腰围的目的是什么?

1. 制动作用 限制腰椎的屈曲及旋转运动。

2. 保护作用 加强腰椎的稳定性。

十、如何正确佩戴腰围?

方法一:患者取仰卧位,屈曲双膝,用双肘及双足支撑抬臀,再将腰围内面朝上放入,系好腰围;检查腰围松紧度,以可伸入 1 指为宜。

方法二:协助患者轴线翻身,取侧卧位;将腰围卷成筒状放于身下,使腰围正中线位置正对患者脊柱;协助患者轴线翻身至平卧位,将腰围佩戴于患者腰部;系好腰围;检查腰围松紧度,以可伸入 1 指为宜。

十一、正确佩戴腰围的注意事项有哪些?

1. 保证腰围的内外侧、上下位置正确,腰围上缘位于肋下缘,下缘位于臀裂处。

2. 避免腰围与皮肤直接接触,佩戴腰围期间注意观察皮肤情况,避免皮肤磨损,做好皮肤清洁。

3. 佩戴腰围期间不宜负重,不宜弯腰拾物,可蹲下拾物,以直立行走为主。

4. 佩戴腰围时间应严格遵守医嘱,一般佩戴 1～3 个月,佩戴时间过长会使腰背肌内发生失用性萎缩及关节强直等。

5. 佩戴腰围期间,在医护人员指导下,加强腰背肌及腹肌的功能锻炼。

6. 佩戴腰围正确起床的方法:起床时先侧卧靠近床边,屈髋屈膝,以肘关节及手为支撑点支撑起上身,双腿同时从床边滑下后再坐起。切不可突然坐起,避免损伤。

7. 去除腰围需循序渐进,逐渐减少腰围佩戴时间,直至完全去除腰围。

8. 佩戴腰围期间,若有症状加重或不适,应随时复诊,以免延误治疗。

十二、使用支具背心的目的是什么?

1. 稳定关节。
2. 保护植骨或骨折处,以替代负重。
3. 矫正畸形或防止畸形加重。
4. 临时外固定。

十三、如何正确佩戴与卸除支具背心?

1. 配戴方法　患者取侧卧位,将支具背心后片置于躯干后面,再取平卧位将支具背心前片置于胸腹部,使支具背心前后边缘在腋中线重叠,前片的边缘外露。先系紧中间的扣带,再系紧两边的扣带。

2. 卸下方法　患者先取平卧位,按与佩戴相反的顺序卸下。

十四、佩戴支具背心正确起床与躺下的方法?

1. 佩戴支具背心正确起床的方法　起床时先侧卧靠近床边,屈髋屈膝,以肘关节及手为支撑点支撑起上身,双腿同时从床边滑下后再坐起。切不可突然坐起,避免损伤。

2. 躺下方法:与起床方法顺序相反。

十五、支具背心如何保养?

用温水加普通清洁剂将支具背心清洗干净,用毛巾拭干或平放于阴凉处晾干备用。绝不可用强清洁剂用力清洗,更不可用吹风机吹干或在阳光下暴晒,以免变形。变形后易造成受力点不准,达不到固定作用,也有可能造成再次损伤而加重病情。

十六、佩戴支具背心的注意事项有哪些?

1. 必须在床上佩戴支具背心,将支具背心松紧度调节好后方可下床活动,平卧床上后再将支具背心去除。

2. 佩戴支具背心位置要准确,松紧要适宜,过紧易出现皮肤破损及影响呼吸,过松则达不到制动目的。松紧合适度的判断:平放一手掌在支具背心和患者胸廓之间,嘱患者深呼吸,以患者自觉不影响呼吸为宜。

3. 避免支具背心衬垫与皮肤直接接触,支具背心穿在内衣的外面。内衣需平整,不宜过紧,拆去扣子及其他附在衣物上的硬物,以免皮肤受压而发生破损。宜穿全棉内衣,以利于汗液吸收、增加舒适感和保持支具背心的清洁。

4. 支具背心一般佩戴 3～6 个月,佩戴支具时间过长会引起肌肉萎缩、脊柱僵硬、活动受限、皮肤损伤及对呼吸功能产生影响等,应在医护人员指导下进行腰背肌功能锻炼及呼吸功能锻炼。

5. 佩戴支具背心期间易出现消化系统症状,所以饮食不宜过饱,以免引起胃胀等不适症状。

6. 去除支具背心需循序渐进,逐渐减少佩戴时间,直至完全去除支具背心。

7. 佩戴支具背心期间若有症状加重或不适,应随时复诊,以免延误治疗。

十七、使用助行器的目的是什么?

保持身体平衡、支撑体重、增加肌力、辅助行走。

十八、如何正确使用助行器?

1. 助行器的高度:以患者直立,双手握着助行器扶手,肘关节屈曲 15°～30°时的高度为宜。

2. 正确握扶助行器的方法

(1) 固定好助行器,防止摇晃,并正确摆放助行器于身体前一前臂距离。

(2) 放松肩膀,两手臂放于扶手上,肘关节略微弯曲。

（3）紧握助行器两旁的扶手。

（4）保持正立姿势。

3. 正确的起立方法　将助行器放于正前方，双手、双肘及健肢支撑，将身体移至健侧床缘；利用双手及手肘支撑上身，保持患肢外展；健肢自然垂下，患肢再顺势移于床下；双手或健侧手放于扶手架上，患侧手按在床面；臀部向前移，双膝微屈；重心前倾，然后起立。

4. 正确坐下方法　患者慢慢后移，直至双脚接触椅边或床缘；双手紧握助行器扶手，双臂伸直；患肢侧手按住椅子扶手或床缘，患肢逐渐向前滑动伸直；健肢弯曲，身体重心向下向后移动，缓慢坐下（保持膝关节低于髋部水平）。

5. 正确步行方法　患者双手紧握助行器扶手向前移动一步的距离；患肢向前迈出，迈腿时助行器保持不动；健肢向前移动，站稳。

十九、正确使用助行器的注意事项有哪些？

1. 每次使用前检查助行器性能，保证处于良好备用状态。

2. 避免地面潮湿、光线不足及有障碍物时行走，以免滑倒或绊倒。

3. 使用助行器时穿防滑鞋，裤子长度合适。

4. 首次使用应在医护人员指导及陪伴下进行，下床时间不宜过长。

5. 行走前先站稳，并确定 4 个角都已放稳，步伐不宜太大，眼睛向前看，不要向下看。

6. 上下楼不宜使用助行器。

7. 髋关节置换者宜患侧转身，转弯角度不宜过大，以防发生假体脱位。

二十、使用拐杖的目的有哪些？

保持身体平衡、支撑体重、增加肌力、辅助行走。

二十一、如何正确使用拐杖？

1. 正确握扶拐杖　用双手握住拐杖手柄来支撑身体，而不是使腋窝抵在拐杖上，防止腋窝重要的血管和神经丛受压损伤。

2. 高度的调节方法（图 5 - 0 - 4）

（1）站立时支脚垫放置于脚尖前 10 cm，再向外 10 cm，拐杖顶端与腋窝间留约 5 cm 的距离（2～3 横指的距离）。

（2）身高减去 40 cm（约头顶到腋窝间的距离）。

（3）平躺仰卧于平实的垫上，双腿伸

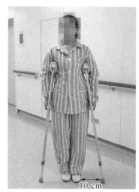

图 5 - 0 - 4
正确调节拐杖的高度

直，自腋窝前皮肤处量到脚跟，再加 5 cm。

（4）手柄高度调整至肘关节向内屈曲 25°～30°。

3. 平地行走（图 5 - 0 - 5）

（1）四点步行法：① 双手持杖站稳。② 健侧拐杖向前。③ 患肢向前跟进。④ 患肢拐杖向前。⑤ 健肢向前跟进。⑥ 重复②③④⑤步骤向前走。

（2）三点步行法：① 双手持杖站稳。② 两侧拐杖同时伸出，双侧拐杖先落地。③ 迈出患肢或不能负重的一侧下肢。④ 迈出对侧下肢。⑤ 重复②③④步骤向前行走（图 5 - 0 - 6）。

（3）两点步行法：① 双手持杖站稳。② 一侧拐杖和对侧下肢向前。③ 另一侧拐杖和对侧腿向前。④ 重复②③步骤向前行走（图 5 - 0 - 7）。

4. 起身站立（图 5 - 0 - 8）

（1）准备站立前，先确定椅子或床是否稳定牢固。

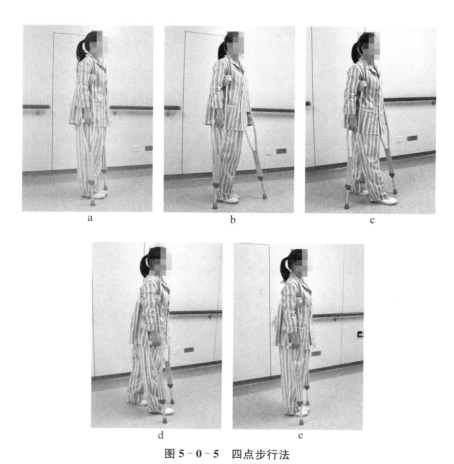

a   b   c

d   e

图 5 - 0 - 5　四点步行法

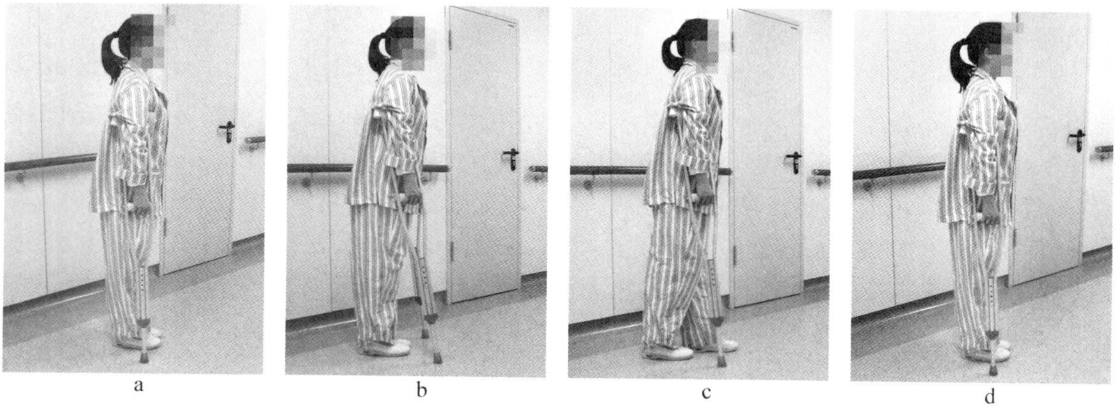

a   b   c   d

图 5 - 0 - 6　三点步行法

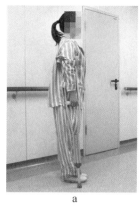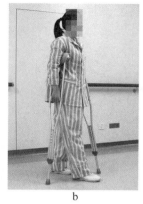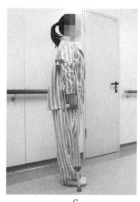

a　　　　　　　　　　b　　　　　　　　　　c

图 5-0-7　两点步行法

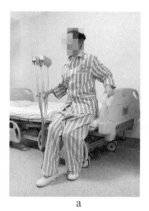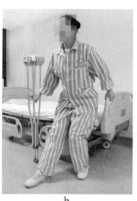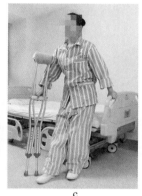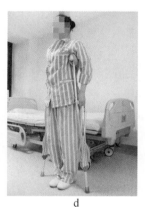

a　　　　　　　b　　　　　　　c　　　　　　　d

图 5-0-8　正确使用拐杖起身站立

（2）健肢用力支撑在地面上，身体向前移动到椅子或床缘。

（3）将双拐并拢合在一起，用患肢侧手握住拐杖手柄，健肢侧手扶住椅子扶手或床缘。

（4）两手一起支撑用力，同时健肢发力站起，保持站稳。

（5）注意：在开始行走之前，先确保已经站稳，然后再将拐杖分置身体两侧。

5．坐下（图 5-0-9）

（1）身体向后慢慢退，直到健肢碰到椅子或者床的边缘，患肢迈前一步。

（2）保持健肢用力支撑，将双拐合拢。

（3）用患肢侧手握住拐杖手柄，健肢侧手放到椅子或床缘上，弯曲健侧膝盖，慢慢坐下。

坐下的过程要慢，始终保持双拐放于患肢侧。

（4）注意：除非医师允许患者的患肢负重，否则下坐过程仍需保持患肢离开地面不负重。

6．上下台阶

（1）原则：上楼时，健侧先上；下楼时，患肢先下。

（2）上台阶：健肢先上，患肢后上，最后上拐杖。

（3）下台阶：先下拐杖，再下患肢，最后下健肢。

二十二、使用拐杖的注意事项有哪些？

（1）患者使用拐杖行走前，应先练习好上臂的肌肉力量。

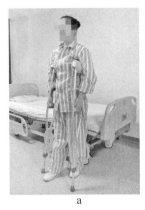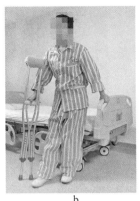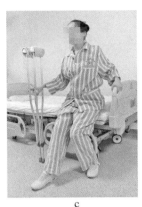

a　　　　　　　　b　　　　　　　　c

图 5 - 0 - 9　正确使用拐杖坐下

（2）使用拐杖行走前，先检查拐杖螺丝及橡皮垫是否稳固。

（3）避免在地面潮湿、光线不足及有障碍物时行走，以免滑倒或绊倒。

（4）使用拐杖时穿防滑鞋，裤子长度合适。

（5）首次使用应在医护人员指导及陪伴下进行，下床时间不宜过长。

（6）行走前先站稳，步伐不宜太大，眼睛向前看，不要向下看。

（7）拐杖高度适宜，太高会压迫腋窝重要的血管和神经，引起手臂不适；太低会增加腰椎后弯，造成姿势不良，引发背部疼痛。

二十三、使用医用弹力袜有哪些作用？

1. 预防静脉曲张，消除由静脉曲张、下肢静脉血液回流障碍引起的肿胀、酸痛，预防术后静脉曲张的复发。

2. 消除各种水肿，促进伤口的愈合。

3. 预防下肢深静脉血栓形成。

二十四、医用弹力袜的穿脱方法？

1. 穿袜　将弹力袜由里向外翻，向下一直翻至脚后跟；用两个拇指把弹力袜袜底撑开，把弹力袜套在脚上；抓住弹力袜的袜口，将其拉过脚后跟；将整个袜筒都拉到脚踝以上后，马上把两个拇指都伸入袜筒内，按"Z"字形将袜筒按摩拉伸至腿部，不能用力拉扯（图 5 - 0 - 10）。

2. 脱袜　把弹力袜的袜口向下褪至脚踝处；将两个拇指都深入袜筒，轻柔地将弹力袜褪过脚踝；缓缓将弹力袜从脚上脱下（图 5 - 0 - 11）。

二十五、如何保养医用弹力袜？

1. 请勤剪指/趾甲，在干燥的季节要预防脚后跟皮肤皲裂，避免刮伤弹力袜。

2. 经常检查鞋内是否平整，防止杂物造成弹力袜不必要的磨损，影响使用寿命。

3. 洗涤要用中性洗涤剂在温水中水洗，不要拧干，用手挤或用干毛巾吸除多余的水分，于阴凉处晾干，勿置于阳光下或人工热源下晾晒或烘烤。

二十六、使用坐浴架的目的？

患者使用坐浴架的目的是保证患者安全，减少会阴伤口裂开及摔倒情况。

在坐浴盆里配好坐浴液后，将坐浴盆置于坐浴架中间，嘱患者双手扶住坐浴架两侧的扶手作为支撑点，可完全放松直接坐在坐浴盆上而不用担心摔倒。

二十七、使用坐浴架的注意事项？

1. 将坐浴架置于平稳的地面。

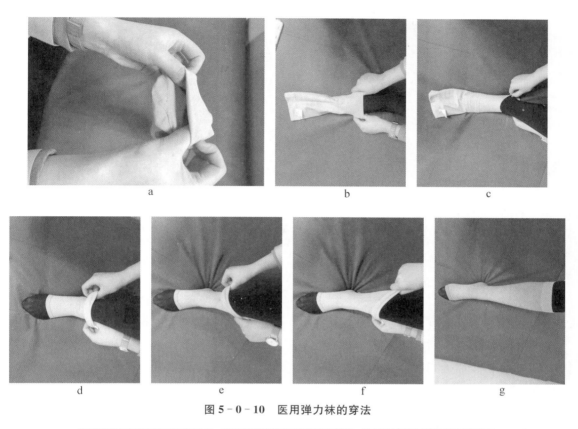

图 5‑0‑10　医用弹力袜的穿法

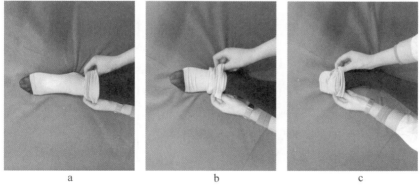

图 5‑0‑11　医用弹力袜的脱法

2. 检查坐浴架是否安全,无损坏。

3. 检查坐浴架扶手是否清洁干燥。

4. 检查坐浴盆是否与坐浴架间妥善固定。

参考文献

［1］陈丽君.骨科疾病健康教育手册［M］.浙江：浙江大学出版社,2017.

［2］高小雁.骨科用具护理指南［M］.北京：人民卫生出版社,2013.

第六章

检　验

一、一般静脉采血法的注意事项有哪些？

1. 在安静状态下采集血标本。

2. 一般患者采取卧位或坐位，手臂伸直放在床边或台面上，躯体及穿刺上肢不要随意转动。

3. 由于饮食成分和进食时间对检验结果有较大影响，一般除急诊或其他特殊原因外，为了结果更加准确，大部分生化检测要求空腹采血，即一般要求采血前 12～14 h 禁食，最少也应禁食 8 h 以上。最好从抽血前 1 晚（正常饮食，饭菜宜清淡，不要喝酒，饭后不喝咖啡、浓茶）8 点开始禁食，到次日早上 8～10 点抽血，但空腹时间也不宜过长，过度空腹达 24 h 以上某些检验会有异常结果。

4. 采血时嘱患者握拳，使静脉充盈，避免用手来回挤压血管。使用压脉带采血时患者不要进行松紧拳头的动作，压脉带捆扎时间不应超过 1 min，否则会使血液成分的浓度发生改变。

5. 采血时根据检验项目正确使用真空采血管取血至刻度，在取下采血管的同时立刻将该采血管轻轻颠倒混匀 6～8 次将标本和抗凝试剂充分混匀，但不可剧烈摇晃以免标本溶血。如果一次需要采集多管标本时，应按血培养（需氧）、血培养（压氧）、凝血项管、无抗凝剂管（含或不含促凝剂和分离胶）、有抗凝剂管（紫管和黑管），若没有血培养管，凝血项管放在第一项管抽血。

6. 采血过程中患者若出现不适，如面色苍白、胸闷、心悸及晕厥等应立即停止穿刺，嘱患者平卧休息，可饮适量温开水，密切观察病情并给予吸氧等必要的处理。

7. 采血后松压脉带，嘱患者松拳，标本避免震荡及时送检。

8. 采集静脉血标本穿刺完成后，及时用无菌棉签或棉球顺着静脉走行用拇指或示指、中指、环指三指略施力按压穿刺点处至少 1～2 min，至不出血为止。若是凝血功能异常或服用抗凝药物的患者要延长至 10～15 min。在按压过程中，不要捻揉棉签或棉球，不要时不时地移开查是否出血而造成按压动作间断，不要以曲肘挤压代替按压。采血完成后，要保持局部皮肤清洁，24 h 内不要揉、洗采血部位。

二、高血压四项标本采集的注意事项有哪些？

高血压四项是临床对高血压诊断分型检测四个项目的总称，包括肾素测定、血管紧张素Ⅰ测定、血管紧张素Ⅱ测定、醛固酮测定。这些项目的检测对原发性高血压和继发性高血压的鉴别诊断有重要参考意义。

1. 某些药物如 β 受体阻断剂、血管扩张剂、利尿剂及甾体激素、甘草等影响体内肾素水平，一般要在停药2～6周后测定,不宜停药的患者改服对血浆肾素水平影响较小的药物。钠摄入量影响机体肾素水平,患者应普钠饮食(成人每天食盐摄入量为6g,约为1个啤酒瓶盖量)3天后再进行测定。

2. 采血时体位要求

(1)卧位:患者在采血前1晚12点前入睡平卧过夜,次日早6～8点保持卧位空腹取静脉血,或者采血前平卧位2h后空腹取静脉血,同时保持情绪稳定。

(2)立位:采完卧位血后站立2h取静脉血,期间禁止坐、卧、蹲、弯腰等非直立体位,避免剧烈运动及进食,可少量饮水,同时保持情绪稳定。

三、血儿茶酚胺标本采集的注意事项有哪些?

儿茶酚胺是一种含有儿茶酚和氨基的神经类物质,通常是指多巴胺、去甲肾上腺素和肾上腺素。血浆中儿茶酚胺水平的变化显示不同的病态情形,主要涉及肾上腺髓质瘤和/或心血管系统。肾上腺髓质瘤结合大量的儿茶酚胺导致了循环失常;儿茶酚胺含量过高可引发高血压、心肌梗死,含量过低可导致低血压,它的含量水平与心脏猝死、冠心病等也有潜在联系。

1. 采血前3天禁食有荧光反应的食物,如茶、咖啡、巧克力、茄子、西红柿、香蕉、柠檬等。

2. 避免在剧烈运动后或精神高度紧张时采血,否则会影响测定结果。

3. 最好是临床症状明显时,如血压最高时采血。

四、激素八项标本采集的注意事项是什么?

激素八项是针对女性生殖系统的常规检查,通过测定性激素水平来了解女性内分泌功能和诊断与内分泌失调相关的疾病。包括卵泡生成激素(FSH)、黄体生成激素(LH)、雌二醇(E₂)、黄体酮(P)、睾酮(T)、催乳激素(PRL)、性激素结合球蛋白(SHBG)、脱氢表雄酮及硫酸酯。

1. 月经来潮后第2～4天属于卵泡早期,可以反映卵巢的功能状态,此时晨起空腹抽血检查效果最为精准。但对于月经长期不来潮又急于了解检查结果者,则随时可以检查,这个时间默认为月经前的时间,其结果参照黄体期的检查结果。

2. 不孕不育或闭经、长期不来月经者,可在任何时间检查,空腹最佳。

五、血皮质醇标本采集应在什么时间进行?

皮质醇也叫做氢化可的松、氢皮质素,是肾上腺在应激反应时产生的一种激素,是从肾上腺皮质当中提取出的对糖类代谢有最强作用的肾上腺皮质激素,属于糖皮质激素的一种。皮质醇也是一种"压力激素",压力状态下身体需要皮质醇维持正常生理机能,如果没有皮质醇,身体将无法对压力做出有效反应。

正常的皮质醇代谢存在昼夜节律,是一个周期为24h的循环,一般皮质醇水平最高在早晨(6～8点),最低点在凌晨(0～2点)。通常在上午8～12点间皮质醇水平会骤然下跌,之后全天都持续一个缓慢下降趋势。从凌晨2点左右皮质醇水平开始由最低点再次回升,让我们清醒并准备好面对新的一天。进行血皮质醇测定时需多次测量,测定一天内不同时段皮质醇的峰值,一般为早8点、下午4点和凌晨0点采血。

六、药物浓度监测标本采集的注意事项有哪些?

血药浓度监测是以药代动力学原理为指导,分析测定药物在血液中的浓度,用以评价疗效或确定给药方案,使给药方案个体化,以提高药物治疗水平,达到临床安全、有效、合理的用药。通常用于治疗窗窄、毒性强、服药周期长、服药后个体差异大的药物。只需静脉采集患者血标本 2 ml 就可测定血液中的药物浓度。

1. 采集血标本时,根据不同的药物和不同的服药时间,来确定采集的时间。

2. 如怀疑患者出现中毒反应可随时采血。

七、血培养标本采集指征是什么？何时采集？对采集次数及采血量有何要求？

血培养是采集患者血液标本并接种到培养瓶,用以发现、识别导致患者感染的病原微生物,对感染性疾病的诊断、治疗和预后有极为重要的临床意义,是诊断菌血症和真菌血症的基本而重要的方法。患者出现以下一种或同时具备几种临床表现时可作为血培养的重要指征:

1. 不明原因的发热（≥38℃）或低热（≤36℃）。

2. 寒战、休克。

3. 白细胞增多（>10×10⁹/L,特别是在有"核左移"时）;粒细胞减少（<1.0×10⁹/L）。

4. 严重的局部感染（脑膜炎、心内膜炎、肺炎、肾盂肾炎等）。

5. 心率异常加快。

6. 低血压或高血压。

7. 呼吸加快（呼吸频率>20 次/min 或二氧化碳分压<32 mmHg）。

8. 多器官功能障碍。

9. 昏迷。

10. 炎症反应指标如 C 反应蛋白、PCT 等升高。

一般在寒战和发热初起,心内膜炎（持续性菌血症）例外,在应用抗菌药物之前,如果患者已经应用抗菌药物治疗,应该在下一次用药之前采集血培养。

对怀疑菌血症、真菌血症的成人患者,推荐同时或短时间间隔（10 min 内）从不同部位（如双臂）采集 2～3 套血培养标本（以一个需氧瓶和一个厌氧瓶为一套血培养）,做到"双瓶双侧"［所谓"双瓶双侧"是指从一个部位采血接种一套培养瓶,再从另一部位采血接种另一套培养瓶。一次静脉采血注入多个培养瓶中应视为单个血培养。经中心静脉导管采集血培养标本时,每次至少采集 2 套血培养,其中一套从独立外周静脉采集,另外一套则从导管采集,2 套血培养的采血时间必须接近（≤5 min）］。如有必要,可同时或短时间间隔内从下肢静脉采血接种第 3 套培养瓶（单瓶或单套血培养不仅检出率不高,而且难以区分污染导致的假阳性,若抽血 2～3 次培养出同种细菌,可判断为感染菌,若为不同种细菌,则污染的可能性大）。在采集血培养后的 2～5 天内,不需要重复采集血培养。只用在疑似感染性心内膜炎或导管相关性血流感染患者的连续性菌血症时在不同时间点采血才有必要。

八、何种情况采用毛细血管采血法？常用采血部位有哪些？

毛细血管采血法主要用于需血量少的检查,如各类血细胞计数、血红蛋白测定、血液涂片进行分类计数、网织红细胞计数以及快速血糖监测（机测血糖）等。采血用具为一次性采血针,严格实行一人一针制,穿刺时切忌用力挤压,以免混入组织液,影响检验结果。

常用采血部位为手指末梢和耳垂。成人以左手无名指内侧为宜（五个手指中,只有示指和环指的滑液囊不向手掌部位延伸,不易引起其他手指或手掌感染,但示指是功能手指,故一般选择环指上采血）,耳垂采血痛感较轻,操作方便,特别是手指皮肤粗糙者;而耳垂外周血循环较差,血细胞容易停滞,受气温影响大,检查结果不够恒定。婴幼儿可从拇指或足跟部采血。特殊患者视情况而定,如严重烧伤患者,可选择皮肤完整处采血。采血部位必须无水肿、发绀、炎症或其他循环不良现象。

九、动脉采血常用的采血部位有哪些?

动脉采血法主要用于血气分析(即使用仪器分析动脉血内成分以反映人体呼吸功能和酸碱平衡状态的一种手段)。采血部位成人常选择桡动脉、股动脉、肱动脉、足背动脉,新生儿宜选择桡动脉、肱动脉。

十、动脉采血有哪些注意事项?

1. 尽量在患者放松和安静的情况下采血。

2. 患者取卧位或坐位,充分暴露穿刺部位。

3. 进食水、洗澡、运动后,应休息 30 min 再采血。

4. 穿刺完成后按压穿刺点至少 5～10 min,如有凝血功能障碍或服用抗凝药物,溶栓治疗的患者穿刺后应延长按压时间直到不出血为止,按压方法同静脉采血。婴幼儿压迫止血时,用力要适度注意观察末梢血液循环情况。

5. 嘱患者注意观察穿刺处周围皮肤情况,如有异常及时通知医务人员处理。

十一、尿标本的种类及采集方法有哪些?

1. 首次晨尿　清晨第一次尿液标本,因其在膀胱中停留的时间较长,浓缩、偏酸、有形成分检出率高,适合于尿常规检查。嘱患者将晨起第一次尿留于容器内,行动不便者可协助患者在床上使用便器,收集尿液于标本容器中,留置导尿的患者,于集尿袋下方引流孔处打开橡胶塞收集尿液。

2. 随机尿　可随机留取,适用于门诊或急诊患者的尿常规检查。但容易受饮食、饮水、药物、活动或时间的差异等多种因素影响,尿中的病理成分含量常不稳定,可能会使低含量或临界含量的某些成分漏检。但因比较新鲜,对尿中有形成分的形态干扰最少,特别适用于对尿中红细胞形态的观察。

3. 3 h 尿　选择采集上午 6～9 点之间 3 h 内的尿液标本,用于定量分析 3 h 尿液中有形成分的排出率。

4. 12 h 或 24 h 尿　尿液中的一些溶质(肌酐、总蛋白、糖、尿素、电解质及激素等)在一天的不同时间内其排泄浓度不同,为了准确定量,必须收集 24 h 尿液。于第 1 天早晨 8 点排空膀胱,弃去此次尿液,收集此后至次日早晨 8 点最后一次排出的尿,全部尿液分 2 个容器存放,早晨 8 点至当日晚 8 点的尿收集在一个容器,为昼尿量;当日晚 8 点至次日早晨 8 点的尿收集在一个容器,为夜尿量。需要全部尿量,也可将标本混合、精确测量、记录尿量。集尿瓶应放在阴凉处或 2～8℃冰箱中,根据检验要求在第一次尿液倒入后添加防腐剂,然后混匀尿液,从中取适量一般为 20～50 ml 于清洁干燥有盖容器中立即送检,余尿弃去。

5. 培养用尿标本　用肥皂水或 1∶5 000 高锰酸钾水溶液清洗尿道口和外阴部,再用消毒液冲洗尿道口,无菌生理盐水冲去消毒液,然后排尿弃去前段尿液,收集中段尿 5～10 ml 盛于带盖的无菌容器内送检。对危重、昏迷或尿潴留患者可通过导尿术留取尿培养标本,按导尿术规范要求操作,见尿后弃去前段尿,接中段尿 5～10 ml 于无菌容器中。留置导尿管患者,用无菌消毒法消毒导尿管外部及导尿管口,用无菌注射器通过导尿管抽吸尿液送检。

十二、各种尿标本的采集注意事项有哪些?

1. 容器要求　采集尿液的容器应采用清洁、干燥、一次性使用、可容纳 15 ml 以上样本、广口、可加盖密封、环保且便于降解和无害化处理的玻璃或塑料容器。用于进行尿液细菌培养标本的采集,需使用无菌并有密封盖的容器,使用前不能随意开启容器盖。

2. 标本采集法　自然排尿法,晨尿或随机尿标本均采取中断尿标本,以防止尿道口分泌物的污染,特别是女性患者易受阴道分泌物污染。女性患者还应注意避免月经周期前后留取尿液做尿常规检查或尿有形成分分析,应在月经干净后3～5天后检查。对孩童及新生儿可使用小型、特殊的专用小儿尿液采集袋,并由医护人员采用专业手段采集。

3. 无菌尿标本　采集按照无菌操作要求,清洗患者外阴和尿道周围。再消毒液消毒尿道口,再用生理盐水冲去消毒液,防止消毒液混入尿液中产生抑菌作用影响检验结果。在不间断排尿过程中,打开无菌尿标本容器盖,收集中段排出的尿液标本,收集后立即盖好盖子。也可采用无菌导尿方法或耻骨上穿刺(膀胱造瘘)法获得无菌尿标本,采集过程严格执行无菌操作技术,不可采集尿液收集袋中的尿液,长期留置导尿管患者应更换新导尿管后再留尿。

4. 尿标本的送检　标本采集后应及时送检,以免细菌繁殖、细胞溶解或被污染等。对12 h或24 h等定量检查的尿标本需标注全部尿量,需进行防腐处理的12 h或24 h尿标本应根据相关实验要求加入适量相应的防腐剂,如甲醛、甲苯、浓盐酸等,加过防腐剂处理的标本需在规定时间内送检。

十三、粪便标本采集要点是什么?

1. 常规标本　用于检查粪便的性状、颜色、细胞等。嘱患者排便于清洁便盆内,用检便匙取脓、血、黏液部分或粪便表面、深处及粪内多取材约5 g(约为1粒黄豆大小)新鲜粪便,置于检便盒内送检。

2. 培养标本　用于检查粪便中的致病菌。患者排便于消毒便盆内,用无菌棉签取中央部分粪便或黏液脓血部分2～5 g,置于无菌培养容器内,盖紧瓶塞送检。

3. 隐血标本　用于检查粪便内肉眼不能察见的微量血液。按常规标本留取。

4. 寄生虫及虫卵标本　用于检查粪便中的寄生虫、幼虫以及虫卵计数。患者排便于便盆内,用检验匙取不同部位带血或黏液部分5～10 g送检。若为蛲虫检查,用透明塑料薄膜或软黏透明纸拭子于半夜12点或清晨排便前,于肛门周围皱襞处取标本,并立即送检。或嘱患者睡觉前或清晨未起床前,将透明胶带贴于肛门周围处,取下并将已粘有虫卵的透明胶带面贴在载玻片上或将透明胶带对合,立即送检验室做显微镜检查。若为阿米巴原虫检查,将便器加温至接近人体的体温,排便后标本连同便盆立即送检。

十四、各种便标本采集的注意事项有哪些?

1. 标本应新鲜,不可混入尿液及其他杂物。

2. 盛粪便标本的容器应为干燥、清洁、无吸水性的有盖容器,有明显标记。

3. 留取便培养标本时应排便于消毒便盆内。

4. 采集隐血标本时,患者检查前3天禁食肉类、动物肝、血和富含铁及维生素C的药物、食物,以免造成假阳性。

5. 采集寄生虫标本时,如患者服用驱虫药或做血吸虫孵化检查,应取黏液、脓、血部分,如需孵化毛蚴应留取不少于30 g的粪便,并尽快送检,必要时留取整份粪便送检。

6. 检查阿米巴原虫,在采集标本前几天,患者不应服用钡剂、油质或含金属的泻剂,以免金属制剂影响阿米巴虫卵或胞囊的显露。同时应床边留取新排出的粪便,从脓血和稀软部分取材,并立即保温(35～37℃)送检。

7. 采集便培养标本,全部无菌操作并将标本收集于灭菌封口的容器中。若难以获得粪便或排便困难者及幼儿可采取直肠拭子法,即将拭子或无菌棉签用无菌甘油或生理盐水湿润,然后插入肛门内约4～5 cm(幼儿2～3 cm),轻轻在直肠内旋转,擦取直肠表面黏液后取出,盛于无菌试管或保存液中送检。

十五、痰标本的种类及采集方法有哪些?

1. 常规痰标本　检查痰液中的细菌、虫卵或癌细胞等。能自行留痰者,晨起漱口(清水漱口去除口腔中杂质)后,深呼吸数次用力咳出气管深处的痰液置于痰盒中;无力咳痰或不合作者,取合适体位,叩击胸背部使痰液松动,及集痰器分别连接吸引器和吸痰管吸痰,置痰液于集痰器中。

2. 痰培养标本　检查痰液中的致病菌,为选择抗生素提供依据。自然咳痰法:晨痰最佳,先用复方硼砂溶液再用冷开水洗漱、清洁口腔和牙齿,深呼吸数次用力咳出呼吸道深部的痰液置于无菌痰盒中,痰量不得少于1 ml,痰咳出困难时可先雾化吸入生理盐水,再咳出痰液于无菌容器中。小儿取痰法:用弯压舌板向后压舌,将无菌拭子深入咽部,小儿因压舌板刺激引起咳嗽,喷出的肺或气管分泌物粘在拭子上即可送检。

十六、各种痰标本采集的注意事项有哪些?

1. 收集痰液时间宜选择在清晨,因此时痰量较多,痰内细菌也较多,可提高阳性率。

2. 勿将漱口水,口腔、鼻咽分泌物(如唾液、鼻涕)等混入痰液中。

3. 如查癌细胞,应用10%甲醛溶液或95%乙醇溶液固定痰液后立即送检。

4. 留取痰培养标本时,应用复方硼砂溶液及冷开水漱口数次,尽量排除口腔内大量杂菌。

5. 痰标本应尽快送检,一般不超过2 h,时间延长可能引起嗜血杆菌和肺炎链球菌死亡。

十七、咽拭子标本采集有哪些注意事项?

咽拭子标本采集是取咽部及扁桃体分泌物做细菌培养或病毒分离,以协助诊断。采集时嘱患者张口发"啊"音,必要时用压舌板轻压舌部,用培养管内的长棉签擦拭两侧腭弓、咽及扁桃体上分泌物,然后将棉签插入试管中,塞紧。采集时的注意事项如下。

1. 最好在应用抗生素之前采集标本。

2. 防止交叉感染。

3. 做真菌培养时,须在口腔溃疡面上采集分泌物,避免接触正常组织。先用一个拭子揩去溃疡或创面浅表分泌物,第二个拭子采集溃疡边缘或底部分泌物。

4. 注意长棉签不要触及其他部位,防止污染标本,影响检验结果。

5. 避免在进食后2 h内留取标本,以防呕吐。

十八、采集导管培养标本的注意事项是什么?

导管培养是在怀疑患者存在导管相关性血流感染时,在拔除血管内导管后对送检导管进行的病原学检查。

1. 留取导管标本应与采集血培养标本同时进行,留取时剪切导管末端5 cm放入无菌盒内送检,采集宜在5 min内完成。

2. 拔管时患者取平卧位,导管拔出时嘱患者屏住呼吸,导管拔出后立即用无菌纱布按压穿刺点5～10 min至不出血为止,并用无菌敷料覆盖、四周密封。告知患者应静卧15～30 min,且无菌敷料密封穿刺点至少24 h,不能过早揭开。

十九、伤口标本的种类及采集方法有哪些?

1. 组织标本　组织标本主要指应用穿刺活检、手术活检及刮取所获得的组织。表浅的皮肤黏膜感染一般需穿刺抽取组织液或切取组织块进行病原学检测;深部组织感染需通过各种内镜检查或手术来获得相应的组织标本做病原学诊断。对伤口进行清创术并清除表面碎屑后采集的深部组织用于细菌定量与鉴定病原菌是最有用的方法。

2. 伤口液体标本　当伤口有液体存在时,可采用针吸皮碎屑下的液体,特别是抽集皮下脓肿中的脓液。如果是腔内伤口如压伤,可采用灌注无菌生理盐水的方法采集腔内液体。采集表层伤口液体或组织碎屑最常用的是无菌棉拭子,可用于伤口细菌半定量与定性;海藻盐拭子由于能完全将其拭子溶解到稀释液内而释出细菌,故可用作全定量分析。

二十、伤口标本采集的注意事项有哪些?

1. 伤口标本采集后应及时送检,如果是脓液拭子标本应放入湿润和含有还原剂的培养基内,以防止拭子干燥,且对厌氧菌有利。

2. 伤口标本上应注明伤口的类型、位置、感染的临床体征,是否有坏死物和气味,抗生素的使用情况等。

二十一、什么是卡托普利(开博通)实验?有哪些注意事项?

卡托普利是一种血管紧张素转换酶抑制剂,可抑制血管紧张素Ⅰ向Ⅱ转化,从而减少醛固酮的分泌,降低血压。卡托普利试验可为原发性醛固酮增多症的诊断提供依据。

1. 检查前注意正常饮食,正常作息,防止内分泌混乱。

2. 检查过程中积极配合医师的要求。于普食后卧位过夜,次日8点空腹卧位取血并测血压,取血后立即口服卡托普利25 mg,继续卧位2 h,于上午10点卧位取血测血浆醛固酮、肾素活性及血管紧张素Ⅱ浓度并测血压。

二十二、75 g 葡萄糖耐量试验(OGTT)/胰岛素释放试验/C-肽释放试验(糖耐量试验)的注意事项有哪些?

口服葡萄糖耐量试验(OGTT)是一种葡萄糖负荷试验,用以了解胰岛β细胞功能和机体对血糖的调节能力,是临床常用的诊断糖尿病的确诊试验,是目前国际公认的诊断糖尿病及糖调节异常的金标准。

1. 试验前3天,停止胰岛素治疗,正常饮食,并且维持正常活动,每天进食碳水化合物量不低于300 g,否则可使糖耐量减低而出现假阳性。对有营养不良者,上述饮食应延长1～2周后才能做试验。

2. 试验前应空腹10～16 h,一般为前一天晚9点前须进晚餐,9点后开始禁食水,当天检查宜在早7～9点进行,且试验前一天起及试验时禁止喝咖啡、喝茶、饮酒和抽烟。

3. 试验前及试验期间避免剧烈体力活动和精神刺激,也无须绝对卧床,可正常活动。试验前患者至少应静坐或静卧30 min。

4. 试验前应避开急性心肌梗死、脑血管意外、外科手术等各种应激状态至少2周以上。

5. 许多药物如水杨酸钠、烟酸、口服避孕药、口服降糖药等,均可使糖耐量减低,在试验前应至少停用3～4天。

6. 临床上常用方法是清晨空腹采血后,将无水葡萄糖粉75 g溶于300 ml温水中,3～5 min内服完(儿童则按每千克体重1.75 g计算,总量不超过75 g),从服糖第1口开始计时,于服糖后0.5 h、1 h、2 h、3 h分别静脉采血监测血糖。

二十三、阴道分泌物采集的注意事项有哪些?

采集阴道后穹窿分泌物或阴道后位,可用无菌拭子采取阴道分泌物,拭子于后穹窿处或阴道后位旋转 10～20 s,以能清晰地看到分泌物附着为准,所采标本应尽快送检。

参考文献

[1]李小寒,尚少梅,等.基础护理学[M].北京:人民卫生出版社,2017.

[2]吕探云,孙玉梅,等.健康评估[M].北京:人民卫生出版社,2013.

[3]临床微生物实验室血培养操作规范.中华人民共和国国家卫生和计划生育委员会,WS/T 503 - 2017.

[4]陈玉辉,整理,吴志,罗金财.空腹抽血不等于"滴血不沾"[N].健康报,2019.

[5]赵亚清,冀秀清,王晶.血液标本采集的健康指导及注意事项[J].中国实用医药,2012(4):260 - 261.

[6]杨永涛.浅谈尿液分析中标本采集送检及质量控制[J].世界最新医学信息文摘,2016(13):129 - 130.

[7]沈定树.伤口标本细菌检验的影响因素[J].中国实验诊断学,2005(2).

第七章

检 查

一、心电图检查的注意事项有哪些？

1. 检查前

（1）需要平静休息 20 min（紧急情况除外），放松心情，室内温度适宜，防止寒冷刺激引起肌肉震颤干扰心电。

（2）患者取仰卧位，肢体勿接触金属床，取下金属饰品，以防心电图受干扰。

（3）检查时需暴露手腕、脚腕和胸部，检查前清洁需暴露的皮肤。

（4）女性检查者避免穿连衣裙和连裤袜，陪伴者不要进入检查室。

（5）如正在服用洋地黄类、钾盐、钙类及抗心律失常等药物，应告知医师。

2. 检查时　检查过程中患者不要讲话，平静呼吸尽量放松，避免肢体紧张产生干扰。

3. 检查后　擦拭皮肤，协助患者穿好衣服。

二、动态心电图检查注意项有哪些？

1. 检查前洗澡或清洗胸部皮肤（胸毛多者应剃除局部胸毛）及更换纯棉衣服以减少静电干扰。

2. 确定导联电极安置部位，用 95% 乙醇棉球涂擦电极安置位置，并用小砂片轻磨皮面，以清洁皮肤，降低皮肤电阻。

3. 避免 X 线、CT、MRI、超声、脑电图、肌电图等检查以免影响动态心电图监测结果。应远离强力电源和磁场，如理疗室、电热毯等。

4. 做动态心电图期间不能洗澡。佩戴记录仪后，日常起居与佩戴前一样，可做适量运动，但尽量避免双上肢剧烈运动，以减少各种肌电干扰和伪差。

5. 患者佩戴时不要牵拉记录电线，否则会出现大量干扰数据，影响数据输出。如电极片脱落，及时通知医师。

6. 观察电极片处皮肤有无红肿、皮疹、瘙痒等过敏症状，及时通知医务人员。

7. 指导患者详细记录动态心电图活动记录卡，记录 24 h 内各种活动及症状发生的情况。出现症状时，记录症状发生时间、从事活动及症状发生的情况，为医师诊治提供可靠的依据。

8. 24 h 后，记录器需由医师摘取，患者不得擅自取下。

三、X 线胸片检查的注意事项有哪些？

1. 特殊人群如婴幼儿、孕妇（尤其怀孕 3 个月内）应慎行 X 线检查，做好必要的防护。

2. 除检查者外，其他人员不宜在检查室内逗留。

3. 检查区域避免携带硬币、手机、磁卡、手表、钥匙、项链、活动性义齿等各种金属物品，女性需脱去带金属的内衣及有金属扣的衣裙。

4. 如为复诊,带好最近的影像资料,便于医师结合病情诊治。

四、钡剂造影检查的注意事项有哪些?

为了能在 X 线下显示胃肠道解剖形态、功能并诊断疾病,常使用医用硫酸钡悬液和气体进行双重对比造影检查。

1. 食管造影检查　患者多取立位,先常规颈、胸及上腹部透视,然后口含医用硫酸钡悬液,于透视中小量吞咽,根据需要更换体位,观察并摄片记录食管的形态、结构及功能情况。一般检查前无须禁食禁水,疑有食管梗阻、贲门失弛缓症或胃底静脉曲张者需禁食禁饮。疑有食管非金属异物时,可于钡剂内加棉絮纤维,吞服钡剂后棉絮可悬挂于异物上,以便显示异物的位置。

2. 上消化道双重对比造影检查　先常规胸、腹部透视,检查有无异常密度影,口服产气粉使胃充气扩张,然后吞咽少许医用硫酸钡悬液并嘱患者翻身使钡剂均匀涂布在胃黏膜表面,以显示胃黏膜表面的细微结构。透视的同时拍摄必要的黏膜相。其后再嘱患者服下较多的钡剂填充胃腔,透视并摄片以获得充盈相。检查注意事项:

(1) 检查前 3 天禁服不透 X 线的药物如钙、铁、铋剂等。

(2) 检查前 1 天进食少渣易消化的食物,晚饭后禁食、禁饮。

(3) 胃潴留患者检查前 1 天清除胃内容物。

(4) 需显示黏膜面的细微结构及微小病变时,肌内注射抗胆碱药物如 654-2 等以降低胃肠张力,但青光眼、前列腺增生患者禁用。

(5) 如需在较短时间内观察小肠,可口服甲氧氯普胺以增加胃肠道张力,促进蠕动。

(6) 上消化道出血者一般在出血停止和病情稳定数天后方可检查。

(7) 疑有胃肠穿孔、肠梗阻者及怀孕 3 个月内的孕妇禁止检查。

3. 结肠双重对比造影检查　于肠道清洁后,先常规腹盆部透视,其后经直肠灌入医用硫酸钡悬液,然后经肛门注入适量气体,透视下改变体位,以使钡剂充盈全部结肠及回盲部,观察结肠的形态、结构与功能状态。检查注意事项:

(1) 检查前连续 2 天无渣饮食,遵医嘱口服缓泻剂如和爽(复方聚乙二醇)甘露醇、硫酸镁等将肠内容物排空,忌用清洁剂。

(2) 检查前 24 h 内禁服所有影响肠道功能及 X 线显影的药物。

(3) 钡剂温度与体温基本一致。

(4) 排便失禁者可改用气囊导管,以免钡剂溢出。

五、腹平片的注意事项有哪些?

1. 孕妇不宜做此项检查。

2. 在摄片前 3 天,不宜用影响 X 线显影的药物,如含铁、碘、钡、钙等制剂,以及不易溶化的药物。

3. 检查前 2 天服用活性炭片,用来吸附肠道里的气体。

4. 检查前 1 晚服用泻剂,帮助排便。

5. 检查当天早晨禁食,排空大便。由于大便的影响可能显影不明显,故在拍平片前给予清洁灌肠。

6. 检查时放松心情,配合医师指导。

六、CT 影像学检查患者的注意事项有哪些?

1. 颅脑、脊柱、骨关节、肺脏、纵隔等部位常规扫描不需要任何准备。

2. 肝脏、胆囊、脾脏、胰腺、肾脏、肾上腺、盆腔扫描前 3～7 天内不做胃肠道造影,不吃含金属的药物,扫描前 4 h 禁食水。扫描前 20 min 左右按操作人员嘱咐口服一定浓度的含碘制剂 500～800 ml,以充盈胃腔和上部小肠。患者常规取仰卧位,扫描时按指令均一性吸气、闭气、呼气,以保持各个脏器无任何间隔扫描,保证扫描的准确性。对于禁饮食患者应提前与 CT 室联系,并在申请单上注明,以免影响患者的临床治疗。

3. 盆腔扫描患者需要憋尿,充盈膀胱,必要时扫描前 1～6 h 口服一定浓度的含碘制剂 800～1 200 ml,以使盆腔内肠道充盈,明确显示病变的全貌。

4. CT 预约后的增强扫描患者,于检查前 4 h 禁食,鼓励适当饮水,且需要亲属陪同。检查所用药品均为非离子型对比剂,不良反应少,根据国家药典、最新含碘对比剂应用指南,可免做预试验。医护人员按要求告知家属在知情同意书上签字(知情同意、姓名),患者和家属有义务如实告知医护人员既往过敏史。

5. 增强扫描是指经静脉给予水溶性碘造影剂后再进行扫描,使病变组织与邻近正常组织之间的密度差增加,从而提高病变识别率、肿瘤分期、血管性病变的显示和诊断。

6. 请告知既往检查号或姓名,并携带各种检查单、化验单、报告单、病历本以及既往外院检查的 CT、MRI、DSA 等资料,以便动态、综合分析,得出合理结论。

7. 检查完毕后到取片处取检查报告:常规检查 2 h 以后取检查报告;急诊 30 min 后取检查报告;增强或特殊的病例需第 2 天取检查报告,疑难病例或需要远程会诊的取报告时间依专家会诊情况而定。

8. 孕妇请提前告诉预约登记人员,进入检查室将按要求做好放射防护。

七、CT 冠状动脉成像注意事项有哪些?

心脏是一个运动器官,为提高患者检查的

成功率和达到更好的成像效果,请患者配合以下注意事项:

1. CT 冠状动脉成像为无创性检查,扫描仅为 8 s 左右,患者不要紧张,保持平和心态。

2. 患者如有心律不齐、期前收缩、传导阻滞、房颤、室颤者,须药物治疗正常后,方可检查。

3. 心率过快患者,需用药物(如酒石酸美托洛尔片)调整到最佳成像心率(目标值在 75 次/min 左右),具体用药方法及其禁忌证请提前咨询临床医师。

4. 检查前 2 h 避免剧烈运动,检查前 1 h 勿食饮咖啡、茶等刺激性物品,勿食过饱,以免加快心率。

5. 请患者提前 30 min 来 CT 室,以便做相应的检查前准备。

6. CT 冠状动脉成像需注射含碘对比剂,请患者仔细阅读 CT 增强检查知情同意书并签字。

7. 患者需至少 1 名家属陪同,危重患者需送检医师陪同。

8. 有药物过敏史,或心、肝、肾功能不全者,请预先告知 CT 检查医师。

9. 检查前后应嘱患者多饮水,以促进造影剂的排泄。

八、MRI 影像学检查前的注意事项有哪些?

1. 进入扫描间时应除去手机、钱包、磁卡、硬币、手表、钥匙、打火机、皮带、项链、耳环、发卡、活动性义齿、纽扣等金属物品及不穿带金属挂钩、拉链的内外衣。因金属可能影响磁场的均匀性,造成图像干扰,形成伪影。

2. 如检查头颈部需在前 1 天洗头,勿擦头油、摩丝等护发品。

3. 腹部检查前 4～6 h 内禁食水。

4. 直肠检查前 1 天口服肠道清洁药品,保证肠道清洁。

5. 膀胱检查当天需准备 500 ml 饮用水,用以充盈膀胱,饮用时间由 MRI 检查医师告知。

6. 年龄小于 10 岁、躁动不能配合者、检查前 8 h 内剥夺睡眠者,遵医嘱使用镇静药。

7. 非 MRI 兼容的轮椅、病床、氧气瓶等金属物品不得推入检查室。

8. 如有严重心肺功能疾病者须提前告知医师。

9. 需行增强 MRI 者应提前 4～6 h 禁食水,检查当天还需携带 2 周内血肌酐化验结果。

10. 既往做过 CT、超声等检查,需携带报告单。

11. 如有不适,及时告知医务人员。

12. 绝对禁忌证:安装心脏起搏器、电子耳蜗、磁性眼内植入物、胰岛素泵、除颤器、助听器、药物剂量控制器、留置气管插管及危重患者为绝对禁忌证。

13. 相对禁忌证:食管金属支架、牙科植入物、人工关节、髓内针的患者及放置金属节育环的妇女不应进行相应部位的 MRI 检查。

九、核医学检查的注意事项有哪些?

1. 脑血流灌注显像

(1) 器官封闭:患者于注射 ^{99m}Tc - ECD(锝[^{99m}Tc]双半胱乙酯注射液)前 0.5～1 h 口服过氯酸钾 400 mg,以抑制脉络丛分泌,减少对脑灌注图像的干扰。

(2) 视听封闭:注射显像剂前 5 min 嘱患者处于安静环境中,戴眼罩和耳塞封闭视听 5 min,保持检查室安静并调暗光线,以减少声音、光线等对脑血流灌注和功能的影响。

(3) 保持体位不变和安静:对于不能配合检查的患者需应用适量的镇静剂。

2. 心肌灌注显像

(1) 检查前 48 h 停服 β 受体阻断药及血管扩张药物。

(2) 检查当天空腹 4 h 以上,糖尿病患者注意低血糖的发生。

(3) 安装心脏起搏器者应告知医师,以供影像分析参考。

(4) 检查前常规留置外周静脉留置针,^{99m}Tc - MIBI(锝[^{99m}Tc]甲氧异腈注射液)显像时带脂餐(油煎鸡蛋、1 袋全脂牛奶、巧克力等),于注射显像剂后 30 min 服用,促进胆汁的排空,减少肝胆对心肌影像的干扰。

(5) 在检查的过程中应保持呼吸平稳,以减少膈肌运动对心肌显像的干扰。

(6) 因检查的大部分药物都由尿液排出体外,所以检查后 2 h 内尽量多饮水,以促进药物的排出。

3. 心肌灌注负荷试验

(1) 运动负荷试验前 48 h 患者尽可能停用扩张血管药物及抑制心率药物(如 β 受体阻断药及硝酸酯类等)。

(2) 检查当天空腹或素食后 3 h 为宜。

(3) 运动负荷过程中应全程心电图监测,达到极量、次极量心率或其他运动试验的终止指标时静脉注射显像剂,之后患者以同样或较低的运动量继续运动 2 min。

(4) 药物负荷试验前 48 h 内停用双嘧达莫及茶碱类药物,检查当天禁服咖啡类饮料。

(5) 药物负荷试验前需建立静脉通路,并配合使用氨茶碱类药物,以备出现严重不良反应时抢救用,全程监测、记录血压和心电图等指标。

4. 肺灌注显像

(1) 检查前患者常规吸氧 10 min;并询问过敏史,必要时做过敏试验。

(2) 注射显像剂 ^{99m}Tc - MAA(锝[^{99m}Tc]聚合白蛋白注射液)前需将其振荡混匀;注射速度要缓慢,以免引起急性肺动脉高压;鼓励患者深呼吸,使药物均匀而充分地分布于肺内各个部位;注射时严禁回抽血液,以免形成凝集块。

(3) 因 MAA 入血后受重力的影响易向肺底部沉降,故注射时应采用平卧位,只有在检查是否存在原发性肺动脉高压时可采用坐位注射。

(4) 检查过程中如有呼吸困难加重请及时告知医师。

5. 肝胆动态显像　检查前禁食 4～12 h,对 Oddi 括约肌有影响的麻醉药物 6～12 h 前停用。患者取仰卧位静脉注入放射性药物。

6. 肝胶体显像　检查前 24 h 内不宜进行钡餐检查;显像时除去衣物表面的金属物品;嘱患者平静呼吸,以减少对脏器位移的影响。

7. 骨骼显像

(1) 显像前 24 h 内不做消化道造影,检查前多饮水,排空小便。

(2) 注射骨显像剂后要求患者饮水 500～1 000 ml,多次排尿,促进显像剂的摄取及排出,以避免发生放射性膀胱炎及对骨盆显像的影响。对排尿困难的患者可使用导尿管导尿后再行显像,检查后饮水量不宜超过 500 ml,以免出现尿潴留。

(3) 排尿时注意不要污染衣裤及皮肤;若发现污染,及时更换衣裤和擦洗皮肤,以免造成放射性伪影。

(4) 显像前去除患者戴有的金属物品、假乳房等,以防止影响检查结果的判断。

8. 肾动态显像和肾图检查

(1) 检查前 2 天不进行静脉肾盂造影并尽可能停用利尿药物。

(2) 正常饮食,检查前 30 min 饮水 300～500 ml,检查前排尿,以减少因肾血流量减少及憋尿对结果的影响。

十、甲状腺吸碘率的检查注意事项有哪些?

1. 妊娠、哺乳期妇女禁忌。

2. 患者检查前需停食含碘丰富的食物,如海带、紫菜、海鱼虾等,根据食用量多少,停食 2～4 周。

3. 检查前须停服以下药物:含碘药物如碘化物、复方碘溶液、含碘片等;影响甲状腺功能的药物,如甲状腺片、抗甲状腺药等;不少中草药如昆布、海藻、川贝、丹参、连翘等含碘高,可影响结果。根据用药量和时间,停服 2～8 周。

4. 检查当天患者应空腹。

十一、超声检查的注意事项有哪些?

1. 行腹部(肝、胆、脾、胰)检查之前,需禁食 8 h 以上,以保证胆囊胆管内充盈胆汁,并减少胃肠道的内容物和气体的干扰。通常在检查前 1 天晚饭后开始禁食,次日上午空腹检查。下午检查者中午也应禁食。

2. 检查膀胱、前列腺、精囊管、输尿管、早孕、子宫附件、前置胎盘、隐睾、下腹部包块者,需充盈膀胱。检查前 1～2 h 喝水 1 000～1 500 ml,喝水后不要排尿,使膀胱适度充盈,以利于检查。

3. 经阴道超声需排空膀胱,无阴道大量出血时检查。

4. 产科患者怀孕 3 个月以上者无特殊准备,但妊娠中晚期可疑前置胎盘者、测量肌壁厚度者,仍需饮水充盈膀胱后再检查。

5. X 线胃肠、胆道造影需使用钡剂,钡剂是超声的强反射和吸收剂,如果胆囊、胆管附近胃肠道内残存有钡剂会影响超声检查。所以应在 X 线胃肠道造影 3 天后、胆道造影 2 天后再做超声检查。

6. 胃镜、结肠镜检查者需 2 天后再做超声检查。

7. 因腹部胀气影响胆囊、胆管及胰腺图像观察时,可遵医嘱用药后再检查。

8. 经食管超声检查者需空腹 12 h 以上;检

查时取下活动义齿;检查后 2 h 内禁食禁饮,2 h 后可进食流质食物,4 h 后可普通饮食,禁食热辣刺激性食物。

9. 不能配合检查的患者(如婴幼儿),可在临床医师指导下镇静后进行检查。

10. 复查时患者最好携带既往的超声检查报告单,便于对比检查结果。

十二、什么是 TCD 检查? TCD 检查需要注意什么?

TCD 又称经颅多普勒,是通过检查脑动脉的血流情况来判断大脑的供血情况及脑动脉功能,属无创检查,简单、无痛苦。

1. 行 TCD 检查不需要禁食,检查前正常用餐,空腹状态和饮水较少的情况下,会影响脑血流检测。

2. 检查前 3 天停服血管收缩药及血管扩张药,不能停药者应说明药物名称、剂量、用法和最后一次服用时间。

3. 6 个月内做过眼部手术者要事先告知医师,一般不做 TCD 检查。

4. 检查前 1 天不宜饮茶,检查时禁止吸烟。

5. 检查时尽量穿着低领、松口的衣服,方便暴露颈部和肩部,以便于医师检查。

6. 检查前 1 晚患者须洗净头发,勿用发胶。女性若长头发须将头发盘起,勿披发。

7. 进入诊室检查前请关闭手机等通信设备,请勿检查时拨打或接听手机,避免电磁信号对检查的干扰。

8. 因检查时间较长,提前去卫生间,检查时须保持安静。

9. 检查前患者应静候 5 min,避免呼吸及心率的不稳定影响检查。

10. 对欠合作的儿童及有精神症状的患者可适当给镇静剂,并在记录上注明所用药物名称、剂量。

十三、什么是脑电图检查? 脑电图检查需要注意什么?

脑电图是通过电极记录下来的脑细胞群的自发性、节律性电活动,是癫痫诊断和治疗中最重要的一项检查工具。

1. 在检查前洗头,且不能使用发油。

2. 检查当天贴身穿全棉内衣,除内衣外尽量穿开衫,以免脱衣时电极脱落。

3. 检查前 24 h 要停止服用镇静剂、兴奋剂及其他作用于神经系统的药物,以避免检查时形成假象,影响检查结果的判断。

4. 检查期间不要做 MRI 等检查,应远离电源及磁场,不用微波炉、电磁炉,不使用电热毯及磁床,尽量不用手机,以免干扰脑电信号;避免剧烈运动,以免电极脱落。

5. 检查期间严禁洗澡,避免雨、水等液体进入记录盒;避免不安全因素,严防磕、碰,损坏记录盒。

6. 严禁自行打开记录盒,随意移动电极及导联线,记录期间如发现异常,需由专业技术人员处理。

7. 脑电图检查必须在饭后进行,以防因低血糖而影响检查的结果。

十四、什么是肌电图检查? 肌电图检查需要注意什么?

肌电图是对肌肉电活动的记录,反映肌肉本身以及神经肌肉接头、周围神经或神经元功能状态。肌电图主要用于因周围神经及肌肉病变、损伤引起的肢体无力、瘫痪、麻木;肌肉萎缩;自主神经功能失调等。

1. 检查前 1 天,保持皮肤清洁。建议检查前 1 晚洗头、洗澡,不要涂抹含油脂的护肤品。如有其他辅助检查的资料,如影像学、血液等检查报告也应同时携带,将有助于肌电图医师优化检查流程,从而减少患者痛苦。

2. 对于肢体易冰冷的患者最好于检查前注意保暖,以利于检查。

3. 肌电图检查不宜空腹。不要戴首饰,穿宽松的内衣、裤,以便在检查时方便暴露上、下肢,重症肌无力患者应停服新斯的明药物24~48 h。

4. 肌电图检查会给患者造成一定的疼痛不适,尤其是针电极检查时不仅会有明显疼痛不适,而且作为一项有创性检查,该项有创检查难免会造成部分患者出血,检查后 2 h 内尽量不要接触水。

5. 有以下情况不适宜肌电图检查:严重凝血功能障碍、安装心脏起搏器、妊娠、严重心脑血管疾病、气管切开、重度肺部疾患、患艾滋病等传染病、有精神疾患/意识障碍患者、重度肝疾病患者、晕针及痛觉过敏者等。

6. 检查时关闭手机。

十五、电子喉镜检查的注意事项有哪些?

1. 严重心肺功能不全、年幼、精神障碍的患者不宜进行电子喉镜检查。有高血压病、心脏病、药物过敏史的患者需提前告知医务人员。

2. 检查前禁食 3 h,以免咽反射敏感的患者发生恶心、呕吐甚至误吸、呛咳等症状。如果可以,请刷牙、漱口以保持口腔清洁。

3. 检查前会经鼻、口腔进行 2~3 次的局部麻醉药喷洒。

4. 检查时取坐位(必要时可取卧位),保持正常呼吸,尽可能放松全身,平静呼吸,配合医师。如觉恶心,可深呼吸以缓解症状。

5. 配合检查医师的指示,做出相应的动作,比如,努力向外伸舌以便于检查舌根及会厌,发"yi"音以观察声带发声闭合状态等。

6. 切勿随意仰头、转颈或扭动身体,以免造成鼻腔或者咽喉部黏膜的损伤。

7. 检查后禁食 2 h。

十六、什么是支气管镜检查?

支气管镜检查是将细长的支气管镜经口或鼻置入患者的下呼吸道,即经过声门进入气管和支气管以及更远端,直接观察气管和支气管的病变,并根据病变进行相应的检查和治疗。

十七、支气管镜检查前如何做好配合?

1. 检查时因刺激咽喉可引起恶心反射,为防止呕吐所致误吸,检查前应至少禁食 4 h,禁饮 2 h,保持心情平静,平稳呼吸,忌屏气。

2. 须有家属陪伴。

3. 有假牙者将假牙取下妥善保管。

4. 携带胸部 CT 或 X 线片、药物、纸巾(有雾化装置的患者携带雾化装置),按时间赴检。

5. 告知患者在检查时密切配合医师操作,如有恶心感行深呼吸。

6. 检查前给予局部麻醉用药(鼻咽部雾化吸入),减轻患者痛苦。

7. 高血压患者控制好血压,必要时提前口服降压药。

8. 拟行镜下治疗,长期口服抗凝药物的患者,至少停药 3 天以上,防止增加出血的风险。

十八、支气管镜检查中如何做好配合?

嘱患者勿紧张、放松心情,平卧于诊疗床上,指导患者平稳呼吸,避免呼吸急促不利检查及活检。嘱患者口咽部痰多时不用紧张,医护人员会协助清除,术中时间约 20 min。

十九、支气管镜检查后如何做好配合?

1. 因麻醉作用尚未恢复,术后应禁食 2 h以防食物误入气管,2 h 后进温凉饮食或半流质饮食。

2. 鼓励患者轻咳出痰液及血液,避免剧烈咳嗽。

3. 检查后 30 min 内减少说话,使声带得以充分休息,如有声音嘶哑或咽喉部疼痛,可给予雾化吸入。如有咽部不适、异物感为咽部麻醉后正常现象,稍事休息即可恢复,不必特殊处理。

4. 如果痰中带血丝,一般不需特殊处理。当出血较多时,通知医护人员及时处理。

5. 如果突发胸痛、胸闷、剧烈咳嗽、呼吸困难等症状,要及时通知医务人员,警惕气胸的发生。

二十、什么是内科胸腔镜?

内科胸腔镜又称胸膜腔镜,它有别于外科电视辅助胸腔镜。其操作通常是在清醒镇静加局麻下进行,一般在胸壁上仅行单点穿刺。内科胸腔镜检查术主要用于诊断胸膜和部分肺部疾病,并可实施治疗。

二十一、内科胸腔镜检查的目的是什么?

1. 引流胸腔内积气、积血和积液。
2. 重建负压,保持纵隔的正常位置。
3. 促进肺膨胀。

二十二、内科胸腔镜检查术前准备哪些?

1. 内科胸腔镜检查手术时间短,创伤小并发症少,术后疼痛轻,康复快,告知患者放松心情、不必紧张。

2. 术前禁食 4 h 以上、禁饮 2 h 以上。

3. 术前练习腹式呼吸及健侧卧位休息。

4. 戒烟,加强营养,注意保暖,睡眠充足,避免感冒,保持口腔清洁,减少肺部感染机会。

5. 如有高血压者,术前遵医嘱用药使血压降至正常。

6. 手术时保持健侧卧位,平静呼吸,不得随意改变体位或剧烈咳嗽,密切配合医师,确保手术顺利。

7. 告知患者手术大约需要 1 h,术前排空膀胱。

8. 术前留置胸腔闭式引流管的患者要注意活动时防止管路牵拉而造成脱管,以免影响手术。

9. 长期口服抗凝药物的患者,至少停药 3 天以上,防止增加出血的风险。

二十三、支气管肺泡灌洗的注意事项有哪些?

1. 检查前指导

(1) 说明灌洗的方法、目的及配合要点,告知术中、术后可能出现的并发症及预防和治疗的方法,使之有充分的心理准备。

(2) 告知术前 12 h 禁食水,术前 30 min 肌内注射阿托品 0.5 mg,咳嗽剧烈者可口服可待因 0.03 g,以避免术中咳嗽影响治疗。

2. 检查中指导

(1) 全麻患者要说明麻醉后可能会进入睡眠状态,无须过于担心。肺灌洗术结束后可能会实施气管插管术,说明气管插管的必要性,避免全麻清醒后产生紧张和焦虑情绪。

(2) 对经纤维支气管镜肺灌洗的局麻清醒患者,术中应指导并鼓励患者自行咳嗽,尽量将肺内液体吸尽。接近灌洗结束时,置患者于头低脚高位,协助拍背,事先要做好解释,以便患者密切配合。

3. 检查后指导

(1) 指导患者取半卧位,床头抬高 30°,避免胃液反流。讲解术后进行口腔护理,及时清理口咽部分泌物减少误吸的必要性。

(2) 对术后出现口唇及肢端末梢发绀的低氧血症患者,说明正确吸氧的意义与方法。指导并鼓励患者自行咳嗽、咳痰,尽量及时咳出肺内残留灌洗液。如不能进行有效的咳嗽、咳痰,应解释吸痰的必要性,取得患者配合。

（3）术后全麻清醒或纤维支气管镜术后 2 h 后，告知吞咽功能完全恢复后方可进流食。

二十四、超声支气管镜检查的注意事项有哪些？

1. 检查前指导

（1）说明检查的目的、意义、操作过程及术中注意事项，消除患者紧张情绪，取得患者合作。

（2）告知患者术前应禁食水 6 h，以防误吸。若有活动性义齿应事先取出。检查前 30 min 需遵医嘱给予 0.2% 丁卡因凝胶含漱 5 min，指导患者正确吸入利多卡因 0.1 g。询问并检查患者鼻腔通畅情况，告知患者鼻腔内滴 2~3 滴呋麻液的作用及配合方法。

2. 检查中指导

（1）指导患者用药后取平卧位，连接心电监测仪并讲解心电监测的意义，指导患者通过深呼吸稳定情绪，放松身体，积极配合检查。

（2）告知患者当需要进行活检针穿刺肺组织时，应尽量避免咳嗽且需减小呼吸幅度。患者口腔中有分泌物时，嘱咐随时抿到嘴角并给予擦拭。

3. 检查后指导

（1）告知患者检查后 2 h 内禁食、禁水，待麻醉作用消失，咳嗽和吞咽反射恢复后可先试验小口饮水，无呛咳后可进温凉流食或半流质饮食。检查后数小时内应避免吸烟、谈话和咳嗽，以利于声带休息，减轻声音嘶哑症状和咽喉部疼痛。

（2）嘱患者咳出口腔内及气道分泌物，说明术后少量咯血为正常现象，勿产生紧张心理。如出现气短、气喘等症状应及时报告，以便及早发现并发症。

二十五、肺功能检查的注意事项有哪些？

1. 告知患者做肺功能检查无须空腹。如做舒张试验带沙丁胺醇气雾剂。

2. 在检查肺功能前要调整呼吸，待呼吸平稳后再接受检查。

3. 指导患者含紧口唇，保证在测试的过程中不会漏气。

4. 配合医师的口令，及时做出呼气和吸气的动作。

5. 指导患者尽最大能力吸气，然后配合医师以最大力量呼出。

6. 下列患者不宜做肺功能检查：患有呼吸道传染病如感冒、肺结核、SARS 等；活动性咯血、肺结核、气胸患者；胸、腹部手术后 1 个月以内或创伤性检查后 24 h 内的患者；心衰或其他脏器严重衰竭的患者或有严重智力障碍的患者。

二十六、^{13}C、^{14}C 尿素呼气试验指导有哪些？

1. 检查前指导

（1）检查前说明 1 个月内如服用抗生素、铋制剂、质子泵抑制剂等 Hp 敏感药物，会造成检测结果的假阴性，因此常规检测 Hp 需停用抗生素 2 周，停用胃药（抑酸药）1 周。行 ^{14}C 检查时告知待孕、孕妇、哺乳期妇女尽量不做此项检查，行 ^{13}C 检查者无特殊禁忌。

（2）检测须在空腹状态或者餐后 2 h 后进行，最好是晨起空腹检查。检查时需用温水服下检查试剂（胶囊 1 粒），服药时不得咬碎。分别于服试剂前和服试剂后 20 min 向呼气袋中吹气，吹气间歇等候期间不能喝水或饮料，不吃任何食物。

2. 检查中指导

（1）行 ^{13}C 检查者，请受检者平静呼吸，取下集气袋盖帽，将气体徐徐吹入集气袋，当气体充满后，立即将集气袋盖帽盖紧。之后用 30~40 ml 凉饮用水送服 1 粒 ^{13}C 尿素胶囊，并嘱其静坐 20 min。然后再次指导受检者向集气袋内吹气，收集 20 min 后的呼气。方法是让受检者深吸一口气，心里默数 15 个数后，先吐出一小口气,此时迅速打开盖帽,再将余下气体快速吹入集气袋内,并将集气袋盖帽盖紧。如果集气袋不充盈或出现漏气现象,需当场重新吹气。告知患者在 2 次吹气检查过程中应当保持安静,因剧烈运动后血中的酸碱度变化可能影响同位素标记。

（2）行 ^{14}C 检查者,指导其先用 20 ml 凉饮用水口服 1 粒尿素胶囊,静坐 25 min 后取出集气卡,对准吹气口吹气,力度适中,吹气过程中可以换气,但严禁倒吸。当集气卡指示窗口内指示剂由橙红色变成黄色时,停止吹气（1～3 min）。若超过 3 min 变色不全,亦停止吹气,此时集气卡吸收饱和,并不影响测试结果。气体样品收集完毕将其交给测试者。

3. 检查后指导

（1）报告解读:告知 ^{13}C 幽门螺杆菌检查的阳性结果为 ≤4.0±0.4,≥4.0 者为检测阳性。^{14}C 检查阳性结果为 ≤100,≥100 为检测阳性。检测结果为阳性者可确认为现症感染,建议到消化专科就诊,结合临床确定是否需要抗生素三联治疗。

（2）干预指导:说明幽门螺杆菌是导致胃炎、消化性溃疡、胃癌的主要原因,对阳性感染者的治疗首要目标是根除幽门螺杆菌,否则治疗相对困难。告知患者幽门螺杆菌的传染力很强,可通过手、不洁食物、不洁餐具等途径传染,所以,日常饮食要养成良好的卫生习惯,尤其是家庭成员有现症感染者,应采取分餐制,以预防其他成员感染。

二十七、什么是纤维胃镜检查?

纤维胃镜检查是消化道疾病诊治的重要方法,医师可直接观察食管、胃、十二指肠的情况;并通过此检查做活组织检查。

纤维胃镜检查是目前常用的消化系统检查之一,主要用于:有上消化道症状,疑是上消化道病变,临床又不能确诊者;不明原因的上消化道出血需内镜紧急检查者;有上消化道症状而上消化道钡餐检查未能发现病变或不能确定病变性质者;已确诊的上消化道病变,需内镜随访复查者;需要内镜进行治疗;判断药物对某些病变的疗效;上消化道异物者;上消化道手术后有无法解释的症状者。

二十八、纤维胃镜检查注意事项有哪些?

1. 检查前指导

（1）介绍检查的目的、方法、如何配合及可能出现的问题。消除患者紧张情绪,取得主动配合。

（2）服有活血抗凝药物（如阿司匹林、华法林等）者需停药 5～7 天。

（3）检查前禁食水 6～8 h。

（4）有活动性假牙者检查前应先取出假牙。

（5）患者取左侧卧位,轻度屈膝,头稍后仰。

2. 检查后指导

（1）检查后禁食 2 h,2 h 后可进流质或半流质饮食为宜,行取活检治疗的患者当天禁食,次日可进温凉的流质或半流质饮食。

（2）密切观察患者有无消化道穿孔、出血、感染等并发症,一旦发现及时处理。

（3）检查后少数患者出现咽痛、咽喉部异物感,嘱患者不要用力咳嗽,以免损伤咽喉部黏膜。若患者出现腹痛、腹胀,可进行按摩,促进排气。

（4）无痛胃镜检查后 24 h 内不得驾驶机动车辆、进行机械操作及从事高空作业。

二十九、什么是电子结肠镜?

是经肛门将肠镜循肠腔插至回盲部,从黏膜侧观察结肠病变的检查方法,是目前诊断大肠黏膜病变的最佳选择。它是通过安装于肠镜前端的电子摄像头将结肠黏膜的图像传输于电子计算机处理机处理中心,后显示于监视器屏幕上,以检查大肠部位之病变、肿瘤或溃疡,如有需要可取组织检验或行大肠息肉切除的一种诊断方式。

三十、哪些人适合做电子结肠镜?

1. 中老年人体检或直肠、结肠肿瘤普查。

2. 原因不明的便血或大便习惯改变,或腹部及肛门不适者。

3. 慢性腹泻、里急后重、大便带有脓血黏液者。

4. 大便变形,或细或扁者。

5. 有结肠异物者。

6. 需取直肠、结肠黏膜或病变组织的活检标本者。

三十一、电子结肠镜检查前需要注意那些事项?

1. 肠道准备　检查前 2 天进流食,不吃红色带籽瓜果(如西瓜、西红柿等)、长纤维绿色蔬菜(如芹菜、韭菜),检查前 1 天吃低脂无渣或少渣半流质饮食。普通肠镜检查当天禁食早餐和午餐,无痛肠镜检查当天禁食禁水。

2. 复方聚乙二醇溶液配制及服用方法

普通肠镜:检查当天早晨 7～8 点复方聚乙二醇溶液 137.15 g 溶于 2 L 温水中,1 h 之内喝完。服药后可适当走动,增加肠蠕动,利于肠道清洁。

无痛肠镜:检查当天早晨 4 点复方聚乙二醇溶液 137.15 g 溶于 2L 温水中,1 h 之内喝完。服药后可适当走动,增加肠蠕动,利于肠道清洁。

提示:排便 5～10 次后,大便中没有固体、黏稠物和杂质,呈淡黄色或透明水样便即可。

三十二、电子结肠镜检查后需要注意那些事项?

1. 患者卧床休息,尤其对于年老体弱的患者。

2. 检查后可恢复正常饮食。

3. 取活检做病理的患者需进一些温凉的饮食。

4. 因操作时为肠道充气,操作结束会有空气积聚于肠道内,可能感到腹部不适,但数小时后会逐渐消失。如腹胀明显,应告诉医护人员给予相应处理。

5. 若出现持续性腹痛或便血的情况,应及时告诉医师。

6. 24 h 内禁食辛辣食物,12 h 内不得饮酒。无痛肠镜患者 2 h 方可进食水,检查后 24 h 内不得驾驶机动车辆,进行机械操作及从事高空作业。

三十三、什么是无痛内镜?

无痛内镜检查,是由麻醉医师用麻醉药物使患者处于短暂的睡眠状态下进行的安全内镜检查。

三十四、哪些患者应选择无痛胃镜?

1. 要求做无痛胃镜检查的患者。

2. 有胃镜检查适应证,但惧怕胃镜检查的患者。

3. 剧烈呕吐或其他原因难以完成胃镜检查患者。

4. 伴有其他疾病又非常有必要行胃镜检查的患者,如高血压、心绞痛、陈旧性心肌梗死、有癫痫病史及小儿或精神病等不能合作的患者。

三十五、什么是静脉尿路造影?

静脉尿路造影(IVU),又称排泄性尿路造影,是由静脉注入含碘造影剂(有机碘化物水溶液,最常用为 76％复方泛影葡胺),造影剂通过肾脏排泄,经过肾小球过滤、肾小管浓缩后,自肾集合管排出,含有造影剂的尿自肾盏排到肾盂、输尿管及膀胱时均可显影。注射造影剂后,在不同时间间隔拍摄腹部、盆部或排尿后的 X 线片,以诊断泌尿系统疾病(包括肾脏、输尿管、膀胱),如结石、肿瘤、结核以及各种先天性畸形等。

禁忌证:妊娠、严重心血管疾病、甲亢、多发性骨髓瘤、中重度肾功能不全、对碘过敏的患者不能做静脉尿路造影检查。

三十六、静脉尿路造影检查前需注意哪些事项?

1. 造影前 3 天做碘过敏试验,碘过敏试验阳性者不能进行该项检查。

2. 造影前 2~3 天不吃易产气(如豆腐、奶类)和多渣的食物,并禁服铋剂以及含钙或重金属的药物。

3. 检查前夜服复方聚乙二醇电解质液,于 2 h 内服完,以排出清水样便为好,若是情况不理想者需进行清洁灌肠,清除肠道内容物,避免肠内容物与显影的肾盂、肾盏、输尿管及膀胱重叠,影响观察分析。

4. 检查前 3 h 内不能饮水及进流质食物(可以吃少量干食物如大饼、面包等),以使血液浓缩,肾脏分泌的尿液含造影剂浓度增高,显示更为清楚。

5. 检查前排尿使膀胱排空。

三十七、静脉尿路造影检查后需注意哪些事项?

1. 造影结束后,在候诊室观察 30 min 后再离开。

2. 指导患者如有皮疹、喉头发痒、呼吸不畅等症状应及时告知医务人员,以免发生意外。

3. 检查前服用抗敏药者,应依照医师处方继续服用,以避免个别患者对造影剂有"延迟过敏反应"。

4. 检查后,嘱患者多饮水,加速造影剂的排出。

三十八、膀胱镜检查的注意事项有哪些?

1. 检查前指导

(1)了解患者病史,讲解检查的目的、方法,说明检查的安全性和必要性,取得患者的配合。

(2)告知患者检查前需清洗会阴,排空尿液,排尽大便,操作时医师会给予局部表面麻醉药,以减轻疼痛,不用紧张。

2. 检查中指导

(1)为方便检查,患者需取截石位,协助患者摆好体位,并嘱咐双手放置于身体两侧或头上,操作过程中严禁将手放于腹部。

(2)为减轻插管带来的不适,术中可指导患者进行深呼吸,放松腹部肌肉。检查过程中因需要向膀胱内灌入生理盐水,告知患者如有强烈尿意应立即报告医师。

3. 检查后指导

(1)检查后患者会有尿道灼痛,轻者可多饮水,重者可应用止痛药缓解不适。检查后常有血尿发生,告知患者为术中损伤黏膜所致,一般 3~5 天后可自行停止,如出血较多及时到医院就诊。

(2)检查后如发生发热及腰痛,可能为尿路感染应及时就诊。

三十九、尿动力学检查注意事项有哪些?

1. 检查前指导

(1)说明检查的目的、方法及配合要点,以减少患者焦虑、恐惧的心理,消除患者的紧张情绪,取得患者的配合。

(2)告知患者检查前清洗会阴、排便,若便秘可给予灌肠,以免直肠压力加大影响逼尿肌压力。嘱患者喝水 1 000 ml,憋尿直到有尿意为止。告知患者检查时会保护其隐私，不要过分担心。

2. 检查中指导

（1）患者检查时取截石体位，协助患者摆好体位。告知在置入膀胱测压导管前，医师会使用表面麻醉剂，以减轻患者的不适感。为便于导管的顺利置入，指导患者深呼吸，放松会阴部及腹部肌群。

（2）为确保检测的正确性，指导患者正确咳嗽，以检测仪器的工作状态。检测时需向膀胱内灌入生理盐水，告知患者要及时向护士反馈灌注时膀胱的感觉，以便了解膀胱的容量及顺应性情况。告知患者检查时如有头晕等不适症状时，立即告知护士，遵医嘱给予对症处理，并观察血压变化，不适缓解后方可离开检查室。

3. 检查后指导

（1）告知患者检查后如有轻度的血尿是由于导管置入损伤黏膜引起，1～2天可自行停止，如出血较多应及时到医院就诊。

（2）告知患者检查后应多饮水，必要时遵医嘱口服抗生素，以防止泌尿系感染。指导患者正确的排尿习惯。

四十、荧光血管造影检查的注意事项有哪些？哪些患者不宜行造影检查？

1. 注意事项

（1）患者必须有家属陪同并于检查前共同签署知情同意书。

（2）造影剂一般安全可靠，注射造影剂1～2天内皮肤发黄、小便黄绿色为正常现象，建议检查完后多喝水。

（3）极少数患者可出现恶心、呕吐、皮疹，一般均可很快恢复，不会影响身体健康。

2. 以下患者不宜或慎行造影检查

（1）极少数患者由于特异体质或曾有过敏史，可能会发生过敏性休克或其他意外。

（2）患者有较重的全身性疾病如较重的高血压、高血糖、肝、肾功能受损、哮喘病，近期曾发生严重心脑血管疾病如脑梗死、脑出血、心肌梗死等。

四十一、生殖道细胞学检查的注意事项有哪些？

1. 检查前指导

（1）告知检查应于非月经期进行，月经期不宜检查。检查前2天内禁止性生活、阴道检查、阴道灌洗及用药。

（2）说明检查时需采取膀胱截石位，检查过程中操作时间短，不会损伤阴道，消除紧张心理，指导患者摆放体位。告知刮取标本时会有轻微疼痛，嘱咐患者感到不适时放松呼吸。

2. 检查后指导

（1）告知检查后可能有少量出血，若经压迫止血后仍出血较多，应随时就诊处理。

（2）检查当天遵医嘱可进行阴道用药治疗，不能性生活、冲洗、坐浴等。

（3）说明宫颈癌的发生发展过程漫长，宫颈组织从正常细胞发展为癌前病变，然后发展为宫颈浸润癌，大约需要数年到数十年时间，而癌前病变期自然逆转率达70%。在此期间，只要定期做细胞学检查，及时发现癌前病变，就可以通过简便、经济的方式进行干预并远离宫颈癌。对高危患者，提示应避免致病的高危因素，如吸烟、过早性行为、多次分娩、人流等。

（4）宫颈细胞学检查不能代替宫颈活组织学检查。

四十二、女性生殖器官活组织检查的注意事项有哪些？

1. 检查前指导

（1）阴道活检患者：应告知妊娠期原则上不做活检，以免流产、早产，如高度怀疑宫颈病变者必要时应检查。月经期不易做活检,以免与切口出血相混淆,月经来潮时切口仍未愈合可增加内膜组织在切口种植的机会。有阴道炎的患者告知应治愈后再取活检。

(2)宫颈活检及锥切术患者:告知检查应在月经干净后 3～7 天进行,术前清水清洗外阴,术中应配合医师做好检查。

(3)子宫内膜活检:应告知刮宫的目的、方法及并发症以及应对措施,不孕症或功能性失调性子宫出血患者要求行诊断性刮宫时应选择在月经前或月经来潮 6 h 内刮宫,以判断有无排卵或黄体功能不良。

2. 检查后指导

(1)活检患者:告知外阴活检后,创面需压迫止血,应注意局部卫生,避免性生活。阴道内或宫活检后阴道内填塞带尾纱布或棉球压迫止血,根据出血情况,告知 24～48 h 需取出,取出后如有阴道出血应及时随诊。活检组织固定后需送病理检验,并告知取检验报告时间。

(2)锥切术患者:告知术后遵医嘱使用抗生素预防感染,术后 1 个月来院复查,2 个月内禁止性生活及盆浴。

(3)刮宫后患者:告知术后 2 周内禁止性生活及盆浴。

四十三、输卵管通畅检查的注意事项有哪些?

1. 检查前指导

(1)输卵管通液术患者:说明检查目的、方法,在月经干净 3～7 天后进行,禁止性生活,检查前应排空小便。术中可能引起疼痛,检查中可肌内注射阿托品或 654 - 2、利多卡因解痉止痛,告知患者放松,不必紧张。

(2)子宫输卵管造影患者:说明造影的目的和注意事项,造影应在月经干净 3～7 天后进行,造影前 3 天禁止性生活。术前需做造影剂过敏试验,阴性者方可造影;术前需排空小便,以便子宫保持正常位置,避免出现外压假象。术中可能引起疼痛,但可自行缓解。

2. 检查后指导

(1)输卵管通液术患者:告知术后 2 周内禁止盆浴及性生活。

(2)造影患者:告知造影后 2 周内禁止盆浴及性生活,说明有时可能因输卵管痉挛而造成输卵管不通假象,必要时需重新造影。

参考文献

[1]孙玉梅,张立力.健康评估[M].北京:人民卫生出版社,2017.

[2]侯岩芳,李桂芳,冯亚新.心血管专科护士工作流程与沟通[M].北京:人民军医出版社,2012.

[3]汪小华,慧杰.心血管护理学[M].北京:科学出版社,2004.

[4]张树基,王巨德.诊断学基础[M].北京:北京大学医学出版社,2003.

[5]梁涛,郭爱敏.临床护理学:氧合[M].北京:中国协和医科大学出版社,2000.

第八章

药　　物

一、用药指导内容有哪些？

1. 指导患者认识和了解药物，解释病情让患者知道药物名称、主要作用、不良反应、预防和处理措施及特别注意事项，使患者心中有数，主动配合治疗。

2. 掌握用药剂量和服药时间：药物一般使用常用量，在常用量时既能发挥治疗作用，又不会出现严重的不良反应；药物使用的间隔时间是按治疗要求和药物在体内的代谢速度而定，一般是每天 3 次，代谢快的每天 4～5 次，代谢慢的每天 1 次或 1 周 1 次，有的长效药物可间隔更长时间，不可盲目增加或减少用药次数。告诫患者严格遵守医嘱或按药物说明书控制用量和疗程是很重要的。

3. 自我观察用药后的效果与机体反应，必要时详细记录，将其及时反馈给医护人员，以便调整用量，从而达到最佳药物疗效。

二、如何做到安全用药？

1. 服用药品时应注意

（1）按医师处方医嘱或药品说明书所规定的时间间隔服药，不要随意延长或缩短服药时间。

（2）按医师处方医嘱或药品说明书所规定的药量服药。药量不够达不到预期的效果，药

量过大会引起毒性反应甚至危及生命。

（3）服药期间，在定期复查、观察疗效的基础上，还要注意不良反应等异常变化，一旦出现应及时与就诊医师确定是否与服用药物有关。

（4）不要擅自调整用药，也不要对药物不良反应过度担心，大部分轻度不良反应经调整用药后不会引起严重后果。

（5）要用循证医学肯定的药物品种、合适的剂量、用法、合理的配伍，规避禁忌证等。

2. 保存药品时应注意

（1）把药放在儿童不易接触的地方。

（2）过期、变色、变质的药品要及时处理，避免服用。

（3）药品要与药瓶或药袋上的药名相符，不可错放。

（4）内服药和外用药要做好标记，并分开存放，保管好药品说明书，以备查阅。

（5）需要冷藏、避光、防潮的药品要存放在符合保存条件的环境中。

3. 明确服药时间

（1）饭前：饭前 0.5～1 h 服用。

（2）饭后：饭后 0.5～1 h 服用。

（3）饭中：进餐过程中服用。

（4）睡前：睡前 0.5 h 服用。

（5）一天 3 次：每隔 8 h 服药 1 次或遵从医嘱三餐服用。

三、怎样理解药品说明书上的"慎用""忌用"和"禁用"?

"慎用",指该药品可以谨慎使用,并不等于不能使用,但必须密切监测用药后的反应,一旦出现不良反应立即停药。药品慎用通常涉及婴幼儿、儿童、老人、孕妇、哺乳期妇女等特殊生理状态的人群,以及心脏、肝脏、肾脏功能不全的患者。

"忌用",指不适宜使用或应避免使用。患者使用此类药品出现明显的不良反应和不良后果的可能性较大。同样,忌用也不等同于绝对不能使用,在病情危急时,专业医师会权衡利弊后选择最恰当的剂量和给药方式,并且可以联合其他药品一起使用,以预防该药物最可能出现的不良反应。

"禁用",指禁止使用,是绝对禁忌。在某些特定患者中如使用该药品会发生严重的不良反应或中毒。凡是禁用的药品,绝不能抱侥幸心理贸然使用。

四、何谓药物的不良反应、毒性反应、变态反应、特异质反应?

1. 不良反应　指药物在治疗剂量时出现的与治疗目的无关的不良反应。不良反应是药物固有又可预知的反应,是药物作用广泛、选择性低造成的,一般反应轻微,而且随着治疗目的不同可以发生转化。

2. 毒性反应　指在药物剂量过大或体内蓄积过多时发生的危害机体的反应。

3. 变态反应　指机体受药物刺激所发生的异常免疫反应。与药理作用及剂量无关,很小的剂量就可引起;过敏体质易发生,且不易预知;轻者发生药疹、药物热、哮喘及血管神经性水肿等,重者发生过敏性休克。

4. 特异质反应　指某些药物可使少数患者出现特异性的不良反应,反应性质与常人不同。特异质即特殊的体质,是先天遗传性异常。如红细胞葡萄糖-6-磷酸脱氢酶缺乏者使用磺胺药时,可能引起溶血性贫血。

五、如何改善患者服药的依从性?

1. 与患者建立良好的关系,取得患者的信任与合作,医护人员要熟悉患者的心理,尊重患者的感受和观点,同情理解患者。

2. 简化治疗方案,药物的用法要简单、用量易掌握,方便患者使用。

3. 加强对患者的用药指导。向患者提供用药指导,能够使患者正确认识药物,以达到正确使用药物、发挥药物应有疗效的目的,尤其是对一些安全范围较窄、过早停用产生严重后果或长期使用的治疗慢性疾病的药物,在对患者进行用药指导时,应根据患者的情况采用其容易接受的方式来提供有关药物的信息,应以患者能理解的方式来进行,如使用亲切的语言,保持温和友善的态度,表现出应有的同情心等,从而使患者感到宽慰,对医务工作者产生信任感。

六、常用口服给药的注意事项有哪些?

1. 需吞服的药物通常用 $40\sim60℃$ 温开水送服,不要用茶水或其他饮料服药。

2. 酸类药物应用吸管吸服后漱口,保护牙齿。

3. 控释片、缓释片、肠溶片、胶囊吞服时不可嚼碎。

4. 舌下含片应放舌下或两颊黏膜与牙齿之间待其溶化。

5. 在一般情况下,健胃药及降糖药宜在饭前服,助消化药及对胃黏膜有刺激性的药物宜在饭后服,催眠药在睡前服,驱虫药宜在空腹或半空腹服用。

6. 抗生素及磺胺类药物应准时服药,服药后要多饮水。

7. 止咳糖浆及口含药,服后不宜饮水,以免冲淡药物,降低疗效;若同时服用多种药物,则最后服止咳糖浆。

8. 服用强心苷类药物需加强对心率、心律的监测,脉率低于每分钟 60 次或节律不齐时应暂停服用,并告知医师。

9. 水剂需用量杯核准剂量;量小的油剂须用滴管,可先在杯内加入少量的冷开水,以免药液附着在杯上,影响有效剂量。

七、口服药为何要用水送服?

绝大多数口服物会在食道中停留超过 5 min,有的药物甚至会在食道内停留高达 90 min,如果不用水送服药物,会给食道造成损害,甚至糜烂、穿孔。服药后,让身体保持数分钟的站立姿势,这样有利于药物迅速到达胃部。

八、不宜热水送服的药物有哪些?

1. 助消化药　多酶片、乳酶生等,此类药中多为酶、活性蛋白质或益生细菌,受热后凝固变性失去作用达不到助消化的目的。

2. 维生素类　维生素 C、维生素 B_1、维生素 B_2 性质不稳定,受热后易被还原破坏而失去作用。

3. 止咳糖浆类　此类糖浆为复方制剂,若用热水冲服会稀释糖浆,降低黏稠度,不能在呼吸道形成保护性"薄膜"而影响疗效。

九、服用制酸剂应注意什么?

1. 制酸剂的疗效与胃排空时间的长短、胃酸分泌量的多少、药物溶解度的大小和作用速度的快慢都有密切关系。制酸剂一般应在两餐之间、胃分泌高峰时及睡前服用,以液体(凝胶、溶液)的效果最好,其次为粉剂,再次为片剂。服用片剂,应嚼碎服用,可酌情增加服药次数,

但不必增加每次用药量。

2. 服用制酸剂,应了解各种制酸剂的不良反应,以便合理调整用药剂量及用法。

十、如何正确服用滴丸?

滴丸是一种较新颖的中成药,外观为一种固体,在体内随着基质的溶解,使药物迅速以分子或微粒的形式释放出来,被人体迅速而完全的吸收,具有高效、速效的功能。主要供口服用,亦可供外用和局部如眼、耳、鼻、直肠、阴道等使用。服用中药滴丸时应注意:

1. 仔细查看药物的用法,剂量不能过大。

2. 宜以少量温开水送服,或直接含于舌下。

3. 服后宜休息片刻,一般掌握在 10 min 左右。

4. 滴丸在保存时不宜受热。

十一、如何正确服用泡腾片?

泡腾片指药物与辅料制成的药片,溶于水后能产生大量二氧化碳而呈泡腾状。其溶解后口感酸甜而易于服用,多用于可溶性药物的片剂,例如泡腾维生素 C 片等。泡腾片应用时宜注意:

1. 一般宜用 $100 \sim 150$ ml 的温水浸泡,待完全溶解或气泡消失后再饮用。

2. 不应让幼儿自行服用,严禁直接服用或口含。

3. 药液中有不溶物、沉淀、絮状物时不能服用。

4. 储存时应注意密闭,避免受热或受潮。

十二、如何正确服用咀嚼片?

咀嚼片指可以在口腔中咀嚼,在胃肠道发挥全身作用的片剂。常见的咀嚼片有维生素类、解热药等的片剂,或治疗胃病的氢氧化铝、硫糖铝等咀嚼片。

1. 服用时在口腔内咀嚼的时间宜长一些，一般可咀嚼5～6 min，如复方氢氧化铝，嚼碎后进入胃中很快地在胃壁上形成一层保护膜，从而减轻胃内容物对胃壁溃疡的刺激；如酵母片，因其含有黏性物质较多，如不嚼碎易在胃内形成黏性团块，影响药物的作用。

2. 咀嚼后可用少量温开水送服。

3. 用于中和胃酸时，宜在餐后1～2 h服用。

十三、怎样进行含漱类药物给药?

1. 药液温度不能过高，以免破坏药物及损伤组织，如朵贝尔溶液。

2. 注意药液浓度，不得含漱太浓的药液，否则会破坏口腔及咽部正常防御功能。

十四、如何正确使用滴鼻药?

1. 滴鼻方法

（1）患者轻轻擦出鼻涕。

（2）取仰卧位，肩下垫枕头或头悬于床缘，头尽量后仰，使头部与身体成直角，头低肩高。

（3）每侧鼻腔滴3～4滴药水，轻轻按压鼻翼，使药液均匀分布在鼻黏膜上。

（4）保持原位2～3 min后坐起。

（5）用棉球或纸巾擦去外流的药液。

（6）对于鼻侧切开患者，为防止鼻腔或术腔干燥，滴鼻后患侧卧位，使药液进入术腔。

2. 注意事项

（1）滴药时，滴管口或瓶口勿触及鼻孔，以免污染药液。

（2）体位要正确，滴药时勿吞咽，以免药液进入咽部引起不适。

十五、滴眼药水的正确方法?

1. 滴药前后洗手，悬浮剂眼药使用前先摇匀，先点眼药水，后涂眼药膏，眼药的瓶口勿接触到睫毛或眼睛，以防受污染。

2. 滴入阿托品类药品时，应压迫泪囊部2～3 min，以免鼻腔黏膜吸收引起不良反应。

3. 滴完眼药，立刻盖上瓶盖。点两种以上眼药水需间隔2 min以上。滴完眼药水后需闭眼2 min，或以手指按压眼内角处2 min。

4. 眼药水避免日光直射、高温及潮湿，勿用过期或变质的眼药，勿在昏暗不明或急促情况下点药，点完药有不适情况要及时求医。

十六、眼药膏的正确使用方法及注意事项?

1. 涂眼药膏前洗手。

2. 患者取仰卧位或坐位，头稍向后仰。

3. 用左手示指或棉签拉开患者下眼睑，嘱患者向上方注视，右手将眼药膏先挤去一小段，将眼膏挤入下穹窿。

4. 患者闭眼，按摩眼睑使眼膏均匀分布于结膜囊内。

5. 眼药膏比眼药水在结膜囊内停留时间长，作用时间久，可减少用药次数但影响视力，应在睡前或手术后使用。

十七、如何使用滴耳药?

1. 用滴耳药之前，用流动水、肥皂清洁双手，在滴耳之前可先将滴耳药用手捂热以使其接近于人的体温。

2. 滴药方法：取卧位或坐位，患耳朝上，成人将其外耳拉向后上方，药液滴入外耳道。滴药后，维持体位数分钟，并用手指轻轻按压耳屏，帮助药液到达患处。

十八、皮肤用药方法有哪些?

药物可在皮肤上涂擦、湿敷、喷雾或离子透入（通过电流使药物透入皮肤）。

1. 用药前要清洁皮肤，不可直接用手取药。

2. 药物颜色可能污染衣服或床单,应嘱患者事先做好准备,如更换旧衣服、垫隔巾等。

3. 皮肤破损时要指导患者进行无菌操作。

4. 霜剂用棉签涂擦,油膏剂用压舌板取用。

5. 湿敷或加压湿敷:先将消毒毛巾或纱布垫在药液中浸透,拧干后(拧至不滴水为度)平放在治疗部位,必要时要戴上消毒手套操作。

6. 浸泡溶液应教会患者掌握其配制浓度、温度及方法。

十九、如何进行肛门给药?

1. 备好卫生纸,必要时备便盆。

2. 体位:嘱患者左侧卧位,并张口呼吸,以松弛肛门括约肌。

3. 教会患者或家属自行用药的方法:① 栓剂应在冰箱内保存,操作者戴指套,以保护手指(一般用示指),将栓剂轻轻推至内括约肌上方,如小儿退热栓。② 开塞露类剪开瓶口要保持光滑,以左手拇指、示指分开肛门括约肌暴露肛门,右手持药瓶轻轻插进肛门,缓缓挤入药液,用卫生纸擦净肛门,嘱患者平卧或保持原位 10～30 min。

二十、怎样使用阴道栓?

女性的阴道上端连于子宫,下端以阴道口开口于阴道前庭,极易受病原微生物的侵袭,发生真菌性、滴虫性或细菌性阴道炎。阴道栓是一种外观类似球形、卵形或鸭嘴形供塞入阴道的固体,重量一般为 3～5 g,熔点与体温接近。应用阴道栓时宜注意:

1. 洗净双手,除去栓剂外封物。如栓剂太软,则应将其带着外包装放在冰箱的冷冻室或冰水中冷却片刻,使其变硬,然后除去外封物,用清水或润滑剂涂在栓剂的尖端部。

2. 患者仰卧床上,屈膝外展,暴露会阴部,将栓剂尖端部向阴道口塞入,并用手以向下、向前的方向轻轻推入阴道深处。置入栓剂后患者应合拢双腿,保持仰卧姿势约 20 min。

3. 在给药后 1～2 h 尽量不排尿,以免影响药效。

4. 最好在临睡前给药,以使药物充分吸收,并防止药栓遇热溶解后外流。月经期停用,有过敏史者慎用。

二十一、如何正确使用软膏剂(或乳膏剂)?

软膏剂指药物与适宜基质混合制成的半固体外用制剂。乳膏剂又称霜剂。使用外用软膏和乳膏剂宜注意:

1. 涂敷前先将皮肤清洗干净。

2. 破损、溃烂、渗出的部位不可涂敷。如急性湿疹,在渗出期采用湿敷方法可收到显著的疗效,若用软膏反可使炎症加剧、渗出增加。

3. 涂敷部位若有烧灼或瘙痒、发红、肿胀、出疹等反应,应立即停药,并将局部药物洗净。

4. 部分药物(尿素)涂后采用封包(即用塑料膜、胶布包裹皮肤)可显著地提高角质层的含水量,含水量可由 15% 增至 50%,既增加药的吸收,亦可提高疗效。

5. 涂敷后轻轻按摩可提高疗效。

6. 不要涂在口腔、眼结膜等部位。

二十二、使用膏药应注意什么?

贴膏药时间不宜太长,一般不超过 24 h,具体应按照药品使用说明书使用。

1. 贴膏药后如局部皮肤出现丘疹、水疱、瘙痒,说明对膏药过敏,应立即停止贴敷,严重者请至皮肤科诊治。了解自己对膏药中何种物质过敏,尽量避免以后出现类似情况。

2. 凡是含有麝香、乳香、红花等活血化瘀成分的膏药,孕妇均应禁用。特别是孕妇的脐部、腹部、腰骶部都不宜贴膏药,以免局部刺激引起流产。

3. 在贴膏药期间,应禁食生冷、海鲜、辛辣等刺激性食物。

二十三、怎样煎服中药?

1. 煎药用具　最好用砂锅、陶器、瓦罐,也可用搪瓷器皿、不锈钢锅,忌用铁锅、铝锅、铜锅等煎药物。

2. 煎药用水　以清净为原则,自来水、井水、纯净水、蒸馏水均可。加水量超过药面 2～3 cm 即可。

3. 煎药方法　先将药物置于容器中,加冷水浸泡 20～30 min,然后加盖放火上加热煎煮。一般先用武火煎沸,后改用文火再煎 10～15 min 即可。文火煎煮 10～15 min 后,滤取第一次药液;然后加热水适量,依上法煎煮,取第二次药液。将两次药液混匀,依医嘱服用。还有一些药物需要特殊方法来煎煮。

(1) 先煎:介壳类、矿石类药物,如龟板、鳖甲、磁石等,因质地坚硬,难以出味,应打碎先煎,煎煮 20 min 后再下其他药物,以使药性充分煎出。

(2) 后下:气味芳香、借挥发油取得的药物,如薄荷、砂仁、白豆蔻等,宜在一般药物煎好时下,煎 4～5 min 即可,以防其有效成分散失。

(3) 包煎:为减少药物对消化道、咽喉的不良刺激,如赤石脂、滑石、旋覆花、车前子等。要用纱布将药包好,再放入药锅内煮。

(4) 单煎:又称另炖或另煎,某些贵重药物如人参、西洋参、犀角(代)、羚羊角(代)等,为精良保存其有效成分,减少被其他药物吸收,可另煎。

(5) 烊化:胶质、黏性大而且易溶的药物,如阿胶、龟胶、鹿胶、蜂蜜、饴糖等,用时应单独加温溶化与药液兑服,或加入煎好的药汁中溶化后服用。

(6) 冲服:散剂、丹剂、水丸、自然药汁,以及某些贵重药物或芳香物需要冲服,如麝香、牛黄、三七、六神丸、生地黄汁等。

二十四、服用中药时的饮食禁忌有哪些?

服药时一般宜少食豆类、肉类、生冷及其他不易消化的食物,以免增加患者的消化负担,影响恢复健康。

热性疾病应禁用或少食酒类、辣味、鱼类、肉类等食物。因酒类、辣味食物性热,鱼类、肉类食物厚腻易生热生痰,食后助长病邪,使病情加重。

服解表、透疹药时,宜少食生冷及酸味食物。因冷物、酸味均有收敛作用,有碍于药物的解表、透疹作用。

服温补药时,应少饮茶,少食萝卜。因茶叶、萝卜的凉性及下气作用能降低药物温补脾胃的功效。

二十五、中药的服用和储存方法?

1. 中药的服用方法　服药时间:一般药物宜在饭前 1 h 服用,驱虫药在晨起空腹时服;安神药在睡前服;截疟药(指止住疟疾症状的中药)宜在发病前 2 h 服;滋补药宜空腹服。要掌握服药时间的规律性,通过选择最佳服药时间,最大限度发挥药物的疗效。服药次数:一般是 1 天 1 剂,分早晚 2 次服用,或分早中晚 3 次服用;病性危重的,可 1 次顿服;咽喉病多采用噙化;呕吐患者可取少量频服。

2. 代煎中药储存　目前代煎中药汤剂最常见的包装是真空密封包装。真空密封包装的中药汤剂最好在冰箱冷藏室 0～5℃ 保存,可以保存 7 天左右。保存超过一周的中药,在服用前应置于沸水中煮沸后再服用。特别是处方中有全蝎、蜈蚣等动物类中药,或含有高糖中药如熟地黄、黄芪等时,更不能超过 7 天。若发现药液袋鼓起或药液变味、有气泡等异常现象,则属变质,不可服用。如果是用患者自己提供的器皿来盛放中药汤剂,则即使放置在冰箱冷藏室中,也不应超过 2 天,以免药液变质影响疗效。

二十六、如何进行老年人安全用药的指导?

1. 全面评估老年人用药情况

(1)详细评估既往用药记录、药物的过敏史以及老年人对药物的了解情况。

(2)了解老年人肝、肾功能的生化指标。

(3)了解老年人的文化程度、饮食习惯,对治疗的了解及心理状态。

2. 密切观察和预防药物的不良反应,如对使用降压药的老年患者,要告知其起立或起床时动作要缓慢,避免体位性低血压。

3. 提高老年人服药依从性。

(1)按早晨空腹、餐前、餐时、餐后、睡前等服药时间将药物送到患者手中,做到看服到口。对出院带药的老年人,告知家属相关注意事项,必要时书面告之。

(2)护士可通过发放宣传资料、专题讲座、个别指导等健康教育方式,提高老年患者的疾病认知能力,促进其服药的依从性。

二十七、老年患者临床合理用药原则?

1. 受益原则,选择疗效确切而毒副作用小的药物。

2. 控制用药种类原则,同时服药的种类越多,药物之间相互作用的概率越高。

3. 小剂量原则,老年人用药要遵循从小剂量开始,逐渐达到适宜于个体的最佳剂量。

4. 择时原则,选择最佳的用药时间进行治疗,以提高疗效和减少毒副作用。

5. 暂时停药原则,老年人在用药期间,一旦出现异常症状,应考虑为药物的不良反应或是病情进展,但不应盲目停用药物,应及时通知医师,遵医嘱给予对症处理。

二十八、小儿患者临床合理用药原则?

1. 药物的选择要合适,儿童一些重要器官如肝、肾均未发育成熟,肝酶的分泌不足或缺乏,肾清除功能较差,应避免使用毒性大、不良反应较严重的药物。

2. 慎用抗生素类药物。由于儿童器官组织发育不成熟,不可滥用,必须在医师或药师指导下使用。新生儿期由于肾功能尚不完善,主要经肾排出的青霉素类、头孢菌素类等 β 内酰胺类药物需减量应用,以防止药物在体内蓄积导致严重中枢神经系统毒性反应的发生。

3. 药物应尽量在饭后服用,以便减少对胃部的刺激。

4. 注意给药方式。切忌灌药,以免药物进入气管,引起肺炎或窒息。

5. 给药剂量要准确。儿童给药剂量一定要根据日龄或体重计算给药量,如给药剂量大或静滴速度过快,超过儿童的耐受性,就有可能发生药物不良反应。

6. 联合用药时注意药物种类不宜过多,不要联合使用可使毒性增加的药物。

7. 用药后严密观察患者病情变化,如果出现寒战、头晕、恶心、呕吐等身体不适,立即停药,给予相应处理。

二十九、儿童使用维生素与微量元素的注意事项有哪些?

1. 维生素在儿童的生长发育中起着重要作用,维生素供应不足必然影响儿童的健康成长。但是任何一种维生素的过量摄取,尤其是脂溶性维生素用量过大或过久都可能造成体内蓄积中毒,给儿童造成严重的生理损害,甚至影响生长发育和出现病态。

2. 同时使用维生素和微量元素时应注意

食物对其吸收的影响

（1）服用维生素 C 时忌食猪肝等含丰富铜元素的食物，因为铜元素促进维生素 C 的氧化，使其失去活性，补钙期间忌食杨桃、葡萄、菠菜等含有碱性磷酸盐、草酸盐的食物，易与钙形成不溶性化合物，影响钙的吸收和利用。

（2）硫酸亚铁、枸橼酸铁等铁剂忌与牛奶、豆浆、苏打饼干等同服，妨碍铁的吸收。

（3）补锌时常用的葡萄糖酸锌口服液应饭后服用，以减少胃肠道刺激。服用时不能进食牛奶、面包、含纤维素和植物酸多的食物，如芹菜、菠菜、柠檬等，以免影响吸收。

三十、非手术患者预防性应用抗菌药物的目的及原则是什么？

1. 目的　预防特定病原菌所致的或特定人群可能发生的感染。

2. 基本原则

（1）用于尚无细菌感染征象但暴露于致病菌感染的高危人群。

（2）预防用药的适应证和抗菌药物选择应基于循证医学证据。

（3）应针对一种或两种最可能感染的细菌进行预防用药，不宜盲目地选用广谱抗菌药或多药联合预防多种细菌多部位感染。

（4）应限于针对某一段特定时间内可能发生的感染，而非任何时间可能发生的感染。

（5）应积极纠正导致感染风险增加的原发疾病或基础状况。可以治愈或纠正者，预防用药价值较大；原发疾病不能治愈或纠正者，药物预防效果有限，应权衡利弊决定是否预防用药。

（6）以下情况原则上不应预防使用抗菌药物：普通感冒、麻疹、水痘等病毒性疾病；昏迷、休克、中毒、应用肾上腺皮质激素等患者；留置导尿管、留置深静脉导管以及建立人工气道（包括气管插管或气管切开）者。

三十一、妊娠期用药注意事项有哪些？

1. 对育龄妇女，一定要询问其月经史及妊娠史，避免因询问病史不详而对妊娠妇女用药不当。

2. 用药前详细阅读说明书　用药前应详细阅读药物说明书，尽量不用"孕产妇慎用"和"孕产妇禁忌"的药。

3. 尽量减少用药剂量和使用时间　应按照最少有效剂量、最短有效疗程使用，避免盲目大剂量、长时间使用，避免联合使用。

4. 禁止随意乱用药　孕妇不要随便使用非处方药，用药都应在医师指导下进行，当药物有相同或类似的效果时，应选择对胚胎、胎儿危害小的药物。

5. 选择药物要慎重　如可以局部用药有效的，应避免全身用药；如母亲的疾病使胎儿染病时，应选用胎儿、羊水的药物浓度与母体的药物浓度相接近的安全药物，母子同治。

6. 结合孕周期用药原则　用药必须注意孕周，严格掌握剂量、持续时间。坚持合理用药，病情控制后及时停药。临产期或分娩期用药时，要考虑药物通过胎盘对胎儿的影响。

7. 避免不确定的药物的使用　避免使用不了解的药物或者听信"偏方、秘方"等随意用药。尽量避免使用尚难确定对胚胎、胎儿、新生儿有无不良影响的药物，仅有理论上评价的药物应慎用。

三十二、妊娠期患者在应用抗菌药物时应注意哪些？

1. 对胎儿有致畸或明显毒性作用者，如四环素类、喹诺酮类等，妊娠期避免应用。

2. 对母体和胎儿均有毒性作用者，如氨基糖苷类、万古霉素、去甲万古霉素等，妊娠期避免应用；确有应用指征时，须在血药浓度监测下使用,以保证用药安全有效。

3. 药毒性低,对胎儿及母体均无明显影响,也无致畸作用者,妊娠期感染时可选用。青霉素类、头孢菌素类等 β 内酰胺类和磷霉素等均属此种情况。

三十三、哺乳期患者在应用抗菌药物时应注意哪些?

哺乳期患者接受抗菌药物后,药物可自乳汁分泌,通常母乳中药物含量不高,不超过哺乳期患者每天用药量的 19%,少数药物乳汁中分泌量较高,如喹诺酮类、四环素类、大环内酯类、氯霉素、甲氧苄啶、甲硝唑等。青霉素类、头孢菌素类等 β 内酰胺类和氨基糖苷类等在乳汁中含量低。然而无论乳汁中药物浓度如何,均对乳儿存在潜在的影响,并可能出现不良反应,如氨基糖苷类抗生素可导致乳儿听力减退,氯霉素可致乳儿骨抑制,四环素类可致乳齿黄染,青霉素类可致过敏反应等。因此哺乳期患者应避免选用氨基糖苷类、喹诺酮类、四环素类等药物。哺乳期患者应用抗菌药物前,均宜暂停哺乳。

三十四、家庭用药有哪些注意事项?

1. 药物保管

(1) 根据药物不同性质,妥善保存。如易氧化和遇光变质的药物,应装在有色密闭瓶中,放置于阴凉处或用黑纸遮盖,如维生素 C、氨茶碱等。

(2) 生物制品如乙肝疫苗、胎盘球蛋白、胰岛素等,应放在冰箱内保存。

(3) 不同品种的药不能混放,如内服药与外用药应分开放置。

2. 药物有变色、混浊、发霉、潮解及失效、过期等不符合要求时,均不可使用。

3. 家庭保健药箱可配备少量常用药,其品种可按家庭成员情况、季节以及供应条件适当增减,服用前应查看有效期。

三十五、脂溶性维生素的生理功能有哪些?

1. 维生素按溶解性分为水溶性和脂溶性两大类。脂溶性维生素包括维生素 A、维生素 D、维生素 E、维生素 K 四种。

2. 生理功能

(1) 维生素 A:能维持正常的视紫红质合成速度,从而维持正常夜视功能。此外,还能维护上皮细胞的完整性,增进机体免疫功能,促进生长发育,参与糖蛋白的合成以及抑癌作用。

(2) 维生素 D:促进钙、磷吸收,调节钙、磷代谢,在骨质形成中有重要作用。

(3) 维生素 E:又称生育酚,具有抗氧化作用,从而保护细胞膜及多元不饱和脂肪酸不被氧化而保持红细胞的完整性,对肝脏、脑组织以及肌肉也都有保护作用。参与 DNA、辅酶 Q 的合成。

(4) 维生素 K:维持体内凝血因子的正常水平而参与血液凝固,促进骨的重建和钙的动员。

三十六、服用铁剂的患者如何进行健康指导?

因铁剂对肠道有刺激作用,服药期间常引起恶心、呕吐,故药物应在餐后 30～40 min 服用,此时有食物保护胃黏膜,而且是胃酸分泌最活跃的时间,因此有利于铁的吸收。为不影响铁剂的吸收,服用铁剂时不应与茶水、咖啡、牛奶同时服用。为促进铁的吸收,最好同时服用维生素 C、胃蛋白酶、氨基酸等。口服铁剂期间,大便呈褐黑色,是因铁与肠道内硫化氢结合成硫化铁而呈黑色,并非消化道出血。如服药期间有腹痛、腹泻,不能耐受口服铁剂时,应采取其他治疗措施。

三十七、胰岛素的适应证有哪些?

临床用胰岛素治疗的主要适应证有:1 型糖尿病;2 型糖尿病口服药无效者;妊娠糖尿病;糖尿病并发急性代谢紊乱,如糖尿病酮症酸中毒、高渗性昏迷、乳酸性酸中毒;机体应激情况下,如大、中型手术,外伤,严重感染;营养不良,如合并结核病、肿瘤等;继发性糖尿病,胰源性糖尿病、肝源性糖尿病、迟发型自身免疫性糖尿病等。

三十八、胰岛素的非降糖作用有哪些?

胰岛素除了降糖作用以外,其促进细胞分裂与生长及对神经的调节作用在临床上也有多种用途。

1. 改善血管内皮功能　胰岛素可增加人主动脉内皮型一氧化氮合酶的表达;对 2 型糖尿病患者血管内皮功能有改善作用,对心脑血管病有治疗作用。

2. 抗炎作用　在动脉粥样硬化、脓毒血症、中重度烧伤中,高血糖与炎症互为因果、相互促进、共同加速疾病进程。胰岛素可降低细胞间黏附分子-1 和单核细胞趋化蛋白等基因表达,上调人主动脉内皮型一氧化氮合酶的表达,抑制诱导型一氧化氮合酶的表达。此外,胰岛素还可抑制炎症因子的产生和释放,促进抗炎因子表达,抑制炎症反应。

3. 增加体重　小剂量皮下注射胰岛素可改善患者食欲。胰岛素刺激脂肪和蛋白质合成,抑制蛋白质分解,胰岛素刺激组织细胞增生,使体重增加。

4. 其他　胰岛素治疗可改善非糖尿病及糖尿病患者的血脂谱,降低三酰甘油和载脂蛋白 B 水平。胰岛素可降低肥胖及心肌梗死患者纤溶酶原激活物抑制物-1 水平。有研究显示,胰岛素与生理盐水配成溶液外用,可促进术后感染伤口及慢性溃疡或烧伤感染创面的愈合。

三十九、胰岛素的不良反应有哪些? 如何防治?

1. 低血糖反应　可表现为饥饿、乏力、心悸、出冷汗、反应迟钝、意识模糊、嗜睡甚至昏迷。防治:告知患者低血糖反应的症状,注射胰岛素后按时进餐,剂量准确,逐渐增加。注射后不要立即参加体育锻炼等。一旦发生低血糖立即进食或进糖,严重者静脉注射 50% 葡萄糖注射液。

2. 过敏反应　有荨麻疹、紫癜、血管神经性水肿、过敏性休克,局部注射处有红肿、瘙痒、皮下硬结。防治:应用胰岛素时要询问有无过敏史,一旦发生过敏,可更换纯度高的动物胰岛素或人体胰岛素,并加用抗敏药。

3. 水肿　高血糖未控制前机体常存在失水失钠,细胞中葡萄糖减少,而得到控制后可发生水钠潴留而出现水肿,这被称为胰岛素水肿,多见于首次使用胰岛素且剂量偏大的患者。一般无须处理,自行消失。

4. 皮下脂肪萎缩或肥厚　如果使用纯度不高的动物胰岛素易发生注射局部皮下脂肪萎缩,反复注射同一部位易发生脂肪肥厚。防治:要经常更换部位,应用纯度高的动物胰岛素或人体胰岛素。

5. 屈光不正　因血糖下降迅速,造成晶体和玻璃体屈光率下降而致远视,一般不需处理,3 周左右自行恢复。

6. 肥胖和胰岛素抵抗　在胰岛素治疗时积极控制饮食,加强体育锻炼,必要时加用双胍类药物来预防。

四十、使用胰岛素的注意事项?

1. 避免酗酒、空腹饮酒,因酒精可增加降糖作用易致低血糖。

2. 不能把瓶装胰岛素与笔芯装胰岛素混合。如果笔芯中剩余少于 12 个单位及时更换笔芯。

3. 观察药瓶外观,如发现团块或有黏结于瓶底或瓶壁类似"霜"的颗粒出现则不能使用。

4. 预混胰岛素使用前,先在手心中水平滚动 10 次,再 180° 上下晃动 10 次至药液呈均匀的混悬状态或乳浊液。

5. 同一注射区域内按顺时针方向轮换注射点,任何部位注射均应距上次注射点 1 cm 以上。运动前不要在大腿和上臂注射。

6. 每次注射后卸下针头,避免药液从针头漏出造成浪费。如果不卸下针头,即使盖上笔帽也可导致细菌通过针管进入笔芯,增加药液污染机会,使药物失效;此外,胰岛素漏液导致比例改变,影响血糖控制。

7. 每次注射应更换针头。重复使用针头会加重注射部位疼痛,造成针头断裂或针管堵塞甚至部分折在体内,影响剂量的准确性。

四十一、为什么哮喘治疗首选吸入用药?

由于吸入用药主要作用于呼吸道局部,可以较高浓度迅速到达病变部位,起效迅速,且因所需药物剂量较小,药物进入血液循环后在肝脏迅速被灭活,全身性不良反应较少,故应大力提倡。定量雾化吸入器(MD)便于携带,使用方便。病情严重需进行机械通气的患者,也可通过呼吸机上的雾化吸入装置进行治疗。

四十二、如何为化疗患者进行健康宣教?

1. 化疗前

(1) 肿瘤化疗的患者由于社会环境、文化程度的不同,加上化疗时间长,化疗后的毒副作用,担心化疗的效果,化疗费用等,患者往往出现恐惧、焦虑、怀疑、失望的心理。不良的情绪会增加化疗的毒副作用,影响化疗的顺利完成。

所以化疗前患者要保持良好的心理状态,要正视现实,树立战胜疾病的信心。

(2) 戒烟酒,以防加重病情。

(3) 化疗前需要完善各项检查,包括血常规、肝肾功能等。

(4) 化疗前晚要保证休息,如患者入睡困难可根据医嘱适当应用催眠药,睡前用温水泡脚,饮热牛奶,可避免或减轻发生恶心、呕吐等胃肠道反应。

2. 化疗中

(1) 注射药物的局部,若有疼痛、红肿、沿血管走行出现皮疹等异常反应,患者不要勉强忍耐,应及时通知医务人员;用药后局部皮肤勿热敷,并保持清洁。

(2) 化疗期间,尤其大剂量化疗的患者,每天饮水量应在 2 500 ml 以上,以加快体内药物及代谢产物的排除,减轻对肾脏的损害。

(3) 患者化疗期间进食清淡、易消化、高蛋白质、高维生素的食物,多吃新鲜水果及蔬菜等,以增强机体的抵抗力。

(4) 化疗期间,每周查 1～2 次血常规,当白细胞低于 4.0×10^9/L,医师会减少剂量或停止化疗,并适当应用生白药物,如粒细胞刺激因子等。

3. 化疗后

(1) 消化道反应:这是最常见的化疗不良反应,表现为恶心、呕吐、食欲减退。一般情况下,应用化疗药物前 30 min 常规应用止吐药,此类药物会防止或减轻这些反应。如果出现上述症状,在饮食上患者可选择比较清淡、易消化的饮食,呕吐后应立即给予温水漱口,置患者于舒适体位。呕吐严重时,可在一定的时间内暂禁食,以减轻胃的负担。化疗结束后,症状会逐渐消失。

(2) 骨髓抑制:表现为白细胞、血小板下降,全身表现为乏力、易患感冒。化疗后注意保暖,预防感冒,减少户外活动及家属探视次数,减少感染的机会。当白细胞低于$4.0×10^9/L$,应加强病室内空气消毒,白细胞低于$1.0×10^9/L$,应置隔离病房,必要时行紫外线消毒。

（3）口腔炎：某些化疗药物,如紫杉醇对口腔黏膜有较强的刺激,表现为口腔干燥、溃疡,患者应保持口腔清洁,饭前、饭后反复漱口,早、晚刷牙。必要时给予口腔护理。

（4）心脏毒性：某些药物,如阿霉素、表柔比星、紫杉醇等可引起心脏毒性。

（5）脱发：患者在感觉上无特殊不适。正确对待脱发的现实,外出时可戴假发,停药后头发会再生长。

（6）出院指导：肿瘤化疗后的患者,血象偏低,机体免疫力低,应嘱患者注意检测体温,根据气候变化增减衣服,定期检查有无肝、肾、心脏进行性损害,如有不适随时就诊。遵医嘱定期复查血象、肝功能、按时服药,增加营养,注意休息,保持心情舒畅,情绪稳定,注意个人卫生,保持口腔清洁,每天用温开水清洗外阴。

四十三、常用且需早上服用的药物有哪些?

1. 降压药　高血压疾病有明显的昼夜节律性特点,表现为"两峰一谷",白天血压高于夜间,上午7～8点和下午14～16点各出现一个高峰,夜间0～2点出现一次低谷。为了有效控制血压,每天1次的长效降压药宜早上7点左右用,每天服2次的宜在早上7点左右及下午4点左右服用。

2. 糖皮质激素　泼尼松、甲强龙、地塞米松等糖皮质激素的高峰是上午7～8点左右在血中达峰值,此时服用不良反应最少,可提高疗效。

四十四、常用且需晚上服用的药物有哪些?

1. 抗哮喘药　据统计,哮喘在睡眠时的发作率是白天的100倍。多在夜间凌晨发作,晚上服用氨茶碱与白天服用相比较,有较低的血药峰浓度和较长的药物维持时间,故1天服用1次的抗哮喘药多在睡前30 min口服。

2. 他汀类调血脂药　人体内的胆固醇合成在午夜至清晨之间最旺盛,故对于调血脂药物,采用每天睡前顿服效果最佳,并可减少肌溶解症等不良反应。

3. 催眠药　起效慢的药物,需睡前30 min服用。

4. 轻泻药　治便秘的温和泻药如酚酞、液状石蜡等,服用后8～10 h见效,均需在睡前30 min服用,次日早晨排便。

5. 抗酸药　西咪替丁、奥美拉唑、泮托拉唑等,均有极强的抑制胃肠分泌的作用。在疾病的急性期早晚各服1次,待疾病缓解稳定后,改为每晚服用1次维持量。

6. 镇痛药　多用于癌症患者的止痛,以夜晚临睡前服用最佳,因为人的痛觉以上午最为迟钝,而午夜至凌晨最为敏感。

7. 其他类　① 抗结核药：异烟肼晚间顿服较早晨顿服抗结核效果好;② α受体阻滞药：特拉唑嗪须睡前服用,以免引起体位性低血压;③ 西比林：有嗜睡的不良反应,需在睡前30 min服用。

四十五、常用的餐前服用的药物有哪些?

1. 降血糖药　为了控制餐后高血糖,部分降血糖药需在餐前30 min服用,如格列齐特、格列吡嗪、格列喹等;1天服用1次的降糖药,如格列吡嗪控释片、格列苯脲、罗格列酮等,则宜在早餐前30 min服用。

2. 消化系统药物　如促胃肠动力药多潘立酮、莫沙必利大多在餐前服用;胃肠解痉药如颠茄合剂;助消化药如多酶片、乳酸菌素等;胃黏膜保护剂硫糖铝,胶体果胶等。

3. 抗菌药物　青霉素类阿莫西林,头孢菌素类头孢拉定、头孢克洛等,大环内酯类罗红霉素、阿奇霉素等,空腹服用生物利用度高、吸收迅速。

4. 口服营养药　如人参制剂、鹿草精以及其他一些对胃肠刺激小的滋补药物空腹服用,到达小肠部位时不受食物影响,吸收快而且完全。

5. 抗骨质疏松药　为避免食物影响药物吸收,应空腹给药。预防对食管和胃的刺激,用足量的水送服,服后 30 min 不宜进食。

6. 另外需空腹服用的药物　泛昔洛韦、卡托普利、肠溶片等均需空腹服。

四十六、常用的餐中服用的药物有哪些?

1. 降糖药　二甲双胍、阿卡波糖、格力美脲应随第一口饭吞服,以减少对胃肠道的刺激。

2. 助消化药　乳酶生、酵母在餐中吃,一是与食物混合在一起以发挥酶的消化作用,二是避免被胃液中的酸破坏。

3. 解热镇痛药　吡罗昔康、美洛昔康等与食物同服,可减少胃黏膜出血。

4. 治疗胆结石药　早晚进餐时服用,可减少胆汁胆固醇的分泌,有利于结石中胆固醇的溶解。

四十七、常用的两餐中间服用的药物有哪些?

1. 镇吐药　甲氧氯普胺可加速胃蠕动,使胃肠内食物排空速度增加,宜于两餐间服用。

2. 铁剂　习惯性主张餐后服用,可减少不良反应,但食物中的植物酸、磷酸盐、草酸盐等影响铁的吸收,因此宜在两餐间服用,但最佳时间是空腹。

3. 胃黏膜保护剂　十六角蒙脱石用于治疗急性腹泻时,首次剂量加倍,但食管炎患者宜在餐后服用,其他患者于两餐间服用。

四十八、常用的餐后服用的药物有哪些?

1. 非甾体抗炎药　为减少胃肠道刺激,大多数应用于餐后服用,但肠溶片一般餐前服用。

2. 维生素　维生素 B_2 伴随食物缓慢进入小肠,以利于吸收。

3. 利尿药　呋塞米、螺内酯与食物包裹在一起,可增加生物利用度。

四十九、服后宜多喝水的药物有哪些?

1. 平喘药　由于其提高肾血流量,有利尿作用,使原尿增多易导致脱水,出现口干、多尿、心悸,同时哮喘患者又往往伴有血容量较低,故应适量补充体液,多喝水。

2. 利胆药　服用后引起胆酸的过度分泌和腹泻,因此服药期间应尽量多喝水,以避免过度腹泻而脱水。

3. 双磷酸盐　在治疗高钙血症时,因水丢失,故应注意补充水,使每天的尿量达 3 000 ml 以上。

4. 抗痛风药　应多喝水,每天保持尿量在 2 000 ml 以上,同时应碱化尿液,使其 pH 保持在 6.0 以上,以防止尿酸在排出过程中在泌尿道形成结石。

5. 抗尿路结石药　这类药物服用后都应多喝水,保持每天尿量 2 500~3 000 ml,以冲洗尿道,稀释尿液,降低尿液中盐类的浓度,减少尿盐沉淀的机会。

6. 某些抗感染药　磺胺类药主要经肾排泄,在尿液中的浓度高,可形成结晶性沉淀,易发生尿路刺激阻塞现象,出现结晶尿、血尿、疼痛和闭尿等,故应大量饮水,并碱化尿液,促使结晶溶液排出;氨基糖苷类抗生素对肾的毒性大,浓度越高对肾小管的损害越大,宜多喝水以稀释并加快药物的排泄。

五十、使用青霉素类药物的注意事项有哪些?

1. 典型不良反应

(1) 过敏反应:过敏性休克、血清病型反应(发热、关节肿痛、皮肤发痒、荨麻疹、全身淋巴结肿大和腹痛等症状)。

(2) 吉海反应(赫氏反应):治疗梅毒、钩端螺旋体病时,致症状(寒战、咽痛、心率加快)加剧,病原体死亡所致。

2. 禁忌证 有青霉素类药物过敏史或青霉素皮试阳性者。

3. 用药前必须询问过敏史并做皮试。

五十一、使用头孢菌素类药物的注意事项有哪些?

1. 典型不良反应

(1) 过敏反应:发生率远低于青霉素。常见皮疹、瘙痒、斑丘疹、荨麻疹、过敏性休克,甚至死亡。

(2) 血液系统:可逆性中性粒细胞减少症、一过性嗜酸细胞增多和血小板减少症、低凝血酶原血症、凝血酶原时间延长。

(3) 神经系统:可出现脑病、肌痉挛、癫痫。

(4) 抗生素相关性腹泻、二重感染。

2. 用药监护

(1) 用药前须询问药物过敏反应史并做皮试。

(2) 警惕双硫仑样反应(酒醉貌反应)。

(3) 双硫仑样反应的预防和处理:告知患者用药期间或之后5~7天内禁酒、禁食含有乙醇食物以及外用乙醇。禁与含乙醇的药物合用。

五十二、使用大环内酯类药物的注意事项哪些?

1. 主要药品 第一代有红霉素;第二代有克拉霉素、罗红霉素、阿奇霉素;第三代有泰利霉素。

2. 作用机制 抑制细菌蛋白质合成。

3. 典型不良反应

(1) 胃肠反应:呕吐、腹胀、腹痛、腹泻、抗生素相关性腹泻等,严重时患者难以耐受。

(2) 肝毒性。

(3) 心脏毒性:心电图异常、心律失常,甚至晕厥或猝死。

(4) 耳毒性:老年人、肾功能不全者或用药剂量过大时易发生以耳蜗神经损害的耳聋、耳鸣,前庭功能亦可受损。

五十三、使用喹诺酮类抗菌药物的注意事项有哪些?

1. 主要药品 第一代有萘啶酸、吡哌酸;第二代有诺氟沙星、氧氟沙星、环丙沙星;第三代有左氧氟沙星、氟罗沙星、洛美沙星;第四代有莫西沙星(拜复乐)、加替沙星。

2. 作用机制:影响 DNA 的合成而致细菌死亡。

3. 典型不良反应

(1) 肌痛、骨关节病损、跟腱炎症和跟腱断裂。

(2) 血糖紊乱:尤其是加替沙星可致严重的、致死性、双相性血糖紊乱(低血糖或高血糖)。

(3) 光敏反应、光毒性;注射部位发红、皮疹、瘙痒、静脉炎及注射局部刺激症状等。

(4) 消化系统:恶心、呕吐、腹痛等。

(5) 精神和中枢神经系统:头痛、疲倦、晕厥、失眠、耳鸣或嗜睡。

4. 禁忌证 妊娠及哺乳期妇女;患有中枢神经系统病变的患者,以往有神经、精神病史尤其是癫痫病史者;骨骼系统未发育完全的 18 岁以下的儿童(包括外用制剂)。

5. 用药监护

(1) 患者应用后若出现肌腱疼痛、肿胀、炎症或跟腱断裂情况,应立即停药,及时就诊。

(2) 服用期间避免暴露在阳光或人工紫外光源下,或采用遮光措施(打伞、涂敷护肤乳膏、穿防护服)。

(3) 尽量晚间服药。

(4) 警惕心脏毒性:可引起心电图 Q-T 间期延长和室性心律失常。

(5) 用药前先进食避免空腹,可预防低血糖。

五十四、使用硝基咪唑类抗菌药物的注意事项有哪些?

1. 主要药品:甲硝唑、替硝唑、奥硝唑。

2. 作用机制

(1) 抗阿米巴原虫:抑制其氧化还原反应,使原虫的氮链发生断裂。

(2) 抗厌氧菌:硝基被厌氧菌的硝基还原酶还原成一种细胞毒,作用于细菌的 DNA 代谢过程。

3. 典型不良反应

(1) 神经系统:头痛、眩晕,偶见感觉异常、肢体麻木、共济失调。

(2) 消化道反应:最为常见,包括恶心、呕吐、食欲不振、腹部绞痛,一般不影响治疗。

4. 用药监护

(1) 甲硝唑代谢产物可使尿液呈深红色,应告知患者。

(2) 用药期间注意患者是否出现头痛、眩晕等神经系统不良反应,如发生即停药。

(3) 双硫仑样反应:应用期间或之后 7 天内禁酒及含乙醇的食物、药物。

五十五、常用的平喘药有哪些? 注意事项有哪些?

1. 主要药品

(1) 短效 β_2 受体激动剂:作用维持 4～6 h。

缓解轻、中度急性哮喘症状首选药。沙丁胺醇(万托林)、硫酸特布他林。

(2) 长效 β_2 受体激动剂:维持 12 h。福莫特罗、沙美特罗、丙卡特罗、沙丁胺醇控释片。

2. 典型不良反应

(1) 高剂量:严重的低钾血症。

(2) 震颤(尤其手震颤)、神经紧张、头痛、肌肉痉挛和心悸。

(3) 长期、单一应用:耐药性。

3. 用药监护

(1) 合理选择,正确使用。

(2) 规范给药途径:首选吸入给药。

五十六、M 胆碱受体阻断剂的作用、不良反应有哪些?

1. 主要药品　异丙托溴铵(爱全乐)、噻托溴铵。

2. 作用机制　降低迷走神经兴奋性,松弛支气管平滑肌,并减少痰液分泌。

3. 典型不良反应

(1) 过敏(包括皮疹、荨麻疹和血管性水肿)。

(2) 口腔干燥与苦味。

(3) 视物模糊、青光眼。

五十七、磷酸二酯酶抑制剂——茶碱类药物的作用、不良反应有哪些?

1. 主要药品　茶碱、氨茶碱、多索茶碱。

2. 作用机制

(1) 抑制磷酸二酯酶活性,松弛支气管平滑肌,并可抑制免疫和炎症细胞。

(2) 阻断腺苷受体,对抗腺嘌呤对呼吸道的收缩作用,改善患者膈肌收缩力,减少呼吸肌疲劳,改善肺功能。

(3) 直接松弛呼吸道平滑肌。

(4) 增加心排血量、利尿、抑制组胺释放——抗炎。

3. 典型不良反应　常见过度兴奋、烦躁、呼吸急促、震颤和眩晕。

五十八、使用吸入性糖皮质激素注意事项有哪些?

1. 主要药品　丙酸倍氯米松、丙酸氟替卡松、布地奈德。

2. 作用机制　哮喘的病理基础为慢性非特异性炎症。糖皮质激素具有强大抗炎功能,是控制气道炎症、控制哮喘症状、预防哮喘发作的最有效药物,是哮喘长期控制的首选药。

3. 典型不良反应

(1) 口腔及咽喉部的念珠菌定植与感染(鹅口疮)、声音嘶哑、咽喉部不适。

(2) 皮肤瘀斑、骨密度降低、肾上腺功能抑制。

(3) 儿童长疗程用药影响生长发育与性格,出现生长发育迟缓与活动过度、易激怒的倾向。

(4) 轻度增加青光眼、白内障的危险。

(5) 反常性的支气管异常痉挛伴哮喘加重。

4. 用药监护

(1) 吸入性糖皮质激素如气雾剂和干粉吸入剂需要连续、规律地吸入1周后方能生效。

(2) 哮喘急性发作时,应首先使用快速、短效的支气管扩张剂(如沙丁胺醇)、全身性糖皮质激素和抗组胺药;急性症状控制后,再改用吸入性糖皮质激素维持治疗。

(3) 喷后立即漱口,以减少口腔真菌继发感染的机会。

五十九、退热药双氯芬酸钠栓的作用及不良反应有哪些?

1. 作用　消炎镇痛类药。用于类风湿关节炎,手术后疼痛及各种原因所致的发热。

2. 禁忌　对有严重肝、肾功能不全及高过敏体质者禁用,儿童慎用。对阿司匹林过敏的哮喘患者,本品也可引起支气管痉挛,对这类患者禁用。有肛门炎症者禁用。

3. 不良反应

(1) 胃肠反应:主要为肛门刺激症状、胃不适、烧灼感、反酸、食欲缺乏、恶心等,停药或对症处理即可消失。其中少数可出现溃疡、出血、穿孔。

(2) 神经系统表现:头痛、眩晕、嗜睡、兴奋等。

(3) 肾脏损伤引起水肿、少尿、电解质紊乱等严重不良反应。

(4) 其他少见的有肝酶一过性升高,极个别出现黄疸、皮疹、心律不齐、粒细胞减少、血小板减少等,均呈可逆性。

六十、常用非甾体抗炎药有哪些?

1. 常用　布洛芬、美洛昔康、萘普生、洛索洛芬钠等。

2. 作用　解热、消炎和镇痛,达到减轻炎症反应的目的。

3. 不良反应　胃肠反应、肾毒性、肝毒性、过敏反应、中枢神经系统(头痛、头晕等)、血液系统(红细胞、白细胞和血小板减少等)。

六十一、常用肾上腺皮质激素有哪些?

1. 常用　泼尼松片、注射用甲泼尼龙琥珀酸钠等。

2. 作用　有较强的抗炎、抗过敏、免疫抑制作用,可较强和快速的消除炎症及炎症反应带来的各种症状,如发热、关节肿胀和疼痛。

3. 不良反应　长期应用大量糖皮质激素需注意其不良反应,包括掩盖感染、骨质疏松、股骨头坏死、糖尿病、消化性溃疡、高血压、精神异常等;如停药过快易产生病情反跳现象,故应注意根据病情,调节使用药物的种类和剂量。

六十二、中和胃酸抑制分泌的常用药物有哪些?

(一)抗酸剂

是一类弱碱性物质,口服能中和胃酸。

1. 碳酸氢钠　用法:餐前服用。注意事项:静脉滴注时应防止渗漏,应注意给药速度,5%碳酸氢钠为高张性溶液,滴注过快会抑制心脏,使血压骤降,不利于心脏复苏;对血钾过低者不宜立即应用,忌与酸性药物配伍,除普鲁卡因胺外,不宜与其他常用的心肺复苏药物合用;口服易产生二氧化碳,将要穿孔的溃疡患者忌用。

2. 铝碳酸镁(胃达喜)　用法:餐后1~2 h或睡前咀嚼服用。注意事项:大剂量服用可能有胃肠道不适,如消化不良和软糊状便,肾功能不全者长期服用应定期监测血中的铝含量,可影响四环素、环丙沙星、氧氟沙星的吸收。

3. 磷酸铝(洁维乐凝胶)　用法:用前先摇匀,挤出凝胶直接服用,也可就水服用。注意事项:不良反应可见恶心、呕吐、便秘、大剂量可致肠梗阻;长期服用可致骨软化、脑病、痴呆及小红细胞性贫血,本品可影响某些药物的吸收。

(二)H₂受体拮抗剂

可拮抗组胺引起的胃酸分泌。药物应在餐中或餐后服用,也可在睡前服用1天的剂量。若需同时服用抗酸药,则两药应间隔1 h以上。

1. 雷尼替丁　注意事项:部分患者有过敏反应,严重肝肾功能不全者慎用,8岁以下儿童禁用,能减少肝血流量,当与药物配伍时,如华法林、利多卡因、环孢素、地西泮、普萘洛尔(心得安)等,可增加上述药物的血浓度,延长其作用时间和强度,有可能增加某些药物的毒性,值得注意。

2. 西咪替丁　注意事项:对雄激素受体有亲和力,可导致男性乳腺发育、阳痿以及性功能紊乱,且主要通过肾脏排泄,用药期间应监测肾功能。此外,少数患者还可出现一过性肝损害和粒细胞缺乏,亦可出现头痛、头晕、疲倦、腹泻及皮疹等反应。严重肾功能不全、心血管系统及呼吸系统疾患的患者应减量慎用。孕期和哺乳期的妇女,不宜服用此药。

3. 法莫替丁　注意事项:少数患者可有口干、头晕、失眠、便秘、腹泻、皮疹、面部潮红、白细胞减少。偶有轻度转氨酶增高等,对本品过敏者,严重肾功能不全及孕妇,哺乳期妇女禁用。肝、肾功能不全及婴幼儿慎用。

(三)质子泵抑制剂

抑制胃黏膜壁细胞质子泵,持续抑制胃酸的分泌。用于治疗胃溃疡、十二指肠溃疡、反流性食道炎、吻合口部溃疡。

1. 奥美拉唑　注意事项:溶解和稀释后必须在4 h内用完,禁止用其他溶剂或其他药物溶解和稀释。奥美拉唑可引起头晕,特别是用药初期,应嘱患者用药期间避免开车或做其他必须高度集中注意力的工作。本药对肝药酶有抑制作用,可延缓苯妥英钠、地西泮代谢和排泄的作用,联合应用时需慎重。

2. 泮托拉唑　注意事项:溶解和稀释后必须在4 h内用完,禁止用其他溶剂或其他药物溶解和稀释,不良反应较少,偶可引起头痛和腹泻。

3. 兰索拉唑　注意事项:主要不良反应包括皮疹、瘙痒、头痛、口苦、肝功能异常等,轻度不良反应不影响继续用药,较为严重时应及时停药。

六十三、常用的促胃肠动力药有哪些?

1. 甲氧氯普胺(胃复安)　注意事项:可引起从食道至近段小肠平滑肌运动,发挥促胃肠动力作用,大剂量静脉注射或长期使用,可引起锥体外系反应,可引起男性乳房发育、溢乳等。

2. 多潘立酮(吗丁啉)　　用法:口服,餐前15～30 min 服用。注意事项:不良反应轻,偶见腹部痉挛、口干、皮疹、头痛等。

3. 莫沙必利　　用法:口服,餐前服。注意事项:不良反应主要有腹泻、腹痛、口干、皮疹及头晕等,偶见嗜酸性粒细胞增多、甘油三酯升高、ALT、AST、ALP、γ‐GT 升高。

参考文献

[1] 李小寒,尚少梅.基础护理学:6 版[M].北京:人民卫生出版社,2017.

[2] 刘玉莹,黄津芳.病人健康教育问答[M].北京:科学普及出版社,1998.

[3] 马季红,白永菊,余明莲.临床护理应用知识与技能解答一本通[M].北京:中国医药科技出版社,2017.

第九章

饮 食

一、什么是普通饮食？

凡体温正常、咀嚼能力无问题、消化机能无障碍、在治疗上无特殊的饮食要求又不需任何饮食限制的患者，都可用普通饮食。

普通饮食必需营养充分。其热能、蛋白质、无机盐、维生素、饮食纤维等必需满足正常营养需要，达到每天饮食供给量的标准。每天供给热量 8 368～10 460 kJ（2 000～2 500 kcal）。根据个体差异（如年龄、身高的不同），可予以适当增减调整。饮食供给的蛋白质不仅数量要充足，质量也要好，每天供给蛋白质 70～90 g，占总热量的 12%～14%，优质蛋白质占蛋白质总量的 1/3，其中有一部分为大豆蛋白质，三餐食物注意色、香、味及多样化，以引起患者的食欲并促进消化。少用较难消化，具有刺激性、易胀气的食物，如油炸、油腻、过于辛辣及气味浓烈的调味品等。

二、什么是软食？

软食是比普通饮食质软、容易咀嚼、较易消化的饮食。牙齿咀嚼不便，不能食用大块食物，如牙病患者、老年人、幼儿、体温略高及消化吸收能力稍弱者可选用软食。软食应能达到患者的营养需要，也是一种营养平衡的饮食。

软食的制备方法要适当，应细软，达到易咀嚼、易消化、比较清淡、少油腻的目的。在食物

选择上限制含饮食纤维和动物肌纤维多的食物，如选用应切碎、煮烂后食用。软食中的蔬菜及肉类均需切碎、煮烂，易导致维生素和矿物质丧失，应多补充菜汁、果汁等，以保证足够的维生素和矿物质摄入。

1. 宜用食物　主食类：米饭、面条的制作应比普食更加软而烂；馒头、包子、饺子、馄饨等亦可食用，但做馅用的蔬菜应选择含粗纤维少的。副食类：肉类应选择细、嫩的瘦肉，蛋类不宜用油煎、炸，其他烹调方法均可选用，如炒鸡蛋、蒸蛋羹、煮蛋等。蔬菜类应选用嫩菜叶，切成小段后进行烹调，蔬菜及水果可煮烂或制成菜泥、水果羹；豆制品如豆腐、豆浆等可以食用。

2. 忌（少）用食物　煎炸食品，含粗纤维多的蔬菜，如芹菜、韭菜、豆芽菜、竹笋；不宜食用硬果类食物如花生仁、核桃、杏仁、榛子等；不宜食用整粒的豆类、糙米、硬米饭；忌用刺激性的调味品，如辣椒粉、芥末、胡椒粉、咖喱等。

三、什么是半流质饮食？

半流质饮食是一种比较稀软，呈半流质状态，易于咀嚼和消化，介于软食和流食之间的饮食。

体温增高、胃肠消化性疾患、口腔疾病或咀嚼困难、某些外科手术后过渡期，身体比较衰弱、缺乏食欲的患者可选择半流质饮食。应选择比较稀软、植物纤维较少、易于咀嚼消化的食

物种类。能量供给应适宜,术后早期或虚弱、高烧的患者不宜给予过高的能量,应用半流质饮食时,全天供给的总能量一般为 6 276～7 531 kJ(1 500～1 800 kcal)。半流质饮食含水量较多,因此应增加餐次,以保证在减轻消化道负担的同时,满足患者能量及营养素的需求。通常每隔 2～3 h 1 餐,每天 5～6 餐。主食定量,一般全天不超过 300 g,注意品种多样化以增进食欲。另外,对伤寒、痢疾等不能给予含纤维多及胀气食物的患者,应配制少渣半流质饮食,此时需严格限制含饮食纤维多的蔬菜、水果。

1. 宜用食物

(1)主食:大米粥、小米粥、挂面、面条、面片、馄饨、面包、蛋糕。

(2)肉类:细嫩猪肉、鸡、鱼、虾制成丸子、肉糕、鱼片、鱼羹。

(3)蛋类:蛋羹、蛋汤。

(4)乳类:奶酪、牛奶、酸奶、奶豆腐、黄油。

(5)豆类:豆浆、豆腐、豆腐脑。

(6)水果:水果汁。

(7)蔬菜:蔬菜。

2. 忌(少)用食物　　不宜食用蒸米饭、蒸饺、煎饼等硬而不易消化的食物。不宜用豆类、大量肉类、大块蔬菜以及油炸食品,如熏鱼、炸丸子等。忌用浓烈、有刺激性调味品。

四、什么是流质饮食?

流食应为液体状态或口腔内能融化为液体,比半流质更容易吞咽和消化的饮食。急性重症、极度衰弱、无力咀嚼食物、高热、口腔手术、面颈部手术及外科大手术后、消化道急性炎症、食管狭窄如食管癌患者等需选用流食。

流质饮食属于不平衡饮食,其所含有的营养素不均衡,能量供给不足。其中浓流质能量最高,清流质最低,常作为过渡期饮食短期应用。有时为了增加饮食中的能量,在病情允许的情况下,可给予少量芝麻油、奶油、黄油和花生油等易消化的脂肪。咸、甜应适宜,以增进食欲。每餐液体量以 200～250 ml 为宜,少食多餐,不含刺激性食物,每天 6～7 餐。

1. 宜用食物　　各种肉汤、蛋花汤、蒸蛋羹、米汤、牛奶、奶酪、酸奶、藕粉、蔬菜汁、水果汁、豆浆、绿豆汤。

2. 忌(少)用食物　　非流质的固体食物、含饮食纤维多的食物以及过于油腻、厚味的食物均不宜选用。

五、什么是清流质饮食?

清流质饮食的食物限制较流质饮食更严格,不含胀气食品,在结肠内应留最少的残渣,它比一般全流质饮食更清淡。服用清流质饮食,可供给液体及少量热量和电解质,以防身体脱水。

准备肠道手术或钡灌肠之前,腹部手术后,急性腹泻、严重衰弱患者的初步口服营养是清流质饮食。不用牛奶、豆浆、浓糖及一切易致胀气的食品。每餐数量不宜过多,所供营养很低,热量及其他营养素均不足,只能短期内应用,长期应用将导致营养缺乏。

宜用食物:过箩猪肉汤、过箩牛肉汤、过箩米汤、排骨汤、过滤蔬菜汤、过滤果汁、稀藕粉等。

六、什么是冷流质饮食?

扁桃体切割等喉部手术后、上消化道出血采用冷的、无刺激性的流质食品称为冷流质饮食。不用酸味食品及含刺激性香料的食物,防止引起伤口出血及对喉部刺激。酸奶、冰淇淋、冷牛奶、冷藕粉、凉米汤等均可用作冷流食。因为营养含量不足,一般不适合长期应用。把放凉的营养制剂用作冷流食能有效提高营养素的供给水平,但并非所有品种都适宜。

宜用食物:冷牛奶、冷米汤、冷豆浆、冷蛋羹、冷藕粉、冰淇淋、冷的果汁。

七、什么是少渣饮食?

少渣饮食是一种仅含极少量食物纤维的饮食,目的在于尽量减少食物对消化道的刺激和梗阻,减少肠道蠕动,减少粪便量及粪便的运行,适用于各种急性和慢性肠炎、伤寒、痢疾、结肠憩室炎、肠道肿瘤、消化道少量出血、肠道手术前后、肠道或食管管腔狭窄及食道静脉曲张等疾病。

粗粮、整豆、硬果、部分多纤维的蔬菜和水果都不适宜。长期应用对身体不利,应该设法补充维生素。少渣饮食宜选用精细米面制作的食物如粥、面包、软面条等,还包括鱼虾、豆浆、豆腐、牛奶、土豆等。

八、什么是多渣饮食?

与少渣饮食正相反,多渣饮食是一种增加食物纤维数量的饮食即高纤维素饮食。多渣饮食可以增加肠道蠕动,促进粪便排出,产生的挥发性脂肪酸具有腹泻作用,吸收水分,使粪便软化利于排出。采用多渣饮食可以减轻结肠管腔内压力,改善憩室病症状,可与胆汁酸结合,增加粪便中胆汁酸的排出,有利于降低血清胆固醇。这种饮食适用于无张力便秘、无并发症的憩室病、肥胖、高脂血症等需要增加饮食纤维的情况。应该注意的是,长期过多食用饮食纤维可能产生腹泻并增加胃肠胀气,也可能影响食物中钙、镁、铁、锌及一些维生素的吸收利用。

1. 饮食原则　食物中应多含食物纤维,如韭菜、芹菜、卷心菜、豆类、粗粮、竹笋等。

2. 高纤维素食物

(1)麦麸:31%。

(2)谷物:4%~10%,从多到少排列为小麦粒、大麦、玉米、荞麦面、薏米面、高粱米、黑米。

(3)麦片:8%~9%;燕麦片:5%~6%;马铃薯、白薯等薯类的纤维素含量大约为3%。

(4)豆类:6%~15%,从多到少排列为黄豆、青豆、蚕豆、芸豆、豌豆、黑豆、红小豆、绿豆。无论谷类、薯类还是豆类,一般来说,加工得越精细,纤维素含量越少。

(5)蔬菜类:笋类的含量最高,笋干的纤维素含量达到30%~40%,辣椒超过40%。其余含纤维素较多的有蕨菜、菜花、菠菜、南瓜、白菜、油菜等。

(6)菌类(干):纤维素含量最高,其中松蘑的纤维素含量接近50%,30%以上的按照从多到少的排列为发菜、香菇、银耳、木耳。此外,紫菜的纤维素含量也较高,达到20%。

(7)坚果:3%~14%。10%以上的有黑芝麻、松子、杏仁;10%以下的有白芝麻、核桃、榛子、胡桃、葵瓜子、西瓜子、花生仁。

(8)水果:含量最多的是红果干,纤维素含量接近50%,其次有桑葚干、樱桃、酸枣、黑枣、大枣、小枣、石榴、苹果、鸭梨。

(9)各种肉类、蛋类、奶制品、各种油、海鲜、酒精饮料、软饮料都不含纤维素。

九、什么是高热量饮食?

含热量高的食物就是高热量饮食,适用于热能消耗较高的患者,如甲状腺功能亢进症、结核、高热、大面积烧伤、肝炎、胆道疾患、产妇以及需要增加体重的患者。在基础饮食基础上加餐2次,可进食牛奶、豆浆、鸡蛋、藕粉、蛋糕、巧克力及甜食等。

十、什么是高蛋白质饮食?

高蛋白质饮食,用于高代谢性疾病如结核、大面积烧伤、严重贫血、营养不良、肾病综合征、大手术后及癌症晚期等的患者,尤其应增加优质蛋白质,包括:羊肉(瘦)、牛肉(瘦)、猪肉(瘦)、猪肝、猪心、猪血;鸭肉、鸡肉、鸡肝;牛奶、羊奶、豆腐皮、黄豆、蚕豆、花生、莲子、核桃、燕麦;鲢鱼、龙虾、海参等。

十一、什么是高维生素饮食?

维生素是维持人体正常生理活动所必需的一类低分子有机化合物,含维生素较多的饮食为高维生素饮食。

1. 富含维生素 A 的食物　胡萝卜、西红柿、鸡蛋、牛肝和猪肝、鱼肝油、牛奶、奶酪、黄油、西兰花、菠菜、大豆、青豌豆、橙子、红薯、杏等。

2. 富含维生素 B_1 的食物　谷物皮、豆类、坚果类、芹菜、瘦肉、动物内脏、小米、大白菜、发酵食品、胚芽、米糠等。

3. 富含维生素 B_2 的食物　动物内脏如肝、肾、心,猪肉、小麦粉、大米、黄瓜、鳝鱼、鸡蛋、牛奶、豆类、油菜、菠菜、青蒜等。

4. 富含维生素 B_6 的食物　肉类食物如牛肉、鸡肉、鱼肉和动物内脏等,全谷物食物如燕麦、小麦麸、麦芽等,豆类如豌豆、大豆等,坚果类如花生、胡桃等。维生素 B_6 含量最高的为白色肉类(如鸡肉和鱼肉)。

5. 富含维生素 D 的食物　自然界中只有很少的食物含有维生素 D。如含脂肪高的海鱼和鱼卵、动物肝脏、蛋黄、奶油和奶酪中相对较多,而瘦肉、奶、坚果中含微量的维生素 D。不过通过日光浴可以促进维生素 D 在体内合成。

6. 富含维生素 B_{12} 的食物　只有肉类食物中才含有维生素 B_{12},所以饮食一定要荤素搭配均匀。主要食物来源为肉类、动物内脏、鱼、禽、贝壳类及蛋类,乳及乳制品中含量较少。植物性食品中基本不含维生素 B_{12}。

7. 富含维生素 C 的食物　新鲜的蔬菜和水果,如青菜、韭菜、菠菜、柿子椒、芹菜、花菜、西红柿、大蒜、甜辣椒、菠菜、萝卜叶、卷心菜、马铃薯、荷兰豆和柑橘、橙、柚子、红果、葡萄、酸枣、鲜枣、草莓、柿子、金橘。野生的苋菜、苜蓿、沙棘、猕猴桃、酸枣等维生素 C 含量尤其丰富。

8. 富含维生素 E 的食物　各种油料种子及植物油,如麦胚油、玉米油、花生油、芝麻油,豆类,粗粮等都是维生素 E 的重要来源。

十二、什么是低蛋白质饮食?哪些患者需要限制饮食蛋白质?

此种饮食较正常饮食中蛋白质含量低,目的是尽量减少体内氮代谢产物,减轻肝负担,以较低水平的蛋白质摄入量维持机体接近正常生理功能的运行。

急性肾炎、急/慢性肾功能不全、肝昏迷等的患者需要按照低蛋白质饮食的原则进餐。低蛋白质饮食的具体原则和要求如下:

1. 蛋白质供应量应根据病情随时调整,必要时应辅助淀粉饮食。在蛋白质限量范围内要设法供给适当量的含优质蛋白质较多的食品,如蛋、乳、瘦肉类等,目的是增加必需氨基酸量,避免负氮平衡。长期服用低蛋白质饮食应更加注意。

2. 热能供应必须充足,可以节约蛋白质使用并减少身体组织分解,若进食量难以满足需要时,即要肠内或肠外营养补充。

3. 无机盐和维生素应供给充足。

4. 注意烹调方法,在食品制备方面除注意色、香、味、形外还需要多样化,以促进食欲。

5. 宜用食物:蔬菜类、水果类、食糖、植物油以及麦淀粉、藕粉、马铃薯、芋头等低蛋白质的淀粉类食物。

6. 忌(少)用食物:含蛋白质丰富的食物,如豆类、干果类、蛋、乳、肉类等。

十三、什么是低脂饮食？哪些患者需要低脂饮食？

低脂饮食就是要求限制每天食物中总脂肪的摄入量，同时提高摄入脂肪的质量。适用于急慢性胰腺炎、胆囊疾患、肥胖症、高脂血症及与脂肪吸收不良有关的其他疾患如肠黏膜病、胃切除和短肠综合征等引起的脂肪泻等。

低脂饮食应限制脂肪的摄入，尤其避免动物脂肪的摄入，此外还应减少烹调用油，可选用蒸、炖、煮、熬、烩、卤、拌等方法，禁用油炸、油煎食物。食物应清淡、少刺激性。为达到或维持理想体重、避免肥胖，需控制总热量。

食物中脂肪含量（每 100 g 食物所含脂肪量）：

＜5 g　米、面、小米、薏米、红豆、绿豆、豆腐、荞麦、粉条、藕粉、各类蔬菜、鲜牛奶、酸奶、鸡蛋白、鸡胸肉、鱼、虾、海参、兔肉等。

5～10 g　燕麦片、豆腐干、猪心、鸡、鹅、带鱼、鲳鱼。

10～15 g　鸡蛋、猪舌、鸽、肥瘦羊肉、烤鸡、松花蛋。

15～20 g　黄豆、油豆腐、油条、油饼、鸭、鸭蛋。

＞20 g　炸面筋、干腐竹、全脂奶粉、鸡蛋黄、烤鸭、肥瘦猪肉、花生、瓜子、核桃、芝麻、巧克力等。

十四、什么是限钠（盐）饮食？

限钠饮食适用于肝硬化腹水、高血压、缺血性心力衰竭、多种肾脏疾病以及用肾上腺皮质激素治疗的患者。对于 60 岁以上贮钠能力低、心肌梗死、回肠切除手术后的患者应根据 24 h 尿钠排出量、血钠、血压等临床指标来决定是否需要限钠。食盐是钠的主要来源，因此限钠实际是以限食盐为主。目前市售的低钠盐可根据说明适当选用。市售无盐酱油是以氯化钾代替氯化钠，故高血钾患者不宜使用。限钠（盐）饮食按照严格程度一般分为三种。

1. 低盐饮食　全天供钠 2 000 mg 左右，饮食中忌用一切咸食，如咸菜、甜面酱、咸肉、腊肠以及各种素食罐头等，但允许在烹制或食用时加食盐 2～3 g（约 1 个牙膏盖）或酱油 10～15 ml。

2. 无盐饮食　全天供钠 1 000 mg 左右，除限制低盐饮食中的食盐和酱油外，其他同低盐饮食。

3. 低钠饮食　全天钠供给量控制在 500 mg 内。除无盐饮食的要求外，还要限制含钠量高的蔬菜（每 100 g 蔬菜含钠 100 mg 以上）如油菜、芹菜、茴香，以及用食碱制作的发面蒸食等（但是可以用酵母代替食碱发酵）。

十五、高钾和低钾饮食是怎么回事？

钾是人体细胞内液的主要阳离子，有维持体内水/电解质平衡、渗透压以及加强肌肉兴奋性和心跳规律性等方面的生理功能。我国推荐成人适宜的每天摄入量为 1 950～3 500 mg。调整钾的饮食分高钾和低钾两种。

1. 高钾饮食用于纠正低钾血症（血清钾＜3.5 mmol），其临床表现为：食欲不振、恶心呕吐、四肢乏力、嗜睡、神志不清、心跳过速等症状。高钾饮食的钾含量应超过 80 mmol/L（3 120 mg），适用于防治高血压，可预防由于服用利尿剂而引起的低钾血症。高钾饮食应多选择富含蛋白质的瘦肉、鱼、虾和豆类食品（土豆、芋头含钾丰富）、浓肉汤、菜汤和鲜果汁饮料。

2. 低钾饮食用于纠正高钾血症（血清钾＞5.5 mmol），其临床表现为四肢苍白寒冷、疼痛、脸舌手足感觉异常等症状。低钾饮食的钾含量应低于 40～60 mmol/L（1 560～2 340 mg），适用于因肾脏排钾功能障碍而引起的高钾血症。低钾饮食应少用富含蛋白质的瘦肉，鱼、虾、豆类食品和浓汤汁、果汁；尽量选用含钾 250 mg

以下的食物;将食物置水中浸泡后水煮去汤以减少钾含量。

为了选食方便,将常用食物按钾含量的多少分为五级,常见食物(每 100 g)含钾量分级:

A(<150 mg)　稻米、富强粉、豆浆、豆腐、猪心、海参、鸡蛋、牛奶、黄瓜、冬瓜、南瓜、大白菜。

B(151~250 mg)　标准粉、猪肝、鸭、螃蟹、南豆腐、山药、豆、韭菜、胡萝卜、南瓜、大白菜、莴笋、西红柿、荔枝。

C(251~350 mg)　小米、玉米、土豆、豌豆、红果、枣、猪肉、鸡肉、兔肉、鲫鱼、带鱼、香蕉。

D(351~550 mg)　鲜蚕豆、芋头、毛豆、乌枣、鲤鱼、海带、紫菜、花生、绿豆、黄豆、榛子。

注意:食物中的钾多集中在谷皮、果皮和瘦肉中,且钾易溶于水。因此,细粮钾的含量低于粗粮,去皮的水果含量低于带皮的水果,肥肉的钾含量低于瘦肉,罐头水果或煮水果的钾含量低于新鲜水果。浓菜汤、果汁和肉汤中均含有较多的钾。

十六、什么是低嘌呤饮食? 为什么血尿酸高的患者需要低嘌呤饮食?

尿酸来自核物质的分解,嘌呤是核物质的主要成分,减少核蛋白质的摄入量(减少嘌呤量),可间接地降低血尿酸的水平。但减少外源性生成尿酸的物质只能在一定程度上降低血尿酸,所以饮食治疗是高尿酸血症的辅助治疗手段。如患者肥胖应控制能量设法使体重减轻,达到理想体重,减少热能应循序渐进,切忌猛减,否则容易导致酮症,与尿酸竞争排出,易使痛风急性发作。同时因尿酸易溶于碱性液中,饮食中应多食呈碱性食物,促进尿液呈碱性对治疗有利。应减少果糖的摄入,因其可增加尿酸生成。果糖含在水果、蜂蜜当中。多饮水,每天入液量保持 2 000~3 000 ml,排尿量最好每天达 2 000 ml,可促使尿酸排出,防止结石形成。注意补充维生素,特别是 B 族维生素和维生素 C,酒精易使体内乳酸堆积,对尿酸的排出有抑制作用,易诱发痛风,最好不饮。

痛风患者,急性期,禁用含嘌呤高的肝、肾、胰、沙丁鱼、小虾、肉汁、肉汤。缓解期,禁用含嘌呤高的第一类食物,有限量选用第二、三类食物,自由选用含嘌呤低的第四类食物。烹调方法多用烩、煮、熬、蒸、氽等,少用煎、炸方法。食物应尽量易消化。多选用富含维生素 B_1 及维生素 C 的食物。可用食物:米、面、牛奶、鸡蛋、水果及各种植物油。蔬菜除龙须菜、芹菜、菜花、菠菜外,其他均可食用(表 9-0-1)。

表 9-0-1　嘌呤饮食含量表

类　别	常见食物
第一类:含嘌呤高的食物(每 100 g 食物含嘌呤大于 100 mg)	动物的肝/肾/胰/心/脑、肉馅、肉汁、肉汤、鲭鱼、凤尾鱼、沙丁鱼、鱼子、小虾、鹅、斑鱼、石鸡、酵母等
第二类:含嘌呤较少的食物(每 100 g 食物含嘌呤 75~100 mg)	鲤鱼、鳕鱼、大比目鱼、鲈鱼、梭鱼、鳗鱼及鳝鱼;贝壳类、熏火腿、猪肉、牛肉、牛舌、兔肉、鹿肉等;鸭、鸽子、鹌鹑、野鸡、火鸡等
第三类:含嘌呤少的食物(每 100 g 食物含嘌呤 25~75 mg)	青鱼、鲱鱼、鲑鱼、金枪鱼、龙虾、蟹、牡蛎等;火腿、羊肉、牛肉汤、鸡肉、熏肉等;麦片、粗粮等;芦笋、四季豆、青豆、豌豆、菜豆、菠菜、蘑菇、干豆类、豆腐等
第四类:含嘌呤很少的食物(每 100 g 食物含嘌呤小于 25 mg)	大米、小麦、小米、荞麦、玉米面、精白粉、面条、面包、馒头、苏打饼干等;白菜、卷心菜、胡萝卜、芹菜、黄瓜、茄子、甘蓝、莴笋、刀豆、南瓜、西葫芦、番茄、山芋、土豆等;各种水果;鲜奶、炼乳、奶酪、酸奶、麦乳精等;汽水、茶、咖啡、可可、巧克力等;各种油脂、花生酱、果酱、干果等

十七、含磷低的食物有哪些?

磷主要来源于食物,主要由肾排泄,钙与磷相互关联相互影响,正常人钙、磷浓度的乘积在 35~40 mg/dl,血磷增高会导致各种钙缺乏症状,引起体内一系列钙磷代谢紊乱,如诱发骨质疏松。由于磷代谢异常导致血磷增高的患者,如各种肾功能不全的患者应进行低磷饮食。

高磷食物包括牛奶、奶酪、各类奶制品、冰淇淋、麦片、豆制品、巧克力和葡萄干、蛋黄、动物内脏(如脑、肝、肾等)、骨髓、海带、紫菜、坚果(如花生、杏仁、南瓜子等)含磷较多,应避免多食。含磷低的食物有藕粉、粉条、白菜、卷心菜、蛋清、芹菜、菠菜、西红柿、瓜类、甘蔗等。另外,通过限制蛋白质的摄入也可达到低磷的目的。也可以通过改变烹调方法来降低食物中的磷,在烹调鱼和瘦肉时,用水煮一下捞出,再进行热炒,能够降低鱼、肉的含磷量。

十八、哪些食物含有钙、铁、锌、硒?

补钙最佳方式还是多在日常饮食中选择,补钙的同时还需要常晒太阳,有助皮肤合成维生素 D,促进钙吸收。含钙多的食物:奶制品、海鱼、菠菜、大豆制品、花生、绿色蔬菜、柑橘、山楂、瓜子、芥菜、枣、虾、鱼、海蜇、海带、萝卜、杏仁、西红柿、蛋等。

含铁多的食物:莲子、黑木耳、海藻、黄花菜、香蕉、蘑菇、油菜、芝麻、动物肝脏、血豆腐、枣、红小豆、芹菜、香椿、海蜇、海带、大豆制品、鱼、蛋黄、动物胃、绿色菜、西红柿、虾皮、香瓜、谷类、胡萝卜等。

含锌食物:莲子、花生、芝麻、核桃、蛋类、瘦肉、动物肝、奶制品、紫菜、海带、红小豆、荔枝、栗子、虾、海鱼、瓜子、杏仁、芹菜、柿子等。

含硒食物:柑橘、大豆制品、沙丁鱼、蛋类、茶、肉类、奶类、芝麻、谷类、洋葱、芥菜、西红柿、动物肝、南瓜、杏等。

十九、什么是糖尿病饮食?

糖尿病饮食简而言之是控制总能量的饮食,因为食物中的能量来自脂肪、蛋白质和碳水化合物,所以凡含这三类物质的食物都要纳入控制范围。糖尿病的饮食治疗适合所有糖尿病患者,并且贯穿糖尿病治疗的不同阶段,糖尿病患者应该始终遵循饮食治疗方案,糖尿病饮食是健康饮食,同时也适合正常人。

1. 糖尿病饮食治疗的原则

(1)食物多样化:注意补充足够的食物纤维和微量元素。

(2)合理安排餐次,做到定时定量,三高一低(低盐、低脂、低糖、高纤维素)。

(3)合理控制总能量,蛋白质、脂肪、碳水化合物比例合理。

2. 合理饮食的目的

(1)保护胰岛 β 细胞。

(2)维持理想体重。

(3)保持血糖、血脂正常水平。

(4)保证有充足的营养来保持身体健康,避免肥胖和营养不良。

(5)有效预防各种并发症。

(6)确保儿童青少年及妊娠期哺乳期妇女的营养需求。

3. 合理饮食的结构　多样化选择,保证饮食平衡。

(1)谷物类是能量主要来源,包括谷类、薯类和杂豆,是日常饮食中能量的主要来源,每天应该吃 $250\sim400\,g$,选择多样化,粗细搭配,适量选择全谷类制品,土豆、麻山药、红薯、南瓜淀粉含量较高,可以用来代替主食。

(2)保证蔬菜的摄入:蔬菜中含有丰富的维生素和饮食纤维,且多数碳水化合物含量较低,每天蔬菜摄入量要达到 $300\sim500\,g$,建议多吃绿叶蔬菜。

(3)油脂和盐的摄入:每天油脂类摄入量应不超过 $25\sim30\,g$,警惕看不见的油脂,如坚果类,食盐的摄入量每天不应超过 6 g。

(4)选择水果:血糖控制得比较理想,病情稳定(不经常出现高血糖或低血糖的情况)的患者可适当食用水果。应选择含糖量低的水果，如西瓜、草莓、苹果、梨、桃子、柚子等。食用水果的最佳时间应为两餐之间。

（5）限制饮酒：饮酒会让血糖难以控制，饮酒后应扣除相应能量的主食（1 份酒的量相当于啤酒 285 ml/红酒 100 ml/白酒 30 ml，1 份酒≈20 g 主食），最好不要饮酒，如果饮酒，每天不超过 1～2 份标准量，糖尿病患者饮酒需遵医嘱，不要空腹饮酒。

（6）烹调方式很重要：推荐烹调方式有炖、清蒸、煮、汆、煲，不推荐烹调方式有煎、烤、炸、红烧。

二十、什么是低碘饮食？

低于正常碘摄入量，就是低碘饮食。而一个正常成年人每天摄入碘的需要量为 100～150 μg，低碘饮食要求每天摄碘量<50 μg，甲状腺功能亢进患者就需要低碘饮食。避免进食含碘丰富的食物如海产品：海藻类、海带（干、鲜）、海蜇、紫菜、海鱼（新鲜带鱼等）、虾皮、虾仁（米）等，禁食高钠类加工食品，如火腿、肉肠、肉罐头、腌制酱菜、豆腐干等。必要时食用无碘食盐，避免进食刺激性食物及饮料，如浓茶、咖啡等，以免引起大脑皮质的兴奋，加重病情。

适宜食用的食物有白米面、新鲜蔬果、生鲜的畜禽肉、豆腐、豆浆、植物油等，鼓励患者饮水量 2 000～3 000 ml，以补充出汗、腹泻、呼吸加快等所丢失的水分，烹调时注意色、香、味美，满足个人口味。

二十一、什么是低铜饮食？

低铜饮食是限制摄入含铜丰富的食物的一种饮食。低铜饮食的目的：减少铜的吸收，增加铜的排泄，达到减轻症状的效果。

1. 适宜的食物

（1）主食：面食、米饭。

（2）肉蛋奶类：瘦猪肉、去皮鸡肉鸭肉、牛肉、羊肉、鱼类，鸡蛋蛋白质（去蛋黄），牛奶（牛奶不仅含铜量低，长期服用有轻度排铜之效）。

（3）蔬菜类：萝卜、藕、土豆、山药、胡萝卜、油菜、芹菜、大葱、菜花、冬瓜、黄瓜、茄子、海带、芦笋、莴苣、菠菜、南瓜、西红柿、卷心菜等。

2. 禁忌的食物

（1）含铜量高的动物内脏及海鲜等食物：如动物内脏（猪肝、牛肝）、动物脑髓、脊髓、蛋黄、虾肉、蟹肉、贝类等。

（2）含铜量高的坚果类食物：如黄豆、青豆、黑豆、扁豆、花生、芝麻、胡桃、坚果等。

（3）其他：蘑菇类食物含铜量也非常的高，尽量少食。

（4）不可使用铜制品容器盛装食物及饮用水等。

二十二、常见医院试验饮食有哪些？

试验饮食是指在特定的时间内，通过对饮食内容的调整来协助诊断疾病和确保实验室检查结果正确性的一种饮食（表 9-0-2）。

表 9-0-2　医院试验饮食

饮食种类	适用范围	饮食原则及用法
隐血试验饮食	用于大便隐血试验的准备，以协助诊断有无消化道出血	试验前3天起停用易造成隐血试验假阳性结果的食物，如肉类、肝类、动物血、含铁丰富的药物或食物、绿色蔬菜等。可进食牛奶、豆制品、土豆、白菜、米饭、面条、馒头等 第4天开始留取粪便做隐血试验
肌酐试验饮食	用于协助检查、测定肾小球的滤过功能	试验期为3天，试验期间禁食肉类、禽类、鱼类，忌饮茶和咖啡，全天主食在300 g以内，限制蛋白质的摄入（蛋白质供给量少于40 g/d），以排除外源性肌酐的影响；蔬菜、水果、植物油不限，热量不足可添加藕粉或含糖的点心等 第3天测尿肌酐清除率及血肌酐含量

续　表

饮食种类	适用范围	饮食原则及用法
尿浓缩功能试验饮食（干饮食）	用于检查肾小管的浓缩功能	试验期 1 天，控制全天饮食中的水分，总量为 500～600 ml。可进食含水分少的食物，如米饭、馒头、面包、炒鸡蛋、土豆、豆腐干等，烹调时尽量不加水或少加水；避免食用过甜、过咸或含水量高的食物。蛋白质供给量为 1 g/（kg·d）
甲状腺[131]I 饮食	用于协助测定甲状腺功能	试验期为 2 周，试验期间禁用含碘食物，如海带、海蜇、紫菜、海参、虾、鱼加碘食盐等；禁用碘做局部消毒 2 周后做[131]I 功能测定
胆囊造影饮食	用于协助造影检查有无胆囊、胆管、肝胆管疾病	检查前 1 天午餐进高脂肪饮食，排空胆囊；晚餐进清淡饮食，晚餐后口服胆造影剂。检查当天晨禁早餐，X 线摄片后若胆囊显影良好进高脂肪餐，30 min 后再摄片观察

二十三、哪些医学检查需要配合饮食上的准备？

住院期间患者会接受许多医学检查，其中一些必须配合饮食上的准备（表 9-0-3）。

表 9-0-3　需饮食配合的医学检查

检查项目	饮食准备的目的	饮食名称
结肠镜或是钡餐灌肠	清理肠道，减少食物残留	少渣低脂饮食（前 3 天）少渣半流食（前 2 天）清流食
胆囊造影、核素心肌显像检查	促进胆囊排空	早餐油煎鸡蛋 2 个，2 天
肠道脂肪吸收试验	定量给予高脂肪	高脂肪及定量（100 g，2～3 天）
测定内生肌酐清除率	避免外源肌酐影响	肌酐试验饮食（蛋白质 40 g）
葡萄糖耐量	增大人体碳水化合物负荷以暴露糖耐量异常	高碳水化合物饮食×3，当天葡萄糖水（1.75/kg）
甲状旁腺功能检查	评价甲状旁腺对钙磷调节能力	钙、磷定量饮食×5 天

续　表

检查项目	饮食准备的目的	饮食名称
肾小管回吸收功能检查	评价肾小管对磷的回吸收能力	低蛋白质、正常钙磷饮食×5 天
醛固酮增多症	评价机体钾钠代谢调节能力	钾、钠定量饮食×10 天

诊断用试验饮食一般是严格定量的饮食，需要患者密切配合方能收到满意的效果，比如钙磷定量饮食，一般需要营养科制订，在准备这种定量饮食的时候不仅要严格称取食谱当中的食物，连烹调和淘洗原料所用的水都经蒸馏去离子。

二十四、心血管疾病患者常用的治疗饮食是什么？

高血压、冠心病、血脂异常以及其他多种心血管疾病的患者住院后一般会被安排进食低盐低脂饮食，这种饮食的特点是清淡少油，可以额外增添些水果和可以生食的蔬菜作为补充，但是不主张患者在低盐低脂饮食之外添加咸菜、酱肉、鸡蛋等食物，这些是有违治疗饮食原则的。

二十五、胃肠道疾病患者常用的治疗饮食是什么？

各种胃肠道疾病患者住院后一般要接受的是低脂少渣饮食，这种饮食的特点是清淡、易于咀嚼和消化，通常不含大块的肉食，只含有很少的蔬菜，对于慢性胃肠病患者来说，长期进食这样的食物是很难坚持的，也有造成营养不平衡的可能。有时需要额外补充肠内营养制剂来维持营养所需。低脂少渣饮食还有半流食、流食等形式作为不同病程之间的过渡。

二十六、肾脏疾病患者常用的治疗饮食是什么？

肾脏疾病患者住院后的饮食一般是低盐低蛋白质饮食，有时还要合并低磷或是低钾，这类饮食限制含蛋白质丰富的粮谷、杂豆、坚果、海产品、内脏及其他动物性食品的用量,有时蔬菜和水果也在受限之列,所以饮食偏素淡,口味上也难宜人。对于蛋白质限量非常低的患者(如 20～30 g/d),还要特别准备不含蛋白质的淀粉类主食替代一般的主食,如淀粉面条、淀粉水饺、淀粉煎饼等,以求在蛋白质限量范围内提供足够的能量。

二十七、透析患者常用的治疗饮食是什么?

1. 水的控制。全天的水入量＝超滤量＋尿量＋500 ml。含水 100% 的食物:鲜奶、饮料、茶水、水。含水 90% 以上的食物:粥、汤、豆腐、新鲜蔬菜和水果。含水 80% 左右的食物:酸奶、冰淇淋、稠粥。含水 70% 左右的食物:肉、蛋、新鲜鱼虾、豆腐干、薯类、米饭。

2. 钾的摄入。钾应根据化验结果来补充,如果血钾偏低可适当吃些高钾的食物,如绿叶青菜、木耳、香蕉、橘子、西红柿、土豆等。高血钾也可以使人出现严重的心律失常。一般饮食正常的透析患者无须额外补充高钾食物。如果化验结果显示血钾偏高时则要避免进食高钾食物。绿叶菜用开水烫过后再炒制。

3. 磷的摄入。多吃富含饮食纤维的食物如苋菜、芹菜或适量的魔芋等,可以保持大便通畅,减少磷的吸收。含蛋白质较高的食物同时含磷也较高,如鱼虾、瘦肉、蛋、奶、豆腐等。患者还应不吃或少吃零食、动物内脏和含磷高的坚果,而且,在吃这些高蛋白质食物时要同时嚼碎了服用磷结合剂(如碳酸钙)。

4. 盐的摄入。每天食盐不超过 3 g,糖尿病限在 2 g,5 ml 酱油相当于 1 g 盐。这里的盐不光只是食盐,还包括咸菜、味精、酱油等,可以用醋、葱、蒜等替代食盐,增加食欲。

5. 节制饮食,合理分配三餐,定时、定量。

6. 常吃具有降血压作用的食物,如芹菜、胡萝卜、番茄、荸荠、黄瓜、木耳、海带、香蕉等;降脂食物如山楂、香菇、大蒜、洋葱、海鱼等。

二十八、腹部外科手术患者常用的治疗饮食是什么?

腹部外科手术患者术前和术后相当长一段时间内不能正常进食,在饮食医嘱上表现为一个由禁食(术前 1 天)、清流食(术后 1～3 天,肛门排气后)、流食(术后 1～3 天)、半流食(术后 3～7 天)到普食(术后 3～10 天)的过渡。如果是涉及胃肠道及消化腺体(肝、胰、胆)的手术,术前、术后禁食期会更长些,禁食期间营养由肠外途径供给。有内科基础病的患者在手术前后还需遵照相应的饮食治疗原则来进食,如低脂、糖尿病、低盐等,这样才能保证身体处于稳态,术后顺利恢复。

二十九、口咽部手术患者常用的治疗饮食是什么?

口咽部手术对进食的影响最直接,患者在术后很长时间内无法咀嚼和吞咽,通常会用鼻饲肠内营养液的方式维持此期的营养需要,通常不主张患者家属自制各样的自然食物匀浆,因为那样做很难真正达到营养的需要,相反占用了很多胃肠道负荷,有时甚至带来卫生(微生物超标)和安全(渗透压过大)问题。

三十、妇产科手术患者常用的治疗饮食是什么?

妇产科手术除与腹部外科手术一样有一个术前术后的饮食过渡(当日禁食,次日流食,第 3 天半流食,而后即可进普食)外,由于多涉及下腹,对肠道功能的影响较大,一般在术后早期即为患者提供促进排气的少油的蔬菜清汤,原料选胡萝卜、白萝卜等为多。另外针对原发病的症状(如贫血、体虚等),相应提供有益的乌鸡红枣汤、鲫鱼汤、老鸡汤等作为治疗饮食。

三十一、妊娠期不同阶段的营养需求有哪些区别？如何对孕妇进行饮食指导？

1. 妊娠早期 此阶段胎儿生长发育速度相对缓慢，但早期的妊娠反应使得消化功能发生改变，多数孕妇可出现恶心、呕吐、食欲减退等症状。妊娠的前 4 周也是胎儿神经管分化形成的重要时期，因此，孕妇妊娠早期的饮食应富含营养、少油腻、易消化和适口，保证摄入足量富含碳水化合物的食物及多摄入富含叶酸的食物并补充叶酸，戒烟、禁酒。

2. 妊娠中期及晚期 此阶段开始胎儿进入快速生长发育期，与胎儿的生长相适应，母体的子宫、乳腺等生殖器官逐渐发育，并且母体还需要为产后泌乳开始储备能量及营养素，因此妊娠中期、晚期均需要相应增加食物量，应指导孕妇适当增加鱼、禽、蛋、瘦肉、海产品的摄入量。建议妊娠中、晚期孕妇每天增加 50～100 g 的鱼、禽、蛋、瘦肉的摄入量。适当增加奶类的摄入量，每天至少摄入 250 ml 的牛奶或相当量的奶制品及补充 300 mg 钙，或 400～500 ml 的低脂牛奶。常吃含铁丰富的食物，如动物血、肝脏、瘦肉等。同时注意多摄入富含维生素 C 的蔬菜和水果，以促进铁的吸收和利用。另外，要戒烟、禁酒，少吃刺激性食物。

三十二、妊娠期不宜食用的食物有哪些？

1. 高糖、高脂肪食物如汽水、糖、薯片，使孕妇体重增加过多，从而增加妊娠期糖尿病、妊娠期高血压等疾病的发生，也减少了自然分娩的机会。

2. 含酒精的饮品，酒精可以通过胎盘进入血液，造成胎儿宫内发育不良、中枢神经系统发育异常、智力低下等，慎喝含咖啡因的饮品。

3. 刺激性食物如辣椒、花椒、芥末等，容易引起胃部不适，应尽量少吃。

4. 腌制、含有添加剂的食物，添加剂存在各种隐患，孕妇应尽量避免食用。

5. 易过敏的食物，由于孕激素影响，孕妇容易过敏，因此要避免易致过敏的食物。

6. 冷饮会刺激胃肠毛细血管收缩，影响消化。

三十三、妊娠期缺铁性贫血如何进行饮食指导？

妊娠过程中应多吃含铁、含优质蛋白质、含维生素 C 高的食物。铁在食物中广泛存在，但以动物类食品的血红素铁吸收更好，因此应每天补充瘦肉（牛肉、羊肉、猪肉）、蛋类、奶类，每周食用 2～3 次动物肝脏，此外黑木耳和海带也是含铁很丰富的食品。对于产前就有贫血的孕妇，每天摄入 20 mg 以上的铁是比较困难的，应口服铁剂，如硫酸亚铁。除了保证铁的摄入量充足外，更应注意的是保证铁的良好吸收。铁是在十二指肠吸收，并且需要一定的酸性环境，如果胃酸偏低就会影响吸收，应给患者提供适量的酸味食物或者配合维生素 C。新鲜蔬菜和水果中含有大量的维生素 C，并且能将食品中的氧化型铁转变为还原型铁，更易于吸收。摄入充足的优质蛋白质，不但有一定的造血效果，而且有提高铁吸收率的作用。

三十四、妊娠期妇女如何通过饮食补钙？

妊娠早期胎儿处于组织和器官的分化阶段，对钙的要求量并不多；妊娠 20 周后，胎儿骨骼生长加快，钙的需求量开始增多；妊娠 28 周后，胎儿骨骼开始钙化，对钙的需求量更多。《中国居民膳食指南》建议每天钙的适宜摄入量在妊娠早期为 800 mg、妊娠中期为 1 000 mg、妊娠晚期为 1 200 mg。奶或奶制品富含蛋白质，对妊娠期蛋白质的补充具有重要意义，同时也是钙的良好来源。由于中国传统饮食不含或少含奶制品，每天饮食钙的摄入含量仅为

400 mg 左右,远低于建议钙的摄入量。从妊娠中期开始,每天至少要摄入 250 ml 的牛奶或相当量的奶制品及补充 300 mg 的钙,或喝 400～500 ml 的低脂牛奶,以满足钙的需要,同时也要兼顾到维生素 D 的补充,因为维生素 D 可以促进钙的吸收。富含钙的食物有豆类、牛奶、奶酪、杏仁、酸奶、豆腐、豆奶、西兰花等。

三十五、双胎妊娠的营养指导需要注意哪些?

孕妇要增加营养。双胎的孕妇需要更多的热量、蛋白质、矿物质、维生素等营养素,以保证两个胎儿的生长发育。建议孕妇营养摄取为,每天增加 1 254KJ 以上的热量、蛋白质增加 1.5 g/kg、铁剂增加 60～80 mg,以补充妊娠需要。双胎妊娠时孕妇的血容量增加比单胎时多,从饮食摄取的铁质常不能满足两个胎儿的需要,所以很容易发生缺铁性贫血,所以产前检查中应及时了解有无贫血发生。

三十六、分娩期应该怎样进行合理的饮食指导?

临产产妇胃肠道功能减弱,加上宫缩引起的不适,产妇多不愿进食,可能有产妇还出现恶心、呕吐等情况,临产过程中长时间的运动呼吸和流汗,产妇体力消耗较大、口唇干燥;为保证分娩过程顺利,应鼓励产妇在宫缩间歇期少量多次进食高热量、易消化、清淡的食物,并注意摄入足够的水分,必要时可静脉补液支持,以保证产妇精力和体力充沛。

三十七、产褥期饮食指导需注意哪些?

1. 清淡饮食配粗粮。要多进食清淡的食物,让胃肠慢慢恢复正常状态。主食主要以谷类粗粮为主,可以适量增加玉米、燕麦等成分。要注意增加深色蔬菜或绿色蔬菜的比例。同时多喝粥和汤(疙瘩汤等)。

2. 吃水果和蔬菜平衡消化。水果蔬菜富含丰富的维生素,授乳期的产妇会将维生素通过母乳转给宝宝,而维生素对母体本身来说也是不可缺少的营养素,每天都需要食用富含维生素的蔬菜水果,有些蔬菜水果需要炒过或煮过效果才好,尤其是脂溶性维生素 A、维生素 D。

3. 哺乳期母亲应增加水分,人体内水分缺乏是乳汁分泌不足的原因之一;应增加营养物质,泌乳要消耗热能;脂肪酸有增加乳汁分泌的作用,故饮食中也要有适量脂肪,尤其是植物油。

4. 补充盐,由于产后出汗过多,乳腺分泌旺盛,体内的盐分会随着汗液流失。因此适当地补充盐分有助于产妇体力的补充。

5. 保持良好的情绪。分娩后的产妇,在生理因素及环境因素的影响下,情绪波动会较大,常常会出现情绪低迷的状态,这需要家人理解和创造轻松愉快的环境,饮食要选择产妇爱吃的食物,选择色香味俱全的食物,保持良好的情绪也是保持正常泌乳的需要。

三十八、母乳喂养产妇的饮食原则是什么?

1. 营养丰富　多食高蛋白质的食物,如蛋类、奶制品、大豆类及肉;多食高钙食物,如奶制品、深色绿叶蔬菜、麦片、豆奶、大豆、酸奶和豆腐等。

2. 营养均衡　除了蛋白质以外,谷物、蔬菜和水果均需食用。

3. 保持充足的水分　多喝水或汤类,满足机体需要。

4. 选择高铁食物　优质含铁的食品有干豆、扁豆、浓缩麦片、全麦制品、深色绿叶蔬菜、水果干;多吃富含铁和维生素 C 的食物,如草莓、柑橘类水果、甜椒、番茄等,有助于铁质的吸收。

5. 避免刺激性食物　如咖啡因、酒精等。

6. 在红色恶露没有干净之前避免补益类食物,不要进食参茸、姜醋、红枣、红糖水、黑木耳等补益去瘀的食物。

三十九、妊娠期高血压疾病的饮食指导有哪些?

饮食围绕有利于消肿、降压、增加蛋白质的原则安排。

1. 合理饮食,妊娠期不推荐严格限制盐的摄入,不推荐肥胖孕妇限制热量摄入。

2. 可吃有利尿作用的食物,如冬瓜、赤小豆、绿豆、鲫鱼等,浓鸡汤会产生尿酸,增加肾脏负担,不宜服用。

3. 控制脂肪摄入,避免食用高胆固醇的食物如蛋黄、鱼子、鱿鱼、动物内脏等。

4. 妊娠期高血压会导致大量蛋白质的流失,最好选择优质的动物蛋白,如乳类、瘦肉类、鱼虾类。

5. 维生素 C 和维生素 E 能降低妊娠期高血压的反应,如绿叶蔬菜、瓜果等。

6. 妊娠期高血压的发病与身体缺钙有关,要积极补钙,妊娠期高血压的准妈妈血锌含量较低,可多吃瘦肉、鱼虾等补充。

四十、怎样进行妊娠合并糖尿病的饮食指导?

饮食控制的标准是能满足孕妇及胎儿能量和营养的需要,又能避免血糖过高或者是孕妇饥饿性酮症,维持血糖在正常范围内。每天总能量摄入应根据妊娠前体重和妊娠期增长情况具体推荐,其中糖类宜占总能量的 50% ～ 60%,蛋白质占 15% ～ 20%,脂肪占 25% ～ 30%,但应适当限制饱和脂肪酸的摄入量。妊娠期应合理安排餐次及用餐量。少量多餐可降低发生低血糖和酮症酸中毒发生的危险。

四十一、儿科饮食基本原则是什么?

1. 要科学安排儿科饮食。

2. 做到细软、易咀嚼、易消化、易吸收。

3. 不要食用易误入鼻孔、气管的食物。

4. 免用大块油炸食物,免用刺激性调味品。

5. 少食多餐。

6. 饮食要对儿童有吸引力。

四十二、哮喘患儿的饮食应注意哪些?

哮喘患儿要注重饮食调护,饮食要营养充足,清淡易消化,宜多食健脾益气、补肾润肺之品,如百合、紫菜、海参、银耳、核桃、薏仁、白扁豆、山药等,忌食辛辣油腻之品,以防食积蕴热,损伤脾胃。

食物过敏也是哮喘的诱发原因之一,奶、蛋、鱼虾、花生、大豆等食物是常见的过敏原,可通过患儿家长的细心观察来发现,予以避免食用,必要时可检测食物过敏原,以饮食戒断或脱敏。酒、茶、咖啡、可乐饮料、巧克力及辣味佐料等常可引发哮喘或使瘙痒加剧,故应限制食用。

四十三、小儿腹泻次数频繁,饮食方面应该注意什么?

传统的腹泻治疗方法,主张让患儿禁食一段时间。然而,这样有碍于身体的营养补充,容易发生营养不良。现在主张不要让腹泻的患儿禁食,但需遵循少量多餐的原则。母乳喂养的宝宝继续吃母乳,但妈妈的饮食含脂量要低些,否则会使腹泻加重;6 月龄以内人工喂养的宝宝,可按平时量喝奶;6 月龄以上已经添加离乳食品的患儿,可进食一些易消化的食物,如稀粥、烂面条、鱼肉末、少量蔬菜泥、新鲜水果汁,直至腹泻停止后 2 周。

四十四、小儿肾病综合征的饮食要注意哪些方面?

在缓解期,患儿没有蛋白尿也无水肿时,饮

食基本上跟正常的儿童是一样的，不需要太特殊的注意。如果患儿有蛋白尿，并出现了水肿，需从以下几个方面进行注意。首先，注意蛋白质摄入的量，还有蛋白质摄入的质量，蛋白质的摄入量要适当保持不要太高，要选择一些蛋清、瘦肉、牛肉、鱼肉等优质蛋白质来摄入。另外，在盐的方面，如果有水肿，需尽量少摄入一点，避免加重水肿。在水的方面一定要限制，如果患儿尿量正常，身上没有明显的水肿，水的摄入可是正常的；如果患儿尿量减少，出现了水肿，需要减少水及稀饭摄入的量。平时要注意水果、蔬菜、纤维素这些食物的摄入，保持营养均衡。

四十五、皮肤科患者常用的治疗饮食是什么？

皮肤科患者的治疗饮食总体上讲是以清淡为主的，通常要求忌水产品、辛辣刺激的调味品，但是因为皮肤科患者多数存在严重的消耗（发热、渗出），营养上对蛋白质、能量、水溶性维生素的需要很高，所以治疗饮食应属清淡的高蛋白质能量饮食，鸡蛋、瘦肉、水果和蔬菜等就很相宜。饮食量不足时，要补充肠内营养制剂和蛋白质粉，经口或静脉给予维生素、微量元素。

参考文献

［1］李小寒，尚少梅.基础护理学：6版［M］.北京：人民卫生出版社，2017.

［2］蔡东联，陈新年，等.实用营养师手册［M］.上海：第二军医大学出版社，1998.

［3］张金梅.营养与饮食［M］.北京：高等教育出版社，2004.

［4］葛可佑.中国营养师培训教材［M］.北京：人民卫生出版社，2005.

第十章

心　理

一、一般患者常见的心理活动有哪些？

一般患者常见的心理活动包括焦虑、抑郁、愤怒、恐惧、孤独感、易激惹、情绪高涨、被动依赖、否认、同病相怜、侥幸等。

二、一般患者常见的情绪障碍有哪些？

躯体疾病引起的情绪障碍多为极端情绪反应，常表现为恐慌、愤怒、罪恶感、焦虑和抑郁等，这些负性情绪往往成为影响患者身心康复的重要因素，如得不到有效调整则会增加发生并发症的机会，加重病情甚至危害生命。临床研究表明，住院患者常见的负性情绪有焦虑、抑郁、恐惧、愤怒等。

三、焦虑情绪的表现有哪些？

1. 情绪反应　担忧、烦躁、易激惹、易怒。
2. 行为反应　尿频、肌肉震颤、呼吸急促、声音嘶哑、心慌、手抖、出汗。
3. 睡眠问题　失眠。

四、焦虑情绪如何进行调节与护理？

（一）调节与护理

1. 建立信任关系

（1）主动热情服务（要掌握好度，不可过分热情），应用陪伴技巧。

（2）非语言行为技术：默默陪伴、安抚、任其哭泣或诉说。

（3）鼓励患者表达，以倾听为主，指导患者用语言来表达感受。

2. 鼓励家属多与患者沟通，以解除其孤寂的心情。

3. 肌肉放松训练或深呼吸训练消除紧张情绪。

4. 消遣活动：散步、打太极拳、听音乐等，转移注意力，降低紧张程度。

（二）转介与会诊

当患者出现以下状况时，及时通知医师，根据需要转介心理科治疗或联合心理科会诊。

1. 在没有明显诱因的情况下，至少6个月以上时间，对于诸多事件或活动表现出过分担心、紧张、害怕，但紧张害怕常常没有明确的对象和内容，患者难以控制这种担心、紧张。

2. 这种焦虑和担心与下列6种症状中至少3种有关

（1）患者感到激动紧张（例如，患者坐立不安、与护理人员因小事发生摩擦、对环境要求过高等）。

（2）容易疲倦。

（3）注意力难以集中或头脑一片空白。

（4）易激惹、发怒。

（5）肌肉紧张或诉浑身疼痛。

（6）睡眠障碍（例如，难以入睡，睡眠质量不满意等）。

3. 这种焦虑、担心或躯体症状都伴有痛苦或社交、职业等其他功能方面的损害。

4. 不能归因于某种躯体疾病（如甲状腺功能亢进）或某种物质（例如，滥用毒品、药物）。

5. 这种障碍不能用其他精神障碍来做更好的解释。

五、抑郁情绪的表现有哪些?

抑郁是一种闷闷不乐、忧愁压抑的消极心情，是由现实丧失或预期丧失而引起的失助感和绝望情绪。与焦虑不同，焦虑是因为有期望，望有好的结果、向好的方面努力的过程而产生的心理现象和情绪反应。抑郁的表现如下。

1. 情绪反应：消沉、悲观、自责、多疑、冷漠、丧失兴趣（例如，爱流泪、对治疗不抱希望、感觉拖累家人、有自杀意愿、丧失兴趣、对照顾者不信任、对过去重视的人不关注）。

2. 行为反应：说话慢、反应慢、注意力不集中、记忆力下降。

3. 睡眠问题：失眠。

六、抑郁情绪如何进行调节与护理?

(一) 调节与护理

1. 建立信任关系

(1) 主动关心患者，与患者主动沟通，帮助患者寻求社会支持。

(2) 鼓励患者多与人交往，使患者感受到被关心和重视。

(3) 理解患者当下的情绪和行为，不做指责和批评。

2. 寻找兴趣，制订短期活动计划。

3. 病情严重者，评估有无自杀的可能，及时通知医师。

(二) 转介与会诊

当患者出现以下状况时，及时通知医师，根据需要转介心理科或联合心理科会诊。

1. 2 周内，出现 5 个或以上下列症状

(1) 几乎每天大部分时间都心境抑郁，既可以是主观的报告（例如，感到悲伤、空虚、无望），也可以是他人的观察（例如，爱流泪，易激惹）。

(2) 几乎每天或每天大部分时间，对于所有或几乎所有的活动兴趣都明显减少。

(3) 在未节食的情况下体重明显减轻，或明显增加（例如，1 个月内体重变化超过原体重的 5%）。

(4) 几乎每天出现失眠、入睡困难、睡眠质量变差或睡眠过多等睡眠障碍。

(5) 几乎每天都精神运动性迟滞、感到疲劳、精力不足、感到注意力不能集中。几乎每天都感到自己毫无价值、内疚等。

(6) 反复出现死亡的想法，反复出现没有特定计划的自杀观念，或有某种自杀企图，或有某种实施自杀的特定计划。

2. 这种症状或躯体症状都伴有痛苦或社交、职业等其他功能方面的损害。

3. 不能归因于某种躯体疾病（如甲状腺功能亢进）或某种物质（例如，滥用毒品、药物）。

4. 这种障碍不能用其他精神障碍来更好的解释。

七、恐惧情绪的表现有哪些?

1. 表现为害怕、受惊，有回避、哭泣、颤抖、警惕、易激动等行为，可出现血压升高、心悸、呼吸加快、尿急、尿频、厌食等症状。

2. 常常因恐惧而产生焦虑情绪。

八、恐惧情绪如何进行调节与护理?

(一) 调节与护理

1. 倾听患者述说，保持安静，鼓励患者表达自己的感受。

2. 对可能产生恐惧的原因进行充分评估。去除有威胁性的刺激，采取有效措施减少或消除引起恐惧的有关因素。对可能发生的情境进行预测和评估，环境有变化提前通知患者。

3. 向患者解释治疗、检查的程序,包括在过程中可能体验到的各种感受。

4. 介绍一些能增加舒适和松弛的方法(读书、听音乐、呼吸练习等)。

5. 要求家属或其他亲人陪伴患者。

(二) 转介与会诊

当患者出现以下状况时,及时通知医师,根据需要转介心理科或联合心理科会诊。

1. 在正常的日常生活环境中,并没有恐惧性情境时,患者突然出现极端恐惧的紧张心理,伴有感觉自己即将死去(濒死感)或即将失去理智(失控感)。

2. 伴有明显的自主神经系统症状,发作期间出现下列 4 项及以上症状。如心悸、心慌或心率加速;出汗;震颤或发抖;气短或窒息感;哽噎感;胸痛或胸部不适;恶心或腹部不适;感到头晕、脚步不稳、头重脚轻或晕厥;发冷或发热感;感觉麻木或针刺感;感觉不真实或人格解体(感觉脱离了自己);害怕失去控制或"发疯";濒死感。

3. 发作突然,几分钟内达到高峰,一般不超过 1 h。发作时意识清晰,事后能回忆发作的经过。可自行缓解但不久又可突然发作。至少发作 1 次之后,出现下列症状中的 1～2 种,且持续 1 个月(或更长)时间。

(1) 持续的担忧再次惊恐发作。

(2) 回避行为,回避锻炼或回避不熟悉的情况。

(3) 不能归因于某种躯体疾病(如甲状腺功能亢进、心肺疾病)或某种物质(例如,滥用毒品、药物)。

(4) 不能用其他精神障碍来更好地解释。

九、愤怒情绪的表现有哪些?

愤怒多发生于在追求某一目标的道路上遇到障碍、受到挫折的情况下。患者往往认为自己得病是不公平的、倒霉的,加上疾病的折磨,常常感到愤怒。

十、愤怒情绪如何进行调节与护理?

1. 与患者建立良好的信任关系,鼓励患者当感到压力增加时寻求护士或其他可信赖人员的帮助。

2. 通过帮助患者分析愤怒暴发的诱因及频率使他/她意识到自己开始生气了。

3. 教会患者能够让自己冷静下来的方法(如暂停活动、深呼吸等)。

4. 支持患者采用适当的行为表达愤怒情绪。

5. 适时给予药物。

十一、孤独感如何进行调节?

1. 理解患者孤单寂寞的心情,耐心安慰患者。

2. 在设备和管理水平允许的条件下,应当允许亲友经常探视或昼夜陪护。

3. 帮助患者尽快熟悉环境,鼓励患者尽快结识病友。

4. 鼓励患者之间相互交谈,营造活跃的病房生活氛围。

十二、被动依赖如何进行调节?

1. 鼓励患者独立完成力所能及的事。

2. 帮助患者提高战胜疾病的主观能动性。

3. 帮助患者建立克服疾病的信心。

十三、常用的心理训练技巧有哪些?

从广义上讲,心理训练的内容很多,但用于患者的心理训练主要为情绪调节训练,其主要内容为深呼吸放松训练、想象放松训练、渐进式肌肉放松训练和自我暗示训练等。

十四、心理训练有哪些重要作用?

心理训练是有目的的组织患者进行一些实际活动,以提高他们应对疾病的心理品质,促进心身康复的方法。当患者受到无法摆脱的紧张、焦虑、抑郁等负性情绪困扰时,单纯的知识性教育很难改善患者的身心状态,应用心理训练则可使患者在活动中体会到消除心理困扰的神奇效果。

十五、心理训练的基本原则是什么?

训练的基本原则是因人而异,按训练程序实施,坚持经常、定期评价,检查效果。

十六、如何进行深呼吸放松训练?

深呼吸方法既是一种独立的情绪调节方法,又可作为其他一些情绪调节方法的基本呼吸法,如想象放松、渐进式放松等都要以深呼吸方式作为基础。具体训练方法和步骤如下(图10-0-1)。

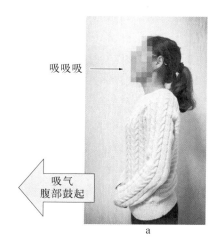

吸吸吸

吸气
腹部鼓起

a

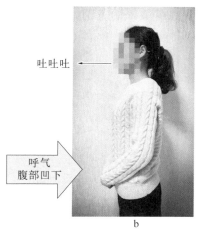

吐吐吐

呼气
腹部凹下

b

图 10-0-1　深呼吸放松训练

1. 训练要领　基本要领是告诉患者用鼻吸气,用嘴吐气;吸气时将胸和腹都挺起来,吐气时将嘴唇缩拢,向吹灰一样缓慢吐气;吸气时从1默数到3,吐气时从1默数到6(吸呼之比为1:2),按此指导语反复练习8～10次,待患者学会后,要求其每天训练2次,每次训练10～20 min,连续训练2周。

2. 注意事项　告诉患者选择卧、坐、站任何一种体位均可以,只是尽量让自己舒服些,并尽可能解除自己身上的束缚,如松开领口、皮带等,然后闭上眼睛,体会全肺呼吸带来的轻松感,以调节紧张、焦虑、愤怒、恐惧、急躁等负性情绪带来的不适感。

十七、如何进行想象放松训练?

又称冥想训练,是一种通过想象轻松愉快的景象,来使心理放松进而达到身体放松的训练方法,冥想训练需要集中注意力在自己所想象的情景上,如美丽的景象、成功的景象、愉快的景象等,并充分发挥感官作用,使人产生亲临美妙现场的感觉,这是一种"看不见胜似看见,听不见胜似听见"的意境,从而达到调节情绪的目的,想象放松训练的要点是注意力的高度集中和充分发挥感觉器官的功能。训练过程中利用前面学会的全肺呼吸方式调节呼吸,进行注意力集中训练时,提示患者要充分地感受注意到的景象,想象看到的优美画面,听到悦耳的声音、闻到愉悦的气味等,具体训练方法和步骤如下。

1. 姿势选择　以坐或躺为主,让患者尽量坐或躺得舒服些,并尽可能解除身体上的束缚,然后闭上眼睛。

2. 注意力集中训练:嘱患者先行8～10次深呼吸,然后选择任一种诱导方法使患者进入注意力高度集中状态(图10-0-2)。

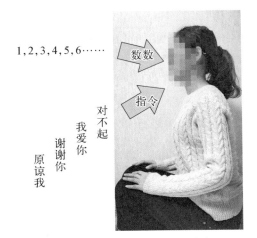

图 10 - 0 - 2   注意力集中训练

（1）数数法：把注意力集中到一个单调的数数行为上。

（2）触觉感受法：把注意力集中在自己身体的某个部位上，如呼吸时的腹部起伏运动。

（3）指令法：把注意力集中在所指令的内容上，指令可以通过录音机发出或自己背出，如对自己的身体说 4 句敬语："我爱你，对不起，原谅我，谢谢你"，以帮助排除杂念。

（4）默想法：把注意力集中在一个视觉刺激、听觉激或运动知觉刺激上，还可以是一幅图景，如海边、草原等。

3. 想象训练　注意力集中于头脑中所想象出的景象或影像，并逐渐练习自己在景象中能够清晰地看到、听到、闻到和触到等。如想象海边的景色时，要能够感觉到温暖的阳光照射在自己的皮肤上，感受到温暖的沙滩在自己的脚下，听到海浪轻柔地拍打海岸，闻到海的味道（图 10 - 0 - 3）。

4. 想象放松训练　在想象一些可以让自己感到轻松的情景或影像的基础上，配合呼吸放松，并注意体验每次想象带给自己的轻松感觉，这是非常重要的一个步骤。

十八、如何进行渐进式肌肉放松训练？

渐进式肌肉放松训练是通过放松神经、肌肉来达到心理放松的方法，这种方法通常是先从身体上的上身肌肉开始，当某一个部位的肌肉放松后，再进行下个部位的肌肉放松。一个个依次进行，渐渐地使全身肌肉都放松下来。渐进式肌肉放松训练通常要在放松录音的指导下实施，在训练前，施教者先逐一演示每一个部位先紧张后放松的方法，待患者掌握后再按录音训练。每天至少练习 2 次，每次 20 min。具体训练步骤如下。

1. 体位选择　可选择坐位和卧位，解开衣领和皮带，使身体尽可能放松。

2. 紧张与放松的操作演示　向患者演示肌肉先紧张后放松的方法，从头至脚，一个部

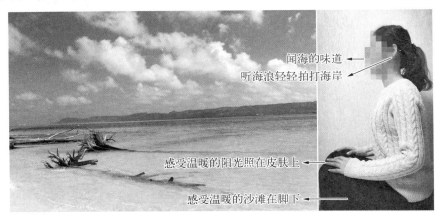

图 10 - 0 - 3   想象训练

位、一个部位的演示。演示时配合全肺呼吸,吸气时做肌肉紧张动作,呼气时做肌肉放松动作,如让患者紧皱眉头时吸气,打开眉头时呼气,然后依次做紧张或放松双眼、舌、牙齿、肩、手、上臂、脚、小腿、大腿和腹部等。演示结束后让患者随录音操作纠正不正确的动作,直到患者掌握练习方法为止。

十九、如何进行自我暗示训练?

自我暗示训练除了可以调节情绪外,对雷诺症、偏头痛、失眠症、高血压等都有一定疗效,对气喘、便秘、抽搐、消化不良溃疡、糖尿病及背痛等也有不同程度的帮助,具体操作步骤如下。

1. 先决条件　要成功地进行自我暗示训练,告诉患者必须有较强的动机,要有一定程度的自我引导及自我控制的能力,还要将外界的干扰减至最低,能够将注意力集中于内心。

2. 身体姿势　自我暗示以坐位和卧位为主,卧位时平躺,两脚微开,脚板往前伸,用毛毯或枕头垫在腰部、头部,以增加舒适程度,但身体不要过度弯曲,双手微离身体,手肘微弯,手掌向上。坐位时,如果是高椅背的凳子,可将臀部贴靠住椅背,头部、背部靠在椅背上,使身体挺直,并支撑住头的重量。手臂、手及手指尽量放松,双手置于椅子的扶手上或放在膝盖上,双脚略前伸。如果是低背椅子,臀部坐在椅子前端,手臂放在大腿上,手及手指自然下垂,头部也自然下垂,双脚略前伸。

3. 自我暗示感觉与语言训练　在自我暗示想象训练前,让患者按以下 6 个步骤先体会沉重感、温暖感。

(1) 注意力放在手和脚上,体会沉重的感觉(从惯用手、惯用脚开始)。

(2) 将注意力集中放在手和脚上,体会温暖的感觉。

(3) 将注意力放在心脏部位,体会沉重与温暖的感觉。

(4) 将注意力放在呼吸上,体会轻松的感觉。

(5) 将注意力放在腹部,体会温暖的感觉。

(6) 将注意力放在额头,体会凉凉的感觉。

熟悉了以上感觉体验后,进入自我语言暗示训练。

(1) 沉重感自我语言暗示:让患者对自己说:"我的右手臂很沉重""我的左手臂很重""我的两只手臂都很沉重""我的右腿很沉重""我的左腿很沉重""我的两条腿都很沉重""我的手臂和题都很沉重"。

(2) 温暖感自我语言暗示:"我的右手臂很温暖""我的左手臂很温暖""我的两只手臂都很温暖""我的右腿很温暖""我的左腿很温暖""我的两条腿都很温暖""我的手臂和腿都很温暖"。

(3) 心脏自我语言暗示:"我的心脏平稳而规则(重复 4 次)"。

(4) 呼吸自我语言暗示:"我的呼吸是平稳而放松的""我的呼吸是顺畅的(重复 4～5 次)"。

(5) 心窝部自我语言训练:"我的心窝是温暖的(重复 4～5 次)"。

(6) 额头自我语言暗示:"我的额头凉凉的(重复 4～5 次)"。

上述训练必须坚持每天进行,每天练习 1～6 次,每次 10～20 min,体会到上述感觉后再进行下一步训练(图 10 - 0 - 4)。

4. 自我暗示想象训练　在以上训练基础上,让患者进行整合训练,让患者对自己说:"我很平静""我很放松""我的右手臂很沉重(重复 4～5 次)""我的右手臂有一些酥酥的麻麻的""我的右手臂沉重而温暖""我的右手臂越来越沉重、越来越温暖""我的左手臂很沉重(重复 4～5 次)""我的左手臂很温暖(重复 4～5 次)""我的左手臂有一点酥酥的麻麻的""我的左手

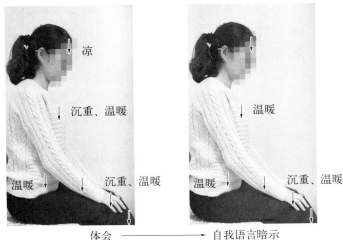

体会 ————————→ 自我语言暗示

图 10－0－4　自我暗示感觉与语言训练

臂沉重而温暖""我的左手臂越来越沉重、越来越温暖""我的两只手臂都很沉重、很温暖（重复4～5次）"。

然后，将上面手臂练习的步骤改成腿部的练习，从脚开始。练习结束后接着做如下练习："我的心脏跳动很平稳""我的心脏很平稳很放松（重复4～5次）""我的呼吸很规律""我的呼吸很平稳""我的呼吸平稳而放松（重复4～5次）""我的呼吸很顺畅（重复4～5次）、我的心窝暖暖的（重复4～5次）""我的腹部好温暖（重复4～5次）""我的额头凉凉的（重复4～5次）""我很平静""我很放松""我好宁静"。

最后，让患者结合想象训练想象一个可以放松的景象：想象自己在哪儿，清楚地看到景象，去感受它，把自己融入这个景象中。听听声音，看看颜色，这个景象使自己很放松，很平静，很宁静。然后让患者体会全身安静而沉重、温暖而放松的感觉，想着安静、沉重而温暖的身体及这个景象。告诉自己感到安静、感到放松、感到平静。之后告诉患者现在准备离开这个景象，从5开始倒数，计数，每倒数一次会觉得更清醒，随着每次倒数让患者慢慢睁开眼睛。其指导语是：5——你正离开你的景象，你在跟景象道别；4——你回到现在的房间，你在坐（躺）着，你知道你在哪里，准备睁开双眼；3——想想你睁开眼睛后会看到什么，打开双眼，眼睛看见房间某一个东西，做个深呼吸，看看房间中的所有东西；2——做几个深呼吸，若你准备好，就伸伸你的手、脚，现在站起来，伸伸腰，再做几次深呼吸；1——现在，你可以怀着清新而充满活力的心情去面对你的生活了。

二十、什么是七情？何为"七情内伤"？

七情是指人体的喜、怒、忧、思、悲、恐、惊等七种正常的情绪变化，它是人体的生理和心理活动对外界环境刺激的不同反应，属人人皆有的情绪体验。七情是人对客观事物的不同反应，所以在正常的活动范围内，一般不会导致或诱发疾病。只有强烈持久的情志刺激，超越了人体的生理和心理适应能力，损伤机体脏腑精气，导致功能失调或人体正气虚弱，脏腑精气虚衰，对情志刺激的适应调节能力低下，因而导致疾病发生或诱发时，则称之为"七情内伤"。

二十一、七情如何损伤相应之脏器？有何表现？

由于五脏与情志活动有对应的关系，七情分

属于五脏,七情反应太过或不及则可损伤相应之脏。其基本规律是:心主喜,过喜则伤心;肝主怒,过怒则伤肝;脾主思,过思则伤脾;肺主悲、忧,过悲过忧则伤肺;肾主惊、恐,过惊过恐则伤肾。

1. 过喜伤心　暴喜使心气涣散,神不守舍,出现乏力、懈怠、注意力不集中,乃至心悸、失眠、健忘,甚则精神失常等症(如我们有时候笑着笑着就哭了——喜极而泣)。

2. 过怒伤肝　过怒使肝气上逆,血随气升,可见头晕头痛、面赤耳鸣,甚者呕血或晕厥。肝气横逆,亦可犯脾而致腹胀(如被气得吐血)。

3. 过思伤脾　思考本是人的正常生理活动,忧思不解易伤脾,可见食欲不振、脘腹胀满等症;也可伤心血,致心悸、怔忡、失眠、健忘、多梦等(如日有所思,夜有所梦)。

4. 过悲过忧伤肺　悲,是伤感而哀痛的一种情志表现。悲哀太过,耗伤肺气,使气弱消减,意志消沉。可见气短胸闷、精神萎靡不振和懒惰等(如哭得喘不过气来)。

5. 过惊过恐伤肾　恐,是一种胆怯、惧怕的心理作用。过于惊恐,可致二便失禁、胸满腹胀、心神不安、夜不能寐等症。(如被吓得尿了裤子)。

二十二、七情变化对病情有哪些影响?

七情变化对病情具有两方面的影响:一是有利于疾病康复。情绪积极乐观,七情反应适当,当怒则怒,当悲则悲,怒而不过,悲而不消沉,有利于病情的好转乃至痊愈。二是加重病情。情绪消沉,悲观失望,或七情异常波动,可使病情加重或恶化。了解七情活动对病情的正负两方面的影响,对把握病情发展变化,采取全面正确治疗,具有实际指导意义。

参考文献

[1] 李心天.医学心理学[M].北京:人民军医出版社,2009.

[2] 黄津芳.住院患者健康教育指南:3版[M].北京:人民军医出版社,2015.

[3] 美国精神医学学会.精神障碍诊断与统计手册(案头参考书):5版[M].张道龙,主译.北京:北京大学出版社,2014.

[4] 孙广仁.中医基础理论[M].北京:中国中医药出版社,2012.

第十一章

皮 肤 管 理

第一节 压 力 性 损 伤

一、什么是压力性损伤?

1. 定义 压力性损伤是发生在皮肤和/或潜在皮下软组织的局限性损伤,通常发生在骨隆突处或与医疗或其他医疗器械有关的损伤。该压力性损伤可表现为局部组织受损但表皮完整或开放性溃疡,并可能伴有疼痛。剧烈和/或长期的压力或压力联合剪切力可导致压力性损伤出现。皮下软组织对压力和剪切力的耐受性受微环境、营养、灌注、并发症和软组织条件的影响。

2. 附加的压力性损伤定义

(1)医疗器械相关性压力性损伤:由于使用用于诊断或治疗的医疗器械而导致的压力性损伤,损伤部位形状通常与医疗器械形状一致(相似)。医疗器械相关因素:如各种导管、吸氧管、通气管道、颈托、支具等。

(2)黏膜压力性损伤:由于使用医疗器械导致相应部位黏膜出现的压力性损伤。由于这些损伤组织的解剖特点,这一类损伤无法进行分期。

二、压力性损伤如何分期?

1期:局部皮肤完好,出现压之不变白的红斑,深色皮肤表现可能不同。

2期:部分皮层缺失伴真皮层暴露,伤口床有活性、呈粉色或红色、湿润,也可表现为完整的或破损的浆液性水疱。脂肪及深部组织未暴露,无肉芽组织、腐肉、焦痂。

3期:全层皮肤缺失,常常可见脂肪、肉芽组织和边缘内卷。可见腐肉和/或焦痂。不同解剖位置的组织损伤的深度存在差异,脂肪丰富的区域会发展成深部伤口,可能会出现潜行或窦道,无筋膜、肌肉、肌腱、韧带、软骨和/或骨暴露。

4期:全层皮肤和组织缺失。可见或可直接触及筋膜、肌肉、肌腱、韧带、软骨或骨头,可见腐肉和/或焦痂,常常会出现边缘内卷,窦道和/或潜行。不同解剖位置的组织损伤的深度存在差异。

不可分期:全层皮肤和组织缺失,由于被腐肉和/或焦痂掩盖,不能确认组织缺失的程度。只有去除足够的腐肉和/或焦痂,才能判断损伤是3期还是4期。

深部组织损伤:完整或破损的局部皮肤出现持续的指压不变白,深红色、栗色或紫色或表皮分离呈现黑色的伤口床或充血水疱。疼痛和温度变化通常先于颜色改变出现,深色皮肤的颜色表现可能不同。这种损伤是由于强烈和/或长期的压力和剪切力作用于骨骼和肌肉交界面导致。该期伤口可迅速发展暴露组织缺失的实际程度,也可能溶解而不出现组织缺失。如果可见坏死组织、皮下组织、肉芽组织、筋膜、肌肉或其他深层结构,说明这是全皮层的压力性损伤(不可分期、3期或4期)。

三、如何进行压力性损伤的预防?

1. 结构化风险评估

(1) 结构化风险评估使用风险评估量表(美国伤口造口失禁护理协会,WOCN)和美国国家压疮咨询委员会(NPUAP)推荐使用Braden量表,需结合临床判断,认识到还有其他的风险因素,同时进行全面的皮肤评估,鉴别压力性损伤的风险级别。

(2) 采用压力性损伤结构化风险评估表对患者进行动态评估,以便于发现压力性损伤的早期迹象。

(3) 根据评估表各维度下的风险因素制订护理计划,并采取相应措施,根据预防效果适时更改预防护理计划。

2. 皮肤护理

(1) 入院时尽早检查全身皮肤(入院8h内)。

(2) 每天至少一次检查皮肤有无压力性损伤的征兆,尤其是指压不变白的红斑。评估受压点,如骶骨、尾骨、臀部、足跟、坐骨、股骨、肘部以及医疗器械下的皮肤。

(3) 皮肤检查包括全身的皮肤检查,从头到脚;注意术中体位转换患者受压侧皮肤情况;皮肤颜色较深的患者,要注意观察肤色、皮温以及与周围皮肤有无差异。使皮肤湿润有助于识别皮肤颜色的变化。

(4) 避免将患者置于皮肤红斑或者压力性损伤受压的体位。

(5) 失禁后立即清洁皮肤,使用能够保持皮肤酸碱平衡的清洗剂。

(6) 干燥皮肤每天使用皮肤保湿产品。

3. 营养

(1) 对每个有压力性损伤风险的患者或有压力性损伤的患者进行营养状态的筛查。

(2) 临床状态发生重大改变时;和/或压力性损伤未见愈合时,使用有效而可靠的筛查工具,来判断营养风险。

(3) 经筛查有营养风险者及存在压力性损伤者,将其转诊给职业营养师或跨学科营养团队,进行全面营养评估,并制订营养补充计划。

4. 体位变换与移动

(1) 除非因为受到疾病或者治疗的限制,为压力性损伤风险的患者翻身,变换体位。

(2) 为患者制订翻身和改变体位的时间表。

(3) 如果需要将患者置于任何支撑平面时,可考虑使用减轻压力的设备。

(4) 根据患者的体型、活动受限的程度、剪切力、皮肤湿度和灌注来选择患者的支撑平面。

(5) 根据患者使用的支撑面、皮肤对压力的耐受力和患者意愿确定体位变换的频率。

(6) 考虑减少夜间翻身频率,以免打扰患者睡眠。

(7) 侧卧时采用30°侧卧位,并用手检查患者的骶骨是否离开床面。

(8) 避免将患者置于使存在压力性损伤的部位继续受压的体位。

(9) 确保足跟离开床面。

(10) 对于虚弱患者或不能移动的坐位患者,要每小时改变体位。

5. 微环境控制

(1) 压力性损伤发生的微环境是指位于床表面之间空隙皮肤的"温湿度",是一个新理念,真皮温度的升高使代谢需求量增加,湿度的加大使耐受程度减弱,从而使压力性损伤的风险升高。

(2) 任何与皮肤接触的表面都有可能影响微环境,总体效应取决于支撑面的性质及覆盖物的类型,选择支撑面覆盖物时,考虑是否需要温湿度控制。如临床纸尿垫的使用,不正确的敷料使用,休克致皮肤湿冷等。

（3）选择支撑面时,考虑是否有附加特征的需求,如控制温湿度的能力。使用经特别设计的、与皮肤接触的支撑面,可通过改变水分蒸发率和皮肤散热率来改变微环境。

（4）不要将热装置（如热水瓶、热垫、电褥子等）直接放在皮肤表面上或压力性损伤处皮肤,热会提高代谢速度,引起出汗,并降低组织对压力的耐受程度。

6. 合理选择支撑面

（1）支撑面是指各种协助分散压力的装置,可以通过特定设计的织物来降低剪切力和摩擦力,包括各种气垫、海绵垫、凝胶垫、荞麦皮材质等。

（2）为患者选择支撑面时,要考虑患者的移动能力、所受剪切力的大小、皮肤潮湿的情况、血液灌注、体形和体重。

（3）当使用可管理微环境的支撑面时,使用透气的失禁垫。

（4）坐在椅子上或轮椅上的患者,使用可以再分配压力的坐垫。

（5）气垫过多充气会使界面压力高于微血管末端压力,降低减压效果。充气量以患者卧位时操作者双手可顺利插入身体为宜。每天检查充气量情况。注意清洁消毒。

（6）局部不使用圆形或环形保护垫,因其会增加局部组织压力和充血水肿,与材质无关。

7. 预防性敷料应用

（1）考虑在经常受到摩擦力与剪切力影响且不可避免受压的骨隆突处使用聚酯泡沫敷料预防压力性损伤。如无法移动患者或者床头必须摇高超过30°,在骶尾部贴一片聚氨酯泡沫敷料。对于足跟压力性损伤的高危患者,使用足跟部减压装置或者聚氨酯泡沫敷料。

（2）选择预防性敷料时需考虑因素：控制微环境的能力、贴敷及去除的容易度,符合贴敷

的解剖部位等。

（3）使用预防性敷料时,继续使用其他所有预防措施。

（4）每次更换敷料时或交接班检查皮肤时,评估有无压力性损伤早期迹象,并判断目前的预防性敷料应用策略是否合适。

（5）若预防性敷料破损、错位、松动或潮湿,则予以更换。

8. 预防医疗器械相关性压力性损伤

（1）勿将患者直接放在医疗器械之上,除非这样做不可避免。

（2）交替使用或重新摆放医疗器械。

（3）每天检查器械下和周围皮肤至少2次。

（4）按需要为医疗器械提供支撑,以降低压力与剪切力。

（5）使用预防性敷料预防医疗器械相关性压力性损伤的发生。

（6）调整管路固定方法,例如高举平台固定法、反折防压固定法等。

9. 对脊髓受损患者进行肌肉电刺激

新证据表明,电刺激（ES）可诱发间歇性强制肌肉收缩,并降低身体的风险部位出现压力性损伤的危险,脊髓受损（SCI）的患者尤为如此。

10. 健康教育

（1）告知患者及其家属压力性损伤的风险。

（2）鼓励患者及其家属参与减轻压力的干预措施。

四、发生压力性损伤应如何处理?

1. 1期压力性损伤

（1）减压和预防剪切力。

（2）纠正营养不良。

（3）管理失禁。

（4）治疗和控制原发病及并发症。

（5）温水清洗皮肤和局部受压部位。

（6）保护局部皮肤，营造有利于修复的环境。

（7）动态观察评估。

（8）体位摆放原则：分散压力、维持解剖位置、感觉舒适。

2. 2 期压力性损伤

（1）减压和预防剪切力。

（2）纠正营养不良。

（3）治疗和控制原发病及并发症。

（4）温水清洗皮肤和重视皮肤护理。

（5）动态评估，对症处理。

3. 3 期压力性损伤

（1）清创：自溶清创结合锐器清创，提高清创效果，降低操作风险。

（2）抗感染及引流：含银敷料等。

（3）减压和间歇活动方案。

（4）纠正营养不良或补充伤口修复所需的各种营养素。

（5）治疗和控制原发病及并发症。

（6）物理干预辅助治疗：红外线或红光、负压伤口治疗。

（7）定期评价效果，调整计划，根据渗液、面积和组织类型调整敷料直至愈合。

（8）健康指导：提高患者及其家属的依从性。

4. 4 期压力性损伤

（1）清创：自溶性清创结合锐器清创，提高清创效果，降低操作风险。

（2）抗感染、引流。

（3）减压和预防剪切力。

（4）纠正营养不良或补充伤口修复所需的各种营养素。

（5）治疗和控制原发病及并发症。

（6）物理干预辅助治疗：红外线或红光。

（7）负压伤口治疗。

（8）定期评价效果，调整计划，根据渗液、

面积和组织类型调整敷料直至愈合。

（9）健康指导：提高患者及其家属的依从性。

5. 不可分期压力性损伤

（1）局部分次逐步清除坏死组织，特别注意患者安全管理，以不引起出血和创伤为原则。

（2）根据患者病情及主观愿望，制订可行的短期目标和中长期目标。

（3）每周定期评估、评价效果，调整计划，根据渗液、面积和组织类型调整敷料直至愈合。

（4）纠正营养不良或补充伤口修复所需的各种营养素。

（5）治疗和控制原发病及并发症。

（6）与患者及家属加强沟通。

（7）健康指导：皮肤清洁与保护，使用减压床垫，定时翻身，注意活动方式及活动量，提高患者及其家属的依从性。

6. 深部组织损伤

（1）减压和预防剪切力。

（2）纠正营养不良。

（3）治疗和控制原发病及并发症。

（4）温水清洗皮肤和局部受压部位。

（5）使用合适的减压材料。

（6）定时评估伤口处理效果，根据结果调整方案。

7. 器械相关性压力性损伤

（1）减压。

（2）准确评估分期，再行进一步对症处理。

（3）定时评估伤口处理效果，根据结果调整方案。

8. 黏膜压力性损伤

（1）减压。

（2）准确评估，再行进一步对症处理。

（3）定时评估伤口处理效果，根据结果调整方案。

第二节　失禁相关性皮炎

一、什么是失禁相关性皮炎?

失禁相关性皮炎(IAD)是指暴露于尿液或粪便所造成的皮肤损伤,是一种发生在大小便失禁患者身上的接触性刺激性皮炎,任何年龄段均可发生,其影响范围不限于会阴部位。

二、失禁相关性皮炎的危害有哪些?

失禁相关性皮炎不仅会导致患者的不适,造成患者生理、心理的痛苦,影响其生活质量,还给护理工作带来了挑战,也是导致压力性损伤的危险因素之一,而且治疗起来困难较大、费用较高。

三、失禁相关性皮炎的临床表现有哪些?

1. 皮肤红斑　没有清晰界限,可以是不完整斑块,也可是连续的一大片,通常呈镜面效应,左右对称。颜色呈粉红色、红色,深肤色人群可为紫色、深红色。

2. 皮温升高　同时可有皮肤硬度改变。

3. 皮肤破损　表皮可有水疱、大疱、丘疹、脓疱,严重时表皮溃烂,有渗出。

4. 继发真菌感染　以念珠菌感染常见,皮疹从中心向四周扩散,颜色为亮红色。需进行微生物培养来确定。

5. 其他　局部出现不适、烧灼感、瘙痒或刺痛感。主要发生在接触尿液或粪便的皮肤,不仅仅限于会阴。尿失禁:女性大阴唇、男性阴囊皱褶及腹股沟皱褶。大便失禁:肛周部位皮肤,如臀裂和臀部,向上延伸至骶尾部、背部,向下至大腿后部。

四、如何进行失禁相关性皮炎分类?

0级:无 IAD;皮肤完好,无发红;与其他身体部位皮肤比较无差别。

1级:轻度 IAD;皮肤发红,完整;红斑,水肿。

2级:中重度 IAD;皮肤发红、受损;水肿,水疱,皮肤糜烂、剥脱、感染。

五、引起失禁相关性皮炎的风险因素有哪些?

失禁的类型,失禁的频率,使用某些药物如类固醇、化疗药物或其代谢物、抗生素,不当的失禁处理等。

六、如何进行失禁相关性皮炎风险评估?

见表 11-2-1。

表 11-2-1　会阴部皮肤状况评估量表(PAT)

内　　容	评分(分)		
	3	2	1
刺激物的强度 刺激物的形式及强度	水样便 (有或无伴随尿液)	软便 (有或无伴随尿液)	成形便 (有或无伴随尿液)
刺激物的持续时间 皮肤暴露与刺激物的时间	护理垫更换频率: 至少每2h更换	护理垫更换频率: 至少每4h更换	护理垫更换频率: 至少每8h更换

内　容	评分(分)		
	3	2	1
会阴部皮肤状况 皮肤完整性	脱皮/腐蚀 (有或无皮炎)	红斑/皮炎 (有或无念珠菌感染)	干净无损伤
相关影响因素 (低蛋白质、抗生素、管饲饮食、艰 难梭状芽孢杆菌、其他)	影响因素≥3 个	影响因素=2 个	影响因素≤1 个

注：评分标准采用 Likert3 点计分法，各部分评分 1~3 分，总分 4~12 分，分值越高表示 IAD 风险越高。

七、如何进行失禁相关性皮炎皮肤评估？

1. 评估时间　所有大小便失禁的患者应每天至少进行一次皮肤评估，或可根据失禁的发生频率及患者的相关危险因素进行调整。

2. 评估部位　会阴、生殖器周围、臀部、臀部皱褶、大腿、下背、下腹和皮肤皱褶处，如腹股沟等。

3. 评估内容　主要评估皮肤有无颜色、温度、硬度改变，有无浸渍、红斑、水疱、丘疹、脓疱、溃烂、剥脱、真菌或细菌性皮肤感染的迹象，有无烧灼、疼痛、瘙痒或刺痛感等。

八、失禁相关性皮炎的预防与处理的关键措施是什么？

对失禁的管理和结构化皮肤护理方案的执行。

九、失禁相关性皮炎的预防措施中对失禁的管理有哪些方面？

1. 确定失禁的原因。
2. 治疗引起失禁的原因。
3. 使用器械、设备减少皮肤暴露于尿液或粪便。

十、结构化皮肤护理方案包括哪些内容？

清洗：移除尿液、粪便。

保护：避免尿液、粪便的浸渍和摩擦力。

修复：在适当的时候支持和维护屏障功能。

十一、清洗皮肤的原则及方法有哪些？

1. 每天或在每次大便失禁后清洗。

2. 力度温和，尽量减少摩擦，避免摩擦、用力擦洗皮肤。

3. 选择温和的 pH 接近正常皮肤的免冲洗液或含有清洗液的湿巾（专门设计用于失禁护理）。

4. 可能的话使用一块柔软的一次性无纺布。

5. 清洗之后若有必要要用温和的方式使皮肤变干。

6. 不建议使用普通肥皂、水和普通毛巾清洗皮肤，普通肥皂会改变皮肤 pH，损害皮肤屏障功能，普通毛巾的纹理结构会摩擦损伤皮肤。

十二、如何进行皮肤保护？

皮肤保护剂用于预防和治疗失禁相关性皮炎（IAD），以在角质层与潮湿或刺激物之间形成保护层。若出现 IAD，使用皮肤保护剂除了使皮肤隔离于尿液和粪便，还能帮助加快处理 IAD 和修复皮肤保护层。可联合应用皮肤保护粉和皮肤保护膜。具体步骤：清洗皮肤、蘸干、涂皮肤保护粉、喷皮肤保护膜、30 s 后再喷膜。涂皮肤保护粉和喷皮肤保护膜的次数视患者的失禁程度和皮肤情况而定,每天 2～6 次,但每次便后都要用生理盐水棉球清洗干净。

十三、如何进行皮肤修复?

选择具备皮肤修复功能的皮肤保护剂或润肤剂,也可选择同时具备清洗、保护、修复功能的综合性产品。

皮肤保护剂如皮肤保护膜(丙烯酸酯三聚物保护膜),可在皮肤上形成透明薄膜的聚合物。润肤剂如 BCT 油膏(含秘鲁香脂、蓖麻油和胰蛋白酶)具有防止皮肤损伤和促进愈合的作用。含有过氧化脂肪酸的液体敷料(主要成分是亚油酸和亚麻酸等),对于预防存在失禁的 ICU 重症患者失禁相关性皮炎的发生效果较好。常用的鞣酸软膏对于老年卧床患者失禁相关性皮炎的预防有较好效果。综合性产品有三合一失禁护理湿巾。

十四、继发真菌感染怎么办?

继发真菌感染,请医院皮肤科会诊,外用抗真菌乳霜或粉末治疗念珠菌病,可与皮肤保护剂(例如丙烯酸酯三聚物保护膜)相结合使用。使用外用抗真菌制剂来治疗之前,应收集微生物样本,确认真菌类型。

十五、理想的预防和处理失禁相关性皮炎的用品应具备哪些特点?

1. 临床证明能预防和/或治疗失禁相关性皮炎。

2. 接近皮肤 pH(注意:pH 并非与所有护理用品相关,例如不含有氢离子的护理用品,包括一些保护膜)。

3. 低刺激,低过敏原。

4. 涂抹时不会刺痛。

5. 透明或容易清除以供检查皮肤。

6. 清除、清洗考虑到护理人员的时间和患者的舒适度。

7. 不会增加皮肤损害。

8. 不会影响到失禁护理产品的吸收性或其他功能。

9. 与所有其他产品(如黏性敷料)相容。

10. 容易被患者、临床医护人员接受。

11. 尽量减少完成皮肤护理方案所需要的产品、资源和时间的量。

十六、如何区分 IAD 和压力性损伤?

见表 11 - 2 - 2。

表 11 - 2 - 2　IAD 和压力性损伤的区别

项目	失禁相关性皮炎	压力性损伤
原因	大小便失禁	压力、摩擦力、剪切力
相关因素	潮湿的环境	活动减少或感觉下降
位置	皮肤褶皱处、会阴、肛周、大腿内侧、臀部、失禁产品使用处	骨突出、医疗器械使用处、外来受压部位
颜色	浅色皮肤为浅红、淡红;深色皮肤为深红色、斑点状、分布不均匀,周围皮肤为粉白相间。	粉色、红色、黄色、黑色、栗色
深度	多为浅表性、侵蚀表皮和真皮	部分可到全部皮层甚至皮下组织、肌肉、骨骼
形状	弥散性、不规则、镜面性	圆形、椭圆形多见、较规则
边界	模糊	清楚
坏死组织	无	可有黄色腐肉、黑色坏疽
分泌物	少、基本无	可有大量脓性分泌物
症状	灼痛、瘙痒	锐痛、瘙痒(痛感不强烈)
伴随	周围的浸渍和浸润	潜行或者窦道

第三节　医用黏胶相关性皮肤损伤

一、什么是医用黏胶相关性皮肤损伤（MARSI）?

医用黏胶相关性皮肤损伤（MARSI）：是指使用或移除医用黏胶后，皮肤出现持续30 min甚至更长时间的红斑伴或不伴水疱、糜烂或撕裂等皮肤异常的症状。常见的主要种类分为机械性损伤、皮炎、浸渍和毛囊炎等。可发生在每个科室、不同年龄段患者，婴幼儿、老年人、过敏体质者尤为常见。不正确使用医用黏胶是导致该损伤的主要原因。MARSI是一种很常见但未被医护人员广泛关注的皮肤损伤。

二、如何进行医用黏胶相关性皮肤损伤皮肤评估?

1. 相关危险因素评估

（1）内在因素：年龄、皮肤状况、营养状况、脱水、水肿情况。

（2）外在因素：皮肤干湿度、产品选择、操作者移除手法等。

2. 全面的皮肤评估　包括皮肤的颜色、弹性、厚度、湿润度、完整性等方面，重点辨别皮肤是否干燥、是否存在红斑及破损等。

三、医用黏胶相关性皮肤损伤的预防与处理措施有哪些?

1. 正确使用并选择使用医用黏胶　根据皮肤状况、所处环境温湿度、粘贴部位，以及产品自身的性质如透气性、韧性、顺应性、延展性等。皮肤表面是否干燥，有无必要剔除粘贴区毛发等。在使用医用黏胶前，可在皮肤表面使用皮肤保护剂，待干后再粘贴，减少皮肤损伤发生率。必要时剔除毛发后，应对皮肤表面进行消毒，避免发生毛囊炎。

2. 正确掌握粘贴技巧　使用时应保证无张力粘贴，避免拉、扯、拽。注意粘贴方向应顺应皮肤纹理，将有延展性的方向与皮肤肿胀或者关节活动的方向保持一致。粘贴时使用恰到好处的力量将胶布轻轻抚平，避免出现空隙和皱褶。胶布边缘可以稍作卷起，以作标记方便移除。

3. 正确使用移除方法　移除黏胶时，动作应轻柔缓慢。若边缘没有被卷起，可使用一小段黏胶轻带边缘角。另一只手应根据胶布移除的方向按住被牵拉的皮肤，靠近皮肤表面，顺应毛孔，采取0°或者180°缓慢移除，不应直接撕拉黏胶，减轻患者疼痛。必要时可使用医用黏胶清除剂。

4. 出现医用黏胶相关性皮肤损伤后，及时更换粘贴部位，对症处理。

（1）出现过敏性皮炎，更换粘贴部位，可逐渐缓解。

（2）如出现小水疱，一般不需要处理，可自行吸收。水疱较大，消毒局部皮肤后，放出水疱液体，给予换药处理。

（3）如出现皮肤破溃，给予换药处理。

第四节 下肢静脉溃疡

一、什么是下肢静脉溃疡?

下肢静脉性溃疡(俗称"老烂腿")是由于反流性静脉疾病或回流障碍性静脉疾病导致静脉高压,而出现皮肤和皮下组织严重的代谢紊乱。

二、下肢静脉溃疡的临床表现有哪些?

下肢静脉溃疡位置多在下肢下 1/3,胫前、内踝,形状不规则,伤口较浅,基底多为不健康的肉芽组织,渗液量多,中度或没有疼痛,可见皮肤色素沉着。

三、下肢静脉溃疡是如何形成的?

主要是由于腓肠肌泵功能受损和静脉瓣膜闭锁不全所致。腓肠肌泵功能受损后会影响下肢深层静脉血液回流,浅层静脉瓣膜闭锁不全会影响浅层静脉血液回流,导致浅层静脉血管充血肿胀,静脉血压增高,在浅层静脉系统内,因持续性高流体静力压造成毛细血管壁和静脉管壁薄弱,使血清及液体渗透至周围组织,导致静脉血流停滞及小腿肿胀。初期只是足部及足踝部肿胀,若不及时治疗,则会因高静脉压而致瓣膜损坏加剧而使整个小腿肿胀,水肿会增加细胞与毛细血管的距离,阻碍氧气输送而致组织缺氧,形成溃疡。

四、如何预防下肢静脉溃疡?

1. 高危人群穿弹力袜预防。

2. 避免长时间站或坐,应经常让腿做抬高、放下的运动。

3. 每晚检查小腿是否有肿胀情况,保持脚及腿部清洁,避免受伤。

4. 妇女经期和孕期等特殊时期多休息,按摩腿部及足底,可做足浴。

5. 轻度静脉曲张临床症状不明显的患者可以长期应用弹力袜,避免长时间蹲位,肥胖的人应该减肥。

6. 患者如有下肢静脉血栓或下肢静脉曲张病变,积极治疗,尽早手术。

五、治疗过程中患者应注意哪些方面?

1. 小腿腓肠肌功能锻炼 许多静脉性溃疡的患者存在腓肠肌泵功能减弱,可以通过体育锻炼、运动改善小腿肌肉泵功能,达到促进溃疡愈合的目的。

2. 压力治疗 采用压力绷带固定压迫和弹力袜加压治疗的科学原理,是借助专业的压力梯度设计,对小腿施加压力以使血液从浅静脉回流到深静脉,减轻淤血和水肿,以促进伤口愈合,降低伤口疼痛。加压疗法是静脉性溃疡非手术治疗的重要措施。

3. 抬高下肢 抬高患肢促进下肢静脉回流是理想的方法,坐位时脚高于臀部水平,卧位时高于心脏水平,每天最少 2 h,贵在坚持。

4. 日常皮肤护理 下肢静脉性疾病患者,皮肤多干燥,需要做好日常皮肤护理,每天清洗伤口周围皮肤,并使用润肤剂。

5. 饮食指导 合理健康饮食,高维生素、高蛋白质、高热量、低脂饮食,忌辛辣刺激食物。

六、穿着弹力袜的注意事项有哪些?

1. 指导患者选择合适的弹力袜。

2. 指导患者正确穿脱弹力袜。

3. 睡觉休息前要脱掉弹力袜。

4. 穿或脱弹力袜时,不要让饰物或指(趾)甲刮伤弹力袜。

5. 在干燥的季节,要预防脚后跟皮肤皲裂,避免刮伤弹力袜。

6. 经常检查鞋内是否平整,防止杂物造成弹力袜磨损,以延长使用寿命。

7. 弹力袜要定期清洗,用温水、中性洗涤剂,洗后不要拧干,用手挤或用毛巾吸除多余的水分,于阴凉处晾干,勿置于阳光下或人工热源下晾晒或烘烤。

第五节　糖　尿　病　足

一、什么是糖尿病足?

糖尿病足是糖尿病患者踝以下的累及全层皮肤的创面(国际糖尿病足工作组 IWGDF 定义),包括神经病变和/或血管病变。

二、糖尿病足的常见诱因有哪些?

趾间或足部皮肤瘙痒而搔抓致皮肤破溃、水疱破裂、烫伤、碰撞伤、修脚损伤及新鞋磨破伤等;自觉症状有冷感、酸麻、疼痛、间歇性跛行。

三、糖尿病足的高危人群有哪些?

1. 糖尿病病史>10 年。

2. 出现神经病变如足部麻木发凉,感觉、痛觉逐渐减弱,皮肤有异样症状等。

3. 足部有严重的畸形,已有糖尿病其他并发症,如弓形足、拇外翻等。

4. 曾经有足部溃疡病史。

5. 出现血管病变如脚发凉、变冷、皮肤苍白或青紫,小腿抽筋或疼痛,静息痛等。

6. 长期血糖控制不佳。

四、如何进行糖尿病足的预防及护理?

1. 长期控制血糖是基础。糖尿病患者要时刻掌握自己的血糖状况,长期、稳定、尽早、全面地控制血糖。

2. 足部日常检查。足部日常检查是发现足部异常的有效方法。行动不便的患者可以让家属协助检查,重点检查足底、趾间及足部变形部位,足背动脉搏动及弹性等。

3. 足部日常护理

(1)每天以温和中性肥皂清洗,洗脚浸泡不超过 10 min,洗脚水温<37℃。

(2)洗毕用柔软毛巾擦干,注意趾缝间轻轻擦干水分,避免过度用力伤及皮肤。

(3)若足部皮肤过于干燥,以适量不含酒精性乳液或乳霜涂抹于足背、足跟与足底。

4. 正确选择鞋袜,鞋头处应加宽加深,袜子尽量选择白色、肉色袜子。

5. 适当的运动,可以改善肢端血液循环,任何时候不要赤足行走,以免足部皮肤受损。

6. 脚趾甲的修剪也要特别关注,剪趾甲时,确保在看清楚的情况下,应该平剪,不可为了剪趾甲而损伤了甲沟皮肤,而导致甲沟炎。

7. 指导患者足底如有胼胝(过度角化组织,又叫鸡眼),不要自己处理,应请专业人员修剪。每次就医时要仔细检查患者的脚。

8. 吸烟患者要戒烟。吸烟可以引起血管收缩,血液中含氧量降低,吸烟严重者会引起周围血管病变。

9. 重视溃疡前病变,及早就医处理,避免进一步损伤。

10. 局部减压。高危足可以穿糖尿病足特制鞋进行减压,预防糖尿病足部溃疡的发生。

第六节　淋　巴　水　肿

一、什么是淋巴水肿?

当淋巴管系统发育异常或受损,则导致部分组织液回流受阻后滞留在组织内,造成局部组织器官发生水肿,称为淋巴水肿。

二、淋巴水肿如何分类?

淋巴水肿按照不同的形成原因,可分为原发性淋巴水肿和继发性淋巴水肿。

原发性淋巴水肿:发病原因尚不明确,有些和家庭遗传因素有关。

继发性淋巴水肿:有明确引发因素的淋巴水肿。包括:各类肿瘤根治术后及放射治疗后引发的淋巴水肿,创伤后继发性淋巴水肿,感染引发的继发性淋巴水肿,医源性淋巴水肿,恶性肿瘤淋巴道转移引发的淋巴水肿。

三、淋巴水肿的临床表现有哪些?

淋巴水肿一般四肢常见,还可发生在头颈部、面部、腹部、背部、外生殖器等处。早期肢体远端呈凹陷性水肿,逐渐向近心端蔓延,随着病程延长,组织逐渐变硬、皮肤粗糙,患肢体积增大,晚期形成象皮样改变。个别有生长乳头状瘤及淋巴液外漏表现。常并发丹毒、蜂窝组织炎,患处有红肿热痛表现,创面不愈合,易形成反复皮肤溃疡,晚期肢体严重肿胀、畸形、甚至致残,严重影响生活质量。

四、淋巴水肿如何分期?

0 期:潜伏期,一般无症状。

1 期:可逆性淋巴水肿:局部呈凹陷性水肿,下午及晚上水肿加重,休息后减轻。

2 期:水肿不会自己消退,结缔组织增生组织变硬,纤维化明显。

3 期:象皮肿,为晚期表现。肢体异常增粗、皮肤增厚角化、粗糙呈大象腿样改变,外观畸形,影响日常行动、生活和工作。

五、淋巴水肿的危害有哪些?

淋巴水肿可造成肢体或器官残疾,晚期可致残,致残率位于致残疾病第 2 位。皮肤感染是淋巴水肿常见的并发症,频发的炎症如丹毒和蜂窝组织炎每一次感染都会加重水肿,由此形成恶性循环。有些会形成慢性溃疡,经久不愈,还可转为恶性病变,如淋巴管、血管内皮瘤。

六、如何进行淋巴水肿的预防及护理?

1. 上肢淋巴水肿的预防及护理

(1) 不能忽视上肢或胸部水肿轻微的加重,及时报告医师。

(2) 不在患肢抽血和注射,佩戴淋巴水肿识别标志物。

(3) 避免患肢测量血压,如果双侧上肢淋巴水肿者应在下肢测量血压。

(4) 保持患肢皮肤清洁干燥,注意皱褶和手指间隙,浴后擦润肤露。

(5) 避免做增加患肢阻力的剧烈重复运动,如擦洗或推拉。

(6) 不提过重的物体。

(7) 健侧背包。

(8) 不戴过紧的项链和弹力手镯。

(9) 淋浴或洗碗时,避免温度变化过大,避免桑拿或热浴,使用防晒产品。

(10) 避免患肢损伤,如割伤、灼伤、运动伤、昆虫咬伤、抓伤等；做家务或种花草时戴手套；修剪指甲时避免任何损伤。

（11）避免患肢过分疲劳。当肢体感到疼痛时要休息，抬高肢体。

（12）建议进行一些运动，如散步、游泳、有氧健身、骑自行车、做健身操或瑜伽。

（13）建议患者手术后可以佩戴压力手袖和手套，量身定制的手袖和手套效果会更好，可以起到很好的预防作用，减少患者上肢淋巴水肿的风险。

（14）淋巴水肿者乘飞机时佩戴弹力袖套，远距离飞行时还要加用弹力绷带，增加液体摄入。

（15）佩戴适合重量的义乳或者贴身型的义乳有助于减少淋巴水肿的概率，选择没有钢托的文胸有助于淋巴回流。

（16）使用电动剃须刀除去腋毛。

（17）出现任何的感染症状，如皮疹、瘙痒、发红、疼痛、皮温增高或发热时要及时报告医师。

（18）保持理想体重，进低盐高蛋白质易消化的饮食，避免吸烟、饮酒。

（19）保持手术一侧的手臂位置高于心脏。

（20）舒适的平躺，将手臂抬高到与地面呈45°的位置，并保持该姿势，持续约 30～60 min。

（21）平时在坐着休息或看电视的时候，可以在手臂下垫上枕头或靠垫，也有助于缓解症状。

2. 下肢淋巴水肿的预防及护理

（1）提高机体抵抗力，避免过度疲劳。

（2）积极治疗足癣，减少感染并发症。

（3）勤修剪趾甲，避免甲沟炎。

（4）避免长久坐姿，长坐时建议间断站立行走。

（5）坐飞机长途旅行时建议穿着弹力裤袜。

（6）有静脉曲张瓣膜关闭不全病史者应长期穿着弹力袜。

（7）一旦发生丹毒等皮肤感染立即就医，尽早使用抗生素控制。

（8）关注肢体皮肤的护理，保持皮肤清洁，常换鞋袜，使用护肤用品，防止皮肤干燥。

（9）长途行走和攀爬时建议穿着弹性裤袜，避免在没有穿着弹力袜或绷带的情况下做剧烈或长时间的运动。

（10）避免穿过紧的鞋子。

（11）关注下肢是否有水肿，一旦发现应立即去专科就诊。

七、淋巴水肿如何治疗？

淋巴水肿综合消肿技术（CDT）包括手法淋巴引流（MLD）、皮肤护理、压力治疗、功能锻炼。早期预防、早期发现、早期诊断、早期治疗最为关键。尽早解决水肿是治疗根本，缓解水肿才能降低日后的组织纤维化和脂肪沉积等不可逆的病理改变。

八、淋巴水肿综合消肿技术（CDT）适应证有哪些？

各种原发性淋巴水肿，继发性淋巴水肿包括乳腺癌、宫颈癌、卵巢癌、前列腺癌等恶性肿瘤根治术及放疗后，外伤后淋巴水肿、感染后淋巴水肿、下肢静脉性疾病引起淋巴水肿等。部位包括四肢、头颈部、面部、背部、胸腹部、会阴部等。

九、什么是手法淋巴引流（MLD）？

通过人体淋巴系统的解剖和生理通路实施特定的手法进行淋巴引流，还要针对每位患者具体情况制订治疗方案，是最安全无创的淋巴水肿治疗方法。

十、手法淋巴引流为什么会有很好的作用？

可以促进淋巴的生成、增强淋巴管的功能、

对机体组织有舒缓作用。可以激活淋巴系统，特别是对于手术放疗导致淋巴管的运输功能障碍。减轻组织纤维化，减少皮肤增厚，增强患部的免疫防御功能，有助于恢复肿胀肢体的正常外形和功能。对于普通淋巴水肿、脂肪肿、淋巴-静脉混合性水肿、淋巴-静脉-脂肪混合性水肿、手术后淋巴水肿、创伤后淋巴水肿都有很好效果。

十一、什么是压力治疗？

采用特定材质制作特定尺寸的弹性绷带、弹性手套和弹性袜子治疗外周淋巴水肿。是淋巴水肿最基础的治疗方法，也是应用最广泛的治疗措施。

第七节　伤　口　护　理

一、什么是伤口？

伤口是指因物理、机械、热力、低温、化学物质及生理异常（如局部血供障碍）等因素造成人体皮肤（活组织）的缺损或破坏，伴有一定量正常组织的丢失及皮肤正常功能的受损。

二、如何进行伤口分类？

1. 按照伤口开放与否可分为闭合性损伤和开放性损伤。

2. 按照伤口自身的污染程度以及是否发生感染可分为清洁伤口、清洁-污染伤口、污染伤口、污秽-感染伤口。

3. 按照伤口愈合时间长短可分为急性伤口和慢性伤口。

4. 按照受伤类型则可以划分为机械性外伤伤口、冷热损伤伤口和化学伤口。

三、什么是伤口愈合？

1. 定义　伤口愈合是指机体遭受外力作用，皮肤等组织出现离断或缺损后的愈合过程，包含了各种组织的再生和肉芽组织增生、瘢痕形成等复杂的生理过程。

2. 伤口愈合的 3 个时期　炎症期（简称渗出期）、纤维组织增生期（简称增生期）、瘢痕形成修复期（简称修复期）。

3. 伤口愈合的判断标准

（1）一期愈合：是指清洁切口，对合良好，无并发症的修复过程。外科术后切口主要的愈合方式。这类伤口通常仅伴有轻微的水肿，没有感染灶或者严重的渗出，愈合时间最短，瘢痕形成也最少。

（2）二期愈合：是指开放性伤口肉芽组织形成，填充组织缺损，最后上皮组织移行覆盖创面的愈合方式。大多数感染伤口、严重创伤、组织缺损和对合不良、不能一期愈合时以此种方式愈合，如压力性损伤、糖尿病足、下肢动静脉性溃疡等。

（3）延迟性一期闭合：是前两种愈合方式的结合，方法是先将伤口敞开引流 5 天，待清除异物或失活、坏死组织后再行一期缝合。用于污染伤口的处理，其感染的可能性低于立即缝合的伤口。

四、影响伤口愈合的因素有哪些？

1. 全身因素　年龄；营养状况；血管功能不全；组织氧气灌流不足；药物使用；免疫力低下；神经系统障碍；心理因素；凝血功能障碍；新陈代谢疾病。

2. 局部因素　伤口感染；伤口过分肿胀；

局部摩擦、牵拉、压迫；伤口过于干燥；局部伤口组织缺氧；无效的血纤维蛋白分解；异物、结痂、坏死组织；局部药物的使用。

五、如何进行伤口床准备?

按照"TIME"原则进行：tissue：清除坏死组织；infection：控制感染；moisture：保持创面湿度平衡；edge：伤口边缘，矫正细胞功能。

六、如何进行伤口的评估?

1. 整体评估　年龄、营养、组织血流灌注、免疫系统功能、神经系统功能、凝血系统功能、使用特殊性药物等。

2. 局部评估　伤口大小、伤口感染、伤口基底组织、伤口渗液、伤口周围皮肤、伤口疼痛等。

七、如何进行伤口的测量?

1. 伤口大小的测量　不管伤口在身体的哪个部位，伤口的长度应该沿着身体纵轴方向进行测量，宽度沿着与身体纵轴方向垂直的方向测量。对于不规则的伤口，可以根据伤口的情况测量不同的长和宽。

2. 伤口深度的测量　以伤口的最深部为底部垂直于皮肤表面的深度。

3. 伤口潜行的测量　测量时将无菌棉签棒沿着伤口边缘伸入到达伤口的最深处，棉签棒与皮肤表面平齐点到棉签头的距离即为潜行的深度。

4. 伤口的窦道与瘘管　窦道是将无菌棉签棒沿着伤口边缘伸入直到盲端，用镊子夹住棉签棒与皮肤表面的平齐点再进行测量，或者在伸入的棉签棒旁边平行放置棉签 1 根，测量其长度即可；瘘管探测时无盲端，两边相通。

八、伤口换药的目的

1. 观察伤口。

2. 去除伤口分泌物，异物和坏死组织。

3. 清洁创面，控制感染。

4. 保持引流通畅。

5. 促进组织生长及伤口愈合。

九、伤口拆线的时间

根据伤口的部位、伤口愈合的情况、患者年龄、体质来决定。一般情况下：

1. 头面部、颈部 4～5 天拆线。

2. 下腹部、会阴部 6～7 天拆线。

3. 胸部、上腹部、背部、臀部 7～9 天拆线。

4. 四肢手术 10～12 天拆线（关节处可适当延长至 14 天）。

5. 腹部减张缝合多在 13～14 天拆线。

第八节　造 口 护 理

一、什么是造口?

肠造口是指通过手术将病变的肠壁段切除，将一段肠管拉出，翻转缝于腹壁，用于排泄粪便。

尿路造口是指因为膀胱疾病或外伤需做全膀胱切除，在腹腔内游离一段回肠，然后将两侧输尿管连在回肠上，通过回肠在腹壁上做一个可排尿的造口。

二、造口的分类?

根据性质分类：肠造口和尿路造口。肠造口又分为：横结肠造口、回肠造口、乙状结肠造口等。

根据开口分：单腔造口、双腔造口。

三、造口有哪些特点?

1. 造口实际是肠黏膜,表面布满血管,呈红色;柔软湿润,一般稍突出腹部表面。

2. 造口没有括约肌,排便、排尿不受控制。

3. 造口位置需要粘贴造口袋,用以收集排泄物。

四、如何进行造口的日常护理?

1. 肠造口患者宜采用均衡饮食,注意营养摄取,避免刺激性食物。如患者食欲不佳,摄取量不足时,可采取少量多餐方式摄取高热量、高蛋白质食物,或静脉输液补充。

2. 加强皮肤的保护措施,应注意保护肠造口周围皮肤的完整性,避免排泄物渗漏而浸渍肠造口周围皮肤,造成皮肤溃烂。

3. 指导患者自我护理与选择适当的肠造口用品。

4. 指导患者和家属采用正确的造口护理的方法,加强居家护理追踪。

5. 了解患者对造口用品的使用后反应,力求操作简便、经济、安全、舒适。

6. 若患者造口形态改变时,需事先评估可能会发生的问题,给予选择合适的造口用品。

五、如何指导患者进行自我护理?

1. 正确更换造口袋:测量造口大小→根据造口大小修剪底盘→涂防漏膏→正确粘贴造口袋底盘→安装造口袋→卡紧锁扣。

2. 造口用品的选择:了解各种造口袋的优缺点及适用性,选择合适的造口用品如防漏膏、皮肤保护剂的种类、作用及使用方法。

3. 日常生活须知:造口周围皮肤使用软毛巾及温水清洗,由内向外擦洗,不需使用任何皂液或消毒液。衣着要宽松,可以淋浴,患者可以

根据自己的爱好和身体的耐力适当参加体育锻炼,避免剧烈活动,减少弯腰动作以保护造口。

六、理想的造口产品应具备哪些特点?

1. 妥善收集造口排泄物。

2. 皮肤保护功能。

3. 佩戴舒适、方便、隐蔽。

4. 具有隔臭功能。

5. 便于造口观察。

6. 费用经济。

七、术前定位的意义有哪些?

尊重患者的生活习惯,便于患者自我护理和造口用品的使用,预防并发症的发生,从而提高患者的生活质量。

八、术后造口观察内容有哪些?

1. 造口类型　手术方式不同,造口的类别亦随之变化,所以术后应根据手术记录确认造口的类型(结肠造口、回肠造口、泌尿造口等)。

2. 造口形态　大小/直径(使用造口测量尺)、形状、长度、颜色。正常颜色为鲜红或粉红色,平滑且湿润,如出现苍白提示贫血;呈现暗红或淡紫色提示缺血。

3. 早期造口并发症　造口出血、造口缺血坏死。

4. 造口的功能　结肠造口:术后3天开始恢复肠蠕动;回肠造口:一般在24 h内开始恢复肠道功能,记录出入量,监测水电解质平衡;泌尿造口:术后立即开始恢复功能。造口有气体排出是肠造口手术后观察肠道功能恢复的最主要指征。

5. 伤口的观察　避免伤口感染,渗液量多的伤口,用无菌生理盐水清洗后,尽量保持伤口干燥,用保护性敷料将肠造口及伤口完整保护好,避免排泄物污染造口。

九、造口护理不当会出现哪些问题?

造口及造口周围并发症、孤独、自我形象紊乱。

十、常见的造口并发症有哪些?

造口并发症:造口出血、造口缺血、造口水肿、皮肤黏膜分离、造口回缩、造口脱垂、造口狭窄。

造口周围并发症:造口旁疝、粪水性皮炎、过敏性皮炎、机械性损伤、造口周围皮肤毛囊炎、尿酸盐结晶。

十一、常见造口并发症的预防与处理?

1. 造口出血

(1)原因及表现:① 早期多为肠造口黏膜与皮肤连接处的毛细血管及小静脉出血,常发生在术后72 h。② 物理刺激。③ 肿瘤复发。

(2)预防措施:① 避免用力刺激肠造口。② 造口底盘开口适当,避免凸面底盘或开口过小。

(3)处理方法:① 可用棉球或纱布稍加压迫止血,或用1‰肾上腺素溶液浸湿的纱布压迫或用云南白药粉外敷。② 如肠系膜小动脉出血,应拆开1～2针黏膜皮肤缝线,找寻出血点加以钳扎,彻底止血。③ 持续出血到医院处理。

2. 造口缺血

(1)原因及表现:① 损伤结肠边缘动脉。② 提出肠管时牵拉张力过大,扭曲及压迫肠系膜血管导致供血不足。③ 造口孔太小或缝合过紧。

(2)预防措施:① 术者手术时避免过度牵拉肠管、扭曲或压迫肠系膜血管。② 防止造口孔径太小或缝合过紧。

(3)处理方法:① 如坏死仅几毫米,允许

继续严密观察。② 如坏死达筋膜层,应立即急诊手术,切除坏死肠段,重作造口。

3. 造口水肿

(1)原因及表现:① 患者营养不良、贫血。② 造口孔径小。

(2)预防措施:① 术前加强营养,监测营养指标。② 手术时避免造口孔径过小。

(3)处理方法:① 术后2～5天可见造口黏膜水肿,一般不必处理。② 如果造口黏膜水肿加重,呈灰白色,则应检查造口血运是否充足,并用生理盐水或呋喃西林溶液持续湿敷,必要时加用生物频谱仪外照射。

4. 皮肤黏膜分离

(1)原因及表现:① 造口局部缺血坏死。② 组织愈合不良,如:营养不良、糖尿病、血液循环差、造口形成时皮下组织切除过多。③ 造口张力过大。④ 手术缝合不恰当,缝合太少。⑤ 患者对缝线敏感或吸收不好,继发皮下感染。

(2)预防措施:① 手术前改善营养状况。② 避免术中过度牵拉肠管或缝合太少。

(3)处理方法:① 用棉签探查分离的深度,并按伤口进行处理。② 皮肤黏膜分离处愈合后尽早扩肛,防止狭窄。

5. 造口回缩

(1)原因及表现:① 由于疾病及患者自身情况导致在手术时肠游离不充分,产生牵拉力。② 体重增加,肥胖因素导致。

(2)预防措施:术后注意控制体重,避免体重过度增加。

(3)处理方法:① 使用凸面底盘,使肠管逐渐暴露出来。② 使用防漏膏、防漏条,防止渗漏,刺激皮肤。

6. 造口脱垂

(1)原因及表现:① 肠管固定于腹壁不足。② 腹壁肌层开口过大。③ 腹压增加。

④ 腹部肌肉软弱等。

（2）预防措施：① 术者注意肠管固定要牢固及腹壁开口不可过大。② 避免腹压增加的动作，如提重物、用力咳嗽、用力排便等。

（3）处理方法：① 选择正确尺寸的造口袋。② 准确测量造口的大小，掌握正确的粘贴方法，尺寸要恰当。③ 选用尺寸较软的造口底盘。④ 选用透明造口袋。⑤ 指导患者将脱垂的部分推回腹内。⑥ 指导患者了解肠梗阻、肠坏死的症状。⑦ 心理支持。⑧ 反复回纳无效的严重病例需二次手术。

7. 造口狭窄

（1）原因及表现：① 腹壁孔太小。② 未切除部分筋膜。③ 感染后形成瘢痕环。

（2）预防措施：① 术中腹壁开口不可太小。② 预防感染。

（3）处理方法：① 轻度狭窄可用上法每天扩肛 2 次直到能插入示指第二节为止。② 重度狭窄则需切开或切除造口周围瘢痕组织，重新缝合肠壁与皮肤边缘。

十二、造口周围并发症的预防与处理?

1. 造口旁疝

（1）原因及表现：① 造口位于腹直肌外。② 筋膜切口过大。③ 腹部肌肉软弱，尤其是年老或过胖的人。④ 腹部造口周围经过多次手术，腹壁薄弱。⑤ 持续性腹压增高：慢性咳嗽、提重物等。

（2）预防措施：① 改善一般情况，如营养。② 减轻腹压，如避免提重物、用力咳嗽、预防便秘等。

（3）处理方法：① 重新选择合适的造口袋：造口疝比较大者要用较软的造口底板。② 重新指导患者换袋技巧，如需镜子帮助，正确的剪裁方法等。③ 指导患者了解肠梗阻的症状。④ 采用结肠灌洗的患者要停止结肠灌洗。⑤ 轻者使

用腹带可改善，重者需手术修补。

2. 粪水性皮炎

（1）原因及表现：① 回肠造口排泄物的强腐蚀性。② 造口回缩致造口袋底盘与皮肤粘贴困难致渗漏。③ 坐位时造口周围皮肤不平整。④ 造口底盘剪裁不当，直径太大，导致皮肤浸渍。⑤ 临床表现：多为弥散样，顺着粪水渗漏的方向形成皮炎，也可表现为溃烂、溃疡。

（2）预防措施：① 回肠造口患者尽早进食普食，增加粗纤维食物。② 预防造口回缩。③ 做好术前定位，避免在皮肤不平整的位置留置造口。④ 造口底盘剪裁合适，避免外露皮肤过多。

（3）处理方法：① 增加粗纤维食物。② 造口回缩，使用凸面底盘。③ 使用造口辅助用品，如防漏膏、防漏条、造口护肤粉、皮肤保护膜。④ 出现皮肤溃烂、溃疡，按伤口处理。

3. 过敏性皮炎

（1）原因及表现：多因对造口产品过敏引起。多发生于底板粘贴处，皮肤发红、发痒、脱屑等。

（2）预防措施：询问患者过敏史，选择合适造口产品。

（3）处理方法：① 更换不同黏胶的造口袋。② 必要时，激素局部治疗。

4. 机械性损伤

（1）原因及表现：① 更换次数过频。② 操作不当致皮肤损伤。③ 主要表现：发红、表皮脱落、糜烂、溃疡。

（2）预防措施：① 选择合适的造口袋及造口底盘，避免频繁更换。② 指导患者规范操作，禁忌暴力撕除造口底盘。

（3）处理方法：① 使用造口护肤粉、皮肤保护膜。② 处理糜烂、溃疡伤口。

5. 造口周围皮肤毛囊炎

（1）原因及表现：体毛较多、习惯在更换造

口袋时拔除体毛。

（2）预防措施：指导患者使用剪刀或电动刀剃除体毛，不要用手拔除，以免再引发毛囊炎。

（3）处理方法：① 金霉素软膏涂抹。② 选用底盘较软的造口袋，如一件式造口袋。

6. 尿酸盐结晶。

（1）原因及表现：常见于尿路造口，饮水不足时。

（2）预防措施：每天保证充足的饮水量。

（3）处理方法：① 用稀释 1 倍水的白醋溶液。② 局部湿敷，清洗，祛除结晶。③ 指导患者每天饮水量＞3 000 ml。④ 补充维生素 C，每天入量＞4 g。⑤ 贴造口袋时使用防漏膏及腰带，防止尿液渗漏，加重尿酸结晶。

十三、如何更换造口袋?

1. 取下造口袋　动作轻柔，以免损伤皮肤。
2. 清洁造口及周围皮肤　使用生理盐水

或温水彻底清洗造口及周围皮肤，不用乙醇等消毒剂以免刺激造口黏膜，用清洁柔软的毛巾或纱布轻柔擦拭并抹干，同时观察造口颜色及周围皮肤。

3. 裁剪造口袋底板　用造口测量板测量造口的大小、形状，在底板上裁剪合适大小的开口，造口底板孔径大于造口直径 0.2 cm。

4. 粘贴造口袋　撕去底板的粘贴保护纸，将造口袋底板平整地粘贴在造口周围皮肤上，用手均匀按压造口底板边缘各处，使其与皮肤贴合紧密。

5. 扣好造口袋尾部袋夹。

参考文献

［1］宁宁，廖灯彬，刘春娟.临床伤口护理［M］.北京：科学出版社，2013.

［2］胡爱玲，郑美春，李伟娟.现代伤口与肠造口临床护理实践［M］.北京：中国协和医科大学出版社，2010.